# Der ältere Mensch in der Physiotherapie

Katja Richter
Christine Greiff
Norma Weidemann-Wendt

# Der ältere Mensch
# in der Physiotherapie

Mit 130 Abbildungen

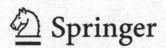

Springer

**Katja Richter**
Osnabrück, Deutschland

**Christine Greiff**
Nürnberg, Deutschland

**Norma Weidemann-Wendt**
Bayreuth, Deutschland

Ergänzendes Material finden Sie unter http://extras.springer.com/978-3-662-50465-9

ISBN 978-3-662-50465-9      978-3-662-50466-6 (eBook)
DOI 10.1007/978-3-662-50466-6

Die Deutsche Nationalbibliothek verzeichnet diese Publikation in der Deutschen Nationalbibliografie;
detaillierte bibliografische Daten sind im Internet über http://dnb.d-nb.de abrufbar.

Springer

Grafiken: Christine Goerigk, Ludwigshafen
Umschlaggestaltung: deblik Berlin
Fotonachweis Umschlag: © Robert Kneschke/fotolia.com, ID: 79166695

Gedruckt auf säurefreiem und chlorfrei gebleichtem Papier

Springer ist Teil von Springer Nature
Die eingetragene Gesellschaft ist Springer-Verlag GmbH Berlin, Heidelberg

# Geleitwort

Die Physiotherapie älterer Menschen hat sich im deutschsprachigen Raum bereits gewandelt und steht vor weiteren großen Veränderungen. Die vielleicht wichtigste Veränderung ist die Anpassung des Berufsrechts. Dieses wird derzeit vom Gesetzgeber vorbereitet und wird über kurz oder lang dazu führen, dass Physiotherapeuten (und andere Gesundheitsfachberufe) wesentlich mehr Rechte und Pflichten in der eigenständigen Diagnosestellung und Therapie erhalten werden. Zusätzlich ist die Versorgung einer sich derart demographisch verändernden Gesellschaft mit großen Erwartungen an therapeutische und präventive Konzepte verbunden.

Die Physiotherapie muss sich zunehmend um die Rechtfertigung ihres Handelns bemühen. Sie muss ihre Grundlagen hinterfragen. Besonders die Neurowissenschaften führen dazu, dass unser Verständnis des motorischen Lernens sich stark verändert hat. Dies betrifft z. B. die Zahl der notwendigen Wiederholungen, um Bewegungsabläufe wie das Tragen einer Oberschenkelprothese nach Amputation zu erlernen.

Die Befunderhebung muss interdisziplinär verständlich kommuniziert werden, die ICF und die Zielformulierung der Patienten müssen mehr als bisher in den Alltag eingebunden werden. Zwar werden Zielvereinbarungen und Zielfindungen als wichtig erkannt, aber noch nicht regelmäßig in die geriatrische Physiotherapie mit einbezogen. Valide Assessments sind gefordert. Am Beispiel der Diskussionen um DRG- und QS-Reha-konforme physiotherapeutische Assessments kann man erkennen, welche Widerstände gegenüber sinnvollen Modernisierungen anzutreffen sind.

Das interdisziplinäre Arbeiten auf Augenhöhe besonders im Bereich der Neurogeriatrie und Alterstraumatologie hat zu einer deutlichen Verbesserung der Ergebnisse geführt. Kaum eine Unfallchirurgie kann es sich mehr leisten, auf eine evidenzbasierte Physiotherapie zu verzichten. Es erschließen sich neue Arbeitsgebiete, und traditionelle Arbeitsfelder verändern sich. Der Aufbau von physiotherapeutischen Datenbanken wie PEDRO und elektronische Medien werden das Arbeitsfeld weiter bereichern.

Der Dialog mit anderen Berufsgruppen wird wichtiger. Ein Paradebeispiel ist die Einbeziehung von verhaltenstherapeutischen Strategien aus der Gesundheitspsychologie in die Physiotherapie. Nach den Rückenschulprogrammen trifft dies zunehmend auch auf die Alterstraumatologie und Sturzprävention zu.

Apropos Prävention: Durch das neue Präventionsgesetz werden interessante Gebiete erschließbar. Otago, LiFE oder WEBB sind Programme, die aus der Physiotherapie kommen und für Deutschland eine große Rolle spielen könnten. Die physiotherapeutische Sturzprävention ist ein Leuchtturmbeispiel, wie man der Gesellschaft den Wert der Fachdisziplin vermitteln kann.

Den Autorinnen ist es gelungen, ein umfassendes, unterhaltendes, informatives Buch hierzu zu verfassen. Dies schließt eine Lücke.

**Prof. Dr. med. Clemens Becker**
Chefarzt der Klinik für Geriatrische Rehabilitation am Robert-Bosch-Krankenhaus, Stuttgart
Stuttgart, im April 2016

# Geleitwort

Von Marc Chagall stammt das Zitat: »Die Leute, die nicht zu altern verstehen, sind die gleichen, die nicht verstanden haben, jung zu sein.«

Selbstbestimmt älter werden. Ist das nicht der Wunsch eines jeden Menschen, einer jeden Physiotherapeutin? Inwieweit lassen wir die Veränderungen des Alters selbst zu? Was wissen wir über physiologisches und pathologisches Altern, altersspezifische Erkrankungen? Und wie können wir Physiotherapeutinnen in der Therapie darauf eingehen?

All diese Fragen und noch viele mehr werden im vorliegenden Fachbuch beantwortet.

Noch immer sind im Lehrplan an Physiotherapieschulen in Deutschland für die 3-jährige Ausbildung mit insgesamt 4.500 Unterrichtsstunden nur ca. 40 Stunden für die Geriatrie vorgesehen. Ich wünsche diesem Standardwerk den Einzug in die Physiotherapieschulen, um hier den Stellenwert zu erhöhen und den jungen Kolleginnen das spannende Arbeitsfeld »Physiotherapie in der Geriatrie« näher zu bringen.

Den Kolleginnen, die bereits in Kliniken, Rehabilitationseinrichtungen, Praxen etc. mit älteren Menschen arbeiten, bietet dieses Buch Unterstützung in der täglichen Arbeit und jede Menge Anregungen und Tipps für die Arbeit als Physiotherapeutin in der Geriatrie.

Dankenswerterweise haben sich die drei Kolleginnen und Autorinnen dieser Aufgabe angenommen und uns ein umfassendes Grundlagen- und Nachschlagewerk für die Physiotherapie in der Geriatrie zur Verfügung gestellt. Somit hat die von Antja Hüter-Becker als »Königsdisziplin« bezeichnete Geriatrie endlich ein Standardwerk erhalten.

**Susanne Schulz**
Leiterin der AG Geriatrie Physio Deutschland,
Deutscher Verband für Physiotherapie (ZVK) e.V.

# Vorwort

Unser Anliegen ist es, die seit vielen Jahren klaffende Lücke im Bereich der Fachliteratur für Physiotherapeutinnen in der Geriatrie zu schließen und ein Grundlagenbuch Geriatrie für alle Lernenden, Lehrenden und Interessierten der Physiotherapie zu schreiben. Damit möchten wir unsere Leidenschaft, unsere langjährige Erfahrung und unser Wissen an andere weitergeben. Denn physiotherapeutische Arbeit in der Geriatrie und der Umgang mit älteren Patienten ist facettenreich, interessant und spannend.

Der Fachbereich Geriatrie nimmt für unsere Berufsgruppe an Größe und Bedeutung zu, wir spüren deutlich den demografischen Wandel. Ob in der niedergelassenen Praxis, beim Heim- und Hausbesuch oder in den Fachdisziplinen des stationären Settings: Unsere Patienten werden durchschnittlich älter. Die spezifisch geriatrischen Tätigkeitsfelder für Physiotherapeutinnen sind vielfältig und finden sich nicht nur im kurativen und rehabilitativen, sondern auch im präventiven und beratenden Bereich.

Wir müssen uns neuen Herausforderungen und Aufgaben stellen und dabei lernen, mit Multimorbidität, Gebrechlichkeit sowie der Parallelität von akuten und chronischen Erkrankungen umzugehen. Die International Classification of Functioning, Disability and Health (ICF) der WHO fordert den Erhalt von Selbstbestimmung und Unabhängigkeit, von Aktivität und Teilhabe. Dadurch rücken die individuellen Bedürfnisse und Wünsche des Patienten vermehrt in den Mittelpunkt unseres therapeutischen Denkens und Handelns.

Auf dieser Grundlage wollen wir zur Verbesserung der Lebensqualität unserer älteren Patienten beitragen. Es gilt, unter ganzheitlichen Gesichtspunkten die Ressourcen zu ermitteln, in der Behandlungsplanung gemeinsam mit den Patienten erreichbare Ziele zu setzen und das Training alltagsorientiert umzusetzen.

Was so einfach klingt, setzt ein umfassendes Wissen über ältere Patienten voraus. Dazu gehören unter anderem Kenntnisse über physiologische Prozesse des Älterwerdens, über häufige Erkrankungen und Syndrome im Alter, die spezifische Befunderhebung, Trainierbarkeit im Alter oder geeignete Assessments. Wir müssen dabei vielen speziellen Gegebenheiten Beachtung schenken, wie z. B. der Einbindung der Angehörigen, dem Umgang mit Demenz und Depression, der adäquaten Hilfsmittelversorgung oder bestimmten rechtlichen Regelungen.

Die Autorinnen wünschen sich, dass mit diesem Buch ein kompaktes und umfassend informatives Grundlagenwerk geschaffen wurde, welches neben Basiswissen auch Anregungen und Tipps aus der Praxis vermittelt. Wir möchten jenen, die schon ihren Platz in der Arbeit mit älteren Menschen gefunden haben, Bestätigung und Erneuerung mit auf den Weg geben. All denen, die unsicher sind, wollen wir Mut machen, den Weg zu beschreiten und zu erfahren, wie bereichernd und erfüllend diese Tätigkeit ist.

**Katja Richter, Christine Greiff, Norma Weidemann-Wendt**
Osnabrück, Bayreuth, Nürnberg, im Herbst 2016

■  **Anmerkung**

Im Folgenden werden die Bezeichnungen Physiotherapeutin und Patient verwendet. Es ist stets auch die jeweils männliche und weibliche Form gemeint. Die Verfasserinnen sehen bewusst von einer genderneutralen Ausdrucksweise ab.

# Die Autorinnen

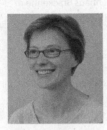

## Katja Richter

- 1993–1996: Ausbildung zur Physiotherapeutin in Halle/S
- 1996–2001: Physiotherapeutin im Kreiskrankenhaus Brackenheim mit angeschlossener Geriatrischer Rehabilitationsklinik
- 2001–2002: Aufbau der Geriatrischen Rehabilitationsklinik mit Leitungs- funktion für die Physiotherapie in Ehingen/Donau
- 2002–2004: Studium zum Bachelor Physiotherapie (BSc) in Osnabrück
- 2005–2008: Studium zum Master Gerontologie (MSc) in Amsterdam
- 2005–2014: Physiotherapeutin in der Medizinischen Klinik IV (Geriatrie und Palliativmedizin) in Osnabrück, seit 2007 mit Therapieteamleitung für das interdisziplinäre Therapeutenteam
- Seit 2006: Tätigkeit als Referentin im Bereich Physiotherapie, Geriatrie, Pflege, Sturzprävention
- Seit 2009: Mitglied in der AG Geriatrie in Physio Deutschland (ZVK) e.V.
- 2012–2014: Dozentin für Geriatrie an einer Physiotherapieschule in Osnabrück
- Seit 2015: freie Referentin für den Bereich Physiotherapie, Geriatrie, Pflege, Sturzprävention

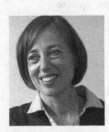

## Christine Greiff

- 1990: Ausbildung zur Physiotherapeutin
- Tätigkeit als Physiotherapeutin in verschiedenen Praxen und Kliniken mit Schwerpunkten in Orthopädie, Frühförderung bei Kindern, Neurologie und Geriatrische Rehabilitation
- Diverse Fachfortbildungen: MT, Brügger, Bobath, CMD, MLD, KGG etc.
- 2002–2012: Therapieleitung der Abteilung für Physikalische Therapie und Geriatrische Rehabilitation im Krankenhaus Martha-Maria Nürnberg, in diesem Rahmen Mitglied der AFGIB (Ärztliche Arbeitsgemeinschaft zur Förderung der Geriatrie in Bayern – Bereich Physiotherapie)
- Seit 2002: Referentin für Fachfortbildungen: geriatrische Themen, Kommu- nikation, Selbstfürsorge etc. sowie Lehrtätigkeit an Berufsfachschulen für Physiotherapie und Pflege
- Seit 2009: Mitglied in der AG Geriatrie in Physio Deutschland (ZVK) e.V.
- 2010: Bachelor of Science Physiotherapie an der Hochschule Fulda und an der Universität Marburg
- Zweijährige Weiterbildung zur Supervisorin/Coach am Universitätsklinikum Tübingen (UKT), seit 2012 selbständige Supervisorin (DGSv) und Coach
- Seit 2013: eigene Praxis für Physiotherapie und Prävention und Praxis für Supervision und Coaching in Nürnberg

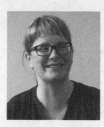

**Norma Weidemann-Wendt**
- 1988–1991: Ausbildung zur Physiotherapeutin
- 1991–1995: Physiotherapeutin in Worms mit geriatrischem Schwerpunkt in Hausbesuch und Praxis
- 1995–1997: Leitende Physiotherapeutin am Kreiskrankenhaus Brackenheim
  Aufbau des physiotherapeutischen Teams für die Geriatrische Rehabilitationsklinik mit angeschlossener Tagesklinik
  Betreuung und Anleitung von Physiotherapieschülern
  Referentin des VPT in Stuttgart
  Mitarbeit im Geriatrischen Arbeitskreis am Bethanienkrankenhaus Heidelberg
- 1997–2004: Physiotherapeutin in Bayreuth mit geriatrischem Schwerpunkt in Hausbesuch und Praxis
- 2004–2014: Physiotherapeutin in der Geriatrischen Rehabilitation MediClin Reha Roter Hügel/Bayreuth
  Betreuung und Anleitung von Physiotherapieschülern im Fachbereich Geriatrie
  Mitarbeit in der AFGIB (Ärztliche Arbeitsgemeinschaft zur Förderung der Geriatrie in Bayern)
  Lehrkraft am Berufsfortbildungszentrum der bayerischen Wirtschaft (bfz) »Pflegeassistenz Seniorenbetreuung«
- Seit 2014: Physiotherapeutin in Bayreuth mit Schwerpunkt geriatrischer Hausbesuch
- Seit 2006: Referententätigkeit im Bereich Physiotherapie/Geriatrie
- Seit 2009: Mitglied in der AG Geriatrie in Physio Deutschland (ZVK) e.V.

# Inhaltsverzeichnis

# Grundlagen

*Katja Richter, Norma Weidemann-Wendt, Christine Greiff*

K. Richter et al. (Hrsg.), *Der ältere Mensch in der Physiotherapie*,
DOI 10.1007/978-3-662-50466-6_1, © Springer-Verlag Berlin Heidelberg 2017

1

Die Physiotherapie beschäftigt sich mit der Behandlung von Erkrankungen des Menschen durch passive oder aktive Bewegungen. Wer sind diese Menschen und was sind die Erkrankungen, um die sich die Physiotherapeuten heute und in Zukunft vor allem kümmern werden?

Fakt ist: Die Menschen werden immer älter. Je größer der Anteil der älteren Menschen an der Gesamtbevölkerung wird, desto mehr steigt die Zahl chronischer und degenerativer Erkrankungen. Diese beeinflussen die Entwicklung altersbedingter Syndrome und Erkrankungen negativ.

Ältere Menschen sind bereits heute ein großer Teil des physiotherapeutischen Klientels, der zukünftig noch weiter anwachsen wird.

Will man die wachsende Bedeutung der Physiotherapie in der Geriatrie verstehen, kommt man nicht umhin, sich sowohl Grundlagenwissen über unsere Bevölkerung und deren Entwicklung als auch über spezielle Erkrankungen anzueignen. Diese Grundlagen werden in diesem Kapitel benannt und erläutert.

Lebensführung, medizinischer Fortschritt und die Erleichterung von vielen Arbeitsprozessen sorgen dafür, dass Menschen älter werden. Durch geringe Geburtenraten führt dies auch dazu, dass der Anteil der älteren Bevölkerung stetig zunimmt. Damit begründen sich die Bedeutsamkeit und Notwendigkeit der wissenschaftlichen Arbeit in der Gerontologie und der Bedarf an medizinischer Betreuung in der Geriatrie. Da die Geriatrie von der Interdisziplinarität lebt und den multimorbiden Patienten unter ganzheitlichen Aspekten betrachtet und behandelt, nimmt auch die Notwendigkeit qualifizierter und interessierter Physiotherapeutinnen in dieser Fachdisziplin zu.

Die Kenntnisse über alterstypische Veränderungen des gesamten Organismus und das Wissen um spezielle Erkrankungen, Probleme und Phänomene des alten Menschen sind wichtige Grundlagen in der Betreuung dieser Menschen.

Das oberste Ziel aller, ein langes und vor allem lebenswertes Leben zu führen, kann jedoch nur durch Erhalt der Autonomie erreicht werden. Um dieses Ziel zu verfolgen, bedarf es einer annehmenden, bewussten und vor allem aktiven Lebensführung. Aufklärung, Prävention sowie Therapie und Training unter Beachtung der ICF mit den Aspekten der Aktivität und Teilhabe sind somit Aufgaben der Physiotherapie in der Geriatrie.

## 1.1    Demografie und demografischer Wandel

*Katja Richter*

Die Bevölkerungsdaten eines Landes oder einer Region ermöglichen es u. a., den demografischen Wandel der Bevölkerung zu erkennen. Daraus wird auch die wachsende Bedeutung der Physiotherapie in der Geriatrie erkennbar.

> **Demografie**
>
> Demografie ist die Wissenschaft von der Bevölkerung. Sie beschreibt den gegenwärtigen Zustand der Bevölkerung (Größe, Altersaufbau, Geburtenhäufigkeit, Zuwanderung usw.) und leitet daraus Schlüsse für die Zukunft ab (Bevölkerungszunahme oder -abnahme, künftiger Altersaufbau usw.). Diese Daten sind für Politik und Wirtschaft unentbehrlich. Beispielsweise müssen sich Schul- und Wohnungsbaupolitik, die Arbeitsmarkt- und Rentenpolitik ebenso wie Wirtschaftsunternehmen bei ihren Zukunftsplanungen auf künftige demografische Entwicklungen einstellen.
> Synonym: Volksbeschreibung (Bundeszentrale für politische Bildung[1])

Mit Hilfe der Demografie können also aktuelle Verhältnisse und Zusammensetzungen einer Bevölkerung ermittelt werden sowie Prognosen für die Zukunft erstellt werden. Diese Hochrechnungen weisen uns seit Längerem auf einen demografischen Wandel hin. Unsere Bevölkerung erlebt eine »Unterjüngung«, was durch die Zunahme an älteren Menschen zu begründen ist. Diese Veränderungen innerhalb der Bevölkerung werden für viele Bereiche, z. B. die Umwelt, die Produktivität oder die Infrastruktur neue Herausforderungen mit sich bringen.

---

1 Die Links zu den Websites sämtlicher hier und im Folgenden genannten Institutionen finden sich in ▶ Abschn. 1.1.

Aufgrund des demografischen Wandels werden sich auch für die Physiotherapie neue Aufgaben ergeben. Was dabei für die geriatrisch geprägte Physiotherapie bedeutsam ist, wird anhand nachfolgender Daten zur aktuellen Bevölkerungssituation und den Entwicklungen zur Alterung der Menschen erläutert.

### 1.1.1 Bevölkerung

Im Jahre 2003 begann die deutsche Bevölkerung nach einem Hoch von 82,5 Millionen Menschen in 2002 zu schrumpfen. Im Jahre 2011 hatten wir den Tiefpunkt mit ca. 80,3 Millionen Menschen erreicht. Seit 2012 verzeichnet unser Land wieder einen Bevölkerungszuwachs. Am 30.09.2014 lebten 81,2 Millionen Menschen in Deutschland (Statistisches Bundesamt) (s. ◻ Tab. 1.1).

Die schwankenden Bevölkerungszahlen ergeben sich aus der Differenz der Geburten- und Sterbefälle, aus dem Wanderungssaldo sowie aus der Lebenserwartung, wie in den nachfolgenden Abschnitten erläutert wird.

Zirka die Hälfte der 81,2 Millionen Menschen (54,4 %) war im Erwachsenenalter (zwischen 20 und 60 Jahre). Gut ein Viertel der Bevölkerung war 60 Jahre und älter (27,4 %). Eine detailliertere Aufstellung der altersmäßigen Aufteilung der Bevölkerung ist ◻ Tab. 1.2 zu entnehmen. Aufgrund verschiedener biologischer und sozialer Risiken im Lebensverlauf werden vor allem die höheren Altersgruppen von den Frauen getragen: Von den rund 5,4 Millionen Menschen ab dem 80. Lebensjahr sind ca. 3,6 Millionen weiblich, was einem Anteil von 66 % entspricht (Statistisches Bundesamt).

Die Zusammensetzung der Bevölkerung im Jahre 2009 wird in der grafischen Darstellung (s. ◻ Abb. 1.1) gut veranschaulicht und ist – den Bevöl-

◻ **Tab. 1.1** Bevölkerungsentwicklung in Deutschland von 2002 bis 2014 in Millionen. (Eigene Zusammenstellung aus Statistisches Bundesamt)

| Jahr | Bevölkerungszahl in Mio. | Differenz zum Vorjahr |
|---|---|---|
| 2002 | 82,537 | … |
| 2003 | 82,532 | - 0,005 |
| … | … | … |
| 2010 | 81,752 | … |
| 2011 | 80,328 | - 1,424 |
| 2012 | 80,524 | + 0,196 |
| 2013 | 80,767 | + 0,243 |
| 2014 | 81,198 | + 0,431 |

kerungsvorausberechnungen folgend – bis 2060 dargestellt (Statistisches Bundesamt).

Mögliche Konsequenzen der Alterszusammensetzung unserer Bevölkerung lassen sich ableiten und besser verstehen, wenn man die Jugend- und Altenquotienten genauer betrachtet (grafische Darstellung s. ◻ Abb. 1.2).

■ **Jugendquotient**

Der Jugendquotient setzt die Zahl junger Menschen bis zum 20. Lebensjahr zur Bevölkerung im Erwerbsalter (20 bis 64 Jahre) ins Verhältnis. Er liegt derzeit bei 31 unter 20-jährigen auf 100 Personen im erwerbsfähigen Alter. Er wird bis 2060 voraussichtlich aufgrund bleibender geringer Geburtenraten konstant bleiben. Anders sieht es jedoch mit dem Altenquotienten aus (Statistisches Bundesamt).

■ **Altenquotient**

Hier wird die ältere Bevölkerung ab dem 65. Lebensjahr im Verhältnis zur erwerbsfähigen Bevöl-

◻ **Tab. 1.2** Altersentsprechende Zusammensetzung der deutschen Bevölkerung. (Fortgeschriebene Ergebnisse aus Zensusdaten 2011, Statistisches Bundesamt)

| Gesamtbevölkerung im Jahr 2014 | Unter 20 Jahre | 20-40 Jahre | 40-60 Jahre | 60-80 Jahre | 80 Jahre und älter |
|---|---|---|---|---|---|
| 81,2 Mio. | 18,2 Mio. | 24,1 Mio. | 30,3 Mio. | 21,8 Mio. | 5,6 Mio. |

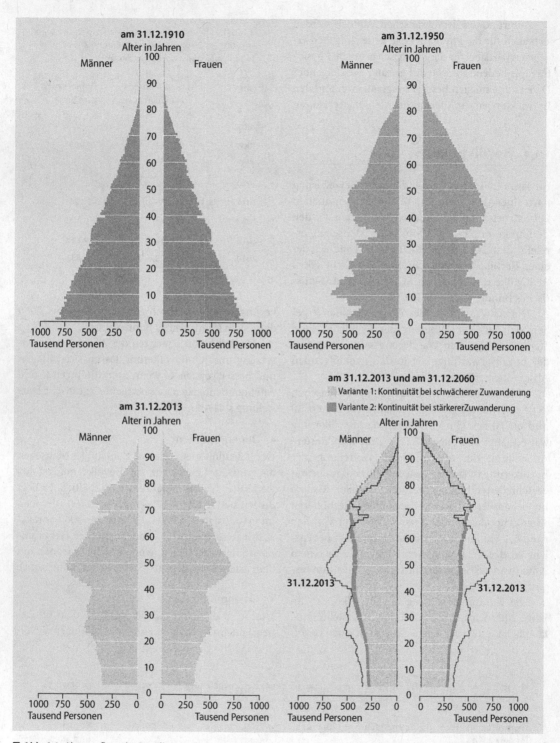

**Abb. 1.1** Altersaufbau der Bevölkerung in Deutschland 1910, 1950, 2013 und 2060. (Statistisches Bundesamt mit freundlicher Genehmigung)

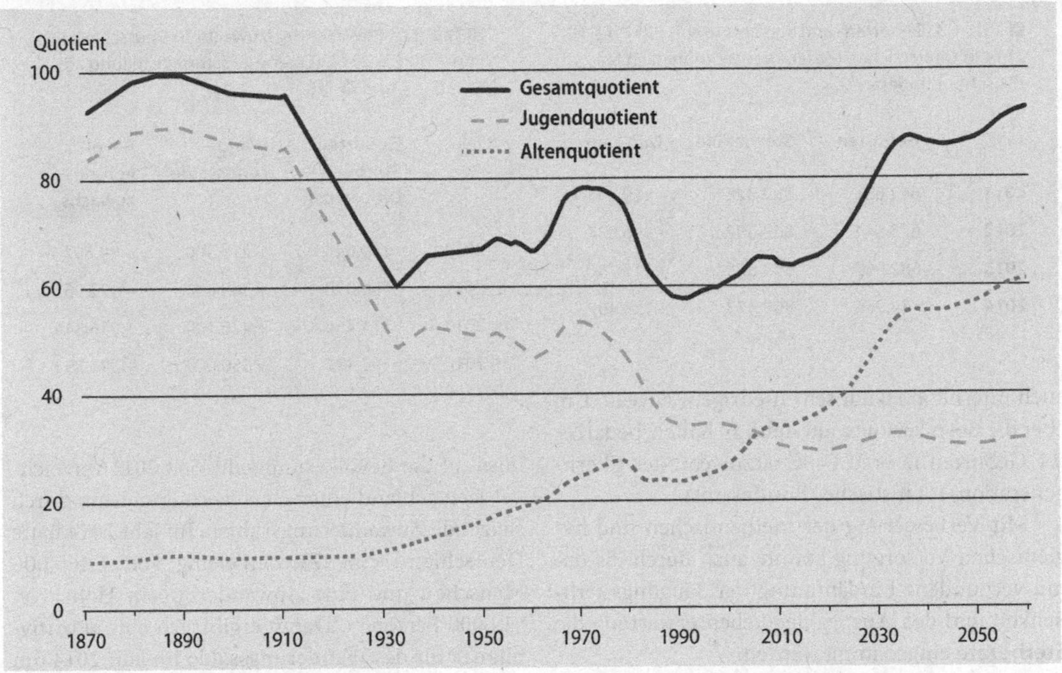


**Abb. 1.2** Entwicklung des Jugend-, Alten- und Gesamtquotienten in Deutschland, 1871 bis 2060. (Bundesinstitut für Bevölkerungsforschung mit freundlicher Genehmigung)

kerung betrachtet. Heute entfallen 34 ältere Personen auf 100 Menschen im Erwerbsalter. Dieser Quotient steigt bis zum Jahr 2060 – je nach Berechnung – auf 63 bis 67 an (Statistisches Bundesamt).

### Konsequenzen der Alterszusammensetzung

Aus der Gegenüberstellung der oben genannten Quotienten wird ersichtlich, dass es zukünftig immer mehr Senioren im Verhältnis zu den Berufstätigen geben wird. Dies stellt bereits heute große Herausforderungen an die sozialen Sicherungssysteme. Wirtschaftlich, ökonomisch, politisch und gesundheitlich ist eine deutliche Beeinflussung für jeden Einzelnen wie auch für die Gesellschaft zu erwarten. Arbeitsmarkt, Infrastruktur, Gesundheitssysteme oder Inklusion sollen nur ein paar Stichworte dazu sein.

### Konsequenzen für die Physiotherapie

Einerseits wird es in Zukunft vermutlich weniger Therapeuten, Pflegende und Ärzte geben (= Pflegenotstand und Fachkräftemangel). Andererseits nimmt die Zahl älterer und hochbetagter und damit auch erkrankter Menschen zu. Diese Zunahme betagter Patienten wird sich durch alle Fachdisziplinen ziehen, und das Fachgebiet der Geriatrie wird sich notwendigerweise erweitern und verstärken müssen. Es bedarf Physiotherapeutinnen, die sich für alte Menschen und die Geriatrie interessieren und begeistern können. Um dies zu ermöglichen, werden eine gute Ausbildung, attraktive Arbeitsbedingungen sowie breite Fort- und Weiterbildungsangebote auf diesem Gebiet benötigt. Das Ansehen der alten Menschen und derer, die sie betreuen und behandeln, muss in unserer Gesellschaft gestärkt und gefördert werden.

## 1.1.2 Geburten- und Sterberate

Im Jahr 2014 lag die zusammengefasste Geburtenziffer in Deutschland bei 1,47 Kindern je Frau. 2013 lag sie bei 1,42 (Statistisches Bundesamt). In Deutschland liegt die **Geburtenrate** seit vielen Jahren mit ca. 1,4 Kindern je Frau sowohl national als

1

◘ **Tab. 1.3** Geburten- und Sterberate von 2011 bis 2014 in Deutschland. (Zusammenstellung nach Statistisches Bundesamt)

| Jahr | Geburten | Sterbefälle | Differenz |
|------|----------|-------------|-----------|
| 2011 | 662.685 | 852.328 | - 189.643 |
| 2012 | 673.544 | 869.582 | - 196.038 |
| 2013 | 682.069 | 893.825 | - 211.756 |
| 2014 | 714.966 | 868.373 | - 153.407 |

◘ **Tab. 1.5** Bevölkerungszuwachs in Deutschland von 2011 bis 2014. (Eigene Zusammenstellung aus ◘ Tab. 1.3 und ◘ Tab. 1.4)

| Jahr | Geburten-Sterbe-Differenz | Wanderungssaldo | Bevölkerungszuwachs |
|------|---------------------------|-----------------|---------------------|
| 2011 | - 189.643 | + 279.300 | + 89.657 |
| 2012 | - 196.038 | + 369.000 | + 172.962 |
| 2013 | - 211.756 | + 428.100 | + 216.344 |
| 2014 | - 153.407 | + 550.000 | + 396.593 |

auch international auf sehr niedrigem Niveau. Um aber die Bevölkerungszahl stabil zu halten, bedarf es 2,1 Geburten je Frau (= Ersatzniveau der Elterngeneration) (Statistisches Bundesamt).

Mit Verbesserung der medizinischen und hygienischen Versorgung konnte auch durch die damit verbundene Eindämmung der Säuglingssterblichkeit und den Anstieg der Lebenserwartung die **Sterberate** eingedämmt werden.

Im Jahre 2014 standen 714.969 Geburten 868.373 Sterbefällen gegenüber (Statistisches Bundesamt). Damit ergibt sich eine »**Negativbilanz**« (= Sterbeüberschuss) von 153.407 Personen. ◘ Tab. 1.3 zeigt eine Zusammenstellung der Entwicklung der Geburten- und Sterbezahlen innerhalb von vier Jahren in Deutschland. Eine Abnahme der negativen Bilanz im Vergleich zur Zunahme im Drei-Jahres-Zeitraum 2011-2013 wird ersichtlich.

## 1.1.3 Wanderung

Aus der Differenz von Ein- und Auswanderung ergibt sich das Wanderungssaldo. Dieses nimmt Einfluss auf die Bevölkerungszahl. Seit 2011 verzeichnet Deutschland einen Bevölkerungsgewinn durch steigende Zuwanderungszahlen. Im Jahr 2014 hatte Deutschland eine Zuwanderung von 1.465.000 Menschen und eine Abwanderung in Höhe von 914.000 Personen. Damit ergibt sich eine »**Positivbilanz**« für das Wanderungssaldo im Jahr 2014 um + 550.000 Menschen. Im Vergleich zum Vorjahr bedeutet das einen Zuwachs von 121.900 Personen (Statistisches Bundesamt).

◘ Tab. 1.4 zeigt die Entwicklung der Wanderung in Deutschland über einen Fünfjahreszeitraum. Darin wird eine Zunahme des Wanderungssaldos deutlich. Aus diesem resultierte im Jahr 2014 wieder ein Anstieg im Bevölkerungsgewinn aus der Wanderung im Vergleich zu den letzten zwei Vorjahren.

Mittels Vergleich der Differenz aus Geburtenrate zu Sterbefällen (◘ Tab. 1.3) zum Wanderungssaldo (◘ Tab. 1.4) wird über den Vierjahreszeitraum ein stetiger Zuwachs der Bevölkerung zum Vorjahr sichtbar (s. ◘ Tab. 1.5).

◘ **Tab. 1.4** Wanderungszahlen für Deutschland von 2010 bis 2014. (Zusammenstellung nach Statistisches Bundesamt)

| Jahr | Zuwanderung | Abwanderung | Wanderungssaldo | Bevölkerungsgewinn aus Wanderung zum Vorjahr |
|------|-------------|-------------|-----------------|----------------------------------------------|
| 2010 | 798.300 | 670.600 | + 127.700 | ... |
| 2011 | 958.300 | 679.000 | + 279.300 | + 151.160 |
| 2012 | 1.081.000 | 712.000 | + 369.000 | + 89.700 |
| 2013 | 1.226.000 | 797.900 | + 428.100 | + 59.100 |
| 2014 | 1.465.000 | 914.000 | + 550.000 | + 121.900 |

## 1.1.4 Lebenserwartung

Bei der durchschnittlichen Lebenserwartung unterscheidet man zwischen der Lebenserwartung bei Geburt und der ferneren Lebenserwartung. Die fernere Lebenserwartung gibt dabei die noch durchschnittlich verbleibende Lebensdauer in einem bestimmten höheren Alter an. Sie liegt immer etwas höher, da kritische Lebensereignisse bereits überwunden wurden.

Aktuell liegt die Lebenserwartung in Deutschland bei Geburt für ein Mädchen bei 82 Jahren und 8 Monaten, für einen neugeborenen Jungen bei 77 Jahren und 7 Monaten (Statistisches Bundesamt).

Die fernere Lebenserwartung für eine 60-jährige Frau lag 2010/2012 bei weiteren 25, für einen 60-jährigen Mann bei weiteren 21,3 Jahren (Statistisches Bundesamt). Den Vorausberechnungen folgend wird sich die fernere Lebenserwartung auch weiterhin erhöhen. 2060 können Frauen im Alter von 60 Jahren noch 30,1 und Männer noch weitere 26,6 Lebensjahre erwarten (Bundeszentrale für politische Bildung). Eine anschauliche Zusammenstellung ist in ◘ Tab. 1.6 zu finden.

- **Fazit: Wackliger Kopfstand der Bevölkerungspyramide**

Bevölkerungsentwicklung ist ein dynamischer Prozess, der sich auf Grund weltpolitischer, gesellschaftlicher oder medizinischer Gründe nicht genau vorherberechnen lässt. Auch wenn Deutschland nicht den befürchteten Bevölkerungsrückgang erlebt, kommt es doch durch geringe Geburtenzahlen und steigende Lebenserwartungen zu einer deutlichen Alterung der Bevölkerung. Dies bedingt eine weitere Verschiebung des Generationenverhältnisses zu Lasten der Jüngeren. Diese Entwicklungen sind auch in ◘ Abb. 1.1 gut anschaulich dargestellt.

## 1.1.5 Fragen

- Welche bevölkerungsspezifischen Einflussfaktoren bedingen eine Veränderung der Altersstruktur, den demografischen Wandel?
- Nenne drei Folgen für die Physiotherapie und die Physiotherapeutinnen, die eine veränderte Alterszusammensetzung durch den ansteigenden Altersquotienten bei sinkendem Jugendquotienten mit sich bringt!
- Was besagt das »Ersatzniveau der Elterngeneration«? Wie hoch ist es?
- Woraus ergibt sich das Wanderungssaldo eines Landes?
- Warum liegt die fernere Lebenserwartung über der bei Geburt?

◘ Tab. 1.6 Lebenserwartung in Jahren in Deutschland. (Eigene Zusammenstellung nach Bundeszentrale für politische Bildung)

|  | Mädchen/ Frauen | Jungen/ Männer |
|---|---|---|
| Bei Geburt - aktuell | 83 | 78 |
| Im 60. Lebensjahr - aktuell | 85 | 81 |
| Im 60. Lebensjahr - 2060 | 90 | 86,5 |

## 1.2 Epidemiologie

*Katja Richter*

Der Alterungsprozess geht neben physiologischen (▸ Abschn. 1.6) auch mit pathologischen Veränderungen des Organismus einher. Ein Blick auf die Fragen, wie gesund unsere Bevölkerung ist, wann sich Erkrankungen häufen und welche Folgen sich daraus ergeben, ist auch für die Physiotherapie mit ihren Aufgabenfeldern bzgl. Patientengruppen und Therapieausrichtung (z. B. Rehabilitation oder Prävention) unerlässlich.

> **Epidemiologie**
>
> Epidemiologie ist die Lehre von der Häufigkeit und Verteilung von Krankheiten, ihren Determinanten (physikalische, chemische, psychische und soziale) und ihren Folgen für die Gesamtbevölkerung (Zalpour 2010).

Wichtige Kenngrößen der Epidemiologie sind dabei die Inzidenz (= die Anzahl der Neuerkrankungen

**1**

in einem bestimmten Zeitraum) und die Prävalenz (= Krankheitshäufigkeit).

Sowohl zur Abgrenzung zwischen Alter und Krankheit, als auch um Kenntnisse zu erhalten, wann wir von einem durch Krankheit verursachten Therapiebedarf sprechen, ist eine anfängliche Klärung der Begrifflichkeiten von Gesundheit und Krankheit nötig.

## 1.2.1 Gesundheit und Krankheit

Will man wissen, was Gesundheit ist, kommt man um das Wissen über Krankheit nicht umhin (und umgekehrt). Beide Begriffe lassen sich nur schwer voneinander trennen oder unterscheiden. Auch wenn sich beide Zustände klar definieren lassen, ist der Übergang zwischen ihnen oft fließend und wird von verschiedenen Faktoren beeinflusst.

---
**Gesundheit** ──────────────

Gesundheit ist ein Zustand vollkommenen körperlichen, geistigen und sozialen Wohlbefindens und nicht allein das Fehlen von Krankheit und Gebrechen (WHO 1946).
Synonym: Wohlbefinden

---
**Krankheit** ──────────────

Krankheit ist eine durch objektive oder subjektive Symptome gekennzeichnete geistige, körperliche oder seelische Veränderung oder Störung.
Synonyme: Erkrankung; Morbus (Zalpour 2012)

---

Seit Erscheinen der Internationalen Klassifikation der Funktionsfähigkeit, Behinderung und Gesundheit (ICF; WHO 2005) (▶ s. Abschn. 1.11) wird von einem »fließenden Übergang« zwischen Krankheit und Gesundheit ausgegangen. Je nach Krankheit, Individualität und Ressourcen kann man sich trotz Vorliegen einer Erkrankung gesund und wohl fühlen.

**»** Die Selbständigkeit hängt stärker von funktionellen Fähigkeiten ab als von medizinischen Diagnosen. Die Beurteilung des Betagten betrifft immer die zwei Ebenen Funktion und Krankheit.

Die Funktion entscheidet über die Behandlungsbedürftigkeit, die Krankheit über die therapeutischen Möglichkeiten. Frühdiagnose und präventive Maßnahmen sind im Alter deshalb noch wichtiger als beim jungen Erwachsenen. (Stähelin 1991, S. 657)

Eine Krankheit zu haben bedeutet also nicht automatisch, sich auch krank zu fühlen. Erst wenn die Erkrankung negative Auswirkungen auf Funktionen, Aktivitäten und damit die Partizipation hat, steigt das Krankheitsgefühl. Gerade bei Älteren und Multimorbiden sollte man nicht auf Grund der Art und/oder der Anzahl von Erkrankungen Aussagen über den Krankheitswert und die Einschränkungen der Betroffenen machen. Die Abklärung der Probleme und Ressourcen im bio-psycho-sozialen Grundkonzept durch das geriatrische Assessment (▶ Kap. 3) gewinnt dadurch an Bedeutung.

Beim Älterwerden kommt es auf Grund physiologischer Alterungsprozesse, Degeneration und Chronifizierung vermehrt zu Erkrankungen. Sehr häufig leiden Ältere unter Mehrfacherkrankungen.

Tesch-Römer und Wurm haben 2009 drei für das Alter relevante Dimensionen von Gesundheit und Krankheit benannt:

1. **Somatische und psychische Gesundheit**
   Mit zunehmendem Alter steigt auch die Wahrscheinlichkeit für gesundheitliche Einschränkungen. Neben altersphysiologischen Prozessen kommt es im Lebensverlauf vermehrt zum Auftreten von chronischen Erkrankungen (z. B. Osteoporose), die auch durch den Lebensstil (z. B. Ernährung, Aktivität, Genussmittelkonsum) mit beeinflusst werden. Durch das Vorhandensein einer Krankheit über einen längeren Zeitraum kommt es dann oft zu Folgeerkrankungen. Beispielsweise verursacht Diabetes mellitus im Krankheitsverlauf häufig Arteriosklerose, was zu Herzinfarkt, Nierenversagen oder Erblinden führen kann. Altersassoziiert kommt es auch häufiger zu psychischen Störungen mit emotionalen oder kognitiven Problemen (z. B. Alzheimer-Demenz). Die Unterscheidung von altersspezifischen Beschwerden und behandlungsbedürftigen Erkrankungen ist somit von Relevanz.

2. **Funktionale Gesundheit**

Sie beinhaltet, dass Alltagsanforderungen eigenständig erfüllt werden können und damit die Teilhabe am gesellschaftlichen Leben gewährleistet ist. Jedoch ziehen gerade chronische Erkrankungen und Multimorbidität Einschränkung von Alltagskompetenz und Selbständigkeit nach sich.

Auf der Grundlage der ICF wurde das Konzept der funktionalen Gesundheit in der Behindertenhilfe durch den Nationalen Branchenverband der Institutionen für Menschen mit Behinderung (INSOS) in der Schweiz entwickelt:

» Zusammenfassend ist eine Person also dann funktional gesund, wenn sie möglichst kompetent mit einem möglichst gesunden Körper an möglichst normalisierten Lebensbereichen teilnimmt und teilhat.
(INSOS 2009, S. 21)

3. **Subjektive Gesundheit**

Sie ist die individuelle Bewertung des eigenen Gesundheitszustandes. Diese subjektive Einschätzung weicht vor allem im höheren Alter häufiger von objektiv messbaren Werten ab. Erklärt werden kann dies mit einer veränderten Gesundheitsvorstellung: Für alte Menschen bedeutet gesund zu sein häufig bereits die Abwesenheit quälender Beschwerden und funktioneller Einschränkungen (im Gegensatz zum Fehlen von Krankheit). Dauerhafte Symptome werden oft dem normalen Altern zugeschrieben (► Abschn. 1.6). Sich gesund zu fühlen bedeutet also nicht unbedingt, auch gesund zu sein.

In individuellen Persönlichkeitsmerkmalen (z. B. Lebenszufriedenheit, psychische und soziale Ressourcen) sieht man einen großen Einflussfaktor auf den Umgang mit physiologischen Veränderungen und Erkrankungen. Eine positive Lebenseinstellung wirkt sich also auch positiv auf Gesundheit und Langlebigkeit aus. Antonovsky hat dies als Kohärenzgefühl, also das Gefühl für Stimmigkeit bezeichnet (Bengel et al. 2001). Je ausgeprägter dieses Gefühl von Stimmigkeit ist, umso gesünder ist bzw. fühlt sich der Mensch.

Die Unterscheidung von Normalität (= physiologisch) und Krankhaftigkeit (= pathologisch) ist für das Gesundheitsverhalten durchaus sinnvoll und notwendig: Alte Menschen, die ihre gesundheitlichen Beschwerden auf das Alter schieben, gehen seltener zum Arzt als diejenigen, die die Beschwerden auf Erkrankungen zurückführen. Bei ersteren werden behandlungsbedürftige Krankheiten nicht oder erst sehr spät erkannt.

Einflussfaktoren auf Gesundheit bzw. Krankheit im Lebensverlauf sind:

- Lebensstil und Gesundheitsverhalten (Genussmittel, Ernährung, Aktivität, etc.),
- psychosoziale Faktoren (Bildung, Einkommen, früherer Beruf, Entscheidungsfähigkeit, etc.),
- soziale Einbettung (Schichtzugehörigkeit, soziale Integration),
- ökonomische Faktoren (Einkommen und Sicherheiten),
- medizinische und pflegerische Faktoren (Vorhandensein bzw. Inanspruchnahme),
- Altern und Gesundheit im gesellschaftlichen Kontext (»Altern ist keine Krankheit« und Altersstereotype) (Tesch-Römer u. Wurm 2009).

■ **Fazit: Das Gesundheits-Krankheits-Fluidum**

Jeder Mensch und die Gesellschaft haben großes Interesse daran, dass man gesund ist oder sich so gesund fühlt, dass man alle Dinge des persönlichen Lebens (z. B. Alltag und Freizeit) und solche im Sinne des Gemeinwohls (z. B. Beruf oder Ehrenamt) durchführen kann. Gesundheit beinhaltet also auch die Fähigkeit, mit einer Erkrankung zu leben und bei gesundheitlichen Belastungen ein sinnerfülltes und zufriedenes Leben zu führen.

## 1.2.2  Gesundheitsausgaben

**Gesundheitsausgaben**

Alle Güter und Leistungen der Prävention, Behandlung, Rehabilitation und Pflege gehören zu den Gesundheitsausgaben. Auch die Kosten für die Verwaltung und für Investitionen in Einrichtungen des Gesundheitswesens werden dazu gezählt (Statistisches Bundesamt).

Ausgabenträger sind neben den gesetzlichen und privaten Krankenkassen die privaten Haushalte (z. B. durch Zuzahlung zur Krankengymnastik, zu Arzneien oder Hilfsmitteln) und Organisationen ohne Erwerbszweck (z. B. karitative Einrichtungen).

Physiotherapie gehört als Dienstleistungssektor in den ambulanten Bereich.

In Deutschland wurden 2013 für Gesundheit 314,9 Milliarden Euro ausgegeben. Das bedeutet eine Erhöhung um 12,1 Milliarden Euro bzw. 4 % zum Vorjahr. Diese Ausgabensteigerung ist bereits seit vielen Jahren in Deutschland zu beobachten, wie in ◘ Tab. 1.7 zu sehen ist (Gesundheitsbericht-erstattung des Bundes).

Der Teil der Gesundheitsausgaben, die direkt mit einer Krankheit in Zusammenhang stehen, sind die sog. **Krankheitskosten**. Diese werden in direkte und indirekte Kosten unterteilt.

- **Direkte Krankheitskosten:** Dazu zählen alle Kosten für die medizinische Versorgung von Erkrankungen und Unfällen (Prävention, Behandlung, Rehabilitation und Pflege).
- **Indirekte Krankheitskosten:** Kosten, die durch Produktionsausfälle in Folge von Arbeitsun-fähigkeit entstehen.

Im Jahr 2008 lagen die Ausgaben für Krankheit bei 254,3 Milliarden Euro. Vier Krankheitsklassen bean-spruchten mit 51 % den Großteil dieser Krankheits-kosten (Statistisches Bundesamt) (s. dazu ◘ Abb. 1.3):
- Herz-Kreislauf-Erkrankungen (15 %),
- Krankheiten des Verdauungssystems (14 %),
- psychische und Verhaltensstörungen (11 %),
- Krankheiten des Muskel-Skelett-Systems (11 %).

Das Sammeln, Aufbereiten, Auswerten und letztendlich Ver-öffentlichen von Daten beansprucht sehr viel Zeit. Zum Zeit-punkt der Bucherstellung (Februar 2016) standen keine aktu-elleren Daten zu Krankheitskosten in Deutschland zur Verfü-gung. Deshalb wurden dort Zahlen von 2008 verwendet, während für den Gesundheitsausgabenbereich bereits Zah-len von 2013 vorlagen.

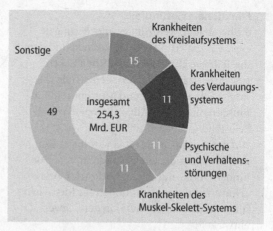

◘ **Abb. 1.3** Krankheitskosten 2008 – Anteile nach Krank-heitsklassen in Prozent. (Statistisches Bundesamt mit freund-licher Genehmigung)

Mit zunehmendem Alter steigen die Pro-Kopf-Krankheitskosten, wobei das 65. Lebensjahr als deutliche Grenze der Ausgabensteigerung zu sehen ist (Statistisches Bundesamt). Mit ca. 57 % entfällt auf Frauen der größere Teil der Krankheitskosten (bedingt durch höhere Lebenserwartung, Schwan-gerschaft und Geburt sowie höhere Pflegekosten im Alter) (◘ Abb. 1.4) (RKI 2015).

Zu den einflussreichsten Risikofaktoren, die einen Großteil dieser vier Krankheitsgruppen (s. ◘ Abb. 1.3) mit verur-sachen, zählen laut WHO neben Tabak- und Alkoholkonsum auch körperliche Inaktivität und ungesunde Ernährung. Der Bereich Ernährung hat in Deutschland den größten Einfluss auf die Krankheitslast. Diese Faktoren sind auf individueller und gesellschaftlicher Ebene sehr gut zu beeinflussen!

- **Fazit: Investition in Gesundheit**

Durch den Anstieg der älteren Bevölkerung in unse-rer Gesellschaft werden Erkrankungen und Mehr-facherkrankung zunehmen. Die Inanspruchnahme gesundheitlicher Vorsorgemaßnahmen muss des-halb bereits früh durch Aufklärung und Prävention beginnen, um einen gesundheitlichen Lebensstil zu

◘ **Tab. 1.7** Entwicklung der Gesundheitsausgaben über einen Zeitraum von 21 Jahren. (Eigene Zusammenstellung aus Gesundheitsberichterstattung des Bundes)

|  | 1992 | 2000 | 2005 | 2010 | 2013 |
|---|---|---|---|---|---|
| **Gesundheitsausgaben in Milliarden Euro** | 158,973 | 213,831 | 241,994 | 290,525 | 314,939 |

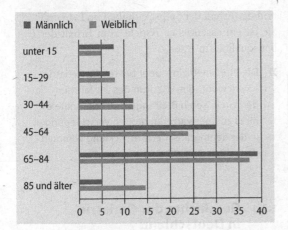

**□ Abb. 1.4** Krankheitskosten 2008 – Anteile nach Geschlecht und Altersgruppen in Prozent. (Statistisches Bundesamt mit freundlicher Genehmigung)

fördern und ein »gesundes Altern« zu ermöglichen. Die zunehmende Steigerung der Gesamtgesundheitsausgaben ist ein wichtiger Indikator dafür, dass bereits in viele Bereiche mehr Geld investiert wird.

Diesem u. a. im präventiven Sektor zunehmenden Bedarf gerecht zu werden, bedeutet für die Physiotherapie eine zukünftig weiter steigende Nachfrage.

Gesundheit ist in jedem Lebensalter wertvoll und ein wichtiger Indikator für Lebensqualität. Sie zu erhalten bedarf intensiver und regelmäßiger Betreuung von klein an und hört im Alter nicht auf!

### 1.2.3 Kompression der Krankhaftigkeit

Um der in ► Abschn. 1.2.2 beschriebenen Kostensteigerung entgegenzuwirken, gilt es, Konzepte und Strategien zu entwickeln und umzusetzen. Eine Theorie dazu ist die Krankheitskompression.

Altern an sich ist nichts Krankhaftes. Mit dem Wissen, dass die ältere Bevölkerung zunimmt, die Lebenserwartung weiter steigt, dass es vermehrt zu (vor allem chronischen) Erkrankungen kommt und somit die ältere Lebensphase kostenintensiver wird, gewinnen Prävention und Gesundheitsförderung bereits in jungen Jahren, aber auch bei der älteren Bevölkerung deutlich an Bedeutung. »**Compression of morbidity**« (Verdichtung der Krankhaftigkeit), ursprünglich eine Hypothese von Dr. James

Fries aus dem Jahr 1980 (Swartz 2008), ist das verfolgte Ziel dieser vorbeugenden Maßnahmen und soll die gesunde, aktive Lebensspanne verlängern.

> **Compression of morbidity**
>
> »Compression of morbidity« ist eine Hypothese der öffentlichen Gesundheit (Public Health). Sie besagt, dass die Krankheitsbelastung im Lebensverlauf auf eine kurze Phase vor dem Lebensende verkürzt werden kann, wenn das Alter für das erste Auftreten chronischer Erkrankungen oder Behinderung hinausgezögert werden kann (Swartz 2008).

Voraussetzung für eine Krankheitsverdichtung zum Lebensende hin ist eine gesunde Lebensführung. Die an gesunden Jahren gewonnene Zeitspanne im Altersverlauf muss jedoch länger sein als die Zunahme der Lebenserwartung, um am Ende einen positiven Effekt (= gewonnene gesunde Lebensjahre) zu erzielen. Durch diese Verlängerung der fitten Lebensphase verbessert sich die Lebensqualität im höheren Alter. Gleichzeitig können Krankheitskosten und somit Gesundheitsausgaben reduziert werden.

Die Hypothese hat sich in der Realität in Wissenschaft und Forschung bestätigt. Sie ist somit wichtige Grundlage für das Anliegen des »gesunden Alterns« auf individueller und gesundheitspolitischer Ebene. Sie bildet die Basis für Gesundheitsförderung und bestätigt die Notwendigkeit und Bedeutung von Präventionsprogrammen über die gesamte Lebensspanne hinweg (Swartz 2008; Fries 2005) (s. auch ► Kap. 5).

■ **Fazit: Bedeutung der Kompressionstheorie für die Physiotherapie**

Die Physiotherapeutin in der Geriatrie beschäftigt sich sowohl mit der Prävention und der Behandlung akuter Erkrankungen als auch mit der Rehabilitation. Diese drei Bereiche gehen bei der Behandlung Älterer auf Grund der Multimorbidität oft ineinander über.

Wichtige Aufgaben sind Aufklärung, Begleitung, Unterstützung und Motivation von Patienten und ihren Angehörigen. Ziel aller Maßnahmen ist der Erhalt der Funktionsfähigkeit und damit der

**1**

Selbstständigkeit sowie der Lebensqualität. Patienten müssen lernen, mit ihren krankheitsbedingten Einschränkungen zurechtzukommen und an der Erhaltung ihrer körperlichen, seelischen und psychischen Gesundheit eigenverantwortlich und andauernd mitzuarbeiten.

### 1.2.4 Fragen

- Nenne die zwei Kenngrößen der Epidemiologie!
- Wo befindet sich die Grenze zwischen Krankheit und Gesundheit? Wodurch wird diese beeinflusst?
- Welchen Einfluss hat der demografische Wandel auf die Krankheitskosten?
- Was soll durch die »compression of morbidity«-Theorie erreicht werden?
- Welchen Stellenwert und welche Aufgabenbereiche ergeben sich dadurch für die Physiotherapie?

## 1.3 Geriatrie und ihre Geschichte

*Katja Richter*

---
**Geriatrie**

Geriatrie ist die Lehre der Krankheiten des alten Menschen. Sie ist ein interdisziplinäres Gebiet der Medizin, das sich mit der Vorbeugung, Erkennung und Behandlung von Erkrankungen des Alters beschäftigt (Definition der Europäischen Union der medizinischen Spezialisten (UEMS) von 2008 in Ernst et al. 2015). Synonyme: Presbyatrie; Altersheilkunde; Greisenheilkunde

---

Die Geriatrie ist gekennzeichnet durch ihren interdisziplinären Ansatz, in dessen Mittelpunkt die ganzheitliche Betrachtungsweise des älteren Patienten steht. All seine physischen, psychischen und sozialen Faktoren erhalten dabei Berücksichtigung. Schwerpunktthemen der Altersmedizin sind Immobilität, Sturz, Demenz und Depression, Inkontinenz und Mangelernährung. Ziel aller in der Geriatrie tätigen Berufsgruppen ist die Wiedererlangung

und der Erhalt der Selbständigkeit im Lebensalltag. Sie ist ein essentieller Aspekt zum Erhalt der Lebensqualität im Alter.

» Die Altersmedizin – oder besser die Geriatrie – wird wohl »die« Medizin des 21. Jahrhunderts in unseren Breitengraden sein, sollte es nicht zu unerwarteten großen Verschiebungen in der demografischen Entwicklung kommen. (Oswald et al. 2006, S. 47)

### 1.3.1 Geschichte der Geriatrie in Deutschland

Auch wenn bereits die alten Ägypter und Griechen die Gebrechen des alten Menschen beschrieben, so ist die Geriatrie dennoch ein eher junges Fachgebiet der Medizin.

Geprägt wurde der Begriff »Geriatrics« für die Medizin des alten Menschen erstmals von Ignatz Leo Nascher (1863-1944). In Anlehnung an den Begriff der Pädiatrie – der Medizin für Kinder – sollte der Altersmedizin ein eigenständiger Fachbereich zugeordnet werden.

Mit dem ersten Lehrbuch von ihm unter dem Titel *Geriatrics: The diseases of old age and their treatment* im Jahre 1914 nahm die weitere Entwicklung der Geriatrie ihren Lauf (Nascher 1914).

1938 gründete der Internist Max Bürger in Leipzig die »Deutsche Gesellschaft für Altersforschung«, und 22 Jahre später wurde die erste Fachklinik für geriatrische Rehabilitation in Hofgeismar eröffnet (Lehr 2010).

Der erste Lehrstuhl für Geriatrie in Deutschland wurde 1970 in Nürnberg-Erlangen durch Prof. Dr. René Schubert errichtet. Im März 2014 gab es an den insgesamt 36 medizinischen Fakultäten zehn Lehrstühle für Geriatrie. Zwölf weitere Fakultäten haben sich um Fördermittel zur Einrichtung solcher Lehrstühle beworben (Deutsche Gesellschaft für Geriatrie).

Mit Hilfe von Fördermitteln des Bundes wurde u. a. auch 1980 die erste geriatrische Rehabilitationsklinik, das Albertinen-Haus in Hamburg, eröffnet.

Lange Zeit war die Geriatrie Hauptfeld der Gerontologie, bis sie sich 1985 von der Deutschen

Gesellschaft für Gerontologie als eigenständiger Bereich abspaltete. Die Deutsche Gesellschaft für Geriatrie (DGG) wurde gegründet.

Mit dem 1989 vom Gesetzgeber geprägten Begriff »Rehabilitation vor Pflege« erfährt die Geriatrie deutliche Beachtung und Aufschwung. Drei Jahre später wird auf dem Deutschen Ärztetag in Köln die neue Weiterbildungsmöglichkeit für Mediziner zur »Klinischen Geriatrie« beschlossen (Lehr 2010).

Um dem Teamansatz der Geriatrie und dem Bedarf an qualifiziertem medizinischem Personal zu entsprechen, bietet der Bundesverband für Geriatrie (BVG) seit Ende 2006 den ZERCUR GERIATRIE®-Basislehrgang und seit 2010 die ZERCUR GERIATRIE®-Fachweiterbildung Pflege an (Bundesverband Geriatrie).

## 1.3.2 Fragen

— Was kennzeichnet die Geriatrie?
— Benenne drei Schwerpunktthemen der Geriatrie!
— Wozu bildete die Geriatrie ursprünglich ein Pendant?

## 1.4    Gerontologie und ihre Geschichte

*Katja Richter*

> **Gerontologie**
>
> Gerontologie ist die »Beschreibung, Erklärung und Modifikation von körperlichen, psychischen, sozialen, historischen und kulturellen Aspekten des Alterns und des Alters, einschließlich der Analyse von alternsrelevanten und alternskonstituierenden Umwelten und sozialen Institutionen« (Baltes u. Baltes, S. 8). Synonyme: Geratologie; Alternsforschung

Die Gerontologie ist eine eigenständige Fachdisziplin, die sich mit dem alten Menschen und all seinen Problemen, Phänomenen und Ressourcen beschäftigt. Sie ist eine interdisziplinäre Wissenschaft, die einen ganzheitlichen Ansatz verfolgt.

Die hauptsächliche Disziplin der Gerontologie war lange Zeit die Geriatrie und befasste sich vor allem mit den medizinischen Fragestellungen des Alterns. Alternsprozesse erfordern jedoch mehrdimensionale Betrachtungen und eröffnen vielen weiteren Fachdisziplinen, u. a. der Psychologie, Soziologie oder Pharmakologie, Themen für Alternsforschung. Andere Bereiche, wie z. B. Wohnen und Leben, Tourismus, Technik oder Beratung und Hilfen, haben sich den Bedürfnissen des Alters und Alterns geöffnet.

### 1.4.1    Geschichte der Gerontologie in Deutschland

Den Begriff der Gerontologie prägte 1929 der russische Forscher A.L. Rybnikow. Die Gerontologie sollte ein Spezialgebiet der Verhaltenswissenschaften werden und Ursachen und Bedingungen des Alterns erforschen (Lehr 2010).

Die im Jahre 1938 in Leipzig gegründete Deutsche Gesellschaft für Altersforschung wurde 1939 in Deutsche Gesellschaft für Alternsforschung umbenannt. Entsprechend damaliger Zeit war diese erste gerontologische Gesellschaft ein Zusammenschluss von Geriatern.

Seit den 1960er Jahren kamen jedoch weitere Disziplinen zum geriatrischen Schwerpunkt der Gerontologie hinzu, wie z. B. die Soziologie oder die Psychologie, später die Altenpolitik und Altenarbeit. Erhebungen der Demografie, die bereits in den 50er Jahren den demografischen Wandel prognostizierten, unterstützten dies mit.

1966 wurde die Gesellschaft für Alternsforschung der DDR ihre Nachfolgerin. Parallel dazu wurde in Nürnberg die Deutsche Gesellschaft für Gerontologie (DGG) in Westdeutschland gegründet. Der erste Präsident der Gesellschaft für Alternsforschung der DDR, Werner Ries, übernahm 1969 den ersten Lehrstuhl für Innere Medizin und Gerontologie an der Universität Leipzig. Der erste bundesdeutsche Lehrstuhl für Gerontologie wurde 1986 unter Leitung von Ursula Lehr in Heidelberg gegründet.

1985 kam es zur Abspaltung der Geriatrie zu einer eigenen Fachgesellschaft (DGG) (▶ Abschn. 1.3). 1991 kam es nach der deutschen Wiedervereinigung zum Zusammenschluss beider Fachgesellschaften aus Ost- und Westdeutschland zur Deut-

**1**

schen Gesellschaft für Gerontologie und Geriatrie (DGGG).

> Beiden – sowohl Gerontologie als auch Geriatrie – gemeinsam ist das Ziel, dass die Menschen möglichst gesund und kompetent ein hohes Lebensalter erreichen.

### 1.4.2 Fragen

- Womit beschäftigt sich die Gerontologie?
- Benenne vier Fachdisziplinen, die unter dem Dach der Gerontologie vereint sind!
- Welche Ziele verfolgen Geriatrie und Gerontologie gemeinsam?

## 1.5 Physiotherapie in der Geriatrie und Geriatrie in der Physiotherapie

*Katja Richter*

Einerseits ist die Geriatrie eine herausfordernde, interessante und vielschichtige Disziplin. Sie bedarf engagierter und zukunftsorientierter Therapeutinnen, die ihre Behandlungen an evidenzbasierten Forschungsergebnissen ausrichten. Dazu sind Bereitschaft und Offenheit, umfangreiche Kenntnisse und besondere Fähigkeiten auf fachlicher und zwischenmenschlicher Ebene notwendig.

Eine Kernkompetenz für die Selbstständigkeit im Alter ist die funktionelle Gesundheit. Das Wiedererlangen und der Erhalt von Mobilität sind dafür unabdingbar. Ältere Menschen dabei zu unterstützen und zu betreuen gehört zu den zentralen Aufgabenstellungen der Physiotherapie in der Geriatrie. Sie ist eine der wichtigsten Therapiesäulen und erhält große Wertschätzung.

Andererseits genießt die Fachdisziplin Geriatrie allgemein eher geringes Ansehen. Sie erhält zu wenig Beachtung und Interesse bei Physiotherapeutinnen sowohl in der Aus- und Weiterbildung, in der Berufspraxis als auch in der Berufspolitik. Dabei ist bereits jetzt klar, dass der Anteil älterer Patienten in stationärer als auch ambulanter Versorgung ansteigt. So »wird die Medizin der Zukunft in zuneh-

mendem Maße alte und hochaltrige Patienten zu versorgen haben« (Ernst et al. 2015, S. V).

Diesem Bedarf gilt es, sich auf präventiver, kurativer, rehabilitativer, forschender und beratender Ebene zu öffnen und zu stellen. Dafür müssen die Geriatrie und die älteren Menschen in den Fokus der Physiotherapie und der Physiotherapeutinnen gerückt werden. Dieses Buch soll dabei Unterstützung, Motivation und Anleitung bieten.

### 1.5.1 Fragen

- Welche Kompetenzen braucht die Physiotherapeutin in der Geriatrie?
- Welche Patientengruppe wird in Zukunft mehr denn je physiotherapeutische Leistungen in Anspruch nehmen?
- Welche Aufgaben müssen Physiotherapeutinnen neben der Therapie/Krankengymnastik noch erfüllen?

## 1.6 Physiologischer Alterungsprozess

*Norma Weidemann-Wendt*

Begriffe wie »alt«, »Alter« und »Altern« lösen bei jedem von uns unzählige Bilder und Assoziationen aus, die durch vielerlei Prägungen und Einflüsse beeinflusst sind. Häufig sind diese Vorstellungen negativ besetzt und gekennzeichnet von Defizit, Verlust und Krankheit. Altern ist aber weder Krankheit noch Defizitmodell, sondern ein fortlaufender Prozess von der Zeugung bis zum Tod. Für Physiotherapeutinnen ist es wichtig zu wissen, welche Veränderungen im höheren Lebensalter »normal«, also physiologisch und damit ohne eigentlichen Krankheitswert sind, auch wenn sie für die betroffene Person durchaus diesen Eindruck erwecken können.

Im Folgenden soll es darum gehen, näher zu beleuchten, welche Veränderungen auf verschiedenen Ebenen stattfinden. Gegenstand ist dabei das biologische Altern, also die altersbedingten Veränderungen an Organen und Systemen. Dies dient in der Behandlung älterer Patienten dazu, pathologische Symptome von physiologischen zu unterscheiden bzw. besser abgrenzen zu können. Viele alte Patienten benötigen zudem Aufklärung darüber, dass und welche Veränderungen im Alternsprozess normal sind.

In westlichen Staaten wird allgemein das Ausscheiden aus dem Berufsleben mit dem Begriff »Alter« assoziiert, weshalb etwa das 65. Lebensjahr als Beginn des Alters gilt.

Eine gängige Einteilung ist die Unterscheidung in zwei Altersgruppen, beispielweise in die Gruppe der »jungen Alten« (65 Jahre bis unter 85 Jahre) und die Gruppe der »alten Alten« (85 Jahre und älter) (Böhm et al. 2009) oder in das »dritte Alter« (beginnt mit dem 60. Lebensjahr) und das »vierte Alter« (beginnt in den Industrieländern mit etwa 80 Jahren und wird definiert mit dem chronologischen Alter, zu dem die Hälfte der ursprünglichen »Geburtskohorte« nicht mehr lebt, also etwa 50 % eines Jahrgangs zu diesem Zeitpunkt bereits verstorben ist) (Baltes 2004).

Das »dritte Alter« steht ähnlich wie die »jungen Alten« für aktive Senioren mit viel Potenzial und selbstbestimmter Lebensführung, wohingegen das »vierte Alter« ähnlich den »alten Alten« für eine Phase vermehrter Gebrechlichkeit bis hin zu ausgeprägter Pflegebedürftigkeit steht, in der Multimorbidität die zentrale Stellung einnimmt.

Es muss zwischen den Begriffen des biografischen Alters, dem biologischen Alter und dem Altern als Prozess unterschieden werden. Das biografische Alter ist die geläufige zeitliche Altersangabe, die sich nach dem Geburtsdatum errechnet und eine reine Zeitangabe ist. Das biologische Alter kann abhängig von genetischer Disposition, Umwelteinflüssen, Lebensführung und den Wechselwirkungen untereinander nach oben oder unten davon abweichen. Das Altern als Prozess läuft vielschichtig ab und kann nicht isoliert aus biologischer Sicht betrachtet werden, sondern muss auch unter Aspekten der Psychologie und Soziologie gesehen werden. Die Gerontologie (Alternsforschung) etablierte sich daher zu einer multidisziplinären und interdisziplinären Wissenschaft, die sich allen Aspekten des Alterns widmet.

In diesem Abschnitt geht es explizit und quasi herausgelöst um den biologischen Alterungsprozess. Es gibt Menschen, die verhältnismäßig früh alt werden und andere, die anscheinend besonders langsam altern. Verschiedenste Faktoren beeinflussen den Verlauf des Alterns, beispielsweise der Lebensstil und das Gesundheitsverhalten, die persönliche Lebenssituation, die medizinische Versorgung und viele weitere. Dennoch gibt es regelhafte Abläufe, die beim alternden Menschen zwar chronologisch unterschiedlich, aber unvermeidbar eintreten.

Die Abgrenzung zwischen physiologischem Alterungsprozess und einem darüber hinausgehenden pathologischen Prozess ist oft schwierig. Die Übergänge sind häufig fließend, die damit verbundenen Symptome können daher nicht immer eindeutig zugeordnet werden. Die folgende Aufstellung gibt einen schnellen, einfachen Überblick darüber, welche Veränderungen bei älteren Menschen zu erwarten sind. Sie erhebt keinen Anspruch auf Vollständigkeit.

### 1.6.1 Haut

Neben der genetischen Disposition spielen viele verschiedene Einflüsse, v. a. von außen (Sonneneinstrahlung, Körperpflege etc.), eine Rolle bei der Hautalterung. Die Haut verliert im Laufe der Zeit an Elastizität und bildet Falten, welche ein unverkennbares Zeichen von Alterung sind. ◘ Tab. 1.8 zeigt weitere Veränderungen und die davon verursachten Symptome.

### 1.6.2 Knochen

Dass ältere Menschen dünnere, porösere Knochen haben, die leichter brechen, ist allgemein bekannt. Dabei handelt es sich aber nicht immer um eine Osteoporose, weshalb die Werte von Messungen der Knochendichte immer mit den Werten gesunder gleichaltriger Personen verglichen werden müssen. ◘ Tab. 1.9 zeigt die wichtigsten Veränderungen am Knochen.

### 1.6.3 Knorpel, Sehnen und Bänder, Bandscheiben

Bewegung und Belastung beeinflussen die physiologischen Veränderungen von Knorpel, Sehnen, Bändern und Bandscheiben im Alter. Insgesamt ist

◨ **Tab. 1.8** Veränderungen der Haut im Alter

| Veränderungen | Symptome |
|---|---|
| Epidermis wird dünner | Hauttrockenheit |
| Kapillarendichte nimmt ab | Juckreiz |
| Talg- und Schweißdrüsen nehmen ab | Eingeschränkte Thermoregulation |
| Subkutanes Fettgewebe nimmt ab | Pigmentverschiebungen (Altersflecken) |
| Mutationsanfälligkeit der Hautzellen nimmt zu | Alterswarzen |
| Säureschutzmantel nimmt ab | Verzögerte Wundheilung |
| Abwehrzellen nehmen ab | Verminderte Gewebebelastbarkeit |
| Zellteilungsrate nimmt ab | |

◨ **Tab. 1.9** Veränderungen am Knochen im Alter

| Veränderungen | Symptome |
|---|---|
| Osteoklastenaktivität nimmt zu | Abnahme der Knochenmasse |
| Osteoblastenaktivität nimmt ab | Frakturneigung steigt |
| Vitamin-D3-Konzentration sinkt | |
| Kalziumresorption nimmt ab | |

◨ **Tab. 1.10** Veränderungen von Knorpel, Sehnen, Bändern und Bandscheiben im Alter

| Veränderungen | Symptome |
|---|---|
| Grundsubstanz nimmt ab | Verschleiß |
| Wasserbindungsfähigkeit nimmt ab | Instabilitäten |
| Zellanzahl nimmt ab | Bewegungseinschränkungen |
| Zellaktivität nimmt ab | Körpergrößenabnahme (Bandscheiben) |
| Volumen nimmt ab | Heilungs- und Regenerationsfähigkeit nimmt ab |
| Elastizität nimmt ab | |

von einem Verlust an Elastizität und Belastbarkeit auszugehen. ◨ Tab. 1.10 zeigt die grundlegenden Veränderungen am Bandapparat.

## 1.6.4 Muskulatur

Etwa ab der dritten Dekade nimmt die Muskelmasse bei jedem Menschen ab. In der Literatur werden dabei Werte von 4-10 % Verlust an Muskelmasse pro Dekade gefunden. Allerdings kann diesem Prozess bis zu einem gewissen Grad durch Training und Ernährung entgegengewirkt werden. ◨ Tab. 1.11 zeigt die typischen physiologischen Veränderungen der Muskulatur im Alter.

## 1.6.5 Herz-Kreislauf-System

Funktionelle Einschränkungen des Herz-Kreislauf-Systems können sowohl altersgemäß physiologisch als auch bei Krankheiten im System auftreten. Dadurch ist die Differenzierung zwischen pathologischem und physiologischem Anteil der Funktionseinschränkung häufig schwierig. Hinzu kommt, dass auch Bewegungsmangel und Immobilisation einen deutlich negativen Einfluss auf die Leistungsfähigkeit des Herz-Kreislauf-Systems haben. ◨ Tab. 1.12 zeigt die physiologischen Veränderungen des Herz-Kreislauf-Systems.

◘ **Tab. 1.11** Veränderungen der Muskulatur im Alter

| Veränderungen | Symptome |
|---|---|
| Muskelmasse nimmt ab (Beine > Arme) | Allgemeine Muskelschwäche und Kraftverlust |
| Umbau in Fettgewebe nimmt zu | Ausdauerverlust |
| Anzahl und Größe der Muskelfasern nehmen ab | Körperfettanteil nimmt zu |
| (phasisch > tonisch) | Koordinations- und Stabilisationsfähigkeit nimmt ab |
| Leitungsgeschwindigkeit der Nervenimpulse im Muskel | Trainingsfähigkeit der Muskulatur nimmt ab |
| nimmt ab | Schlechtere Regeneration |
| Kapillardichte im Muskel nimmt ab | Verletzungsanfälligkeit nimmt zu v. a. bei exzentrischer |
| | Aktivität |

◘ **Tab. 1.12** Veränderungen am Herz-Kreislauf-System im Alter

| Veränderungen | Symptome |
|---|---|
| Dicke der Herzkammer, Herzklappen und Herz- | Schlagvolumen nimmt ab |
| scheidewände nimmt zu | Kardiale Leistungsfähigkeit nimmt ab |
| Bindegewebsanteil im Herzmuskel nimmt zu | Maximale Herzfrequenz nimmt ab |
| Leichte Linksherzhypertrophie | Aerobe Kapazität nimmt ab |
| Ablagerungen von Fett und Kalk auf Muskel, Klappen | Arterieller Blutdruck steigt an |
| und Gefäßen | Orthostaseprobleme nehmen zu |
| Arteriosklerotische Veränderungen, dadurch nimmt | |
| die Blutgefäßelastizität ab | |
| Maximale Sauerstoffaufnahme nimmt ab | |
| Reaktionsfähigkeit auf Blutdruckschwankungen | |
| nimmt ab | |

◘ **Tab. 1.13** Veränderungen des Atemsystems im Alter

| Veränderungen | Symptome |
|---|---|
| Rückstellkraft und Elastizität der Lunge (Lungen- | Atemwegswiderstand nimmt zu |
| compliance) nehmen ab | Residualvolumen nimmt zu |
| Thoraxwand wird zunehmend steifer | Vitalkapazität nimmt ab |
| Alveolen und Alveolargänge flachen ab, dadurch | Verschlussvolumen nimmt zu |
| können kleine Atemwege schneller kollabieren | Abdominalatmung nimmt zu |
| Dichte der Lungenkapillaren nimmt ab | Energieaufwand für die Atmung nimmt zu |
| Gasaustausch nimmt ab | Respiratorische Kompensationsmöglichkeit nimmt ab |
| Funktionsfähigkeit der Atemmuskulatur nimmt ab | Atemfrequenz steigt schneller |
| Ventilatorische Reaktion auf Belastung wird langsamer | Selbstreinigung der Lunge lässt nach |
| Respiratorisches Epitel regeneriert nicht mehr in | Anfälligkeit für bronchiale Infekte nimmt zu |
| vollem Umfang | |

## 1.6.6 Atmung

Schon allein die altersassoziierten Veränderungen an Skelett- und Muskelsystem haben einen Einfluss auf die Funktionsfähigkeit des Atemsystems. Die Atemmuskulatur unterliegt den gleichen Verände-rungen wie die der Muskulatur im Allgemeinen, und am Thorax finden sich zunehmend Bewegungseinschränkungen, die Auswirkungen auf die Atemmechanik haben. Hinzu kommen die Veränderungen an der Lunge selbst. Alle in ◘ Tab. 1.13 gezeigten Veränderungen führen dazu, dass der äl-

**1**

◘ **Tab. 1.14** Veränderungen der Nervenzellen im Alter

| Veränderungen | Symptome |
|---|---|
| Anzahl der Nervenfasern nimmt ab<br>Stärke der Myelinscheide nimmt ab<br>Dendritenbildung nimmt ab | Reduzierung der Nervenleitgeschwindigkeit |

◘ **Tab. 1.15** Veränderungen des Gehirns im Alter

| Veränderungen | Symptome |
|---|---|
| Anzahl der Synapsen und der postsynaptischen Rezeptoren nimmt ab<br>Dendritenbildung nimmt ab<br>Atrophische Veränderungen in verschiedenen Teilen des Gehirns<br>Arteriosklerotische Veränderungen<br>Neurotransmitterproduktion nimmt ab | Einschränkung der Kognition in verschiedenen Bereichen<br>Geschwindigkeit der Informationsverarbeitung nimmt ab<br>Aufmerksamkeitslenkung beeinträchtigt<br>Arbeitsgedächtnis nimmt ab<br>Geistige Flexibilität nimmt ab<br>Inhibition verändert<br>Motorische Beeinträchtigungen |

tere Mensch schon in Ruhe deutlich mehr Energie für die Atmung aufbringen muss, als dies bei einem jungen Menschen der Fall ist.

## 1.6.7 Nerven

Nervenzellen tragen ein genetisches Programm in sich, welches bei Aktivierung dazu führt, dass die Zelle ein Selbsttötungsprogramm, die sog. Apoptose, einleitet. Daneben entstehen Ablagerungen und Stoffwechselveränderungen in der Zelle, die zu Dysfunktionen bis hin zum Untergang derselben führen können. ◘ Tab. 1.14 zeigt die wichtigsten Alterungsprozesse.

## 1.6.8 Gehirn

Das menschliche Gehirn verliert mit zunehmendem Alter an Größe und Gewicht. Es wird davon ausgegangen, dass dieser Volumenverlust zum einen durch den normalen Wasserverlust im Alter und zum anderen durch den Untergang von Nervenzellen und einer verminderten Dendritenbildung verursacht wird. Dabei sind die verschiedenen Hirnregionen unterschiedlich stark betroffen. ◘ Tab. 1.15 zeigt die wesentlichen Altersveränderungen des Gehirns.

## 1.6.9 Sensomotorisches System

Das sensomotorische System ist ein komplexes Steuer- und Regelsystem, welches Rezeptoren, Nervenbahnen, Zentralnervensystem und Muskulatur funktionell miteinander verknüpft. Dabei werden Reize von den Sensoren des Systems aufgenommen und als neuronales Signal über das Nervensystem weitergeleitet. Im Zentralnervensystem werden die Informationen verarbeitet, und es wird eine Muskelaktivität ausgelöst, die zur Ausführung einer zielgerichteten Bewegung führt (Laube und von Heymann 2012). Sensomotorisches Training hat eine verzögernde Wirkung auf die Alterungsprozesse des Systems. ◘Tab. 1.16 zeigt die wichtigsten Veränderungen am sensomotorischen System im Alter.

## 1.6.10 Visuelles System

Über 80 % aller Informationen erfährt der Mensch über das Auge. Deshalb ist das Sehen der wichtigste Sinn des Menschen (◘ Abb. 1.5).

Sensorische Funktionseinbußen führen im Alter dazu, dass die Abhängigkeit vom Sehen ansteigt. Die Auswirkungen der altersphysiologischen Veränderungen sollten auch in der Therapie beachtet werden. ◘ Tab. 1.17 zeigt die Veränderungen des visuellen Systems im Alter.

**◘ Tab. 1.16** Veränderungen des sensomotorischen Systems im Alter

| Veränderungen | Symptome |
|---|---|
| Anzahl und Sensibilität der verschiedenen Rezeptoren nimmt ab<br>Leitungsgeschwindigkeit sensibler und motorischer Neuronen nimmt ab<br>Vestibuläre Funktion nimmt ab<br>Kognitive Leistungsfähigkeit nimmt ab<br>Reizverarbeitung nimmt ab<br>Schnellere Ausschöpfung neuronaler Ressourcen | Quantitative und qualitative Abnahme der funktionellen Leistungsfähigkeit des Systems<br>Posturale Kontrolle verschlechtert sich – Sturzrisiko steigt<br>Visuelle Abhängigkeit nimmt zu<br>Hautsensibilität nimmt ab<br>Gelenkstellung und -bewegung werden verzögert erkannt<br>Sensomotorisches Lernen erschwert<br>Zeitbedarf für sensomotorische Reaktionen nimmt zu<br>Dual-Task-Aufgaben erschwert<br>Feinmotorik verschlechtert sich<br>Bewegungsgeschwindigkeit sinkt |

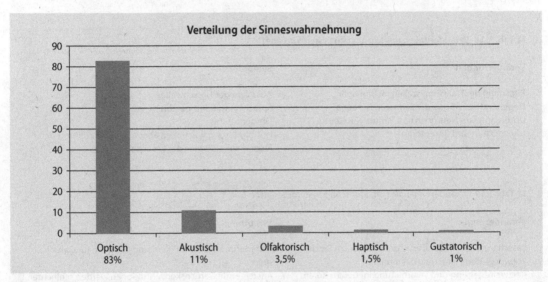

**◘ Abb. 1.5** Verteilung der Sinneswahrnehmung. (Eigene Darstellung nach Braem 2007)

## 1.6.11 Akustisches System

Hörminderungen treten im Alter statistisch häufiger auf, die Bezeichnung Altersschwerhörigkeit ist jedoch irreführend, weil bislang kein kausaler Zusammenhang von Alter und Schwerhörigkeit gefunden werden konnte. Degenerative Veränderungen können nur für den Bereich des Innenohrs und der zentralen Hörbahn nachgewiesen werden. Veränderungen an Ohrmuschel, äußerem Gehörgang, Trommelfell, Gehörknöchelchen und Mittelohr sind nicht messbar. ◘ Tab. 1.18 zeigt die messbaren Veränderungen.

Nur 15 % aller Patienten mit einer Hörgeräteindikation sind damit versorgt. Es darf auch nicht außer Acht gelassen werden, dass mit einem Hörgerät nie ein 100 %-iger Ausgleich des Hörverlusts erreicht werden kann. In erster Linie dient es dazu, das Verstehen von Sprache zu verbessern. Im Internet finden sich Audiodateien, die veranschaulichen, wie ein Schwerhöriger hört und wie es mit der Korrektur durch ein Hörgerät klingt.

Hörminderungen sind vor allem in Situationen mit vielen Hintergrundgeräuschen problematisch. Deshalb ist in der Therapie eine ruhige Umgebung vorzuziehen. In einer Gruppenstunde ist es besser, stark Schwerhörige direkt neben den Gruppenleiter zu platzieren, damit dieser besser verstanden werden kann, oder gegenüber dem Gruppenleiter, damit durch Zuschauen erfasst werden kann, was gemacht werden soll. Der Einsatz von Musik in einer Gruppe mit älteren Menschen sollte genau überlegt werden, da Musik das Sprachverständnis zusätzlich erschweren kann.

**◘ Tab. 1.17** Veränderungen des visuellen Systems im Alter

| Veränderungen | Symptome |
|---|---|
| Degeneration der Hornhaut<br>Trübungen der Linse<br>Elastizität der Linse nimmt ab<br>Veränderungen in den Lichtrezeptoren und dem Pigmentepithel der Netzhaut<br>Ablagerungen in der Netzhaut<br>Einsinken des Auges in die Orbita<br>Verarbeitung des Sehens abhängig von Hirnleistung | Akkommodationsfähigkeit nimmt ab (Presbyopie = Alterssichtigkeit)<br>Kontrastempfindlichkeit des Sehens nimmt ab<br>Blendungsempfindlichkeit nimmt zu<br>Veränderungen des Farbsehens<br>Einschränkungen des Gesichtsfeldes<br>Lichtunterschiedsempfindlichkeit im gesamten Gesichtsfeld nimmt ab, v. a. in der Peripherie<br>Räumliche Orientierung erschwert<br>Verlangsamung des Sehens<br>Orientierung in komplexen Situationen verlangsamt, z. B. im Straßenverkehr |

**◘ Tab. 1.18** Veränderungen des akustischen Systems im Alter

| Veränderungen | Symptome |
|---|---|
| Rückgang der Haarsinneszellen im Innenohr<br>Degenerativer Abbau der zentralen Hörbahn: Untergang von Neuronen und Verlust von Neurotransmittern und Rezeptoren | Absinken der Hörschwelle<br>Sprachverständnis gestört<br>Ohrgeräusche<br>Hörminderung v. a. hoher, aber auch mittlerer und tiefer Frequenzen (Bereich der Sprache) |

**◘ Tab. 1.19** Veränderungen des olfaktorischen Systems im Alter

| Veränderungen | Symptome |
|---|---|
| Fasern und Anzahl der Geruchsrezeptoren im Riechkolben (bulbus olfactorius) nimmt ab<br>Reizweiterleitung und Verarbeitung im Gehirn durch degenerative Prozesse in den betreffenden Hirnarealen vermindert | Wahrnehmungs- und Erkennungsschwelle für Gerüche sinkt<br>Ansteigende Geruchskonzentrationen werden schlechter wahrgenommen<br>Gerüche werden schlechter identifiziert und wiedererkannt (Geruchsgedächtnis)<br>Speisen werden nicht mehr als wohlschmeckend empfunden<br>Appetitlosigkeit |

## 1.6.12 Olfaktorisches System

Die Wahrnehmung von Gerüchen über Geruchsrezeptoren löst eine Reizweiterverarbeitung in verschiedenen Gehirnarealen aus und besitzt eine Verbindung zum limbischen System, in dem Emotionen verarbeitet werden. Sie ist eng gekoppelt mit dem gustatorischen System. Die Veränderungen im olfaktorischen System sind in ◘ Tab. 1.19 zusammengefasst.

## 1.6.13 Gustatorisches System

Das gustatorische System ist für das Wahrnehmen und Erkennen von Geschmacksstoffen zuständig, die die Geschmackssinneszellen aktivieren. Es korreliert stark mit dem olfaktorischen System. In ◘ Tab. 1.20 sind die altersphysiologischen Veränderungen des gustatorischen Systems dargestellt.

**◨ Tab. 1.20** Veränderungen des gustatorischen Systems im Alter

| Veränderungen | Symptome |
| --- | --- |
| Zunehmender Verlust von Geschmacksknospen<br>Chemosensorische Defizite<br>Reizweiterleitung und -verarbeitung gemindert<br>Anzahl der Speicheldrüsen nimmt ab<br>Speichelproduktion nimmt ab<br>Änderung der Speichelzusammensetzung | Geschmackserkennungsschwelle sinkt<br>Schmecksensitivität nimmt ab: sauer und bitter stärker<br>betroffen als salzig und süß, Wahrnehmung süßer Stimuli<br>bleibt am besten erhalten<br>Speisen werden nicht mehr als wohlschmeckend empfunden<br>Appetitlosigkeit<br>Verschlucken wird häufiger |

## 1.6.14 Somatosensorik

Das somatosensorische System liefert Informationen zur Körperwahrnehmung über viele verschiedene Rezeptortypen, die über den ganzen Körper verteilt sind. Die meisten davon sitzen in der Haut (Oberflächensensibilität) sowie in den Skelettmuskeln, Faszien, Sehnen und Gelenken (Tiefensensibilität). Alle verfügen sowohl über statische als auch über dynamische Komponenten. Mechanorezeptoren vermitteln Druck, Berührung und Vibration. Thermorezeptoren melden Veränderungen der Hauttemperatur (Kälte und Wärme). Proprizeptoren dienen der Wahrnehmung von Lage und Bewegung des Körpers im Raum sowie der Muskelspannung, Muskellänge, Gelenkstellung und Bewegung im Gelenk. Nozizeptoren sind freie Nervenendigungen, die bei thermischer, chemischer oder mechanischer Schädigung des Gewebes elektrische Signale als Schmerzwahrnehmung weiterleiten. ◨ Tab. 1.21 zeigt die wichtigsten altersphysiologischen Veränderungen der Somatosensorik.

## 1.6.15 Vestibuläres System

Das Vestibularorgan kann Beschleunigungen des Körpers in verschiedene Richtungen wahrnehmen: in linearer Richtung (Translation) nach vorne, hinten oder seitlich, nach oben und unten (Gravitation) und Drehungen. Über den Nervus vestibularis werden die Reize weitergeleitet. ◨ Tab. 1.22 zeigt die altersbedingten Veränderungen.

**◨ Tab. 1.21** Veränderungen der Somatosensorik im Alter

| Veränderungen | Symptome |
| --- | --- |
| Altersbedingte degenerative Veränderungen des Nervensystems (▶ Abschn. 1.6.7) und des Gehirns (▶ Abschn. 1.6.8) | Abnahme des Vibrationsempfindens der unteren Extremität<br>Wahrnehmungs- und Erkennungsschwelle für Berührungen steigt<br>Veränderung des Temperaturempfindens (frieren schneller)<br>Niedrigere Temperaturempfindlichkeit distal > proximal<br>Veränderte Schmerzwahrnehmung: sowohl verminderte als auch verstärkte Schmerzwahrnehmung möglich |

**◨ Tab. 1.22** Veränderungen am vestibulären System im Alter

| Veränderungen | Symptome |
| --- | --- |
| Reizverarbeitung und Reizweiterleitung reduziert (▶ Abschn. 1.6.7, ▶ Abschn. 1.6.8)<br>Anzahl der vestibulären Nervenzellen nimmt ab<br>Synapsenfunktion wird geringer | Schwindel<br>Defizite in der räumlichen Orientierung<br>Posturale Dysfunktionen<br>Vestibuläre Defizite werden vermehrt visuell kompensiert |

**□ Tab. 1.23** Veränderungen der Kognition im Alter

| Veränderungen | Symptome |
|---|---|
| Kognitive Flexibilität nimmt ab<br>Informationsverarbeitungsgeschwindigkeit sinkt<br>Aufmerksamkeit nimmt ab<br>Inhibition von Störreizen nimmt ab<br>Inhibition von irrelevanten Informationen und<br>Handlungen nimmt ab<br>Leistung des Arbeitsgedächtnisses nimmt ab<br>Episodische (autobiographische) Gedächtnisleistung<br>nimmt ab<br>Sprachproduktion, v. a. Wortfindung häufiger gestört<br>Sprachverstehen bleibt weitgehend uneingeschränkt,<br>Sprachverständnisprozesse benötigen aber mehr Zeit | Reagieren auf neue Situationen verlangsamt<br>Anpassungs- und Lernprozesse verzögert<br>Erhöhte Ablenkbarkeit<br>Verlangsamung bei Aufgaben, die viele Teilschritte<br>beinhalten, welche simultan und koordiniert ausgeführt<br>werden müssen (d. h., ein hohes Maß an geteilter und<br>selektiver Aufmerksamkeit ist erforderlich)<br>»Löschen« nicht zielführender Handlungen schwieriger<br>z. T. »umständliche« Aufgabenausführung<br>Schnellere kognitive Überforderung<br>Je komplexer die Aufgabe, desto schwieriger wird sie<br>»verinnerlicht«<br>Probleme beim Abruf persönlicher Erfahrungen und<br>Planungen (episodisches Gedächtnis)<br>Wortabrufschwierigkeiten nehmen zu<br>Sprache wird langsamer<br>Mehr Pausen beim Sprechen<br>Begriffe werden häufiger umschrieben<br>Verwendung von Pausenfüllwörtern (»äh«) nimmt zu<br>Komplexität von Sätzen nimmt ab<br>Verarbeitung verbaler Information benötigt mehr Zeit |

## 1.6.16 Kognition

Die Kognition ist ein Oberbegriff für alle höheren geistigen Funktionen wie Denken, Wahrnehmen, Erkennen und Verstehen. Zu beachten ist, dass Routinehandlungen und automatisierte Abläufe im Alter nicht eingeschränkt sind. Dies kann in der Physiotherapie genutzt werden. □ Tab. 1.23 zeigt die typischen Veränderungen.

## 1.6.17 Schlaf

Die verbreitete Annahme, ältere Menschen benötigten weniger Schlaf als jüngere, ist falsch. Der Schlafbedarf verändert sich nur unwesentlich. Die Gesamtschlafzeit liegt im Mittel bei 6-8 Stunden. Der Schlaf wird von älteren Menschen häufiger auf die 24 Stunden des Tages verteilt. Es werden z. B. mehrere kleine Nickerchen bei Tag eingelegt. Diese Zeit »fehlt« dann beim Nachtschlaf. So kommt es leicht zu einer Verschiebung des Tag-Nacht-Rhythmus. Erkrankungen, Medikamente, zu geringe Exposition mit Tageslicht (als Taktgeber für Tag und

Nacht) und die Gestaltung des Tagesablaufs (v. a. am Abend) führen schnell zu einer Störung des Tag-Nacht-Rhythmus und mindern den Nachtschlaf. Der Alterungsprozess selbst ist keine Ursache für Schlafstörungen, er erhöht allerdings die Vulnerabilität (Anfälligkeit) für das Auftreten von Schlafstörungen. □ Tab. 1.24 zeigt die physiologischen Veränderungen des Schlafes im Alter.

## 1.6.18 Urogenital- und Anorektaltrakt

Der physiologische Verlust von Muskelzellen und Veränderungen des Bindegewebes im Alter tritt auch am Urogenital- und Anorektaltrakt auf. In □ Tab. 1.25 sind die altersphysiologischen Veränderungen zusammengestellt.

## 1.6.19 Endokrines System

Das endokrine System besteht aus verschiedenen Drüsen und Geweben, die Hormone produzieren. Sie sind im ganzen Körper verteilt und wirken z. B.

◧ **Tab. 1.24** Veränderungen des Schlafes im Alter

| Veränderungen | Symptome |
|---|---|
| Veränderung der Schlafkontinuität und der Schlaf-architektur: verlängerte Einschlafzeit, mehr Wach-phasen nach Schlafbeginn, Zunahme des leichten Non-REM-Schlafs, Abnahme der tiefen Schlafphasen und des REM-Schlafes (Traumschlaf) Sekretion schlafassoziierter Hormone verändert sich | Etwas kürzerer Schlaf im Vergleich zu jungen Erwachsenen Schlafeffizienz reduziert Schlaf wird störanfälliger Häufigeres Aufwachen |

◧ **Tab. 1.25** Veränderungen des Urogenital- und Anorektaltraktes im Alter

| Veränderungen | Symptome |
|---|---|
| Muskelzellen im Beckenboden nehmen ab Elastizität des Bindegewebes nimmt ab ♀ Östrogenproduktion und ♂ Androgenproduktion nimmt ab ♀ Atrophie der Harnröhrenschleimhaut ♂ Prostatavergrößerung Blasenkapazität nimmt ab | Gewebespannung im gesamten Urogenitalbereich reduziert ♀ Absenkung der Gebärmutter mit Scheide und Blase mit Harnröhre ♂ Einengung der Harnröhre, häufiger Harndrang, ver-zögerte Blasenentleerung Belastungs- und Dranginkontinenz |

◧ **Tab. 1.26** Veränderungen des endokrinen Systems im Alter

| Veränderungen | Symptome |
|---|---|
| Produktion und Sekretion von Wachstumshormonen nimmt ab Geringeres Ansprechen auf das Antidiuretische Hormon (ADH) Produktion und Resorption (im Dünndarm) von Vitamin D nimmt ab ♀ Östradiolspiegel sinkt in der Menopause ♂ Ausschüttung von Testosteron lässt allmählich nach | Muskelabbau Knochenabbau Vermehrte Miktion (Ausscheidung): Gefahr der Exsikkose (Austrocknung) nimmt zu Vitamin-D-Mangel: verstärkter Knochenabbau, Osteo-poroserisiko nimmt zu |

auf Wachstum, Organfunktionen oder Stoffwech-selvorgänge. ◧ Tab. 1.26 zeigt die typischen Verän-derungen im Alter.

## 1.6.20 Immun- und Lymphsystem

Das Immun- und Lymphsystem stellt die Abwehr des menschlichen Körpers gegen Viren, Bakterien, Parasiten und anderen Fremdstoffen sicher. Im Alter entstehen viele Veränderungen, wie ◧ Tab. 1.27 zeigt.

## 1.6.21 Stimme

Auch die Stimme verändert sich im Alter durch die Veränderungen an Muskeln, Gewebe und Atmung. Dabei ist die Singstimme wegen der stärkeren Bean-spruchung früher und deutlicher betroffen als die Sprechstimme. ◧ Tab. 1.28 zeigt die wichtigsten Ver-änderungen der Stimme.

**Tab. 1.27** Veränderungen des Immun- und Lymphsystems im Alter

| Veränderungen | Symptome |
|---|---|
| Atrophie des lymphatischen Gewebes in den Lymph-knoten<br>Binde- und Fettgewebeanteil in den Lymphknoten nimmt zu<br>Atrophie der Milz<br>Rückbildung des Thymus<br>T- und B-Lymphozyten nehmen ab<br>Absinken der Aktivität des Immunsystems<br>Niedrigere Antikörperproduktion | Vulnerables Immunsystem<br>Vermindertes Ansprechen auf Schutzimpfungen: Impfschutz verkürzt sich |

**Tab. 1.28** Veränderungen der Stimme im Alter

| Veränderungen | Symptome |
|---|---|
| Atemvolumen nimmt ab<br>Verminderter Luftstrom während der Ausatmung<br>Fortschreitende Verknöcherung des knorpeligen Kehlkopfskeletts<br>Elastizität der Stimmlippen nimmt ab<br>Atrophie des Stimmlippenmuskels | Lautstärke nimmt ab<br>Stimmintensität nimmt ab<br>Stimme ermüdet schnell, wirkt schwach und brüchig<br>Verlängerte Erholungszeiten der Stimme nach Bean-spruchung<br>♀ Tonlage sinkt ab<br>♂ Tonlage wird höher |

■ **Fazit: Physiologische Altersveränderungen**

Die Veränderungen von Körper und Geist, die mit dem Älterwerden einhergehen, sind vielfältig und haben Auswirkungen auf die Alltagsfähigkeiten. Bei geriatrischen Patienten kann es dabei zu Überlagerungen zwischen normalen Alterserscheinungen und krankhaften Symptomen kommen. Physiotherapeutinnen sollten diese Aspekte in Therapie und Prävention mit berücksichtigen und ihre Patienten über physiologische Vorgänge des Alterns aufklären können.

## 1.6.22 Fragen

- Warum kommt es im Alter zu einer verzögerten Wundheilung?
- Ist die Abnahme der Knochendichte eine Osteoporose?
- Zu welchen Symptomen führen die Veränderungen an Knorpeln, Sehnen, Bändern und Bandscheiben?
- Welche Veränderungen finden im Muskelgewebe statt?
- Was sind die typischen Veränderungen am Herzen im Alter und welche Auswirkungen hat das?
- Warum muss im Alter mehr Energie für die Atmung aufgewendet werden?
- Wodurch kommt es zu einer Abnahme der Nervenleitgeschwindigkeit im Alter?
- Welche Auswirkungen haben die Altersveränderungen des Gehirns?
- Wie zeigen sich die Veränderungen des sensomotorischen Systems?
- Warum ist das Sehen der wichtigste Sinn des Menschen?
- In welchen Situationen macht sich eine Hörminderung besonders bemerkbar?
- Wie können sich altersbedingte Veränderungen des olfaktorischen Systems bemerkbar machen?
- Welche Geschmackswahrnehmung bleibt am Längsten erhalten?

- Welche Veränderungen der Kognition treten im Alter auf?
- Wie verändert sich der Schlaf im Alter?
- Warum kommt es im Alter häufiger zu Belastungs- und Dranginkontinenz?
- Welche Auswirkungen haben die Veränderungen des endokrinen Systems?
- Worauf ist die erhöhte Anfälligkeit des Immunsystems im Alter zurückzuführen?
- Inwiefern verändert sich die Stimme im Alter?

## 1.7  Der geriatrische Patient

*Katja Richter*

Vor allem mit zunehmendem Alter können das kalendarische (Anzahl der Lebensjahre) und das biologische Alter (Gesundheitszustand) erhebliche Abweichungen aufzeigen. Auch wenn laut WHO Personen ab dem 60. Lebensjahr zum älteren Teil der Bevölkerung zählen, sollte keine feste Altersbegrenzung den geriatrischen Patienten kennzeichnen. Auf Grund physiologischer Alterungsprozesse und der deutlichen Zunahme an Hochaltrigen in unserer Gesellschaft wird das 80. Lebensjahr als eine normale Grenze zu alltagseinschränkenden Funktionsverlusten gesehen.

Das kalendarische Alter hat durch die gestiegene Lebenserwartung eine sehr weite Spanne erhalten (s. dazu auch ▶ Abschn. 1.6). Vom alten Menschen im Allgemeinen sprechen wir ab einem Lebensalter von 60 bzw. 65 Jahren. Eine mögliche, in der Literatur häufig zu findende Einteilung in Altersgruppen nach Lebensalter ist in ◨ Tab. 1.29 dargestellt.

Bedeutendstes Kennzeichen geriatrischer Patienten ist das gleichzeitige Vorliegen mehrfacher, die

◨ **Tab. 1.29** Einteilung des alten Menschen nach seinem kalendarischen Alter. (Zusammengestellt aus Lechleitner 2007)

| Bezeichnung | Altersbegrenzung |
|---|---|
| Junge Alte | 60/65-75 Jahre |
| Alte | 75-85 Jahre |
| Hochbetagte | 85-100 Jahre |
| Langlebige | Ab 100 Jahre |

Funktionsfähigkeit einschränkender Erkrankungen, die sog. Multimorbidität (s. ▶ Abschn. 1.7.1). Die Patienten zeigen häufig eine unspezifische klinische Symptomatik. Die Mehrfacherkrankungen sind begleitet von einer erhöhten Vulnerabilität (= Anfälligkeit, Verletzbarkeit), dem häufigen Auftreten von Komplikationen und Folgeerkrankungen sowie der Gefahr der Chronifizierung. Daraus resultieren verzögerte Genesungsprozesse, eingeschränkte Selbständigkeit und erhöhter Hilfebedarf.

### 1.7.1  Multimorbidität

> **Multimorbidität**
>
> Multimorbidität ist das gleichzeitige Vorliegen mehrerer abgrenzbarer Erkrankungen bei einem Menschen. Sie kennzeichnet den geriatrischen Patienten.
> Synonyme: Mehrfacherkrankung; Polymorbidität; Polypathie (Zalpour 2010)

Mit zunehmendem Alter steigt die durchschnittliche Anzahl der Erkrankungen. Im Rahmen des Deutschen Alterssurvey (DEAS) konnten mindestens zwei Erkrankungen bei 62 % der 64- bis 69-jährigen, bei 74 % der 70- bis 75-jährigen und bei 80 % der 76- bis 81-jährigen ermittelt werden.

Noch detailliertere, nach Geschlecht getrennte Angaben wurden in der GEDA-Studie (telefonische Gesundheitsbefragung des Robert Koch-Instituts von Juli 2008 bis Ende Mai 2009) erhoben (RKI 2015) (s. auch Deutsches Zentrum für Altersfragen; Link unter ▶ Abschn. 1.12). Diese sind in ◨ Tab. 1.30 dargestellt.

Die einzelnen Erkrankungen zeigen sich häufig unspezifisch und benötigen eine Abklärung und Versorgung. Neben körperlichen Beeinträchtigungen kommt es oft zu psychischen Störungen und sozialen Problemen. Bedeutsam für alte Menschen und ihre selbständige Lebensweise sind nicht die Zahl und der Schweregrad der Krankheiten, sondern der aktuelle Gesundheits- und Funktionszustand. Das Risiko für weitere chronische Erkrankungen steigt. Betroffene benötigen mehr Arztbesuche, haben häufigere und längere Krankenhaus-

**◘ Tab. 1.30** Multimorbidität im Alter: Ergebnisse der GEDA-Studie (RKI 2015)

| Geschlecht | Männer | Frauen | Männer | Frauen |
|---|---|---|---|---|
| Erkrankungszahl/Altersgruppe | ≥ 2 chron. Erkrankungen | | ≥ 5 chron. Erkrankungen | |
| 65-74 Jahre | 68 % | 75,8 % | 19,6 % | 27,3 % |
| Ab 75 Jahre | 74,2 % | 81,7 % | 25,9 % | 34,6 % |

aufenthalte und erhalten oft viele Medikamente. All das steigert das Risiko für Pflegebedürftigkeit und Sterblichkeit.

Bei Vorliegen einer Multimorbidität müssen Potenziale und Ressourcen mobilisiert werden, um eine Verschlechterungen zu verhindern oder hinauszuzögern (► Abschn. 1.2.3).

## 1.7.2 Komorbidität

In Abgrenzung zur Multimorbidität soll hier zum besseren Verständnis der Begriff der Komorbidität erläutert werden.

---
**Komorbidität**

Komorbidität liegt vor, wenn zusätzlich zu einer Grunderkrankung ein weiteres, diagnostisch abgrenzbares Krankheits- und Störungsbild vorliegt. Dies kann auch eine Folgeerscheinung der Grunderkrankung sein (Zalpour 2010).

---

Eine Komorbidität tritt mit zunehmendem Alter gehäuft auf und liegt bei jedem multimorbiden Patienten vor.

Komorbidität kann sowohl durch eine Zusatzerkrankung als auch durch eine Begleiterkrankung einer Grunderkrankung entstehen. Bei der Betreuung geriatrischer Patienten ist also die Berücksichtigung jeder einzelnen Erkrankung als auch ihren Interaktionen notwendig. Oft beeinflussen Begleit- oder Folgeerkrankungen die Behandlung deutlich und können das Augenmerk von der Hauptdiagnose weglenken. Damit lässt sich die Notwendigkeit der ganzheitlichen Betrachtung und Behandlung geriatrischer Patienten begründen.

## 1.7.3 Die geriatrischen »I's«

Im Rahmen der Mehrfacherkrankung (s. ► Abschn. 1.7.1) kennzeichnen den geriatrischen Patienten die **vier I-Syndrome**. Sie werden auch die geriatrischen Riesen oder Giganten genannt. Sie wurden 1975 von Prof. Bernard Isaacs als typische Alterserscheinungen benannt und beinhalten:

- Instabilität,
- Immobilität,
- intellektuellen Abbau und
- Inkontinenz.

Giganten werden sie vor allem deshalb genannt, da sie die am häufigsten beim geriatrischen Patienten zu findenden Problembereiche darstellen. Gleichzeitig bringen sie für die Betroffenen hohe Belastung und Leid sowie zunehmenden Bedarf an sozialer und medizinischer Unterstützung.

**Instabilität** Diese bezieht sich sowohl auf die Gelenksituation als auch auf alle organischen Funktionen und Systeme. Schwankende Blutzuckerwerte, ein unsicherer Gang mit Sturzgefahr, Osteoporose, Orthostasen oder Herzrhythmusstörungen mit Synkopen führen zu Instabilität mit Unsicherheit und Gefährdungsrisiko.

**Immobilität** Inaktivität oder Erkrankung können zu Immobilität führen. Darunter sind Einschränkungen auf Gelenksebene zu verstehen bis hin zu Einschränkungen der Mobilität im weiteren Sinne, d. h., beim Treppensteigen, Gehen, Fortbewegen mit Fahrzeugen oder öffentlichen Verkehrsmitteln etc. Die Einschränkungen auf Gelenkebene führen häufig durch eingeschränkte Aktivität zu Einbußen in der Partizipationsebene (s. auch ► Abschn. 1.11).

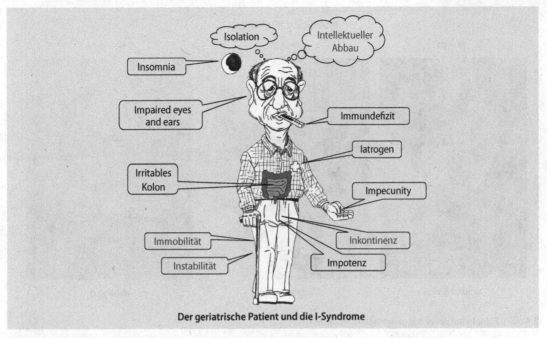

Der geriatrische Patient und die I-Syndrome

☒ **Abb. 1.6** Der geriatrische Patient mit den typischen Alterserscheinungen

**Intellektueller Abbau** Neben der altersphysiologischen Verringerung kognitiver Leistungsfähigkeit kommt es mit zunehmendem Alter auch zu typischen Veränderungen und Erkrankungen mit Einschränkungen der geistigen Kapazität.

**Inkontinenz** Diese bezieht sich auf die Fähigkeit, Urin und/oder Stuhl halten zu können. Dabei gibt es verschiedene Ausprägungen und Formen. Bei den Betroffenen kann Inkontinenz zu Schamgefühlen, Verleugnung, aber auch zu Isolation und Vermeidung von Aktivitäten führen, mit negativen Auswirkungen auf die Lebensqualität.

Die vier I's verlaufen oft chronisch und sind nur schwer zu behandeln. Sie begünstigen Abhängigkeit und Pflegebedürftigkeit und schränken die Lebensqualität ein. Die »geriatrischen Giganten« machen es dem erkrankten Organismus zusätzlich schwer, sich zu erholen und unabhängig zu sein.

Ergänzt werden können diese vier Hauptsymptome durch weitere häufig anzutreffende geriatrische »I-Syndrome« (s. ☒ Abb. 1.6).

- **Iatrogen** … steht für den erhöhten Bedarf an medizinischer, medikamentöser oder pflegerisch-therapeutischer Betreuung im Alter.

- **Impaired eyes and ears** … steht für die typischen alters- und krankheitsbedingten Einschränkungen von Seh- und Hörsinn (Visus und Akusis).
- **Isolation** … steht für den Verlust von Kontakten (Einsamkeit) oder die Unfähigkeit der Informationsverarbeitung und Kontaktaufnahme auf Grund funktioneller, sozialer, psychischer oder kognitiver Störungen.
- **Immundefizit** … steht für reduzierte Abwehrfähigkeit mit erhöhter Anfälligkeit für Infektionserkrankungen.
- **Insomnia** … steht für Schlafstörungen (s. auch ▶ Abschn. 1.8.7).
- **Impecunity** … steht für die zunehmende Problematik der Altersarmut. Frauen sind häufiger bedroht als Männer.
- **Irritables Kolon** … steht für eine Vielzahl von gestörten Darmfunktionen, die im Alter häufiger werden. Häufig kommt es zu Obstipationsneigung durch eine veränderte gastrointestinale Kinetik.
- **Impotenz** … steht für Erektions- und Orgasmusstörungen bei auch im Alter vorhandenem sexuellem Verlangen.

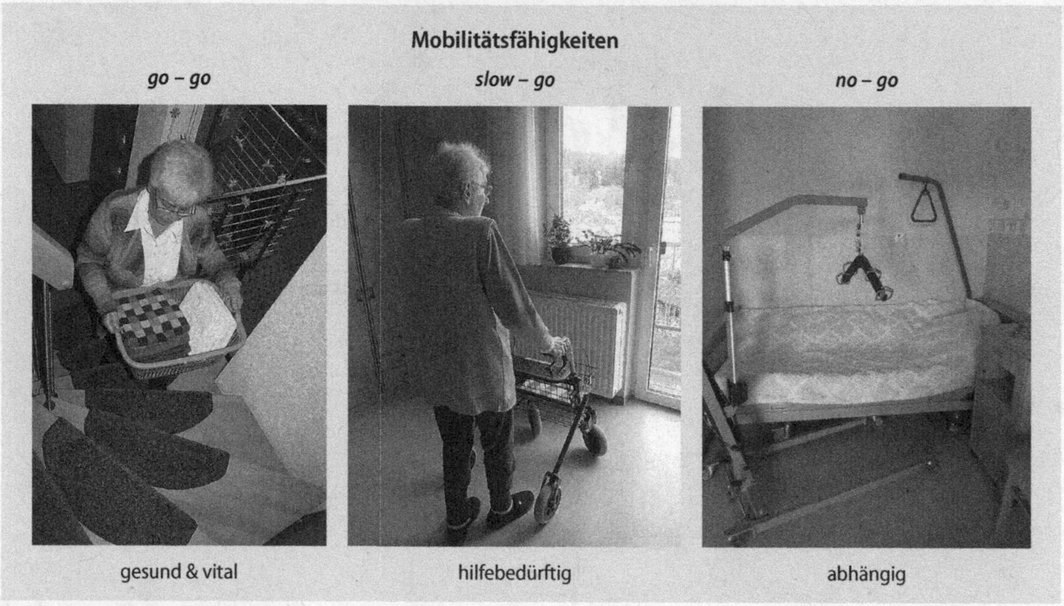

**Mobilitätsfähigkeiten**

go – go                    slow – go                    no – go

gesund & vital            hilfebedürftig                abhängig

**◘ Abb. 1.7** Mobilitätslevel des geriatrischen Patienten

### 1.7.4  Mobilitätsfähigkeit

Eine weitere in der Literatur übliche und für die Praxis nützliche Unterteilung des älteren Patienten erfolgt in drei Gruppen nach dem jeweiligen Mobilitätslevel (◘ Abb. 1.7):

- **no go:** Der Patient ist sehr gebrechlich. Er ist absolut bettlägerig oder sitzt im Rollstuhl, ohne diesen selbständig fortbewegen zu können. Für Mobilität bedarf er fremder Hilfe.
- **slow go:** Der Patient hat verschiedene Bewegungseinschränkungen, die zu einer deutlichen Verlangsamung seiner Fortbewegung und zum Bedarf von Gehhilfen führen. Der Betroffene ist pre-/frail (s. auch ► Abschn. 1.8.5)
- **go go:** Der fitte, robuste Senior, der in seiner Mobilität nicht oder nur geringst eingeschränkt ist.

Diese Einteilung kann sehr gut zur Zielgruppenformulierung für präventive Maßnahmen oder auch bei der Auswahl eines möglichen Assessments genutzt werden.

- **Fazit: Viele Probleme verlangen holistische Denk- und Handlungsweisen**

Der typische Patient in der Geriatrie ist also ganz klar durch seine Mehrfacherkrankungen mit den hauptsächlichen Problemen in den Bereichen Stabilität, Mobilität, Intellekt und Kontinenz gekennzeichnet. Sie haben großen Einfluss auf die Autonomie und Lebensqualität des Menschen. Dies macht eine ganzheitliche Sichtweise des interdisziplinären Teams für Diagnostik, Therapie und die weitere Betreuungsplanung unabdingbar.

### 1.7.5  Fragen

- In welche vier Gruppen werden alte Menschen auf Grund ihres Alters eingeteilt?
- Warum gibt es keine bindende Altersgrenze für den geriatrischen Patienten?
- Nenne und erläutere die vier geriatrischen Giganten!
- In welche drei Gruppen können geriatrische Patienten auf Grund ihrer Mobilität eingeteilt werden?
- Welche kurz- und langfristigen Folgen birgt die Multimorbidität für den älteren Patienten?

## 1.8 Häufige Erkrankungen und geriatrische Syndrome

*Katja Richter*

Im fortgeschrittenen Alter dominieren vor allem chronische Erkrankungen das Krankheitsspektrum. Auch wenn, wie in ▶ Abschn. 1.2.2 beschrieben, vier Erkrankungsbereiche den Großteil der Gesundheitsausgaben bestimmen, sehen wir beim geriatrischen Patienten sehr häufig Symptomkomplexe. Das heißt, dass eine Haupterkrankung oft zusätzliche Erkrankungen und Begleiterscheinungen bzw. häufigere Komplikationen mit sich bringt. Typische Krankheiten geriatrischer Patienten kann man in folgende Gruppen einteilen:

- **neurologisch-kognitiv:** z. B. Schlaganfall, Morbus Parkinson, vaskuläre Demenz,
- **kardiopulmonal:** z. B. koronare Herzkrankheit, Bluthochdruck, Herzinsuffizienz, COPD,
- **muskuloskelettal:** z. B. Stürze mit sturzbedingten Verletzungen (Unterarm-, Wirbelkörper- oder Schenkelhalsfraktur), Arthrosen, Osteoporose,
- **metabolisch:** z. B. Diabetes mellitus, Niereninsuffizienz,
- **psychisch:** z. B. Depression, Ängste,
- **weitere:** z. B. Seh- und Hörstörungen, Inkontinenz.

Im Folgenden wird auf einige ausgewählte Erkrankungen, Syndrome und Probleme in der Geriatrie näher eingegangen.

## 1.8.1 Exsikkose

> **Exsikkose**
>
> Exsikkose ist die Austrocknung des Körpers in Folge einer negativen Flüssigkeitsbilanz. Synonym: Exsikkation (Zalpour 2010)

- **Epidemiologie:**
  Häufiger beim älteren Menschen anzutreffen. Oft liegt dann auch eine Kombination aus gestörtem Wasser- und Elektrolythaushalt vor.
- **Ursachen:**
  Erhöhter Bedarf an Flüssigkeit oder verminderte Flüssigkeitszufuhr (◘ Tab. 1.31).
- **Klinik/Folgen:**
  Verringerte physische und psychische Leistungsfähigkeit mit:
  - Schwäche,
  - Schwindel,
  - Apathie bis hin zum Delir,
  - Hypovolämie (= im Blutkreislauf zirkulierende Blutmenge vermindert),
  - Stürzen,
  - Kollapsgefahr und Synkopen,
  - Verstopfung,
  - reduzierter Nierenfunktion,
  - reduziertem Körpergewicht.
- **Diagnose:**
  - trockener Mund/Schleimhäute,
  - positiver Hautfaltentest,
  - Einfuhrkontrolle (Menge und Konzentration des Harns),
  - Labor.

◘ Tab. 1.31 Ursachen von Exsikkose. (Eigene Zusammenstellung nach Schuler u. Oster 2008)

| Erhöhter Flüssigkeitsverlust | Mangelnde Flüssigkeitszufuhr |
|---|---|
| Fehldosierung von Entwässerungstabletten (= Diuretika) (zu hohe Dosierung; fehlendes Verständnis von Seiten des Patienten) (Entgleister) Diabetes mellitus Gastrointestinale Probleme (Durchfall oder Erbrechen) Infekte mit Fieber und Schwitzen Andere, z. B. Hyperthyreose, großflächige Wunden, Nierenprobleme, Hyperkalzämie | Ungenügendes Anbieten und Anreichen von Getränken bei (Pflege-)Bedürftigen Reduziertes oder fehlendes Durstempfinden Verwirrtheitszustände (Delir oder Demenz) und Bewusstseinsstörungen Schluckstörungen (bei Schlaganfall oder M. Parkinson) Depression |

**1**

■ **Therapie:**
  – Flüssigkeitsausgleich – oral, enteral
    (= künstliche Nahrungszufuhr über den
    Magen-Darm-Trakt, z. B. mittels Sonde
    oder Stoma), parenteral (= Nahrungszufuhr
    direkt in den Blutkreislauf über Infusionen),
    subkutan, ggf. intravenös,
  – Getränke mit Geschmack und Farbe,
  – Bilanzierung mittels Ein- und Ausfuhr-
    kontrolle des Harns,
  – kausale Therapie (z. B. Infektsanierung,
    Medikationsanpassung, Einstellung des
    Diabetes mellitus, antidepressive Therapie,
    etc.).
■ **Prognose:**
  Exsikkose ist ein reversible Zustand durch
  Regulierung des Flüssigkeitsbedarfs.
  (Schuler u. Oster (2008)

## 1.8.2 Malnutrition

---
**Malnutrition** ──────────────────

Bei der Malnutrition kommt es auf Grund
ungenügender Energie- und Nährstoffzufuhr
durch unzureichende Nahrungsmenge zu
einem erhöhten Abbau der Fettreserven
gegenüber der fettfreien Körpermasse (Bauer
et al. 2008).
Synonym: Mangelernährung

---

■ **Epidemiologie:**
  Bei 43 % der über 70-jährigen Krankenhauspatienten zu finden.
■ **Ursachen:**
  multifaktoriell bedingt:
  – altersphysiologische Veränderungen
    (z. B. Appetitlosigkeit, Kau- oder Schluck-
    probleme, Vigilanzstörungen),
  – Erkrankungen (akut und chronisch) und
    entsprechende Medikation (z. B. Demenz,
    Hyperthyreose, Infekte),
  – psychosoziale Lebensbedingungen
    (z. B. Depression, Trauer oder verminderter
    Zugang zu (frischen) Lebensmitteln/Ein-
    kaufsmöglichkeiten).

■ **Klinik/Folgen:**
  – Gewichtsverlust (5 % in 3, bzw. 10 % in
    6 Monaten),
  – BMI < 20 kg/m² (bei Älteren),
  – verringerte Zufuhr von Makro- und Mikro-
    nährstoffen,
  – zunehmende Schwäche und Unsicherheit
    mit erhöhtem Hilfebedarf → Lebensqualität
    beeinträchtigt,
  – Immunsystem, Krankheitsanfälligkeit,
    Wundheilung und zentralnervöse Prozesse
    können durch Malnutrition negativ be-
    einflusst werden.
■ **Diagnose:**
  – Body Mass Index (BMI) (zu niedrig),
  – Beurteilung der Nahrungsaufnahme:
    Fragen, Beobachten, Essprotokoll.
■ **Therapie:**
  – kausale Therapie (z. B. Schlucktraining,
    Zahnarzt, Unterstützung bei der Nahrungs-
    einnahme, antidepressive Therapie, Medi-
    kamentenkontrolle),
  – Ernährungstherapie: Energiezufuhr er-
    höhen (angereichert mit Proteinen, Fetten
    und Kohlenhydraten), Regelmäßigkeit –
    mehrmals täglich, ggf. Trinknahrung,
  – externe Faktoren (z. B. nicht alleine essen
    müssen, warmes Essen, altersgerechte
    Darreichung der Speisen und Getränke,
    Umgebungsgestaltung) verbessern.
■ **Prognose:**
  Durch Einhaltung von Ernährungsricht-
  linien (ausgewogen und regelmäßig essen) ist
  Malnutrition reversibel.
  (Bauer et al. 2008)

## 1.8.3 Kachexie

---
**Kachexie** ──────────────────

Bei einer Kachexie handelt es sich um einen
progressiven Gewichtsverlust mit ausge-
prägtem Abbau von Muskelmasse bei Vorliegen einer akuten, meist chronischen
Inflammation.
Synonym: Auszehrung (Bauer et al. 2008)

---

— **Epidemiologie:**
Häufig bei Krebspatienten (ca. 50 %) im fortgeschrittenen und terminalen Stadium.

— **Ursachen:**
Oft Folge einer malignen oder schweren chronischen (Tumor-)Erkrankung, in deren Folge es zu einem gestörten Muskel-Metabolismus kommt.

— **Formen:**
 — Tumorkachexie,
 — kardiale Kachexie (chronische Herzinsuffizienz),
 — renale Kachexie (chronische Niereninsuffizienz),
 — pulmonale Kachexie (chronisch-obstruktive Lungenerkrankung),
 — weitere: z. B. rheumatoide Arthritis, Essstörungen, Alkoholabhängigkeit, HIV.

— **Klinik/Folgen:**
 — unbeabsichtigter Gewichtsverlust (≥ 5 %) mit übermäßigem Abbau von Muskel- und Fettmasse (auch an inneren Organen) innerhalb von drei Monaten,
 — Body Mass Index (BMI) < 22 kg/m² bei über 65-jährigen,
 — Lebensqualität reduziert,
 — Krankheitsprognose verschlechtert.

— **Diagnose:**
 — BMI ermitteln,
 — Anamnese – u. a. Gewichtsverlust erfragen,
 — Labor – CRP erhöht, Albumin < 35 g/l.

— **Therapie:**
 — kausale Therapie, wenn möglich,
 — Ernährungsberatung und -überwachung,
 — ggf. Nahrungsergänzung (hochkalorisch und proteinreich).

— **Prognose:**
Viele kachektische Personen leiden auch unter Sarkopenie (s. ▶ Abschn. 1.8.4). Kachexie ist bei Tumorpatienten häufig die Todesursache. (Bauer et al. 2008)

## 1.8.4 Sarkopenie

┌─ **Sarkopenie** ─────────────────────────
│ Die Sarkopenie bezeichnet einen übermäßigen
│ Verlust an Muskelmasse und eine eingeschränk-
│ te Muskelfunktion (entweder i. S. von reduzier-
│ ter Kraft oder Leistung) (Cruz-Jentoft et al. 2010).
└──────────────────────────────────────

In Abgrenzung zur Sarkopenie ist es sinnvoll, den Begriff der Dynapenie zu kennen.

┌─ **Dynapenie** ──────────────────────────
│ Dynapenie ist eine altersbedingte Abnahme
│ der Muskelkraft sowie der Kontraktionsge-
│ schwindigkeit (Ziers 2014). Sie schreitet schnel-
│ ler voran als die Sarkopenie und verursacht
│ stärker die altersbedingten Mobilitätsverluste
│ (Granacher u. Borde 2013).
└──────────────────────────────────────

1988/89 wurde der Begriff der Sarkopenie durch Irwin H. Rosenberg (USA) als klinisch relevantes Phänomen in die medizinische Terminologie aufgenommen. Sarkopenie ist ein im Alter häufig vorkommendes krankheitsunspezifisches, multifaktoriell bedingtes Phänomen mit großem Einfluss auf die Betroffenen und die Gesundheitssysteme. Aus diesem Grund hat sich die Europäische Arbeitsgruppe für Sarkopenie bei älteren Menschen (EWGSOP) diesem geriatrischen Syndrom gewidmet und Grundlagen für Forschung sowie den klinischen Alltag geschaffen.

— **Epidemiologie:**
Ein physiologischer Muskelmasseverlust beginnt etwa um das 50. Lebensjahr mit jährlich 1-2 %.
Je nach Betrachtung von Muskelmasse, Muskelkraft und Leistungsfähigkeit ergeben sich unterschiedliche Prävalenzraten. Diese wurden im Rahmen der Berliner Altersstudie II bei 60- bis 80-jährigen ermittelt. Zur besseren Übersichtlichkeit sind diese Daten in ◘ Tab. 1.32 zusammengestellt (Spira et al. 2016). Diese Unterschiede lassen sich damit erklären, dass Muskelkraft nicht alleine nur von der vorhandenen Muskelmasse abhängt und ihr Verhältnis nicht linear verläuft (Cruz-Jentoft et al. 2010).

◘ **Tab. 1.32** Prävalenzrate und Schweregradeinteilung der Sarkopenie unter Berücksichtigung von SMI, Greifkraft und Mobilität. (Eigene Zusammenstellung nach Cruz-Jentoft et al. 2010 und Spira et al. 2016)

|  | Nur reduzierter SMI-Wert | Reduzierter SMI + reduzierte Greifkraft | Reduzierter SMI + reduzierte Mobilität | Reduzierter SMI + reduzierte Greifkraft + reduzierte Mobilität |
|---|---|---|---|---|
| Prävalenz | 24,3 % | 4,1 % | 2,4 % | 0,6 % |
| Schweregrad | = Pre-Sarkopenie | = Sarkopenie | = Sarkopenie | = Schwere Sarkopenie |

SMI = Skelettmuskelmasse → erhoben mittels DEXA → Bewertung der Muskelmasse
Greifkraft → erhoben mittels Handkrafttest → Bewertung der Muskelkraft
Mobilität → erhoben mittels Timed Up and Go → Bewertung der Mobilität i. S. Leistungsfähigkeit/Funktion

▬ **Formen:**
Unterteilt werden kann, entsprechend der Ursachen, in primäre und sekundäre Sarkopenie (◘ Abb. 1.8).
Eine weitere Unterteilung kann anhand der Diagnostikkriterien (s. ◘ Tab. 1.32) erfolgen in:
▬ Pre-Sarkopenie: alleiniger Muskelmasseverlust,
▬ Sarkopenie: geringe Muskelmasse plus reduzierte Muskelkraft ODER eingeschränkte körperliche Leistungsfähigkeit,
▬ schwere Sarkopenie: geringe Muskelmasse plus reduzierte Muskelkraft plus eingeschränkte körperliche Leistungsfähigkeit.

▬ **Ursachen:**
▬ Muskulatur: Muskelfasern nehmen an Querschnitt und Anzahl ab (= Atrophie) sowie veränderte Muskelarchitektur,
▬ altersbedingte Veränderungen an verschiedenen Regulationssystemen der quergestreiften Muskulatur bedingen Proteinverluste im Muskel (Protheinsynthese reduziert und Proteinabbau erhöht),
▬ verminderte Nahrungsaufnahme mit reduziertem Vitamin-D-Spiegel,
▬ verringerte Aktivität, z. B. durch Bettruhe, inaktiven Lebensstil oder postoperativ,

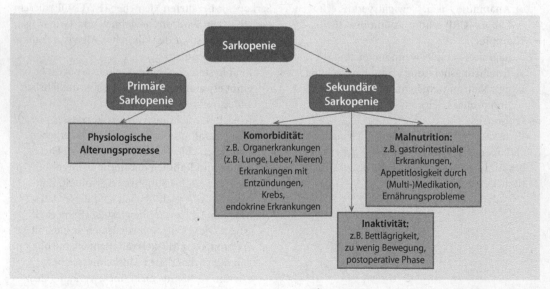

◘ **Abb. 1.8** Formen und Ursachen der Sarkopenie. (In Anlehnung an Dovjak 2016)

- chronische Erkrankungen (z. B. COPD oder Herzinsuffizienz) und akute Ereignisse (z. B. Schlaganfall oder Operationen),
- (Multi-)Medikation (verursacht z. B. Gewichtsverlust durch Übelkeit oder Resorptionsstörungen).

- **Klinik/Folgen:**
  - Die Anzahl und die Querschnittsfläche der Myofibrillen, vor allem der schnellen Typ-II-Muskelfasern, nehmen ab. Zusätzlich kommt es im Alter zu einem Verlust an motorischen Einheiten und deren Feuerrate. Dies bedingt eine Abnahme der Muskelmasse.
  Die Muskelfasern werden zunehmend durch Fett und Bindegewebe ersetzt, wodurch die Muskulatur schwächer wird und schneller ermüdet (s. auch ► Abschn. 1.6.4).
  - Appetitlosigkeit und Müdigkeit (durch reduzierte Sauerstoffaufnahme) sind typische Zeichen.
  Die körperliche Leistungsfähigkeit nimmt deutlich ab mit negativem Einfluss auf Funktionen und Alltagsaktivitäten. Es besteht erhöhtes Risiko für Frailty, reduzierte Knochendichte, Stürze, Behinderung, Verlust der Unabhängigkeit sowie Morbidität und Mortalität. Die Lebensqualität verschlechtert sich.
  - Reduzierte Handkraft und geringes Gehtempo zeigen einen größeren Einfluss auf Sterblichkeit, ein erhöhtes Risiko einer Krankenhauseinweisung und Behinderung als reiner Muskelmasseverlust. (Spira et al. 2016)
- **Diagnose:**
  - Messung der Körperzusammensetzung und Muskelmasse (= Skelettmuskelmasse-Index: SMI) mittels CT (Computertomographie), MRT (Magnet-Resonance-Therapie), BIA (Bioelektrische Impedanzanalyse), DEXA-Technologie (Doppel-Röntgen-Absorptiometrie).
  - Kraftmessung im Verlauf, z. B. mittels Chair-Rise-Test oder Handkrafttest (► Abschn. 3.5.4 und ► Abschn. 3.6.10) sowie Muskelumfangsmessungen an der Wade.
  - Messung der körperlichen Leistungsfähigkeit, z. B. mittels SPPB, 4-Meter-Gehtest

oder TUG (► Abschn. 3.5.8, ► Abschn. 3.5.6 und ► Abschn. 3.5.1).
  - Ernährungsstatus erheben, z. B. mittels Mini Nutritional Assessment (► Abschn. 3.6.5).
  - Alltagskompetenz einschätzen, z. B. mittels IADL (► Abschn. 3.6.1).

Referenzwerte zu vier der genannten Diagnostikverfahren sind in ◘ Tab. 1.33, getrennt für Frauen und Männer, zusammengestellt.
- **Therapie:**
  Diese muss multifaktoriell ausgerichtet sein und basiert auf einer multidimensionalen Diagnostik (s. Referenzwerte in ◘ Tab. 1.33).
  - Nach Möglichkeit parallele Ansätze aus proteinreicher Ernährung (z. B. Leucin – in Molkeprodukten enthalten; Empfehlung: tgl. mind. 1,2-1,5 g Protein/kg Körpergewicht bei Sarkopenie) bei gezieltem, regelmäßigem und langfristigem Ausdauer- und Krafttraining (vor allem von Schnell- und Maximalkraft). Spezifische Trainingsempfehlungen hierzu s. ► Abschn. 1.10.3.
  - Energie- und Nährstoffzufuhr (vor allem Vitamin D) optimieren.
  - Medikamentöse Therapie: Neuverordnung (muskelaktive Arzneien oder Androgene) oder Überprüfung der aktuellen Medikation.
- **Prognose:**
  Es besteht eine erhöhte Anfälligkeit für Infekte und Stürze. Sarkopenie trägt im Wesentlichen zu Behinderung im Alter bei und gilt als ein Leitsymptom der Frailty (s. ► Abschn. 1.8.5). Die altersbedingte Sarkopenie kann im Verlauf nur verlangsamt werden.
  (Buess u. Kressig 2013; Cruz-Jentoft 2010; Dovjak 2016; Münzer 2010; Spira et al. 2016)

◘ **Tab. 1.33** Referenzwerte für die Diagnostik von Sarkopenie. (Aus Dovjak 2016)

| Diagnostik | Männer | Frauen |
|---|---|---|
| DEXA: SMI | 7,26 kg/m² | 5,5 kg/m² |
| Handkraft | < 30 kg | < 20 kg |
| Gehtempo (auf 4 m) | < 0,8 m/Sek. | < 0,8 m/Sek. |
| Wadenumfang | - | < 31 cm |

1

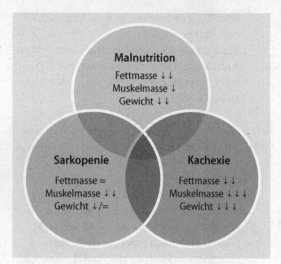

Malnutrition
Fettmasse ↓↓
Muskelmasse ↓
Gewicht ↓↓

Sarkopenie
Fettmasse =
Muskelmasse ↓↓
Gewicht ↓/=

Kachexie
Fettmasse ↓↓
Muskelmasse ↓↓↓
Gewicht ↓↓↓

◘ **Abb. 1.9** Kennzeichen von Malnutrition, Kachexie und Sarkopenie. (Aus Bauer et al. 2008 mit freundlicher Genehmigung)

> Malnutrition, Kachexie und Sarkopenie über-
> lappen sich oft und sind gekennzeichnet
> durch eine deutliche Gewichtsabnahme mit
> Kraftverlusten und Veränderungen der Kör-
> perzusammensetzung im Alter (s. ◘ Abb. 1.9).
> Im fortgeschrittenen Stadium führen sie zu
> Funktionseinbußen, wodurch die selbststän-
> dige Lebensführung bedroht ist. Der Unter-
> stützungsbedarf wird größer und die Lebens-
> qualität sinkt. Deshalb sollten Therapiean-
> sätze möglichst frühzeitig, multidimensional
> und interdisziplinär sein.

■ **Fazit: Essen und Trinken im Alter**

Das Trink- und Ernährungsverhalten alter Menschen sollte von allen behandelnden und betreuenden Personen in regelmäßigen Abständen erfasst
werden. Im Rahmen jeder physiotherapeutischen
Intervention – unabhängig vom Setting – sollte auf
eine ausreichende Trinkmenge vor, während und
nach der Therapie geachtet werden.

## 1.8.5 Frailty

Eine häufige Beschreibung des älteren, sehr gebrechlichen Menschen verbirgt sich hinter dem Begriff der Frailty. Sie fördert eine ganzheitliche Sicht-

weise von Multimorbidität und ihren Auswirkungen auf individuelle Lebensumstände sowie die
subjektiv empfundene Lebensqualität alter Menschen. Frailty ist keine Erkrankung oder typische
Begleiterscheinung des Alters, sondern das Resultat
verschiedenster Faktoren des Alterns in ihrem
sozialen Kontext (◘ Abb. 1.10).

---

**Frailty**

Frailty ist ein biologisches Syndrom, gekennzeichnet von verminderter Widerstandsfähigkeit gegenüber externen Stressoren als Folge
von verminderten funktionellen Reserven innerhalb mehrerer physiologischer Systeme.
Sie verursachen eine erhöhte Vulnerabilität
(= Anfälligkeit, Gefährdung) gegenüber Komplikationen (Fried et al. 2001).
Synonyme: Gebrechlichkeit, Hinfälligkeit.

---

— **Epidemiologie:**
  — Frailty tritt mit zunehmendem Alter und
     häufiger bei Frauen auf.
  — Nach einer Studie von Santos-Eggimann
     et al. (2009) liegt in Deutschland die Prä-
     valenz für Frailty bei über 65-jährigen
     selbständig Lebenden bei 12,1 % und für
     Pre-Frailty bei 34,8 %.
— **Ursachen:**
  Die zunehmende Gebrechlichkeit wird durch
  alterungsbedingte Abnahme von Reserven und
  Funktionen in verschiedenen physiologischen
  Systemen bedingt. Auch Erkrankungen wie
  Malnutrition oder Sarkopenie können Ver-
  ursacher der Frailty sein. Als Risikofaktor gilt
  die Komorbidität.
— **Klinik/Folgen:**
  Nach Fried et al. (2001) liegt eine Frailty
  bei Vorhandensein von **mindestens drei der
  folgenden fünf Kriterien** vor:
  — ungewollter Gewichtsverlust (>5 kg bzw.
     >5 % des Körpergewichts im letzten Jahr),
  — Erschöpfung (physisch und psychisch),
  — Muskelschwäche,
  — geringes Gehtempo,
  — geringe körperliche Aktivität.
  — Neben physischen (= funktionellen)
     Leistungseinbußen und Behinderungen

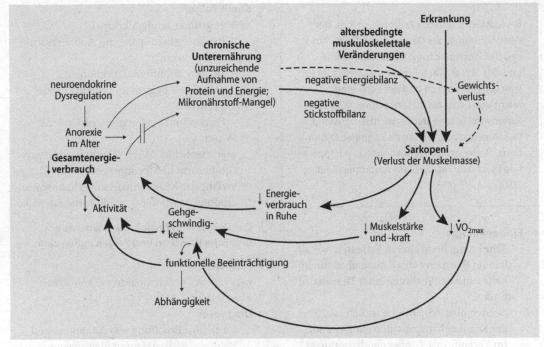

**Abb. 1.10** Kreislauf der Frailty. (Aus Volkert et al. 2011 mit freundlicher Genehmigung)

haben Betroffene auch im psychischen und sozialen Bereich Probleme. Sehr häufig zeigen diese Patienten nur geringe Ressourcen zur Anpassung oder Erholung nach einer Erkrankung. Der Genesungsprozess ist oft sehr langwierig, eingeschränkt oder unmöglich. Das Risiko für Stürze, wiederholte Krankenhausaufnahme, Pflegebedürftigkeit und erhöhte Sterblichkeit steigt.

**Formen:**
Von Pre-Frailty spricht man, wenn ein bis zwei Kriterien nach Fried et al. (2001) zutreffen.

**Diagnose:**
– Anamnese,
– Gewichtsverlaufskontrolle,
– Assessment, z. B. Tilbury frailty indicator (TFI) sowie Handkraftstärke und 4-/10-m-Gehtest (► Abschn. 3.6.10 und ► Abschn. 3.5.6).

**Therapie:**
Eine spezifische Behandlung gibt es noch nicht. Im Bereich der Ernährung sowie der körperlichen Aktivität (auch i. S. von gezieltem Training) liegen jedoch wichtige Ansatz-

möglichkeiten. Der frühzeitigen Identifikation von Risikofaktoren und -patienten kommt eine bedeutende Aufgabe zu.

**Prognose:**
Frailty ist generell kein irreversibler Prozess, jedoch ist die Rückkehr von Frailty zu Nicht-Frailty extrem selten. Häufiger tritt eine Verschlechterung der Frailty (i. S. der Zunahme der Kriterien) ein. Frailty erhöht das Risiko für Infekte, Stürze, Behinderung, Krankenhaus- und Pflegeheimeinweisung sowie Sterblichkeit (Fried et al. 2001).

## 1.8.6  Delir

---
**Delir**

Das Delir, welches nicht durch Alkohol oder andere psychotrope Substanzen bedingt ist, wird nach ICD-Code folgendermaßen definiert: Ein ätiologisch unspezifisches hirnorganisches Syndrom, das charakterisiert ist durch gleichzeitig bestehende Störungen des

Bewusstseins und der Aufmerksamkeit, der Wahrnehmung, des Denkens, des Gedächtnisses, der Psychomotorik, der Emotionalität und des Schlaf-Wach-Rhythmus. Die Dauer ist sehr unterschiedlich und der Schweregrad reicht von leicht bis zu sehr schwer (ICD-Code). Synonyme: u. a. akuter Verwirrtheitszustand, Durchgangssyndrom (akute kognitive Dysfunktion), akuter exogener Rektionstyp, postoperative Psychose, »acute brain syndrom« (Reuling 2014)

- **Epidemiologie:**
  - Sehr häufig beim älteren Patienten, vor allem im Rahmen eines Krankenhausaufenthaltes und bei Vorliegen einer Demenz zu finden,
  - Bei den über 65-jährigen weisen ca. 20 % der Krankenhauspatienten ein Delir auf. Im Verlaufe des Klinikaufenthaltes steigt die Rate an, postoperativ bis auf 60 %. (Reuling 2014)
- **Ursachen:**
  - im Alter oft multifaktoriell,
  - neurologische, internistische und psychiatrische Erkrankungen,
  - Klinikaufenthalt generell und postoperativ,
  - Zwangsmaßnahmen/Fixierung,
  - invasive Maßnahmen, z. B. neuer Blasenkatheder,
  - Mangelernährung,
  - Einnahme von mehr als drei Medikamenten sowie Medikamentennebenwirkungen,
  - schwere Erkrankungen oder Infekte (mit Fieber),
  - Drogen und Alkohol.
- **Risikofaktoren:**
  - hohes Alter (> 80),
  - Demenz,
  - Einschränkungen von Visus, Akusis und/oder Kognition,
  - Neuroleptikaeinnahme,
  - Narkose,
  - Elekrolytstörungen,
  - Blutzucker-Entgleisung.

- **Klinik/Folgen:**
  - Vier grundlegende Merkmale:
    - Bewusstseinsstörung mit Aufmerksamkeitsproblemen,
    - Störung kognitiver Funktionen, plötzlicher Beginn und fluktuierender Verlauf,
    - Hinweis auf eine organische Ursache.
  - Weiteres: gestörter Schlaf-Wach-Rhythmus und psychomotorische Störungen, verlängerte Krankenhausaufenthalte sowie erhöhtes Morbiditäts- und Mortalitätsrisiko.

> **Das Delir gilt als Notfall, da es lebensbedrohliche Ursachen und Folgen haben kann.**

- **Formen:** hyperaktives und hypoaktives Delir sowie Mischbilder.
- **Diagnose:**
  - sorgfältige Erhebung von Anamnese und Befund – Risikofaktoren identifizieren,
  - physische, mentale und kognitive Untersuchung,
  - Verlaufsbeobachtung,
  - Assessment, z. B. Confusion Assessment Method (CAM).
- **Differentialdiagnose:**
  - Erkrankungen: psychische (z. B. Demenz, Depression, Psychose), neurologische (z. B. ZNS-Infektion, Schädelhirntrauma, Korsakow-Syndrom) oder internistische (z. B. Exsikkose, Hyperthyreose, Sepsis, Allgemeininfekte),
  - Einflüsse von Trauma, Medikamenten oder Genussmitteln.
- **Therapie:** Die Therapie ist eine multidisziplinäre Aufgabe.
  - »Die beste Delir-Therapie ist die Primärprävention« (Frühwald 2009, S. 4) (Risikopatienten und mögliche kausale Faktoren sollten frühzeitig identifiziert werden),
  - spezifische Delirbehandlung nicht möglich – kausale Therapie,
  - Flüssigkeitszufuhr,
  - Prophylaxen (Thrombose, sekundäre Infekte),
  - (Früh-)Mobilisation/Lagerung,

- Vitalzeichen kontrollieren,
- Medikamente überprüfen sowie vorsichtige, individuell angepasste Medikation,
- kontinuierliche Beobachtung und/oder Anwesenheit von Bezugspersonen,
- Milieutherapie,
- Orientierungshilfen,
- Empathie aller Betreuer.
- **Prognose:**
Der Verlauf des Delirs ist sehr individuell. Bei frühzeitiger Diagnose und Therapie ist ein Abklingen innerhalb von ein bis zwei Wochen möglich. Vor allem kognitive Residuen sind nach Abklingen möglich. Hohes Alter und eine lange Erkrankungsdauer verschlechtern die Prognose des Delirs.
(Frühwald 2009; Reuling 2014)

## 1.8.7  Schlafstörungen

---
**Schlaf**

Schlaf ist ein zyklischer Prozess, der sich vom Wachzustand durch Veränderungen von Bewusstsein und körperlichen Funktionen unterscheidet. Er hat die beiden Erscheinungsformen NREM-Schlaf (Leichtschlaf und Tiefschlaf) und REM-Schlaf (Schlafstadium mit schnellen Augenbewegungen, früher auch Traumschlaf genannt).

---

---
**Schlafstörungen**

Ein Schlaf ist gestört, wenn seine Erholungsfunktion beeinträchtigt ist. Schlafstörungen bezeichnen eine breite Spanne an Krankheitsbildern (RKI 2005).

---

Nach der Internationalen Klassifikation der Schlafstörungen (ICSD-3) wurden diese in folgende **acht Hauptkategorien** unterteilt:
- Insomnien (z. B. infolge äußerer Einflüsse, wie Lärm oder Genussmittelgebrauch),
- schlafbezogene Atmungsstörungen (z. B. obstruktive Schlafapnoesyndrome),
- Hypersomnien ohne Bezug zu schlafbezogenen Atmungsstörungen (z. B. verhaltensbe-

dingte Hypersomnien wie mangelnde Schlafhygiene),
- Störungen des zirkadianen Rhythmus (z. B. gestörter Schlaf-Wach-Rhythmus bei Hospitalisierung),
- Parasomnien (z. B. Schlafwandeln),
- schlafbezogene Bewegungsstörungen (z. B. Restless Leg Syndrom),
- andere Schlafstörungen.
(Michael u. Sateia 2014)

Schlaf kann also auf sehr verschiedene Weise und aus unterschiedlichsten Gründen gestört sein.
- **Epidemiologie:**
  - Mittelschwere bis schwere Schlafstörungen sind bei ca. jedem dritten Erwachsenen in Deutschland zu finden. Ab dem 60. Lebensjahr leidet gar jeder Zweite darunter. Frauen und Bewohner von Pflegeheimen sind häufiger betroffen (Garms-Homolová 2015).
  - Ca. 80 % aller chronischen Schmerzpatienten leiden zusätzlich an ausgeprägten Schlafstörungen (Nobis 2012b).
  - Vor allem die Insomnie (Schlaflosigkeit) zeigt sich häufiger bei Frauen und nimmt mit dem Alter deutlich zu: In der Altersgruppe 70-79 Jahre zeigten diese 13,2 % der Frauen und 5,2 % der Männer (RKI 2005).
- **Ursachen:**
  - organisch: physiologische Veränderungen im Alterungsprozess (s. auch ▶ Abschn. 1.6.17),
  - Umweltfaktoren (z. B. Lärm, Temperatur, Matratzenqualität, Hospitalisation),
  - verhaltensbedingte Faktoren (Genussmittelgebrauch – Alkohol und Koffein, Drogen, Medikamente, Schichtdienst),
  - physisch: Erkrankungen (z. B. M. Parkinson; Schmerzen, COPD),
  - psychisch: Trauer und Angst, Stress, Depressionen, Demenz.
- **Klinik/Folgen:**
  - Tagesschläfrigkeit mit Erschöpfung und Gereiztheit,
  - geistige und körperliche Leistungseinbußen bis hin zu Erkrankungsanfälligkeit,
  - Konzentrationsmangel und Aufmerksamkeitsdefizite,

1

- Stress und Reizbarkeit mit Spannungen im sozialen Umfeld,
- organische, neurologische und psychische Erkrankungen können hervorgerufen oder verstärkt werden,
- gesteigerte Schmerzempfindlichkeit durch Schlaflosigkeit (geringe Dauer und Schlafqualität),
- Reduktion des Wohlbefindens und der Lebensqualität.
- **Diagnose:**
  - (Schlaf-)Anamnese,
  - Basislabor,
  - EKG, ggf. EEG (Elektroenzephalogramm),
  - ggf. Schlaflabor mit Beobachtung von Schlaf, Atmung, Bewegung und Herzkontrolle.
- **Therapie:**
  kognitive Verhaltenstherapie = nicht-medikamentöse Verfahren wie:
  - Entspannungstherapie,
  - Schlafhygiene (z. B. regelmäßige, nicht zu lange Schlafzeiten; kurze bzw. keine Tagesruhe, nicht zu früh ins Bett),
  - Psychoedukation (systematisch eingesetzte und strukturierte Formen der Patienteninformation zu psychischen Symptomen und Erkrankungen),
  - vor dem Zubettgehen kein Alkohol-, Nikotin- oder Koffeinkonsum,
  - natürliche Hilfen/Rituale (pflanzlich: z. B. Tees oder Globuli – Baldrian und Hopfen; warme Brühe vorm Zubettgehen; Lichttherapie/Helligkeit tagsüber),
  - kognitive Regeln zur Verringerung nächtlicher Grübeleien,
  - Medikation: klassische Schlafmittel (sog. Benzodiazepine) – nur kurzfristig und vorübergehend; ggf. Schmerzmittel. (Nobis 2012b; RKI 2005)

> ❯❯ Die Wirkung von Schlafmitteln lässt nach längerer Einnahme oft nach → Dosis wird erhöht → Gefahr der Abhängigkeit steigt!

## 1.8.8 Multimedikation

> ┌─ **Multimedikation** ─────────────
> Multimorbidität ist das Leitsymptom für Multimedikation im Alter. Laut Leitlinie »Multimedikation« gibt es keinen wissenschaftlichen Standard zur Messung von Multimedikation. Als empfohlenes Ziel jeder Medikamenteneinstellung gilt, nicht mehr als fünf Wirkstoffe regelmäßig zu verordnen.
> Synonym: Polypharmazie (DEGAM 2014)

- **Epidemiologie:**
  Als Dauertherapie erhielt im Jahr 2010 jeder gesetzlich Versicherte über 65 Jahre (das sind ca. 27 % der Gesamtbevölkerung) im Durchschnitt 3,6 Tagesdosen an Medikamenten. Ca. 42 % der Patienten über 65 Jahren haben eine Verordnung von fünf oder mehr Wirkstoffen innerhalb eines Quartals (DEGAM 2014).

> ❯❯ **Wenn fünf Arzneiwirkstoffe regelmäßig eingenommen werden, ist nicht mehr absehbar, was im Organismus an Wirkungen, Interaktionen und unerwünschten Nebenwirkungen geschieht. Speziell bei Älteren ist die Pharmakokinetik (= Verarbeitung von Arzneimitteln im Körper) auf Grund altersbedingter Organveränderungen, hauptsächlich der Leber und der Nieren, eingeschränkt. Das erhöht das Risiko für potenzielle Nebenwirkungen deutlich.**

- **Ursachen:**
  - Vorliegen mehrerer (chronischer) Erkrankungen,
  - Parallelbehandlung durch verschiedene Ärzte → Übersicht über Gesamtmedikation durch Kommunikationsdefizite nicht vorhanden,
  - neue Symptome, die auch Nebenwirkung von Medikamenten sein können, werden mit neuen Arzneien therapiert,
  - Therapieempfehlungen des Krankenhausarztes nach Akutaufenthalt für den Patienten auf lange Sicht doch nicht günstig,
  - Selbstmedikation des Patienten oder Einnahme von »natürlichen« Präparaten.
  - Im Rahmen der Berliner Altersstudie von Mayer u. Baltes (1996) konnten folgende

Problembereiche identifiziert werden:

**Übermedikation:** Einnahme nicht-indizierten Arzneien oder ein Zuviel an Medikamenten, was durch Verschreibung verschiedener Medikamente durch unabhängig voneinander agierende (Fach-)Ärzte verursacht sein kann. Ebenso die (oft parallele) Einnahme von nicht-verschreibungspflichtigen Arzneien (»over the counter drugs«) kann die Anzahl wie auch die Einnahme von inadäquaten Wirkstoffen erhöhen.

**Untermedikation:** Ein Zuwenig an notwendiger medikamentöser Versorgung. Dies kann an zu geringen Arztkontakten, an fehlender Verordnung von adäquaten Medikamenten oder aber an der Compliance des Patienten liegen. Es ist bekannt, dass die Bereitschaft zur Medikamenteneinnahme mit steigender Anzahl abnimmt. Gründe dafür sind bewusstes Weglassen von Medikamenten zur Vermeidung unerwünschter Nebenwirkungen, oder wenn subjektiv eine Verbesserung eintritt und das Medikament als überflüssig angesehen wird. Aber auch kognitive oder funktionelle Probleme beim Medikamentenmanagement können zu Untermedikation führen.

**Fehlmedikation:** Einnahme inadäquater Medikamente. Wenn Visus, Feinmotorik, Kognition oder Compliance im Alter nachlassen, kann es zur falschen Medikamenteneinnahme in Bezug auf Präparat, Dosis und Verteilung im Tagesverlauf kommen.

— **Therapie:**
  — regelmäßige Kommunikation zwischen Arzt, weiteren Behandlern und Patient, ggf. Angehörigen (Medikamentenanamnese),
  — »start low – go slow« (niedrige Anfangsdosis, langsame Dosisanpassung),
  — verordnete Medikamente immer wieder auf Wirkung, Wechsel- und Nebenwirkung, Dosis und Anwendungsdauer überprüfen,
  — ärztlich angeordnete und überwachte Auslass- und Absetzversuche,
  — Aufklärung der Patienten über mögliche Probleme mit Selbstmedikation.
  (DEGAM 2014)

■ **Fazit: Jede Erkrankung im Alter ernst nehmen!**
Ein in der Geriatrie häufig zu beobachtendes Phänomen ist der »Zusammenbruch des gesamten Systems« eines Patienten bei einer scheinbar »harmlosen« Erkrankung. Ein einfacher Harnwegsinfekt kann z. B. plötzlich die selbständige Lebensweise eines Patienten in Frage stellen.

Häufig befinden sich bei älteren Menschen die körperlichen Steuerungssysteme und Kompensationsmechanismen bereits in einem sehr fragilen Gleichgewicht. Der »Tropfen, der das Fass zum Überlaufen bringt«, kann dann schon ein »kleiner Infekt« sein, der die Mobilität und Unabhängigkeit eines Patienten gefährdet.

Deshalb muss jede Erkrankung im Alter ernst genommen werden, und ihre Konsequenzen für den Patienten müssen wahrgenommen werden. Das Wissen um spezielle Probleme des geriatrischen Patienten sowie die Berücksichtigung dieser ist unerlässliche Kompetenz der Physiotherapeutin in der Geriatrie.

## 1.8.9 Fragen

— In welche Bereiche lassen sich Erkrankungen geriatrischer Patienten einteilen?
— Wodurch kann eine negative Flüssigkeitsbilanz entstehen?
— Welche Maßnahmen können im Rahmen der kausalen Therapie der Malnutrition zum Einsatz kommen?
— Nenne vier Formen der Kachexie!
— Ist Sarkopenie im Alter heilbar?
— Benenne die fünf Kriterien für Frailty nach Fried et al.! Bei Vorliegen von wie vielen dieser spricht man von Frailty, wann von Pre-Frailty?
— Ergänze! Das Delir ist eine … Situation. Es tritt häufiger bei … Patienten nach Aufnahme ins … auf. Die erste Therapie der Wahl gilt der …!
— Welche Therapiemaßnahmen sollten bei Schlafstörungen herangezogen werden, bevor medikamentös interveniert wird?
— Worin liegt das große Problem der Multimedikation?

## 1.9    Schmerz

*Katja Richter*

Schmerzen lösen beim Menschen meist negative Empfindung aus. Sie sind Grund für viele Arztbesuche, und auch Physiotherapeutinnen werden sehr häufig von Schmerzpatienten aufgesucht. Im Folgenden wird nach einigen grundsätzlichen Informationen rund um das Thema Schmerz der Fokus auf ältere Schmerzpatienten gerichtet.

### 1.9.1    Definition, Daten und Fakten

Das Schmerzempfinden ist wie das Sehen oder Fühlen eine natürliche Sinneswahrnehmung des Menschen, das auch als Warn- und Schutzsystem dient. Die Schmerzempfindung wird auf physischer, emotionaler und psychischer Ebene verarbeitet und unterliegt somit immer auch einer subjektiven Wahrnehmung. Eine nach wie vor gültige Definition liegt seit 1979 durch die Weltschmerzorganisation ISAP (International Association for the Study of Pain) vor und lautet wie folgt:

---
**Schmerz**

Schmerz ist ein unangenehmes Sinnes- und Gefühlserlebnis, das mit einer tatsächlichen oder drohenden Gewebeschädigung verknüpft ist oder mit Begriffen einer solchen Schädigung beschrieben wird (Rolke u. Nobis 2012).

---

Wenn mechanische, chemische, thermische oder elektrische Reize einen gewissen Schwellenwert (= Schmerzschwelle) überschreiten, kann es zu Gewebsschädigungen kommen. Dabei werden Schmerzbotenstoffe freigesetzt, die den Schmerz entstehen lassen. Schmerz als unangenehmes Sinnes- und Gefühlserlebnis wird z. B. brennend, stechend oder bohrend empfunden. Emotional wird Schmerz häufig als zermürbend, quälend oder belastend wahrgenommen. Die Intensität des empfundenen Schmerzes hängt neben dem Nervensignal auch von biologischen, psychischen, sozialen, familiären oder kulturellen Erfahrungen des Individuums ab. Experten sprechen dann vom »biopsycho-sozialen Schmerz«, da jeder Mensch anders empfindet (Rolke u. Nobis 2012).

In Deutschland leiden ca. 12 Millionen Menschen (etwa 17 % der Bevölkerung) unter langanhaltenden, chronischen Schmerzen. Damit verursachen sie jährliche Kosten in Höhe von schätzungsweise 38 Mrd. Euro. Etwa 10 Mrd. Euro davon werden für die Behandlungskosten aufgewandt. Der Restbetrag von 28 Mrd. Euro entsteht durch Krankengeld, Arbeitsausfall und Frühberentung (Nobis u. Rolke 2012).

Die meisten Schmerzpatienten sind zwischen 40 und 70 Jahre alt. Frauen sind häufiger betroffen als Männer. Rücken- und Kopfschmerzen sind die Hauptverursacher für Schmerzerkrankungen in Deutschland. Gründe für die Kopf- und Rückenschmerzen sind z. B. Krankheiten (26 %), psychische Gründe (19 %), Unfälle (12 %) und berufsbedingte Belastungen (11 %) (Deutsche Schmerzgesellschaft e.V.).

### 1.9.2    Schmerzarten

Grundsätzlich wird der Schmerz in zwei Arten unterteilt: den akuten und den chronischen Schmerz. Doch gerade für die Geriatrie sollte der somatoforme Schmerz nicht unerwähnt bleiben.

#### Akute Schmerzen

Akute Schmerzen treten plötzlich auf und haben meist eine eindeutige Ursache. Sie sind auch als Alarmsignal des Körpers zu verstehen, um Schutzreaktionen auszulösen. Akute Schmerzen halten i.d.R. nicht lange an und können über Aufmerksamkeit oder Gefühle verstärkt werden.

#### Chronische Schmerzen

Wenn Schmerzen langanhaltend (ab 3 bis 6 Monate) empfunden werden, werden sie chronische oder auch persistierende Schmerzen genannt. Sie haben großen Einfluss auf das Verhalten und Erleben der Betroffenen. Die Europäische Schmerzstudie aus dem Jahr 2003 (Deutsche Schmerzgesellschaft e.V.) fand für Deutschland Folgendes heraus:

- 73 % der Schmerzpatienten leiden unter Bewegungseinschränkungen.

- 65 % sind nicht mehr in der Lage, außer Haus zu arbeiten.
  → 19 % davon müssen ihren Arbeitsplatz wechseln.
- 64 % der Schmerzpatienten haben Schlafstörungen.
- 52 % beklagen ein eingeschränktes Sexualleben.
- 25 % geraten durch mangelnde Kontaktpflege in soziale Isolation.
- 20 % entwickeln eine Depression.
- Schmerzpatienten sind häufig auch suizidgefährdet.

## Somatoforme Schmerzen

Für somatoforme Schmerzen gibt es trotz oft langanhaltender tatsächlicher Beschwerden keine körperlichen, organischen Ursachen. Röntgen- und Laborbefunde sind unauffällig. Viele Betroffene zeigen typische Begleiterscheinungen wie Erschöpfung, Unruhe oder Magen-Darm-Beschwerden. Verursacht wird der somatoforme Schmerz durch eine Störung der Schmerz- und Stressverarbeitung. Auslöser sind oft psychische Einflüsse wie Angst, Konflikte, Verluste oder Druck – »die Seele macht den Körper krank« (Wachter 2012).

## 1.9.3 Schmerzfolgen

### Schmerzerkrankung

Wenn Schmerzen langanhaltend, also chronisch sind, geht die Warnfunktion des Schmerzes verloren, und eine eigenständige Schmerzerkrankung kann sich entwickeln. Psychische Faktoren (wie Ängste oder Depressivität) und soziale Gegebenheiten (z. B. berufliche Situation oder familiäre Einbettung) nehmen Einfluss darauf, ob und wie stark sich eine Schmerzerkrankung ausbildet (Rolke u. Nobis 2012). Typische Zeichen sind:

- Schlafstörungen (bei bis zu 80 % der Schmerzpatienten) (Nobis 2012b),
- sorgenvolles Grübeln,
- Stimmungsschwankungen mit Gereiztheit, Resignation oder Hoffnungslosigkeit,
- die allgemeine Schaffenskraft lässt merklich nach, und das gesamte Gefühls- und Gedankengefüge des Patienten kreist um seinen Schmerz (Richter 2012).

## Schmerzgedächtnis

Dauerschmerzen verursachen strukturelle Veränderungen an den Nerven in Rückenmark und Gehirn, wodurch sich ein Schmerzgedächtnis bilden kann. Auch wenn keine Schmerzursache mehr vorhanden ist, kann dieses immer wieder an den Schmerz erinnern. Dafür sorgt neben Muskelverspannungen und erlebten Einschränkungen auch eine gesteigerte Empfindlichkeit der für den Schmerz zuständigen Nervenzellen im Gehirn. Neben diesen strukturellen Veränderungen spielen beim chronischen Schmerz vor allem psychosoziale Indikatoren (z. B. (Konflikte, Stress, Unzufriedenheit) eine bedeutende Rolle in der Schmerzwahrnehmung. Chronische Schmerzpatienten leiden unter eingeschränkter Lebensqualität, Hoffnungslosigkeit und Frustration. Dauerschmerz kann auch zu zunehmenden körperlichen Einschränkungen im Alltag, depressiven Stimmungen, Ängsten, Schlafstörungen oder Konzentrationsstörungen führen (Nobis 2012a).

## 1.9.4 Schmerzmessung und -dokumentation

Da Schmerz ein individuelles Erleben ist, kann die Schmerzstärke trotz aller zur Verfügung stehenden Verfahren nicht ohne Mithilfe des Patienten ermittelt werden. Die »Schmerzgeschichte« des Patienten muss dokumentiert und in der Therapie berücksichtigt werden.

### Schmerzanamnese

Bei der Schmerzanamnese (s. auch ▶ Kap. 2) sollten folgende Punkte abgeklärt werden:

- Lokalisation,
- Qualität und Quantität,
- Häufigkeit,
- Dauer und Zeitpunkt,
- Beginn/auslösendes Ereignis,
- schmerzbedingte Einschränkungen und Folgen,
- Schmerzverstärker,
- Kontinuität (Veränderung des Schmerzes im Verlauf der Erkrankung),
- was hilft/was sind derzeitige Maßnahmen (Richter 2012).

Sinnvoll ist die zusätzliche Schmerzdarstellung in Körperschemata. Dafür eignen sich speziell entwickelte Schmerzfragebögen, z. B. der Deutsche Schmerzfragebogen (DSF) der Deutschen Schmerzgesellschaft e.V.[2]

Neben der Schmerzanamnese gibt es verschiedene Messinstrumente zur Erhebung der Schmerzstärke. Eine Auswahl davon befindet sich in ▶ Abschn. 3.6.7.

## Schmerzdiagnostik

Mit Hilfe objektivierbarer Messmethoden kann Schmerz nie eindeutig quantifiziert werden, da er immer auf subjektiver Wahrnehmung beruht. Eine mögliche Ursachenabklärung, z. B. mittels Röntgen, CT oder Labor, sollte jedoch bei Verdacht auf oder zum Ausschluss von organischen Ursachen von ärztlicher Seite eingeleitet werden.

## Schmerzmessung

Die Schmerzmessung sollte regelmäßig unter Nutzung des gleichen Verfahrens mit kontinuierlicher Dokumentation erfolgen. Dazu empfehlen sich mehrmals tägliche Messungen, ca. eine Stunde nach der Schmerzmedikation, in Ruhe und unter Belastung. So werden Bedarf, Dosierung und Effektivität des eingesetzten Mittels erkannt, und es kann ggf. angepasst werden. Die kontinuierliche Kontrolle und Anpassung kann einer Chronifizierung des Schmerzes vorbeugen (Hoche 2012).

## Schmerzdokumentation

Die Schmerzdokumentation sollte systematisch und kontinuierlich, z. B. in Form einer Tabelle oder eines Schmerztagebuch stattfinden. Eine umfassende Broschüre mit integriertem Tagebuch ist z. B. auf den Seiten der Deutschen Schmerzliga e.V. zu finden.

## 1.9.5  Schmerztherapie

Die erste auf Schmerzen spezialisierte Klinik weltweit wurde erst 1960 von Dr. John Bonica (USA) gegründet. Auch in Deutschland gibt es mittlerweile eine Vielzahl an spezialisierten Ärzten, Kliniken und Praxen. Schmerztherapie braucht viel

2 Dieser ist unter http://www.dgss.org/fileadmin/pdf/12_ DSF_Anamnese_Muster_2012.2.pdf zu finden.

Zeit und Geduld: Oftmals kommen Patienten erst nach einem langem Leidensweg zum Spezialisten, eine umfangreiche Diagnostik sowie die Wahl der Therapiemaßnahmen und deren Wirkungseintritt sind zeitintensiv. Schmerztherapie ist heute eine multimodale Therapie verschiedener Berufsgruppen.

An die Schmerz- und Ursachenerfassung schließt sich die Schmerztherapie an. Sie richtet sich nach der Schmerzart.

## Schmerztherapie bei akuten Schmerzen

Bei akuten Schmerzen wird in erster Linie mit Schmerzmitteln (Analgetika) behandelt. Der Häufigkeit von Schmerzen entsprechend gehören Analgetika zu den am meisten verordneten Medikamentengruppen (Nobis u. Rolke 2012).

Von der WHO wurden Schmerzmittel entsprechend der akuten Schmerzstärke in drei Gruppen unterteilt (auch »Stufenschema der WHO« genannt):

- **Leichte Schmerzen:** Mittel zur Bekämpfung leichter Schmerzen sind die Nichtsteroidalen Antirheumatika (NSAR), die am Ort der Schmerzentstehung schmerzstillend und entzündungshemmend wirken. Dabei müssen die Nebenwirkungen auf organischer Ebene beachtet werden: Magen-Darm-Beschwerden sind häufig.
- **Mittelstarke Schmerzen:** Diese werden mit Opioiden behandelt. Sie greifen zentral in den Prozess der Schmerzweiterleitung und -verarbeitung in Rückenmark und Gehirn ein. Zentral bedingte Nebenwirkungen wie Übelkeit und Müdigkeit sind eher vorrübergehend. Eine unsachgemäße und unregelmäßige Einnahme kann jedoch zu Abhängigkeit führen.
- **Starke Schmerzen:** In diesem Fall kommen Opiate (Abkömmlinge von Morphin) zum Einsatz. Sie greifen ebenfalls zentral in die Schmerzverarbeitung ein und bringen, wie die Opioide, die Gefahr der Abhängigkeit mit sich.

## Schmerztherapie bei chronischen Schmerzen

Auch bei chronischen Schmerzen kommen Analgetika zum Einsatz. Sie haben lediglich dämpfenden Charakter, da eine vollständige Linderung oft nicht möglich ist. Diese tritt nur dann ein, wenn die Medikamente regelmäßig und über einen längeren Zeitraum (zur Aufrechterhaltung eines kontinuierlichen Wirkstoffspiegels im Blut) in Tabletten- oder ggf. in Pflasterform zur Anwendung kommen (Menge et al. 2012). Moderne Behandlungsansätze in der Therapie chronischer Schmerzen setzen neben Medikation und ggf. chirurgischen Eingriffen auch nicht-medikamentöse Therapien ein, wie Psychotherapieverfahren (z. B. Kognitive Verhaltenstherapie – KVT), Entspannungsübungen, Stressbewältigung oder physikalische und manuelle Therapiemethoden (Nobis u. Rolke 2012). Erholsamer Schlaf zeigt sich als ein weiterer wichtiger Faktor in der Schmerzbewältigung (Nobis 2012b), denn nur ein ausgeruhter Organismus kann sich auch den körperlichen und seelischen Problemen des Alltags stellen. Eine lebensbegleitende Herausforderung für jeden chronischen Schmerzpatienten bleibt es, mit und nicht gegen den chronischen Schmerz zu leben (Nobis u. Rolke 2012).

### Schmerztherapie bei somatoformen Schmerzen

Haupttherapie der somatoformen Schmerzen ist die Psychotherapie mit dem Ziel einer veränderten Schmerzwahrnehmung. Durch die klare Abgrenzung von Gefühlen und Schmerz sollen neue Ausdrucksformen (wie Wut oder Distanzierung) für die Bewältigung von Empfindungen, Konflikten oder Überforderungen erarbeitet werden. Angenehme Gefühle können den somatoformen Schmerz positiv beeinflussen, wohingegen Schmerzmittel keine oder nur kurzfristige Linderung bringen (Wachter 2012).

### Spezielle Schmerzphysiotherapie (SpSPT)

In Kooperation zwischen der Deutschen Gesellschaft für Schmerzmedizin (DGS), der Deutschen Schmerzliga (DSL) und dem Deutschen Verband für Physiotherapie (ZVK) e.V. wurde eine umfangreiche Weiterbildung über 4 Module (80 Stunden) mit anschließender Prüfung speziell für Physiotherapeuten entwickelt. Ziel ist die Vermittlung von evidenzbasiertem Wissen, also dem aktuellsten Stand der Wissenschaft bzgl. grundlegendem Wissen und Handeln für Physiotherapeuten in der Schmerztherapie.[3]

---

3 Weitere Informationen dazu finden sich unter folgendem Link, der u. a. auch auf einen aktuellen Fortbildungsflyer verweist: http://www.dgss.org/aus-weiter-fortbildung/deutsche-schmerzakademie/spezielle-schmerzphysiotherapie/.

### 1.9.6 Wichtige Begriffe rund um das Thema Schmerz

Eine Auswahl an häufigen und auch für die Physiotherapie wichtigen Termini im Zusammenhang mit Schmerz ist in ◘ Tab. 1.34 zusammengefasst.

### 1.9.7 Ältere Schmerzpatienten

Mit dem Thema »Schmerz im Alter« beschäftigt sich die Medizin in Deutschland noch nicht sehr lange. Als allgemeingültig wird angenommen, dass Schmerzen im Alter normal sei. Mittlerweile weiß man aber, dass Schmerz und Alter nicht unmittelbar verknüpft sind. Denn im physiologischen Alterungsprozess nimmt die Sensibilität des nozizeptiven Systems ab. Das wiederum erhöht die Schmerzschwelle.

> Es besteht keine allgemein erhöhte Schmerzempfindlichkeit bei Älteren.

In den nachfolgenden Ausführungen geht es hauptsächlich um den chronischen Schmerz bei Älteren. Denn akute Schmerzen unterscheiden sich statistisch gesehen nicht in ihrer Häufigkeit in den verschiedenen Altersgruppen.

Mit ihrem großen Einfluss auf Selbständigkeit, Lebensqualität und gesundheitliches Wohlbefinden sollten Schmerzen bei allen älteren Menschen dringend mehr therapeutische Beachtung finden.

### Daten und Fakten

- In verschiedenen Studien lag die Anzahl älterer Menschen mit ständigen oder rezidivierenden Schmerzen zwischen 25 und 50 % (Basler et al. 2001).
- Bei den über 75-jährigen geht man davon aus, dass etwa 90 % unter zeitweisen oder andauernden Schmerzen leiden (DGSS 2006).
- 57 % der Bewohner von Alten- und Pflegeheimen leiden unter Schmerzen (Skarabis 2006).
- Im Rahmen einer Befragung von Patienten über 70 Jahre stellte sich heraus, dass bei Älteren der Schmerz oft übersehen wird. Auf direkte Nachfrage bestätigten 15 % von ihnen Schmerzen, die sie ihrem Hausarzt nicht mitgeteilt hatten. Viele Ältere nehmen den

1

◘ **Tab. 1.34** Fachbegriffe im Bereich Schmerz. (Eigene Auswahl, übernommen aus Rolke 2012 und Wachter 2012)

| Begriff | Erläuterung |
|---|---|
| Akuter Schmerz | Plötzlicher, nur kurz anhaltender Schmerz |
| Analgesie | Schmerzunempfindlichkeit; Ausschaltung der Schmerzempfindung auf einen normalerweise schmerzhaften Reiz |
| Anästhesie | Zustand absoluter Unempfindlichkeit entweder durch neurologische Erkrankungen oder im Rahmen einer Narkose/medikamentöse Betäubung |
| Chronischer Schmerz | Über mindestens 6 Monate bestehender, andauernder Schmerz |
| Neuralgie | Schmerzattacken oder Dauerschmerzen im Versorgungsgebiet eines Nervs oder Nervenastes; die Trigeminusneuralgie ist mit blitzartig einschießenden Schmerzattacken im Gesichtsbereich die Bekannteste |
| Neuropathie | Nichtentzündliche Schädigung eines Nervs, die schmerzlos oder schmerzhaft sein kann |
| Neuropathischer Schmerz | Schmerz als direkte Folge einer Störung oder Erkrankung mit Beteiligung des für die Wahrnehmung sensibler Reize verantwortlichen Nervs/Nervenastes |
| Polyneuropathie | Gleichzeitige Schädigung mehrerer Nerven, die schmerzlos oder schmerzhaft sein kann, z. B. bei Diabetes mellitus. Neben Gefühlsstörungen kommen häufig brennende oder einschießende Schmerzen vor. Das Verteilungsmuster am Körper ist oft strumpf- oder handschuhförmig |
| Ruheschmerz | Überwiegend dauerhaft vorhandene Schmerzen, die durch äußere Reize verstärkt werden können, meist aber ohne diese vorhanden sind |
| Schmerzgedächtnis | Lernvorgänge im schmerzverarbeitenden System von Rückenmark und Gehirn, die zu einer Aufrechterhaltung von Schmerz beitragen können |
| Schmerzschwelle | Geringste Reizstärke, die als schmerzhaft empfunden wird |
| Somatoformer Schmerz | Seelenschmerz; andauernder Schmerz, für den es keine körperlichen Ursachen gibt, der aber oft von ausgeprägten psycho-vegetativen Erscheinungen begleitet wird |

Schmerz als »normales Phänomen des Alters« in Kauf und beklagen sich deutlich weniger darüber als Jüngere bzw. überhaupt nicht. Häufiger stehen die Folgeerscheinungen wie Schlaflosigkeit, Funktionseinbußen oder Lustlosigkeit im Arztgespräch im Vordergrund. Folge davon ist eine schlechte Versorgung von Schmerzpatienten. Noch häufiger war dies der Fall bei Bewohnern in Alten- und Pflegeheimen als bei zu Hause Lebenden (Basler 2012).

- Das PAiN-Kooperationsprojekt (2008-11) fand heraus, dass nur ca. jeder zweite Heimbewohner mit Schmerzen auch adäquat behandelt wird (Kopke 2009).
- Der Großteil der Schmerzen im Alter wird durch degenerative Gelenkserkrankungen (auch der Wirbelgelenke) verursacht:

- 75,7 % haben chronische Schmerzen am Kreuz, an Hüfte, Bein oder Fuß.
- 54,8 % der Patienten beklagten diese an Schulter, Arm und Hand (DGSS 2006).
- Gefolgt werden die Schmerzen am Bewegungsapparat von Nerven- und Tumorschmerzen.
- Im Vergleich dazu liegen die Ursachen im mittleren Erwachsenenalter am häufigsten bei Migräne, Spannungskopfschmerz und unspezifischen Rückenschmerzen (Basler et al. 2001).
- In der Altersgruppe über 75 Jahre sind es hauptsächlich Frauen (80 %), die eine Schmerzeinrichtung besuchen (DGSS 2003).
- Im Schnitt nehmen ältere Patienten zwei bis 19 Medikamente ein, zwei davon sind Schmerzmittel (DGSS 2003).

## Typische Schmerzursachen

- **Bewegungs- und Gelenksschmerzen** werden sehr häufig durch Arthrose oder Arthritis (ab 60 Jahre vor allem in Hüfte, Knie und Fuß), rheumatische Erkrankungen oder Osteoporose hervorgerufen.
- **Neuropathische Schmerzen** gehen mit Erkrankungen wie Diabetes mellitus oder Gürtelrose einher.
- **Zentrale Schmerzen** entstehen z. B. nach Schlaganfall oder Amputation (= Phantomschmerz).
- **Postoperative Schmerzen** treten z. B. nach Schenkelhalsfraktur auf.
- **Tumorschmerzen** sind im Alter sehr häufig.
- **Somatoforme Schmerzen** finden sich durch Reaktivierung von »vergangenen emotionalen Konflikten« bei älteren Patienten immer wieder. Sie sollten deshalb regelhaft bei der Schmerzursachenforschung ausgeschlossen werden.

## Folgen

Eine Schmerzerkrankung (▶ Abschn. 1.9.3) ist altersunabhängig mit deutlichen körperlichen und kognitiven Funktionseinbußen verbunden. Durch eine damit einhergehende reduzierte soziale Interaktion ist die Teilhabe am gesellschaftlichen Leben eingeschränkt.

## Allgemeine Funktionseinbußen und alltagsrelevante Einschränkungen

Der Arbeitskreis Schmerz im Alter der DGSS (2006) eruierte in einer Studie folgende Beeinträchtigungen auf Grund von Schmerzen bei Älteren:
- 13,4 %: Probleme beim Anziehen,
- 22,9 %: Schwierigkeiten beim Treppensteigen,
- 29,4 %: Probleme beim Einkaufen.

Damit steigt der Bedarf an pflegerischer Versorgung, an Unterstützung der Mobilität und in der Haushaltsführung. Die Abhängigkeit von Hilfe älterer Schmerzpatienten nimmt zu.

## Soziale Auswirkungen

27,5 % aus der Studie der DGSS (2006) berichteten von negativen Auswirkungen auf gemeinsame Unternehmungen mit anderen. Dies wiederum hat negativen Einfluss auf die soziale Integration, die selbstständige Aktivität und Teilhabe des älteren Menschen am gesellschaftlichen Leben.

## Psychische Auswirkungen

Auf kognitiver und emotionaler Ebene kann es zu Einschränkungen kommen. Merkfähigkeit und Stimmung sind herabgesetzt, die Menschen wirken oft unausgeglichen, niedergeschlagen und mürrisch.

## Schmerzerfassung

Um massive Folgeerscheinungen bei älteren Schmerzpatienten zu verhindern, ist eine gründliche Schmerzerfassung und -therapie auf verschiedenen Ebenen unerlässlich. Sensorische und/oder kognitive Einschränkungen im Alter erschweren dies häufig. Hinzu kommt, dass ältere Patienten weniger über Schmerzen berichten oder andere Probleme in den Vordergrund stellen. Darum ist es notwendig, sie wiederholt nach Schmerzen zu befragen. Eine vertrauensvolle Atmosphäre, Aufklärung und Ermunterung der Patienten sind Voraussetzung dafür, dass die Betroffenen ihre Schmerzen mitteilen.

## Selbsteinschätzung

Neben der Schmerzanamnese (▶ Abschn. 1.9.4) kommen im Rahmen der Selbsteinschätzung verschiedene Messinstrumente zum Einsatz. Für eine Therapiekontrolle genügt oft eine einfache Skala (z. B. VAS) oder ein kurzes Interview. Für spezifische Erfassungen kommen umfangreichere Fragebögen zum Einsatz.

## Beobachtung

Die Wahl des Verfahrens muss neben der Zielsetzung der Messung auch die verbalen und kognitiven Möglichkeiten des Patienten berücksichtigen. Bei Einschränkung dieser kommen Beobachtungsmethoden für Schmerzverhalten zum Einsatz, z. B. zur Bewertung von Mimik, Atmung oder Verhalten.

Im Arbeitskreis Schmerz im Alter der DGSS (2006) wurde dafür das »strukturierte Schmerzinterview für geriatrische Patienten« (▶ Abschn. 3.6.7) entwickelt. Dabei geht man davon aus, dass bei dementen Patienten indirekte Hinweise (wie Stöhnen, unerklärliche Aggressionen, Abwehr der Pflege, Unruhe, Schlafstörungen oder erhöhter Muskeltonus mit Schonhaltung) zur Feststellung von Schmerz und -intensität Beachtung finden müssen.

**1**

### Anamnese, körperliche Untersuchung und funktionelle Bewertung

Neben der Erfassung der Schmerzen mit all ihren Facetten hat gerade im Alter auch die körperliche Untersuchung mit einer Bewertung der funktionellen Möglichkeiten unter dem Schmerz nach der Internationalen Klassifikation von Funktionsfähigkeit, Behinderung und Gesundheit (ICF) (s. ▶ Abschn. 1.11 und ▶ Kap. 2) eine große Bedeutung. Hierbei sollte die Aufmerksamkeit neben den Funktionsstörungen vor allem im Bereich Aktivität und Partizipation der älteren Person liegen.

### Therapie

Ziel jeder Schmerztherapie ist neben einer Reduzierung der Schmerzen vor allem die Verbesserung der alltagsrelevanten körperlichen und psychischen Funktionalität. Dadurch werden das gesundheitliche Wohlbefinden und die Lebensqualität positiv beeinflusst. Auf Grund der Multimorbidität der Patienten sowie der Vielschichtigkeit von Schmerzen hat sich ein multimodaler Therapieansatz als besonders effizient bei Älteren erwiesen. Neben hoher Wirksamkeit i. S. der Verbesserung der Funktionsfähigkeit und Schmerzlinderung zeigt sich dieser Weg auch aus Kostengründen als deutlich effektiver als herkömmliche Behandlungen.

Bei Vorliegen organischer Ursachen ist die Einleitung einer kausalen Therapie angezeigt. Neben einer guten medikamentösen Schmerzeinstellung als Basis zeigen weitere Verfahren aus Physiotherapie und physikalischer Therapie, Ergotherapie, Psychotherapie oder auch komplexes kognitives Training gute symptomatische Therapieerfolge. Berücksichtigen sollte man bei der Therapieplanung, dass für Ältere eine längere Dauer einzuplanen ist. Einzelne Therapieeinheiten sollten eher kurz gehalten werden. Dafür muss die Anzahl der Behandlungen steigen.

### Medikation

Neben einer kausalen Medikation der Primärerkrankungen dienen Analgetika der symptomatischen Schmerzbehandlung. Die Anwendung von Schmerzmitteln (oral oder als Lokalanästhesie) sollte dann nach ärztlicher Anordnung (Präparat und Dosis; am WHO-Stufenschema orientiert, s. ▶ Abschn. 1.9.5) erfolgen. Wird die Gabe von Opi-

oiden notwendig, beginnt man zur Eingewöhnung anfänglich mit niedriger Dosierung. Damit können ungewollte Nebenwirkungen wie Gleichgewichtsstörungen oder Benommenheit mit Sturzgefährdung vermieden werden.

Unter dem Aspekt der Komorbidität (▶ Abschn. 1.7.2) und Multimedikation (▶ Abschn. 1.8.8) im Alter ist eine regelmäßige Kontrolle der Wirksamkeit der Schmerzmedikation notwendig (Basler 2012).

### Nichtmedikamentöse Verfahren

Eine Ergänzung der medikamentösen Therapie durch nichtmedikamentöse Verfahren ist bei älteren Menschen unerlässlich. Sie zeigen eine ebenso effiziente Wirkung. Nebenwirkungen sind jedoch im Vergleich zu Medikamenten deutlich seltener und geringer. Passive Maßnahmen, Schonung und Ruhigstellung werden von Älteren oft als »DIE Therapie der Wahl« angesehen. Langfristig werden sich aber die bereits bestehenden Funktionseinbußen nur verstärken. Hier gilt es, auf interdisziplinärer Ebene die Patienten besser über Therapiemöglichkeiten und die Bedeutsamkeit von Bewegung bei Schmerzen aufzuklären!

- **Physiotherapie – körperliches und sensomotorisches Training:** Dosierte, regelmäßige Bewegung unter guter Schmerzmedikation und Berücksichtigung der individuellen Leistungsfähigkeit ist bei Schmerzerkrankung der effektivste Weg zum Erhalt von Funktionen und Aktivität und damit von Selbständigkeit und Zufriedenheit.
- **Physikalische (= passive) Maßnahmen:** Massagen, Wärme/Kälte, Elektrotherapie, Ultraschall oder Akupunktur können unterstützend zu Entspannung und Erleichterung beitragen.
- **Psychotherapie:** Entspannungstechniken und Verhaltenstherapie können den Prozess der Linderung positiv unterstützen, jedoch nicht ersetzen. Gerade die kognitive Verhaltenstherapie hat sich als sehr effizient bei Älteren erwiesen.
- **Ergotherapie:** Alltagsrelevantes Funktionstraining, auch unter Einbezug von Hilfsmitteln, kann neben einer positiven Schmerzbeeinflussung zum Erhalt der Selbstständigkeit und damit der Teilhabe beitragen.

▬ **Aufklärung:** Im Rahmen der Aufklärung ist es unerlässlich darüber zu informieren, dass persistierende Schmerzen oftmals nur eine Linderung erfahren können. Die Annahme von Schmerzen im Alter und ein bewusster, aber offensiver Umgang mit diesen ist eine wichtige Grundlage zum Erhalt der Lebensqualität. (Basler 2012; Deutsche Schmerzgesellschaft e.V.)

Um die Schmerzdiagnostik und -therapie vor allem auch beim alten Menschen zu verbessern, wurde die *S3-Leitlinie LONTS – Langzeitanwendung von Opioiden bei nicht tumorbedingten Schmerzen* – entwickelt. Mit ihr liegt seit September 2014 eine evidenzbasierte, aktualisierte Leitlinie als Empfehlungspapier für Mediziner vor. Ebenfalls von der Deutschen Schmerzgesellschaft im Auftrag befindet sich eine *Leitlinie zum Schmerzassessment bei älteren Menschen in der vollstationären Altenhilfe* (DGSS u. AWMF 2014).

▪ **Fazit: Aktiv gegen den Schmerz**

Schmerzen sind bei älteren Menschen ein häufig anzutreffendes Symptom. Statistisch gesehen sind diese Menschen aber nicht adäquat versorgt. Neben der Annahme, dass Schmerzen im Alter normal sind, liegt ein weiterer Grund in der Schwierigkeit der Schmerzerfassung bei kognitiv eingeschränkten Personen.

Zu beobachten ist bei Älteren eine Abnahme aktiver Bewältigungsmuster hin zu passiven Strategien. Dabei zeigen jedoch gerade aktive Therapieansätze im Alter größte Effekte auf Schmerzen und Funktionalität. Im Rahmen der postakuten Frühmobilisation und Funktionsschulung älterer Menschen müssen Schmerzen frühzeitig berücksichtigt und behandelt werden, um Mobilitätserhalt und -zugewinn zu gewährleisten. Die Festlegung von Art und Dosis eines Schmerzmedikaments ist auf Grund der Multimorbidität und der damit einhergehenden Multimedikation immer eine individuelle Entscheidung des Arztes. Sie sollte regelmäßig kontrolliert werden. Hierfür eignen sich u. a. einfache Hilfen, wie z. B. die Visuelle Analogskala (VAS) oder verschiedene Beobachtungsmethoden bei verbal und/oder kognitiv eingeschränkten Patienten.

Damit die schmerztherapeutische Versorgung älterer Menschen, vor allem in Problembereichen wie Pflegeeinrichtungen und speziell bei dementen Patienten, eine Verbesserung erfährt, muss das Thema Schmerz bei Behandlern und Betreuern mehr in den Fokus rücken. Daneben gilt es, spezifi-

sche Diagnostik und Schmerzerfassung durchzuführen. Die eindeutige Ursache für die Schmerzen bei alten, überwiegend multimorbiden Patienten zu identifizieren bleibt eine schwierige und anspruchsvolle Herausforderung.

### 1.9.8 Fragen

▬ Welche drei Schmerzarten unterscheidet man?
▬ Wie erfolgt eine Schmerzabklärung?
▬ Wonach richtet sich die Schmerztherapie und welche Möglichkeiten für Interventionen gibt es?
▬ Warum sind Schmerzen im Alter nicht selbstverständlich?
▬ Wodurch wird der Großteil von Schmerzen im Alter verursacht?
▬ Unter welchen Konsequenzen leiden vor allem ältere Schmerzpatienten?
▬ Weshalb ist die Beobachtung eine wichtige Komponente bei der Schmerzerfassung Älterer?
▬ Welche relevanten Ziele verfolgt die Schmerztherapie bei älteren Patienten neben der Schmerzreduktion noch?

## 1.10 Trainierbarkeit und Training im Alter

*Katja Richter*

Mit zunehmendem Alter kommt es neben physiologischen Veränderungen zu einer Zunahme an chronischen und degenerativen Erkrankungen. Sie führen zu Bewegungseinschränkung und -mangel. Um die psycho-physische Stabilität im Alter zu erhalten oder nach Einschränkungen wieder zu verbessern, kommt der Mensch um eine aktive Lebensgestaltung bis ins hohe Alter nicht umhin.

Neben einer gesunden Lebensweise mit regelmäßiger Bewegung und ausgewogener Ernährung sollte die Durchführung von gezieltem Training ein unersetzlicher Bestandteil des alltäglichen Lebens sein. Denn auch ein alter Mensch ist trainierbar, selbst wenn dieser nie Sport getrieben hat und erst im hohen Alter damit beginnt. Im Vergleich zu einem jungen Erwachsenen benötigen Ältere jedoch ein längeres Training. Hier braucht es viel Motivation und Bestätigung, Fingerspitzengefühl und Offenheit sowie umfangreiches Fachwissen seitens der Physiotherapeutin.

Was Training bedeutet, welche motorischen Bereiche beim Training im Alter förderungsbedürftig und -fähig sind und was beim gezielten Training mit älteren Menschen beachtet werden sollte, wird im Folgenden dargestellt.

## 1.10.1 Training

Training ist ein geplanter und kontrollierter Prozess. Unter Zuhilfenahme von methodischen, inhaltlichen und organisatorischen Mitteln wird ein gesetztes Ziel verfolgt, unter dem es zu einer Leistungssteigerung mit Verbesserung der Handlungsfähigkeit und des Verhaltens kommen soll. Dabei kann Training maximierend, präventiv, therapeutisch oder rehabilitativ wirken.

Trainingsmaßnahmen sollten sich immer an der Person und den zu erreichenden Zielen orientieren (z. B. Gehfähigkeit nach Amputation wiedererlangen oder Heranführen an eine Sportart im Alter). Eine Orientierung bei der Wahl der Übungen und Intensitäten sollte nicht an den Defiziten, sondern an den aktuell verfügbaren Fähigkeiten und Ressourcen erfolgen.

Im Bereich der Medizinischen Trainingslehre gibt es eine genaue Definition darüber, was sportliches Training ist.

> **Sportliches Training**
>
> Das sportliche Training ist ein Prozess (Trainingsprozess), bei dem Maßnahmen, Verfahren, Mittel, Formen und Medien entwickelt und einsetzt werden, um beim Trainierenden entsprechend einer definierbaren Zielvorstellung Zustandsänderungen hervorzubringen (Dober 2016).

Auch wenn diese Begriffserklärung für geriatrische Patienten und deren Training Gültigkeit hat, eignet sich für medizinische Zwecke mit therapeutisch-rehabilitativer Ausrichtung eher folgende Definition:

> **Training**
>
> Training ist eine regelmäßige körperliche Belastung, die in der Lage ist, organische Wachstumsprozesse auszulösen, zum Zweck der Erhaltung oder Verbesserung der funktionellen Kapazität von Organen, Organsystemen und Stoffwechselprozessen (Haber o.J.).

Man kann also auch sagen, dass Training und somit jede Therapie geriatrischer Patienten inklusive Eigenübungsprogramm immer einen ganzheitlichen (Trainings-)Effekt haben. Ebenso werden physiologische Veränderungen positiv beeinflusst:

> » Kraft- und Gleichgewichtstraining haben daher das Potenzial, biologische Alterungsprozesse zu verlangsamen und diesen entgegenzuwirken.
> (Granacher et al. 2010, S. 25)

Im Alter sind vor allem die motorischen Fähigkeiten Ausdauer und Kraft mit Hilfe von gezieltem Training gut ausbaubar und bringen den größten alltagsrelevanten Nutzen für die Person. Üben (= regelmäßige körperliche Bewegung und Übungswiederholung) ist ein wichtiger Lernprozess. Dadurch können z. B. auch die Koordination, Schnellkraft und Beweglichkeit deutlich verbessert werden (Haber o.J.).

**Allgemeingültige Trainingsregeln**
- Begonnen wird immer mit einem guten Aufwärmtraining, inkl. Dehnübungen.
- Pressatmung und Kreislaufbelastung sind beim Training zu vermeiden.
- Auf eine korrekte Durchführung der Übungen muss geachtet werden.
- Nur ein Reiz, der ausreichend intensiv, lang und häufig erfolgt, erzielt auch eine Anpassungsreaktion.
- Trainiert wird am individuellen Leistungslimit, um einen Leistungszuwachs zu erreichen. Weitere Trainingsreize müssen jeweils neu an das aktuelle Leistungsniveau angepasst werden (= Progressivität).
- Regelmäßigkeit und Dauerhaftigkeit des Trainings müssen im Alter zum Funktionserhalt gewährleistet sein!

### Dosis-Wirkungs-Beziehung

Wie bei jeder Medikation gilt auch beim Training, dass nur eine bestimmte Dosierung auch eine gewollte Wirkung (weder überschießend noch unter-

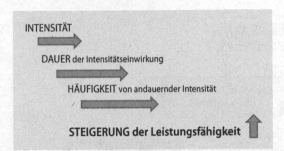

INTENSITÄT

DAUER der Intensitätseinwirkung

HÄUFIGKEIT von andauernder Intensität

STEIGERUNG der Leistungsfähigkeit

◻ **Abb. 1.11** Trainingsprinzipien

schwellig) hervorruft. Dabei wird die Trainings-dosis beeinflussbar durch:

- Intensität der Belastung: Sie ist abhängig von der max. individuellen Leistungsfähigkeit.
- Dauer der Belastung: Sie ist die Zeiteinwirkung der trainingswirksamen Belastungsintensität.
- Häufigkeit der Belastung: Sie ist die Anzahl der wirksamen Trainingsreize bzgl. Intensität und Dauer (s. dazu Zusatzinformation zu »Superkompensation« unten).
- Ein progressives Leistungstraining bedarf einer systematischen Steigerung der Netto-Trainingsbelastung (Haber o.J.).

Mit Hilfe dieser quantifizierbaren Trainingsaspekte (◻ Abb. 1.11) wird Training steuerbar.

**Superkompensationsregel als wichtiges Trainingsprinzip bzgl. der Dosierung!**
Superkompensation, auch Überkompensation genannt, ist ein Modell, das verdeutlicht, wie Anpassungsprozesse (Adaptation) im Rahmen des sportlichen Trainings ablaufen. Das Modell besagt, dass der Körper nach einer Trainingsbelastung nicht nur die Bereitschaft zur Erbringung des gleichen Leistungsniveaus wiederherstellt, sondern im Verlaufe der Erholung (Regeneration) die Leistungsfähigkeit über das ursprüngliche Niveau hinaus steigert und über einen bestimmten Zeitraum auf diesem Niveau hält.
Nur wenn in der Phase der Überkompensation das nächste Training mit einem dem gesteigerten Leistungsniveau entsprechenden Anspruch stattfindet, kann eine kontinuierliche Verbesserung der Leistungsfähigkeit erreicht werden.
**Fazit:** Nach jeder Trainingseinheit ist eine Pause notwendig! ABER wie lang sollte sie sein?
**Tipp:** Die Länge der Pause ist abhängig von Alter, Trainingszustand und -art sowie der genetischen Veranlagung der Person. Wenn die Leistungsfähigkeit unverändert bleibt oder nachlässt, waren die Abstände zwischen den Trainingseinheiten vermutlich zu lang. Zu kurze Trainingsabstände können sich in Kraftlosigkeit, Müdigkeit, geringer Lust zum Trainieren oder durch leicht erhöhten Ruhepuls am Morgen äußern.

❯ Beim alten inaktiven Menschen zeigt bereits der Wiedergebrauch von Muskeln durch regelmäßige, erhöhte Bewegungsleistung auch ohne systematischen Trainingsprozess nachhaltige Wirkung. Das bedeutet, dass jeder Mensch generell von jeder Form der Aktivität und Mobilisation profitiert, selbst wenn er kein gezieltes Training erhält. Wird ein gezieltes Training beendet oder abgebrochen, reduzieren sich die erreichten Trainingsergebnisse messbar (Dovjak 2016).

## Regeln der Adaption

┌─ **Adaption** ─────────────────────────
│ Adaption ist eine Anpassungsreaktion des
│ Organismus auf Reize. Im Trainingsbereich
│ spricht man von einer Anpassung der Leis-
│ tungsfähigkeit des Organismus als Reaktion
│ auf einen Trainingsreiz (Superkompensation).
│ Synonyme: Adaptation, Anpassung, Gewöh-
│ nung (Zalpour 2010)

Anpassungsvorgänge des Körpers sind individuell. Sie verlangsamen und reduzieren sich nach dem 30. Lebensjahr, ohne jedoch auch im hohen Alter komplett verloren zu gehen. Diese Tatsache macht sich das Training im Alter zunutze: Wenn Intensität, Dauer und Häufigkeit einer Belastung eine gewisse individuelle Schwelle erreichen und überschreiten, tritt Trainingswirksamkeit, also ein Leistungszuwachs, ein.

Um funktionelle Anpassungen des Körpers zu erreichen, zu erhalten und zu steigern, bedarf es der Einhaltung folgender Kriterien:

- Kontinuität und Dauerhaftigkeit des Trainings,
- Beachtung der Individualität und Altersgemäßheit der Trainingsform,
- Spezifität der Übungen sowie
- Variation der Trainingsbelastung.

## 1.10.2 Motorische Grundeigenschaften

Motorische Fähigkeiten und Kompetenzen, die die Alltagskompetenz entscheidend bedingen, sind wichtige Trainings- und Übungsinhalte. Sie werden

**1**

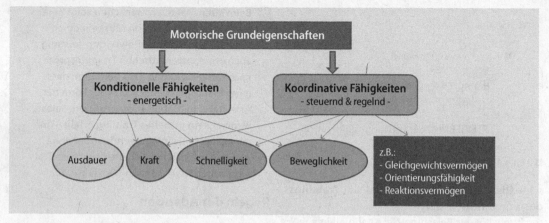

**Motorische Grundeigenschaften**

**Konditionelle Fähigkeiten**
- energetisch -

**Koordinative Fähigkeiten**
- steuernd & regelnd -

Ausdauer    Kraft    Schnelligkeit    Beweglichkeit

z.B.:
- Gleichgewichtsvermögen
- Orientierungsfähigkeit
- Reaktionsvermögen

◘ **Abb. 1.12** Motorische Grundeigenschaften. (Eigene Darstellung in Anlehnung an Hohmann et al. 2002 mit freundlicher Genehmigung)

in konditionelle und koordinative Fähigkeiten unterteilt. Dazu gehören laut Hohmann et al. (2002):
- Kraft,
- Ausdauer,
- Schnelligkeit,
- Beweglichkeit und
- Koordination.

In ◘ Abb. 1.12 ist eine Zusammenstellung der motorischen Grundeigenschaften und ihren Zuordnungen dargestellt.

Um Alltagskompetenz und Sicherheit im Alter zu erhalten oder wiederzuerlangen, sollten dringend auch das Gleichgewichtsvermögen und das Dual-/Multi-Tasking trainiert werden.

◘ Tab. 1.35 bietet eine Zusammenstellung der Begrifflichkeiten der motorischen Grundeigenschaften und alltagsnotwendigen Kompetenzen, die in den nachfolgenden Abschnitten noch ausführlicher betrachtet werden.

Motorische Fähigkeiten und Fertigkeiten gehen oft ineinander über, um zur Zielbewegung oder

◘ **Tab. 1.35** Wichtige Trainingskomponenten für Alltagstauglichkeit. (Eigene Zusammenstellung in Anlehnung an Dober 2016)

| Komponente | Erläuterung |
| --- | --- |
| Kraft | Fähigkeit, einem äußeren Widerstand entgegenzuwirken oder diesen zu überwinden |
| Ausdauer | Widerstandfähigkeit des Organismus gegen Ermüdung bei lang andauernder Belastung sowie schnellere Erholungsfähigkeit nach Ermüdung |
| Koordination | Das harmonische Zusammenwirken von Sinnesorganen, peripherem und zentralem Nervensystem (ZNS) und der Skelettmuskulatur |
| Schnelligkeit | Fähigkeit des Organismus, motorische Aufgaben schnellstmöglich durchzuführen |
| Beweglichkeit/ Flexibilität | Der Bewegungsradius von Gelenken und die Dehnfähigkeit der umliegenden Muskulatur |
| Körperliches Gleichgewicht/Balance | Beibehaltung oder Wiedererlangung eines stabilen Körperzustandes mittels ausgleichender Gewichtsverteilung in Ruhe oder bei Bewegung |
| Posturale Kontrolle | Kontrolle der aufrechten Körperposition im Raum mit dem Ziel, das Gleichgewicht und die Orientierung gegen den Einfluss der Schwerkraft einzunehmen und zu erhalten |
| Dual-/Multi-Tasking | Fähigkeit, zwei bzw. mehr kognitive oder/und motorische Aufgaben gleichzeitig auszuführen |

-sportart zu befähigen. So können z. B. mit einem Gleichgewichtstraining auch die Kraft oder mit einem Krafttraining auch die Schnelligkeit einen Zugewinn erfahren.

Neben intrinsischen Faktoren (wie Ernährungszustand, Herz-Kreislauf-System oder Erkrankungen, Motivation und Konzentration) werden sie auch von außen stark beeinflusst (z. B. ablenkende Geräusche, Klima, Beleuchtung). Diese inneren und äußeren Gegebenheiten sollten bei der Therapie- und Trainingsplanung im Sinne der Ganzheitlichkeit Berücksichtigung finden.

### 1.10.3 Kraft

> **Kraft**
>
> Kraft ist die Fähigkeit des Muskels, Körperteile bzw. den gesamten Körper auch gegen die Schwerkraft bewegen zu können sowie eine aufrechte Körperposition beizubehalten.

Dazu gehören im Alter vor allem Transferleistungen im Sinne von Lagewechseln, wie das selbständige Aufstehen aus dem Bett und vom Stuhl. Kraft ist auch entscheidend für sicheres Gehen oder Treppensteigen, sowohl in der Spielbeinphase (Heben und Vorschwingen des Beines) als auch in der Standbeinphase (Stabilisation von Bein und Rumpf).

Kraft und Muskelmasse erfahren physiologisch im Altersverlauf, bei Erkrankung und durch Nichtgebrauch einen Verlust. Vor allem Gelenk- und Muskelschmerzen können sich deutlich limitierend auf den Kraftzustand einer Person auswirken. Ab.dem 30. Lebensjahr verliert der Mensch an Muskelmasse. Ab dem 65. Lebensjahr nehmen vor allem die Maximalkraft und die Explosivkraft ab, wobei die untere Extremität deutlicher davon betroffen ist als die Muskulatur an Rumpf und oberer Extremität (Zahner et al. 2014). Bei Immobilität durch Bettruhe kann man von 1 % Kraftverlust pro Liegetag ausgehen (Runge 2013) (s. auch ▶ Abschn. 1.6.4).

### Arten und Arbeitsweisen von Kraft

Will man das Training planen, ist es wichtig, Arten und Arbeitsweisen von Kraft zu kennen.

– **Arten von Kraft** (Skarabis 2006):
  – Maximalkraft: Kraftleistung, die bei maximaler willkürlicher Anstrengung gerade einmal aufgebracht werden kann, z. B. einen Urlaubskoffer auf die Waage stellen. Verlust: 1-2 % p.J. ab dem 65. LJ,
  – Schnellkraft: Fähigkeit, den eigenen Körper, Körperteile oder Geräte mit hoher Geschwindigkeit zu bewegen, z. B. Sprung über Pfütze. Verlust: 3-4 % p.J. ab dem 65. LJ,
  – Kraftausdauer: Ermüdungswiderstandsfähigkeit gegen lang andauernde oder sich wiederholende Belastungen, z. B. bis in die dritte Etage mit Einkaufsbeutel Stufen steigen,
  – Reaktivkraft: Kraftentwicklung bei reaktiven Bewegungen, z. B. beim Strauchelni einen Schutzschritt zur Beibehaltung des Gleichgewichtes machen.
– **Arbeitsweisen von Kraft** (Friedrich 2007):
  – statisch (haltend) und dynamisch (bewegend),
  – konzentrisch (überwindend) und exzentrisch (nachgebend),
  – isometrisch (Kontraktion ohne Muskelverkürzung), isotonisch (Kontraktion mit Muskelverkürzung) und auxotonisch (Kombination aus isotonischer und isometrischer Arbeit).

Kraftverluste vor allem der unteren Extremität (Knieextensoren und Plantarflexoren) sind im Alter hauptsächlich auf körperliche Inaktivität zurückzuführen (Granacher et al. 2010). Beim untrainierten Älteren kommt es neben einer reduzierten neuronalen Ansteuerung der Muskeln auch zu einer Abnahme im Querschnitt und in der Anzahl der Muskelfasern (Atrophie; vor allem FT-Fasern (»fast twitching«; Typ II) betroffen). Um einem im Alter häufig durch Mindergebrauch verursachten Muskelmasseverlust vorzubeugen, braucht es einen angemessenen und systematischen Muskelaufbau aller großen Muskelgruppen. Man kann davon ausgehen, dass die Muskelkraft durch gezieltes Training um bis zu 40 % vom Ausgangsniveau ausgehend verbessert werden kann (Dober 2016). Trainingsreize müssen dafür jedoch spezifisch, also alltagsrelevant und funktionell sein: Wer Treppe

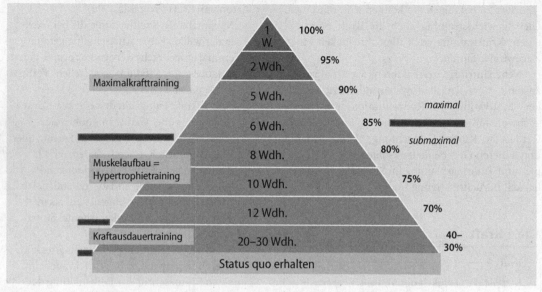

Status quo erhalten

□ **Abb. 1.13** Intensität der Belastung beim Krafttraining. (Eigene Darstellung in Anlehnung an DTB 2010)

steigen muss, sollte also unter anderem auch durch Treppe steigen die Kraft dafür trainieren.

### Trainingsempfehlungen Kraft

- Es gelten die allgemeinen Trainingsempfehlungen (▶ Abschn. 1.10.1).
- **Intensität:** Das Trainingsgewicht wird als prozentualer Wert des Einwiederholungsmaximums (EWM) ermittelt.[4] Dabei gelten 30 % davon als Minimum (Status quo der Muskelleistung erhalten), 50 % für Anfänger (moderate Anstrengung), und ein Training mit 70-80 % des Einwiederholungsmaximums empfiehlt sich für länger Trainierende (Hypertrophietraining) (Haber o.J.). □ Abb. 1.13 zeigt eine Zusammenstellung der Steuerungselemente zur Bestimmung der Intensität beim Krafttraining.
- **Dauer:** Sie wird auch als Satz bezeichnet und entspricht der pausenlosen Wiederholung der Übung mit entsprechendem Gewicht. Geht man von 8-12 Wiederholungen aus, ist das genutzte Gewicht optimal, wenn am Satzende

eine sehr deutliche Muskelermüdung eingetreten ist (submaximal). Eine Steigerung der Trainingsdauer erfolgt über das Anhängen eines erneuten Trainingssatzes (nicht durch Erhöhung der Wiederholungszahl) (Haber o.J.). Eine Trainingseinheit sollte ca. 45-60 Minuten dauern (Zahner et al. 2014).
- **Häufigkeit:** Das Minimum liegt bei einem Satz pro Muskelgruppe pro Woche. Optimal wären 2 bis 3 Sätze, an 2 bis 3 Trainingstagen pro Woche. Man geht davon aus, dass 10-12 Übungen notwendig sind, um die gesamte Skelettmuskulatur zu erreichen (Haber o.J.).
- **Progressivität:** Kraftzuwachstraining bedarf der regelmäßigen Kontrolle und Anpassung der Intensität (Widerstand oder Wiederholungszahl) an den aktuellen Leistungsstand der Muskulatur. Dabei werden Übungen bis zur Muskelermüdung (Zittern, Wärme) wiederholt. Krafttraining sollte nicht an aufeinanderfolgenden Tagen durchgeführt werden (Superkompensation beachten).
- Alle Bewegungen sollen gleichmäßig und langsam durchgeführt werden (auf 3 Sek. anheben, auf 3 Sek. senken). Zwischen den Sätzen bzw. den Übungen sollten 2-3 Minuten Pause sein (Zahner et al. 2014).

---

4 Das Einwiederholungsmaximum (= 1 RM) steht dabei für die Kraft, die bei größter physischer und psychischer Anstrengung gerade einmal aufgebracht werden kann.

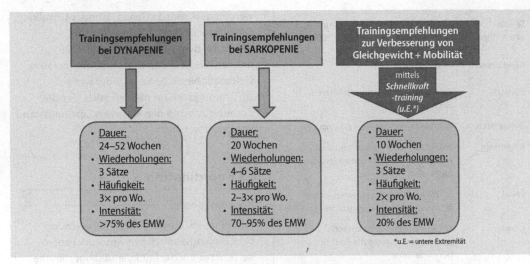

**Abb. 1.14** Spezielle Krafttrainingsempfehlungen. (Eigene Darstellung in Anlehnung an Granacher u. Borde 2013)

- Spezielle Trainingsempfehlungen für ausgewählte Erkrankungen (▶ Abschn. 1.8.4) und Probleme s. ◘ Abb. 1.14.

### 1.10.4 Ausdauer

> **Ausdauer**
>
> Ausdauer ist das physische und psychische Durchhaltevermögen einer Person. Im Sport ist Ausdauer die Ermüdungswiderstandsfähigkeit des Organismus bei lang andauernder Leistung.

Ausdauervermögen bedarf jede Handlungsserie, zu der im Alltag beispielhaft das Waschen und Anziehen, das Zubereiten von Essen, die Haus- und Gartenarbeit oder der Gang zum Friseur oder Arzt gehören. Maßgeblich beeinflussende Komponenten des Ausdauervermögens eines Organismus sind:
- die Lebensgewohnheiten und -umstände,
- die Bereitstellung von Sauerstoff über Atmung und Herz-Kreislauf-Funktion,
- die muskuläre Sauerstoffverarbeitungskapazität durch den Stoffwechsel,
- vorhandene Energiespeicher sowie
- eine ökonomische Muskelarbeit (koordinierte Bewegung erhöht deren Wirkungsgrad). (Leyk et al. 2007)

### Arten von Ausdauer

Die Ausdauer wird in verschiedene Arten unterteilt
- statische und dynamische,
- allgemeine und lokale,
- aerobe und anaerobe Ausdauer,
- Kurzzeit-, Mittelzeit- und Langzeit-Ausdauer.

Ihre Bedeutungen sind in ◘ Tab. 1.36 zusammengestellt.

### Maximale Sauerstoffaufnahmekapazität

Maßgeblich für die Alltagskompetenz im Alter ist die maximale Sauerstoffaufnahmekapazität ($VO_2max$). Sie ist die maximale Menge Sauerstoff, die pro Minute bei Ausdauerbelastung aufgenommen werden kann. Wenn sie reduziert ist, hat dies funktionelle Auswirkungen: Man ermüdet schneller.

Eine Abnahme erfährt die $VO_2max$ durch Alterungsprozesse und Inaktivität. Ihren Höchstwert hat sie ums 20. Lebensjahr. 60-jährige Männer erfahren eine physiologische Einbuße von 1/2 bis 1/4, Frauen verlieren ca. 1/4-1/5 ihrer maximalen Sauerstoffaufnahmekapazität (Haas 2008).

Für eine unabhängige Lebensführung sollte die relative maximale Sauerstoffaufnahmekapazität bei 80- bis 85-jährigen zwischen 15 bis 18 ml/min/kg liegen. Dieser Wert wird oft von über 80-jährigen inaktiven Menschen oftmals nicht mehr erreicht (Haas 2008).

1

**◻ Tab. 1.36** Bedeutung verschiedener Ausdauer-
arten. (Eigene Zusammenstellung nach Wastl 2007)

| Ausdauerart | Bedeutung |
|---|---|
| Statisch | Ausdauerfähigkeit bei gehaltenen Bewegungen |
| Dynamisch | Ausdauervermögen bei Bewegung |
| Allgemein | ≥ 1/6 bis 1/7 der Gesamtmuskel-masse sind bei der Ausdauerleistung eingesetzt |
| Lokal | ≤ 1/6 der Gesamtmuskelmasse sind in Ausdaueraktivität einbezogen |
| Aerob | Ein ausreichendes Sauerstoff-angebot ermöglicht die Energie-bereitstellung |
| Anaerob | Die Belastungsintensität ist zu hoch, um noch genügend Sauerstoff zur Energiegewinnung zur Verfügung zu haben. Der Körper geht eine Sauer-stoffschuld ein |
| Kurzzeit | 35–120 Sek. |
| Mittelzeit | 3–11 Min. |
| Langzeit | 12–360 Min. |

Ausdauertraining verbessert die maximale Sauerstoffaufnahmekapazität in jedem Alter. Die allgemeine aerobe Ausdauer (Herz-Kreislauf-Kapazität)
kann durch Training um bis zu 40 % verbessert werden. Die lokale aerobe Ausdauer (auch spezielle
Ausdauer genannt) stellt beim Menschen die am
besten trainierbare konditionelle Leistungskompo-
nente dar (Dober 2016).

**Trainingsempfehlungen Ausdauer**
- Es gelten die allgemeinen Trainingsempfehlungen (▶ Abschn. 1.10.1).
- Ausdauerreize werden über die Dauer (30 oder
  60 Min.) oder die Intensität (Sportart, Tempo)
  gesetzt.
- Zum Erhalt ihrer Alltagskompetenz sollten
  60- bis 80-jährige 4- bis 5-mal pro Woche für
  ca. 30 bis 45 Min. Ausdauertraining durchführen (Haas 2008).
- Im Alter sollten hauptsächlich die dynamische,
  allgemeine und aerobe Ausdauer geschult

werden, z. B. mittels Gehen, Wandern, Walking,
Schwimmen oder Radfahren.
**CAVE:** Bei der Wahl der Ausdauerleistung
müssen das Körpergewicht und degenerative
Gelenkprobleme berücksichtigt werden.
- Im Trainingsverlauf müssen auch hier die
  Trainingsreize an den aktuellen Leistungsstand
  angepasst werden.

## 1.10.5 Koordination

> **Koordination**
>
> Koordination ist eine geordnete Bewegung
> bzw. Haltungskontrolle als Ausdruck rezipro-
> ker Innervation der Muskulatur (abgestimmte
> Muskelaktivität), bzw. das gleichzeitige Zu-
> sammenspiel mehrerer Körperteile bei einer
> komplexen Bewegung (Zalpour 2010).

Durch das Zusammenspiel von Muskeln, Nerven
und Sinnesorganen werden Impulse an die Muskeln
gesandt. Diese sind so zeitlich, stärke- und um-
fangmäßig aufeinander abgestimmt, dass der Bewegungsablauf harmonisch und ökonomisch abläuft.
Die Bewegung erfolgt in reibungslos und rhyth-
misch aufeinander abgestimmten Einzel- und Teil-
bewegungen, die räumlich, zeitlich und vom Kraftaufwand angepasst der Aufgabe entsprechen. Dies
erfordert ein koordiniertes Zusammenspiel zwischen den agonistischen Muskeln auf der einen
Seite und den antagonistisch arbeitenden Muskeln
auf der Gegenseite. Koordination trägt damit
wesentlich zur Bewegungssicherheit bei.

**Teilbereiche der Koordinationsfähigkeit**
Teilbereiche der Koordinationsfähigkeit sind:
- kinästhetische Differenzierungsfähigkeit,
- räumliche Orientierungsfähigkeit,
- Rhythmusfähigkeit,
- Reaktionsfähigkeit,
- Kopplungsfähigkeit (die koordinierte Verbin-
  dung von Teilkörperbewegungen zu einer flüs-
  sigen und zielgerichteten Gesamtbewegung),
- Gleichgewichtsfähigkeit und
- Umstellungsfähigkeit/Antizipationsfähigkeit.
  (Schaller u. Wernz 2015)

◘ **Tab. 1.37** Erklärung der einzelnen Koordinationsteilbereiche. (Eigene Darstellung in Anlehnung an Schaller u. Wernz 2015)

| Teilbereich der Koordination | Definition |
|---|---|
| Kinästhetische Differenzierungsfähigkeit | Fähigkeit zum Erreichen einer hohen Feinabstimmung einzelner Bewegungsphasen und Teilkörperbewegungen, die in großer Bewegungsgenauigkeit und Bewegungsökonomie zum Ausdruck kommt |
| Räumliche Orientierungsfähigkeit | Fähigkeit zur Bestimmung und zielangepassten Veränderung der Lage und Bewegung des Körpers im Raum |
| Rhythmusfähigkeit | Fähigkeit, einen von außen vorgegebenen Rhythmus zu erfassen und motorisch umzusetzen. Außerdem die Fähigkeit, einen verinnerlichten Rhythmus einer Bewegung in der eigenen Bewegungstätigkeit zu realisieren |
| Reaktionsfähigkeit | Fähigkeit zur schnellen Einleitung und Ausführung zweckmäßiger motorischer Aktionen auf Signale |
| Kopplungsfähigkeit | Fähigkeit, Teilkörperbewegungen bzgl. eines bestimmten Handlungsziels räumlich, zeitlich und dynamisch aufeinander abzustimmen |
| Gleichgewichtsfähigkeit | Fähigkeit, den gesamten Körper im Gleichgewichtszustand zu halten oder während und nach umfangreichen Körperverlagerungen diesen Zustand beizubehalten oder wiederherzustellen |
| Umstellungsfähigkeit/ Antizipationsfähigkeit | Fähigkeit, während des Handlungsvollzugs das Handlungsprogramm veränderten Umgebungsbedingungen anzupassen oder evtl. ein völlig neues und adäquates Handlungsprogramm zu starten |

Zum besseren Verständnis sind in ◘ Tab. 1.37 den einzelnen Teilbereichen die Definitionen hinzugefügt.

Die Koordinationsfähigkeit nimmt bei Männern um das 50., bei Frauen um das 60. Lebensjahr ab, wobei Bewegungsmangel und Inaktivität in der Hauptsache verantwortlich für Koordinationsverluste sind.

Das Koordinationsvermögen ist intra- und interindividuell sehr verschieden ausgeprägt. Es ist nicht angeboren, sondern muss erlernt werden. Im weiteren Verlauf des Lebens bzw. einer Sportart werden sie dann gefestigt und erweitert.

## Trainingsempfehlungen Koordination

- Bewegung, Übung und Training fördern die Koordinationsleistungen in allen Altersgruppen.
- Dabei sind verschiedene Trainingsansätze möglich (z. B. Aerobic, Tanzen, Tai Chi, Ballsportarten) und gleich effektiv.
- Die Übungen bedürfen vieler Wiederholungen (Haas 2008).

## 1.10.6 Schnelligkeit

> **Schnelligkeit**
> Schnelligkeit ist die Fähigkeit zur schnellstmöglichen Bewegung, Entscheidung oder Reaktion.

Grundlage für schnelles motorisches Reagieren sind Kraft, intra-, inter- und neuromuskuläres Koordinationsvermögen sowie kognitive Leistungsfähigkeit. Schnelligkeit beruht stark auf genetischen Determinanten und ist durch Training um ca. 20 % zu steigern (Dober 2016).

Schnelligkeit kann in zwei Formen unterteilt werden (Haas 2008):

a. **Kognitive Schnelligkeit.** Dazu gehören:
   - Wahrnehmungsschnelligkeit (der Handstock beginnt umzufallen),
   - Antizipationsschnelligkeit (Nach welcher Seite weicht mir ein entgegenkommender Fußgänger aus?),
   - Entscheidungsschnelligkeit (Weiche ich als Fußgänger dem Radfahrer nach rechts oder nach links aus?).

**1**

b. **Motorische Schnelligkeit.** Dazu gehören:
- Reaktionsschnelligkeit: Auslösen einer Antwortreaktion auf visuelle, akustische oder taktile Reize,
- Frequenzschnelligkeit: kommt bei zyklischen Bewegungsabläufen zum Tragen (z. B. Gehen, Schwimmen, Radfahren),
- Aktionsschnelligkeit: wird bei azyklischen Bewegungsformen abverlangt (z. B. Umkippen des Glases verhindern, Ausrutschen auf feuchtem Laub abfangen).

Bei Defiziten der motorischen Schnelligkeit kann die kognitive Schnelligkeit sie bis zu einem gewissen Grad kompensieren. Vor allem die Reaktions- und Aktionsschnelligkeit sind im Alltag älterer Menschen von Bedeutung. Hier geht es hauptsächlich darum, Dinge nicht zu verlieren oder nicht zu stürzen (Haas 2008).

Im Alterungsprozess unterliegt die Schnelligkeit einer kontinuierlichen Abnahme (nach dem 60. Lebensjahr ca. 2 % jährlich). Beschleunigt wird der Abbau durch Inaktivität. Gezieltes Training verbessert die Schnelligkeit im Alter, ein aktiver Lebensstil wirkt sich generell erhaltend auf sie aus. Aufgrund der erhöhten Verletzungsgefahr ist beim Training der Schnelligkeit erhöhte Aufmerksamkeit geboten (Haas 2008). Auch Maximalkrafttraining wirkt sich positiv auf die Schnelligkeit aus (Haber o.J.).

## 1.10.7 Beweglichkeit

```
┌─ Beweglichkeit ─────────────────────────
│ Beweglichkeit ist der Bewegungsspielraum
│ eines Gelenkes oder einer Gelenkkette
│ (Zalpour 2010).
│ Synonym: Flexibilität
└──────────────────────────────────────────
```

Mit zunehmendem Alter zeigen hauptsächlich die großen Gelenke Beweglichkeitseinbußen. Männer sind deutlich mehr betroffen als Frauen.

Voraussetzung für eine gute Beweglichkeit sind neben den biomechanischen, neurophysiologischen und anatomischen Gegebenheiten (Gelenke und ihre Strukturen) auch die Dehnfähigkeit der umliegenden Gewebe (z. B. Muskeln, Bänder,

Sehnen, Haut). Neben der Muskelkraft nehmen u. a. Temperatur, Schmerzen oder die Tageszeit Einfluss auf die Beweglichkeit. Die gesamte Breite der Alltagsbewegungen (wie z. B. Anziehen, Bücken oder in die Badewanne einsteigen) setzen Beweglichkeit voraus. Dass sie eingeschränkt ist oder gar fehlt, merkt man meistens erst im Gebrauch. Der Slogan »use it or loose it« ist für Beweglichkeitsverluste sehr zutreffend.

### Arten von Beweglichkeit

Unterschieden wird die Beweglichkeit in:
- **Allgemeine und spezifische Beweglichkeit** = ausreichend entwickelte Beweglichkeit in großen Gelenken und die spezifisch für eine Tätigkeit entwickelte Beweglichkeit in dafür spezifischen Gelenken.
  **Beispiel:** sich bücken können, um Schuhe zuzubinden vs. Klavier spielen.
- **Aktive und passive Beweglichkeit** = physiologischer vs. anatomischer Bewegungsbereich eines Gelenkes. (Die aktive/ physiologische Beweglichkeit ist immer kleiner als die passive/ anatomische Beweglichkeit.)
  **Beispiel:** selbständig das Knie durch Muskelkontraktion maximal beugen vs. das Knie wird durch die Kraft des Therapeuten maximal gebeugt.
- **Statische und dynamische Beweglichkeit** = Gelenk in einer Position halten oder bewegen.
  **Beispiel:** Dehnstellung halten vs. Bewegung in die Dehnposition hinein.
- **Hyper- und Hypomobilität** = medizinische Begriffe, die die Grenzformen der Gelenkbeweglichkeit bezeichnen.
  **Beispiel:** Hypermobilität ist die übermäßige Beweglichkeit der Wirbelsäule einer Kunstturnerin.
  **Beispiel:** Hypomobilität ist die durch Muskelkontraktur eingeschränkte Kniebeweglichkeit eines bettlägrigen Patienten.

Beweglichkeit lässt sich durch Training von kombinierten Kraft- und Flexibilitäts- sowie Dehnübungen bis ins hohe Alter erhalten und auch bei Untrainierten deutlich verbessern. In der Geriatrie geht es vor allem um die Wiedererlangung oder den Erhalt der für den Patienten normalen Beweglichkeit. Dabei stehen Kraft und aktive Beweglichkeit in einer engen, positiven Wechselbeziehung. Sie begünstigen eine verbesserte Geschicklichkeit und tragen zu mehr Sicherheit bei Aktivität und Mobilität und damit zu einer besseren Lebensqualität bei.

## Trainingsempfehlungen Beweglichkeit

- Beweglichkeitserhalt ist unerlässlich für die Ausführung von alltäglichen Bewegungen (ADLs).
- Beweglichkeitstraining erst nach intensiver Aufwärmung durchführen.
- Dehnübungen im Rahmen der Aufwärmung nur 8-10 Sek. halten. Im Anschluss an intensives Training Dehnung für ca. 20 Sek. halten.

## 1.10.8 Gleichgewicht

> **Körperliches Gleichgewicht**
>
> Körperliches Gleichgewicht ist ein durch muskuläre Koordination erzielter stabiler Körperzustand mit ausgeglichener Gewichtsverteilung in Ruhe oder in Bewegung. Es wird durch den Gleichgewichtssinn ermöglicht, der u. a. auf den Wahrnehmungen des Gleichgewichtsorgans basiert.

> **Gleichgewichtsfähigkeit**
>
> Gleichgewichtsfähigkeit ermöglicht das Halten und/oder Wiedererlangen des Gleichgewichts bei sich ändernden Umweltbedingungen (z. B. Bodenbeschaffenheit), bei relativer Ruhe (im Stand), bei schnellen und größeren Lageveränderungen des Körpers (z. B. beim Wäsche aufhängen) sowie beim Lösen motorischer Aufgaben bei veränderlichen Gleichgewichtsverhältnissen (Schaller u. Wernz 2015). Synonym: Balance

Mit Hilfe des Zusammenspiels von somatosensorischem, vestibulärem und visuellem System ist es dem Körper möglich, auch ohne direkte Aufmerksamkeit das Gleichgewicht zu kontrollieren. Diese Kontrolle ist notwendig, um eine Haltung beizubehalten oder eine Bewegung ohne Sturz zu absolvieren (Zalpour 2010).

## Arten von Gleichgewichtsfähigkeit

Die Gleichgewichtsfähigkeit wird funktionell differenziert in:

- **Statisches Gleichgewicht:** Der Körper wird in einer bestimmten Position gehalten (z. B. Sitz oder Stand), der Körperschwerpunkt befindet sich innerhalb der Unterstützungsfläche.
- **Dynamisches Gleichgewicht:** Die Kontrolle des Körperschwerpunktes erfolgt in der Fortbewegung (z. B. Aufstehen oder Gehen) über einer sich verändernden Unterstützungsfläche.

Gerade dieses Balancevermögen (statisch und dynamisch) in Verbindung mit Haltungskontrolle (= posturale Kontrolle) verringert sich mit zunehmendem Alter und lässt Bewegungen und Mobilität unsicher werden.

Verschlechterungen des Visus, der sensorischen Wahrnehmung, der Informationsverarbeitung oder Erkrankungen, die mit Gleichgewichtsstörungen einhergehen, treffen bei Älteren sehr häufig zusammen. Ein erhöhtes Aufmerksamkeitspotenzial wird notwendig, um den Körperschwerpunkt über der Unterstützungsfläche zu stabilisieren.

Alle gangunsicheren Patienten sollten deshalb neben einem Beweglichkeitstraining und einem Krafttraining vor allem der unteren Extremität unbedingt ihr Gleichgewicht trainieren. Balanceübungen mit eingebauten Störreizen (z. B. Zuruf oder instabile Unterlage) verbessern dabei das Reflexverhalten der Muskulatur und fördern gleichzeitig die Maximal- und Explosivkraft. Dies wiederum hat einen präventiven Einfluss auf die Sturzgefährdung Älterer (s. ▶ Abschn. 5.4).

## Strategien zum Erhalt des Gleichgewichts

Um bei Störungen das Gleichgewicht zu erhalten, kann der Körper auf verschiedene Aktivitäten, auch Strategien genannt, zurückgreifen (◼ Abb. 1.15).

**1**

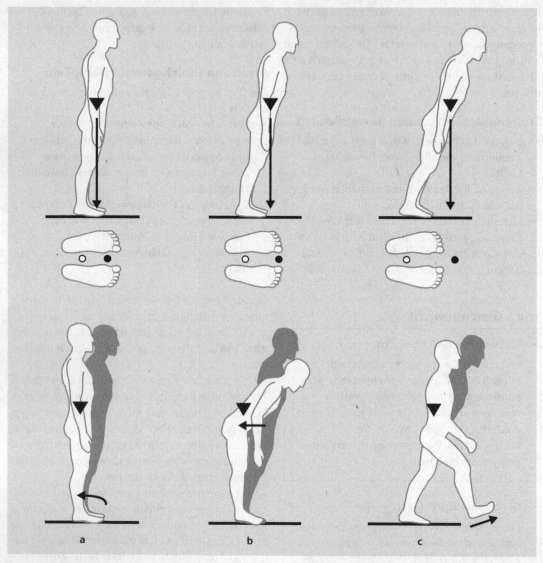

■ **Abb. 1.15a–c**  Die drei Gleichgewichtsstrategien: **a** Fußstrategie, **b** Hüftstrategie, **c** Schrittstrategie. (Nach Diemer u. Sutor 2011 mit freundlicher Genehmigung)

## Korrektive Strategien

— **Fußstrategie:**
Bereits bei kleiner linearer Störung (z. B. Bodenunebenheit) beginnt eine Aktivierung der Muskulatur von distal (bei Muskeln, die über das obere Sprunggelenk laufen) nach proximal (Knuchel u. Schädler 2004).
**Beispiel:** Stehen auf einem Kissen
**Verlust:** z. B. bei diabetischer Polyneuropathie oder beinbetonter Hemiparese

— **Hüftstrategie:**
Ist die lineare Störung größer oder führt sie zu einer Rotation oder wenn die Unterstützungsfläche verkleinert ist, kommt es zu einer frühen Aktivierung von Hüft- und Rumpfmuskeln (Knuchel u. Schädler 2004).
**Beispiel:** Stoß auf den Oberkörper, angerempelt werden
**Verlust:** z. B. bei Hüftarthrose oder nach Schlaganfall mit Rumpfinstabilität

## Protektive Strategie

- **Schrittstrategie:**
Wenn die Störung zum Verlassen des Körperschwerpunktes über der Unterstützungsfläche führt, sind weder Fuß- noch Hüftstrategie erfolgreich. Um die Fläche zu ändern, kommt es über eine frühe Aktivierung von Hüftabduktoren und Kokontraktion des Sprunggelenkes zur Schrittauslösung oder zum Greifen nach einem Halt (Knuchel u. Schädler 2004).
**Beispiel:** Im scharf bremsenden Bus als stehender Passagier einen Halt suchen bzw. einen Schritt machen
**Verlust:** z. B. bei Morbus Parkinson

Wenn eine Strategie erkrankungsbedingt nicht wiedergewonnen werden kann, müssen in der Therapie die verbliebenen Strategien intensiv trainiert werden. Generell ist es sinnvoll, auf Grund physiologischer Alterungsprozesse alle drei Strategien in der Therapie zu trainieren.

### Trainingsempfehlungen Gleichgewicht

- Die Trainingsrichtlinien für das gezielte Gleichgewichtstraining beruhen auf Empfehlungen des American College of Sports Medicine (ACSM).
Danach kann bei Gleichgewichtsübungen …
    - über eine Verringerung der Unterstützungsfläche,
    - über eine Veränderung der Stabilität der Unterstützungsfläche,
    - über eine Veränderung des sensorischen Inputs und
    - über eine Hinzugabe von Störreizen
… die Trainingsintensität reguliert werden (Granacher et al. 2010).
- Ausgehend von den noch vorhandenen Fähigkeiten muss aber auch hier am Leistungslimit mit anspruchsvollen Übungen trainiert werden. Das bedeutet, dass Gleichgewichtsübungen als wacklig empfunden werden und das Festhalten oder ein Schutzschritt beim Üben notwendig werden.
- Gleichgewicht kann täglich beübt werden.

## 1.10.9 Dual-/Multi-Tasking

> **Dual-Tasking**
>
> Dual-Tasking ist das gleichzeitige Ausführen von zwei Funktionen oder Aktivitäten.

> **Multi-Tasking**
>
> Multi-Tasking ist die Fähigkeit eines Menschen, mehrere Aufgaben gleichzeitig auszuführen. Wird in der Physiotherapie gezielt eingesetzt zur Steigerung von Anforderungen an das motorische Lernen.
> Synonym: Simultanaktivität (Zalpour 2010)

Es ist nachgewiesen, dass im Alter die Fähigkeit, zwei Dinge gleichzeitig auszuführen, abnimmt. Diese alterungsbedingten Verluste im Bereich der geteilten Aufmerksamkeit und der Aufmerksamkeitskontrolle können gravierende Folgen wie Stürze oder Verkehrsunfälle nach sich ziehen (Bier et al. 2014).

Unser Alltag ist von Doppel- oder Mehrfachaufgaben geprägt, z. B. beim Treppenhochsteigen bereits den Wohnungsschlüssel aus der Tasche holen, beim Telefonieren weiter kochen oder im Gehen mit Einkaufskorb den Einkaufszettel durchlesen (◘ Abb. 1.16). Gezieltes Bewegen unter aktivem Einsatz unseres Arbeitsgedächtnisses hat einen positiven Einfluss auf die »Fitness« unseres Gehirns bis ins hohe Alter. Bewegung fördert die Neurogenese (Bildung von Nervenzellen), die Verzweigung von Dendriten sowie die Neubildung von Synapsen. Dies führt zu einer Verbesserung der geistigen Leistungsfähigkeit. Das Lösen von Problemen, aber auch das Ausführen von kombinierten Bewegungen (motorisch-motorisch oder motorisch-kognitiv) wird erleichtert. Damit verbessern sich die Bewegungssicherheit und die Alltagskompetenz.

### Trainingsempfehlungen Dual-/Multi-Tasking

- Auf Grund der Plastizität des Gehirns kann durch gezieltes Aufmerksamkeitstraining auch die Aufmerksamkeitskapazität bei Älteren verbessert werden.
- Auch für diesen Trainingsbereich gilt regelmäßiges Üben von anspruchsvollen Program-

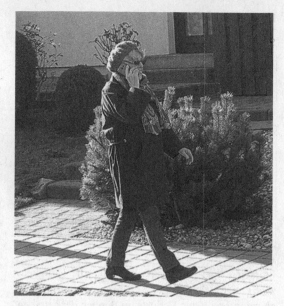

**◻ Abb. 1.16**  Dual-Tasking im Alltag

men: Die einzelnen Übungen müssen in ihrer Komplexität und Anforderung variieren.

– Kombiniert werden können rein motorische, rein kognitive oder motorisch-kognitive Übungen.

– Vom Einfachen zum Schweren: zuerst einzelne Übungen erarbeiten, dann eine zweite Übung oder kognitive Aufgabe hinzufügen mit gleichmäßiger Aufmerksamkeit auf beiden Aufgaben. **Variation:** Konzentration auf eine der beiden Aufgaben vorgeben.

– Zusätzliche Reize können optisch, taktil, kinästhetisch oder akustisch gegeben werden.

– Dual-/Multi-Tasking im Alter sollte alltagsorientiert gestaltet sein: z. B. bei Grün mit Hilfsmittel und Gesprächspartner über die holprige Straße gehen oder bei laufendem Radio die Rezeptzutaten zusammensuchen und dabei den im Wege stehenden Tisch mit Stühlen umgehen.

## 1.10.10  Bewegungsverhalten und Alltagskompetenz im Alter

Mit zunehmendem Alter wird eine Einflussnahme des Bewegungsverhaltens auf die Alltagskompetenz offensichtlich. Während Immobilität zu Fähigkeits-verlusten führt, ist Mobilität grundlegende Voraussetzung zur Ausführung alltäglicher Dinge.

Bis ins hohe Alter wirkt sich Bewegung positiv auf die physische und psychische Gesundheit aus. Doch viele Ältere bewegen sich deutlich weniger als möglich und als nötig. Inaktivität bedingt somit durch funktionelle Verluste auch Einschränkungen der Selbständigkeit. Ein gesundheitsbewusster, aktiver Lebensstil sollte jeden Menschen im Prozess des Alterns und im Alter begleiten.

Ein aktiver Lebensstil fördert nachweislich die geistige und körperliche Fitness und das Wohlergehen. Dies wiederum ermöglicht einen höheren Grad an Unabhängigkeit. Inaktivität hingegen erhöht u. a. das Sterblichkeitsrisiko um gut ein Drittel gegenüber den Aktiven und zeigt ein 90 %-iges Risiko für koronare Herzkrankheiten (Haas 2008).

Die funktionelle Leistungsfähigkeit wird direkt von allgemeinen körperlichen Belastungsreizen, die in Alltag, Freizeit, Hobby oder Beruf zu finden sind, beeinflusst. Lebensgewohnheiten und -umstände (Ruhestand, Wohnen im Erdgeschoss, Leben in der Stadt etc.) sowie Risikofaktoren (z. B. Rauchen, Alkoholkonsum, Ernährung) kommen fördernd oder hindernd hinzu.

> » A significant proportion of disability associated with old age is a result of disuse not disease. (Serplus 2013)

(Übersetzung: Ein bedeutender Anteil von Gebrechen in hohem Alter ist das Resultat von Nichtgebrauch, nicht von Erkrankung.) Dieses Wissen ist eine wichtige Erkenntnis für Betreuer und für Patienten sowie eine richtungsweißende Tatsache für Gesundheitsförderung und Prävention von Kindheit an bis ins hohe Alter (s. ▶ Kap. 5).

Da mit zunehmendem Alter die Alltagsaufgaben oft nicht mehr ausreichen, die Funktionalität und Belastbarkeit für eine selbständige Lebensweise zu erhalten, werden gezielte Trainingsreize notwendig, um den Leistungsstand zu erhalten oder nach einer Erkrankung wieder herzustellen.

Um sich sicher bewegen zu können, bedarf es verschiedener motorischer Fähigkeiten, z. B. Muskelkraft, Kraftausdauer und Gleichgewichtsvermögen. Gut koordinierte Bewegungsabläufe erhöhen die Ökonomisierung der Muskelarbeit sowie die Sicherheit der Bewegung.

Bedeutsam ist außerdem die Komplexität von alltäglichen Bewegungen, die es älteren Menschen zunehmend schwerer macht, diese adäquat und unabhängig durchzuführen. Alltagskompetenz bedarf neben motorischen auch kognitiver Reserven, die beispielsweiße auch die Risikoeinschätzung, die Selbsteinschätzung oder die Orientierungsfähigkeit einschließen. Das Erledigen mehrerer Dinge gleichzeitig (= Dual-/Multi-Tasking; s. ▶ Abschn. 1.10.9) stellt somit eine weitere Kernkompetenz im Alter dar.

## 1.10.11 Grundregeln für das Training mit Älteren

Berücksichtigt man neben grundsätzlichen Trainingsregeln weitere Trainingsempfehlungen (◘ Tab. 1.38), kann auch für Ältere ein mobilitätsförderndes und motivierendes Übungs- oder Trainingsprogramm vermittelt werden. Dies gilt für trainierte wie für untrainierte Personen, unabhängig davon, ob in der Gruppe oder alleine trainiert wird. Je nach Bedarf sollten gemeinsam die individuellen Trainingsschwerpunkte gesetzt und das aktuelle Leistungsniveau ermittelt werden.

Bevor trainiert werden kann, gilt es im Vorfeld einige grundlegende Dinge zu bedenken und zu organisieren. ◘ Tab. 1.38 stellt einige Punkte zusammen, die Betreuer/Trainer/Therapeutin dabei unterstützen können, einen älteren Menschen zu gesundheitsbewusstem Bewegungsverhalten oder gar zu einem speziellen Training anzuregen.

Ziel jeder Intervention sollte die Bindung und Überleitung der Person an weiterführende Trainings- oder Übungsprogramme sein.

> ❯ Alte Menschen sind – ohne Altersbegrenzung, unabhängig von Geschlecht und Trainingszustand – trainierbar! Die Pille »Training« muss im Alter zur »Dauermedikation« werden.

▪ **Fazit: Trainierbarkeit kennt keine Altersbeschränkung**
Bewegungsmangel bedingt einen Verlust motorischer Fähigkeiten und damit von Mobilität und Selbständigkeit. Mit der Erkenntnis, dass auch – oder aber gerade – ältere Menschen trainiert werden können, beginnt der Prozess der Information

und Aufklärung, der Motivation, Bewusstmachung von Angebot und Aufforderung. »Wer rastet, der rostet!« gilt unabhängig von Alter und Erkrankung. Phasen mit Ausruhen und Erholen sollten sich im Alter mit Phasen der Aktivität und dem gezielten körperlichen Training mindestens die Waage halten. Mit der Tatsache, dass durch Training eine Anpassung an die Funktion erfolgt, begründet sich die funktionelle Ausrichtung jeder Trainingsvariante im Alter. Außerdem gilt, dass Trainingserfolge nicht gespeichert werden können. Im Alter muss regelmäßige körperliche Betätigung zum Alltag und Tagesablauf gehören, um den funktionellen Status und die Belastbarkeit wenigstens zu erhalten.

## 1.10.12 Fragen

— Welche funktionellen Fähigkeiten sind neben den fünf motorischen Grundeigenschaften im Alter noch von Relevanz? Warum?
— Welche allgemeingültigen Prinzipien gelten für das Training mit Älteren?
— Warum ist Bewegung und Training im Alter so wichtig?
— Woran erkennt man das Leistungslimit eines Patienten beim Kraft- und beim Gleichgewichtstraining?
— Wie/wodurch kann eine Physiotherapeutin ältere Menschen zum Trainieren motivieren?

## 1.11 ICF-orientiertes Arbeiten

*Christine Greiff*

Die Internationale Klassifikation der Funktionsfähigkeit, Behinderung und Gesundheit, kurz ICF, wurde von der Weltgesundheitsorganisation WHO 2001 verabschiedet. Sie basiert auf dem bio-psycho-sozialen Modell und stellt damit eine Ergänzung des biomedizinischen Modells der ICD 10 (Internationale Klassifikation der Krankheiten, 10. Revision) dar. Durch diese Erweiterung fand eine Anpassung an die reellen Lebensbedingungen, insbesondere an den Lebenshintergrund der betroffenen Menschen, statt. Denn die ICF verknüpft biologische, psychosoziale und individuelle Aspekte. In Deutschland

**1**

| ◘ Tab. 1.38 Tipps für das Training mit Älteren | |
|---|---|
| **Zu berücksichtigende Trainingselemente** | **Tipps für die Umsetzung** |
| Planung | Kontraindikationen, Risikofaktoren und Gesundheitszustand im Vorfeld abklären, ggf. ärztliche Unbedenklichkeitsbescheinigung einholen<br>Systematisch und kontrolliert! (was wird wann und wie trainiert)<br>Übungen und/oder Anforderungen immer neu überprüfen und anpassen<br>Ggf. Leistungsdokumentation in einem Trainingstagebuch<br>Ggf. feste Trainingstage planen |
| Information und Aufklärung | Über mögliche normale Nebenwirkungen (Muskelkater; Müdigkeit) aufklären<br>Trainingsziele, -inhalte und -plan gemeinsam besprechen<br>Individuelle Stärkung bei Trainingsvorhaben und -vorsätzen<br>Überzeugungsarbeit – Bewegung und Training hilft! |
| Externe Faktoren | Heller, gelüfteter, kühler (Trainings-)Raum, nach Möglichkeit in Wohnortnähe der Teilnehmer<br>Platz und sichere Umgebung (gut beleuchtet, keine Hindernisse am Boden)<br>Stabiles Schuhwerk und bequeme Kleidung<br>Trinken und Sitzgelegenheiten bereitstellen<br>Ggf. Schmerzmittel vor der Therapie (nach ärztlicher Rücksprache)<br>Ggf. Fahrgemeinschaften anregen |
| Training | Gute Information zu den Übungen und Trainingszielen<br>Übungen einfach erklären, vorzeigen, ggf. Übungsblatt mit Foto und Beschreibung<br>Übungsausführung wenn nötig korrigieren<br>Eine längere Aufwärmphase vor sowie eine längere Abkühlungsphase am Ende jeden Trainings sind nötig<br>Moderate Dehnübungen einbauen<br>Pressatmung vermeiden<br>Trinkpausen einbauen<br>Training am Leistungslimit (trainingswirksamer Reiz bei individueller Belastung), um einen Zuwachs zu erreichen – Beachtung der Superkompensationsregel (= Verhältnis von Belastung und Erholung) (s. ▶ Abschn. 1.10.1) |
| Motivation | Information und Aufklärung<br>Bestätigung und Lob sowie Anerkennung für Trainingsbereitschaft<br>Ausreichend Pausen einplanen<br>Spaß am Training und Freude an der Bewegung unterstützen – gerne auch gemeinsam mit Enkeln üben (s. ◘ Abb. 1.17)<br>Auf Leistungsfortschritte hinweisen (ggf. Tagebuch/Trainingsplan führen)<br>Assessments im Trainingsverlauf (frühestens nach 6 Wochen) testen<br>Zum Eigentraining daheim motivieren (Übungen in alltägliche Aktivitäten einbauen, z. B. Zähneputzen und Kniebeuge)<br>Ggf. an neue, weiterführende Trainingsangebote vermitteln |
| Vorsichts-maßnahmen | Training sollte immer unterbrechbar sein<br>Patienten sollten ihre Notfallmedikamente mitführen<br>Notfallkoffer und Telefon vor Ort und Notfallnummer kennen<br>Umfeld beachten – externe Hilfe sollte schnell da sein |

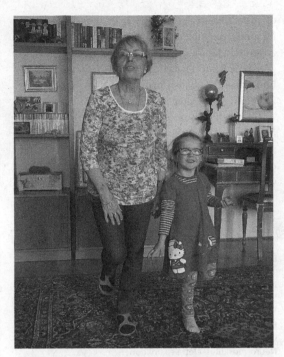

**Abb. 1.17** Motivationssteigerung durch Freude beim Training mit Enkeln

wurde 1995 das Sozialgesetzbuch IX (SGB IX) mit dem definierten Rehabilitationsziel der Selbstbestimmung und gleichberechtigter Teilhabe am Leben in der Gesellschaft verabschiedet. Damit wurde die in der ICF implementierte Partizipation oder Teilhabe gesetzlich vorgeschrieben. Das bedeutet für Physiotherapeutinnen, dass sie sich, wenn sie rehabilitativ tätig werden, mit der ICF (vor dem Hintergrund des Sozialgesetzbuches) auseinandersetzen müssen.

Abschnitt 1.11 befasst sich mit den Grundlagen der ICF und stellt Umsetzungsmöglichkeiten im therapeutischen Kontext dar.

## 1.11.1 Grundlagen

Das Ziel der ICF ist es, die Kommunikation zwischen Schnittstellen und länderübergreifend zu vereinfachen, indem sie eine einheitliche Sprache schafft. Für Menschen, die in medizinischen Bereichen tätig sind, sind diese Schnittstellen z. B. der Übergang eines Patienten von der stationären zur ambulanten Versorgung, vom Leistungsträger wie Krankenkasse oder Rentenversicherung zur Rehabilitationseinrichtung, vom Krankenhaus zur Rehabilitationseinrichtung oder auch zum Hausarzt. Außerdem hilft sie bei der Kommunikation im multi- oder interdisziplinären Team. Sie ist ein Konzept zum besseren Verständnis von Gesundheit, indem sie verschiedene Aspekte klassifiziert und kodiert. Die ICF, basierend auf dem bio-psycho-sozialen Modell, ist in zwei Teile mit je zwei Komponenten aufgegliedert:

1. **Funktionsfähigkeit und Behinderung**
   - Körperliche Komponenten: Körperfunktionen (b für »body function«, 1-8) und – strukturen (s für »body structure«, 1-8).
   - Komponenten der Aktivitäten und Teilhabe (Partizipation, d für »daily activities«, 1-9).
   - Sie beschreiben alle Aspekte sowohl aus individueller als auch aus gesellschaftlicher Sicht, die zur Funktionsfähigkeit gehören.
2. **Kontextfaktoren**
   - Komponente der Umweltfaktoren.
   - Komponente der personenbezogenen Faktoren.
   - Umweltfaktoren (e für »environmental factors« 1-5) beeinflussen alle Komponenten der Funktionsfähigkeiten und Behinderung. Sie sind weiter untergliedert, ausgehend von der Umwelt, die der Person am nächsten ist.
   - Personenbezogenen Faktoren sind aufgrund der großen Unterschiede, die sich soziokulturell ergeben, nicht weiter untergliedert.

Tab. 1.39 gibt einen Überblick über Einteilungskategorien und Begriffsdefinitionen der ICF.

Abb. 1.18 stellt die Wechselwirkung zwischen den Komponenten der ICF dar.

Durch die weitere Unterteilung der Komponenten entsteht ein Code aus Buchstaben und Ziffern, der die zur Person erhaltenen Informationen strukturiert und dabei auch deren wechselseitigen Beziehungen Beachtung schenkt.

Unter dem Oberbegriff »Funktionsfähigkeit« in Teil 1 der ICF wird die positive Wechselbeziehung einer Person mit ihrer Gesundheit und ihren individuellen Kontextfaktoren beschrieben.

1

Der Oberbegriff »Behinderung« umschreibt die negativen Aspekte dieser Wechselbeziehung: z. B. eine Schädigung und die damit einhergehende Beeinträchtigung sowohl der persönlichen Aktivität als auch der möglichen Teilhabe am gesellschaftlichen Leben.

Im Teil 2, den Kontextfaktoren, werden hingegen die Faktoren berücksichtigt, die positiven oder negativen Einfluss auf die Person und ihre Funktionsfähigkeit oder Behinderung ausüben. In der Sprache der ICF sind das die Förderfaktoren (+) oder Barrieren (-). Dazu zählen erstens die Umweltfaktoren, die materiell, sozial, oder einstellungsbezogen sein können. Zweitens gehören die personengezogene Faktoren dazu. Diese beschreiben Lebenshintergrund, Lebensführung, Geschlecht, ethnische Zugehörigkeit, Alter, Sozialisation etc.

Das ► Praxisbeispiel Herr X. (Teil 1) zeigt eine Möglichkeit zur Fallstrukturierung nach ICF Kriterien. Orientierungsgrundlage waren die Vorschläge der Bundesarbeitsgemeinschaft Rehabilitation (BAR 2008).

◼ **Tab. 1.39** Einteilungskategorien und Begriffsdefinitionen der ICF

| Komponente | Bezugspunkte |
|---|---|
| **Körperfunktionen** Sie bezeichnen die physiologischen Funktionen des Körpers und der Psyche. | Mentale Funktionen Sinnesfunktionen Schmerz Funktionen des kardiovaskulären, hämatologischen, Immun- und Atmungssystems Neuro-muskuloskelettale Funktionen Weitere: Stimm- und Sprechfunktion, Funktionen des Verdauungs-, des Stoffwechsel- und des endokrinen Systems, Funktionen der Haut und der Hautanhangsgebilde, des Urogenital- und reproduktiven Systems |
| **Körperstrukturen** Damit werden die anatomischen Körperteile (Extremitäten, Organe etc.) bezeichnet | Nervensystem Bewegungssystem Atmungssystem Haut Alle mit den Funktionen in Zusammenhang stehende Strukturen |
| **Aktivität** Das ist die Fähigkeit, eine Aufgabe oder Handlung in einer Lebenssituation durchzuführen | Selbstversorgung Häusliches Leben Mobilität |
| **Partizipation (Teilhabe)** Das bedeutet das Einbezogensein in die Lebenssituation | Lebensbereiche wie: Kommunikation Lernen und Anwendung des Gelernten Soziales Leben |
| **Umweltfaktoren** Sie beeinflussen die Funktionsfähigkeit und Behinderung und stellen die materielle, soziale und einstellungsbezogenen Umwelt des Menschen in seiner individuellen Umgebung dar | Produkte Technologien Beziehungen Dienste |
| **Personengebundene Faktoren** Sie sind individuell und daher in der ICF nicht klassifiziert | Alter Geschlecht Körpergröße Körperbau/Konstitution Körperlicher Zustand |

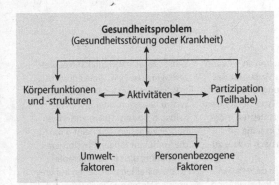

**Gesundheitsproblem**
(Gesundheitsstörung oder Krankheit)

Körperfunktionen und -strukturen ←→ Aktivitäten ←→ Partizipation (Teilhabe)

Umwelt-faktoren

Personenbezogene Faktoren

◻ **Abb. 1.18** Wechselwirkungen zwischen den Komponenten der ICF. (Aus Füßl 2003 mit freundlicher Genehmigung)

### 1.11.2 Umsetzung der ICF in die therapeutische Arbeit

In der praktischen Arbeit sollte für Physiotherapeutinnen sowie alle anderen am Rehabilitationsprozess beteiligten Personen aller Berufsgruppen der Begriff der Teilhabe aus der ICF eines der Kernziele sein: Therapieziele werden im bio-medizinischen Modell häufig symptom- oder defizitorientiert formuliert. In der Ausbildung zur Physiotherapeutin wird dies in der Regel explizit so gelehrt. Der Patient hat z. B. eine eingeschränkte Gelenksbeweglichkeit nach einer Verletzung, also ist es das therapeutische Ziel, die Gelenksbeweglichkeit zu verbessern. Dies

ist für den Betroffenen unter Umständen jedoch sekundär. Für ihn steht vielmehr im Vordergrund, nach der Verletzung wieder schmerzfrei seinen gewohnten Alltagstätigkeiten nachkommen zu können – und das möglichst ohne Einschränkungen.

Diese teilhabeorientierte Therapiezielformulierung kann in jeder Phase der Rehabilitation umgesetzt werden. Das ► Praxisbeispiel Herr X. (Teil 2) zeigt, wie dies im konkreten Fall möglich ist.

Die herkömmlichen Zielformulierungen in diesem Praxisbeispiel könnten wie folgt lauten: Erlernen von »Bridging«, Erlernen der Transfers, Toilettentransfer. Den Therapeutinnen ist in dieser Formulierung klar, was gemeint ist, der Patient ist darin jedoch nicht eingebunden. So wird der Patient im herkömmlichen bio-medizinischen Krankheitsmodell in der Regel zum passiven Empfänger von Leistungen, während er im bio-psycho-sozialen Modell der ICF zum Partner auf Augenhöhe wird. Die Therapeutinnen sind somit angehalten, dialogisch mit dem Patienten die Ziele zu erfassen und das soziale, in der Geriatrie insbesondere das familiäre Umfeld sowie Förderfaktoren, Barrieren und, falls noch relevant, arbeitsbezogenes Umfeld zu berücksichtigen. Vor allem die Angehörigen geriatrischer Patienten gewinnen in der Rehabilitation an Bedeutung: und zwar in der Umsetzung der Teilhabe-Ziele. Die Folgen dieser teilhabeorientierten Zielsetzung ist, dass die Therapien vermehrt in all-

---

**Praxisbeispiel Herr X.**

**Teil 1: Fallstrukturierung nach ICF-Kriterien**

— **Anamnese:** Rentner, 80 Jahre, lebt in der ersten Etage eines Zweifamilienhauses. Sein Sohn und seine Schwiegertochter leben im Erdgeschoss. Herr X. versorgte sich bis zu seinem Schlaganfall komplett selbständig. Seit dem Schlaganfall wird Herr X. von seinem Sohn und der Familie unterstützt, dies ist aber durch deren Berufstätigkeit nur eingeschränkt möglich. Vor dem Schlaganfall war Herr X. leidenschaftlich im Garten tätig und traf sich regelmäßig mit Freunden beim Stammtisch. Hausarzt und Physiotherapie sowie Apo-

theke und Geschäfte befinden sich im gleichen Ort, Logopädie und Ergotherapie sind 30 km entfernt und öffentlich schlecht angebunden.

— **Diagnose:** Herr X. hatte einen Mediainfarkt links mit Aphasie und Hemiparese rechts. Außerdem hat er einen Diabetes mellitus, arterielle Hypertonie und Hypercholesterinämie.

— **Fähigkeiten bzw. Beschwerden:** Herr X. kann maximal 200 m mit Handstock gehen. Er hat Schwierigkeiten beim Greifen kleiner Gegenstände, das An- und Ausziehen des Oberkörpers ist selb-

ständig möglich, beim Unterkörper benötigt er Hilfe. Seine Körperhygiene kann er weitgehend selbständig durchführen, braucht aber Unterstützung beim Duschen, da er Angst hat zu stürzen. Er hat Wortfindungsstörungen.

— **Teilhabe:** Herr X. kann nicht mehr im Garten arbeiten. Am Stammtisch nimmt er wegen seiner Wortfindungsschwierigkeiten nur noch selten teil. Seine Teilnahme ist nur dann möglich, wenn er hingebracht wird. Er sitzt dann aber nur dabei und hört zu.

**1**

### Teil 2: Teilhabeorientierte Zielformulierung

Herr X. ist nach seinem Schlaganfall zunächst in der Stroke Unit im Krankenhaus. Hier kann das erste Ziel zur Erreichung möglichst großer Selbständigkeit (= Teilhabeziel) sein, dass der Patient lernt, sein Gesäß zu heben, um die Bettschüssel eigenständig benützen zu können. Die Zielformulierung lautet dann: **selbständige Toilettenbenutzung im Bett.** Im weiteren Rehabilitationsprozess passt sich das Ziel seinen wieder erworbenen Fähigkeiten an. Es kann dann **selbständiges Verlassen des Bettes und Benutzung eines Nachtstuhles** heißen. Mit Erreichen dieses Zieles kann es dem Patienten möglich werden, wieder in seine gewohnte Umgebung nach Hause zurückzukehren.

Wenn sich Herr X. aus dem Patientenbeispiel nach der Rehabilitation wieder zu Hause eingewöhnt hat und er mit seiner Sprachstörung besser zurechtkommt, kann er weitere Wünsche bzw. Ziele entwickeln, z. B.: sich wieder frei in seinen Garten zu bewegen, oder er möchte selbständig zum 100 m entfernten Bäcker zu gehen. Das heißt dann für die ambulant tätigen Physiotherapeutinnen, dass in der Therapie Treppensteigen und Gehen auf unebenen Untergrund wie Gras und Gehwegplatten geübt werden muss

tagsrelevanten Umgebungen und Situationen stattfinden müssen.

Der praktische Nutzen der Teilhabe als Rehabilitationsziel ist also eine bessere Einbeziehung des Patienten und seiner Angehörigen in die Therapie und deren Zielsetzungen. Damit findet automatisch eine bessere Zusammenarbeit statt, da der Patient sich als aktiver Partner in seinem Rehabilitationsprozess positionieren kann. Daraus ergibt sich, sowohl in der Arbeit des interdisziplinären Rehabilitationsteams als auch bei selbständig arbeitenden niedergelassenen Physiotherapeutinnen, die Notwendigkeit, den **Prozess der Zielsetzung** zu hinterfragen:

- »Wie werden die Zielsetzungen gefunden?
- Werden diese Ziele **für** den Patienten oder gemeinsam **mit** dem Patienten formuliert?
- Sind diese Ziele kurz-, mittel-, oder langfristig zu erreichen?
- Wie kann die Zielerreichung gemessen werden?« (BAR 2008)

Dieser Prozess der Zielsetzung macht den Unterschied zwischen dem herkömmlichen bio-medizinischen und dem neuen bio-psycho-sozialen Modell der ICF sehr deutlich. Im bio-medizinischen Modell wird die Zielsetzung funktionsbezogen aus dem Defizit der Funktionen heraus definiert und entwickelt sich über die Verbesserung der Aktivität hin zur besseren Teilhabe. Dies ist im bio-psycho-sozialen Modell genau umgekehrt: Erst wird das Teilhabeziel des Patienten gemeinsam festgelegt, dann wird die Aktivität, die dafür nötig ist, geschult und damit die Funktion verbessert.

Sehr passend hat die Bundesarbeitsgemeinschaft für Rehabilitation (BAR 2008) den Leitsatz »Schaut auf das wahre Leben« für die Zielsetzung formuliert. Da v. a. geriatrische Patienten häufig nicht daran gewöhnt sind, ihre Ziele mitgestalten zu können, ist es nötig, sie an dieses Vorgehen durch gezielte Fragen zu ihrem Umfeld und Lebenshintergrund sowie die Frage, wie sie in Zukunft leben wollen, heranzuführen. Hierbei kann die SMART-Regel als Hilfsinstrument dienen.

- **S** – »specific« – passend: Was genau soll verbessert werden?
- **M** – »measurable« – messbar: Wie kann die Verbesserung gemessen werden?
- **A** – »achievable« – erreichbar: Kann das Ziel überhaupt erreicht werden, ist es realistisch?
- **R** – »relevant« – bedeutsam: Ist es ein Ziel des Patienten und für ihn wichtig?
- **T** – »timed« – zeitlich bestimmt: Wie schnell kann das Ziel erreicht werden?

◘ Tab. 1.40 zeigt typische Fehler und wie diese nach der SMART-Regel vermieden werden können.

Die in der Tabelle genannten Beispiele zur Zielformulierung orientieren sich zwar stark an der Rehabilitation und am interdisziplinären Team, diese Herangehensweise ist aber auch im Akutkrankenhaus und später in der ambulanten Betreuung sehr gut anzuwenden.

◨ **Tab. 1.40** Anwendungsbeispiel für die SMART-Regel. (Nach BAR 2008)

| Beispiel | Fehler | Formulierung nach der SMART-Regel |
|---|---|---|
| Dehnung der Muskulatur | Therapie als Ziel | Anleitung zu selbständigen Dehn- und Heimübungen |
| Verbesserung der Feinmotorik | Ungenaue Formulierung | Sicheres Greifen und Hantieren, um wieder im Haushalt tätig werden zu können |
| Verbesserung der Gehstrecke | Keine Messbarkeit | 500 m Gehstrecke, um den selbständigen Einkauf beim Bäcker zu ermöglichen |
| ROM/Gelenkbeweglichkeit verbessern | Therapeutenziel | Das Heben des Armes verbessern, um das selbständige Kämmen zu ermöglichen |
| Verbesserung der Handkraft | Symptom als Ziel | Steigerung der Handkraft, um das selbständige Halten des Glases beim Trinken zu ermöglichen |
| Verbesserung der intra-muskulären Koordination | Unverständliches Ziel | Vermeidung unkontrollierter Bewegungen, Verbesserung der Ausgleichsbewegungen bei Gangunsicherheit |

## 1.11.3 Interdisziplinarität

Durch die ICF-orientierte Arbeit kann aus einem multidisziplinären Team ein interdisziplinäres Team werden. In diesem sind die Übergänge zwischen den Professionen zum Wohle des Patienten nicht mehr so scharf. Es arbeitet berufsübergreifend an den gemeinsam formulierten Zielen. Die Berufsgruppen tauschen sich fachlich untereinander und innerhalb der Berufsgruppe aus mit dem Fokus auf den Patienten und seine Fragestellung. Dabei bringt jede Berufsgruppe die eigene Sichtweise ein. Ziele werden gemeinsam formuliert, und es wird gemeinsam an ihrer Erfüllung gearbeitet.

Durch die Verwendung der ICF wird die Kommunikation übergreifend erleichtert, da es eine gemeinsame Sprache gibt. Die Sichtweise und Handlungsfelder der beteiligten Berufsgruppen werden verständlicher. Dadurch werden die Zusammenarbeit und die Planung des Rehabilitationsprozesses erleichtert. Außerdem entsteht eine bessere Einbindung der Patienten und Angehörigen in den Rehabilitationsprozess, was wiederum die Motivation zur Mitarbeit erhöht. Perspektivisch kann durch die Verbesserung der interdisziplinären Kommunikation auch die multidisziplinäre Vernetzung zwischen ambulanter und stationärer Versorgung verbessert werden, indem die weitere Therapieplanung in den Übergängen (z. B. Krankenhaus – Rehabilitation – Kurzzeitpflege – ambulante Weiterversorgung) besser verbunden werden.

### Berufsgruppen

Das geriatrischen Rehabilitationsteam und die Zusammenarbeit im interdisziplinären Team ist eines der Kernelemente der geriatrischen Rehabilitation. Das Team setzt sich zusammen aus:

- Ärztlichem Dienst,
- Pflege,
- Physiotherapie und physikalischer Therapie,
- Ergotherapie,
- Logopädie,
- Psychologie,
- Sozialarbeit,
- Seelsorge.

Zusätzlich komplettieren folgende Professionen bei Bedarf das Rehabilitationsteam:

- Sanitätshäuser und Orthopädiemechaniker, -schuhmacher,
- Diätassistent/Ernährungsberater.

In der Zusammenarbeit kann nun z. B. die Fallstrukturierung ICF-orientiert stattfinden, um die Rehabilitation zu planen. D. h., dass alle Angaben des Patienten und seiner Angehörigen aus dem Anamnesegespräch sowie die Untersuchungsergebnisse der verschiedenen Professionen zusammengefasst und den ICF-Komponenten zugeordnet werden. So kann ein strukturiertes Gesamtbild entstehen, aus dem Zusammenhänge ersichtlich werden und in dem Barrieren und Förderfaktoren berücksichtigt werden können.

**1**

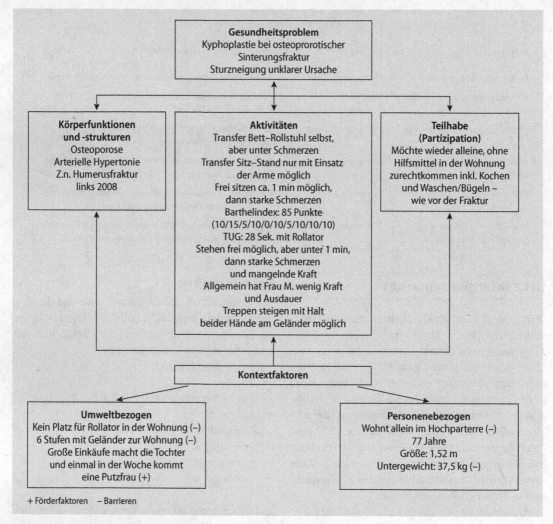

Gesundheitsproblem
Kyphoplastie bei osteoprorotischer
Sinterungsfraktur
Sturzneigung unklarer Ursache

Körperfunktionen
und -strukturen
Osteoporose
Arterielle Hypertonie
Z.n. Humerusfraktur
links 2008

Aktivitäten
Transfer Bett–Rollstuhl selbst,
aber unter Schmerzen
Transfer Sitz–Stand nur mit Einsatz
der Arme möglich
Frei sitzen ca. 1 min möglich,
dann starke Schmerzen
Barthelindex: 85 Punkte
(10/15/5/10/0/10/5/10/10/10)
TUG: 28 Sek. mit Rollator
Stehen frei möglich, aber unter 1 min,
dann starke Schmerzen
und mangelnde Kraft
Allgemein hat Frau M. wenig Kraft
und Ausdauer
Treppen steigen mit Halt
beider Hände am Geländer möglich

Teilhabe
(Partizipation)
Möchte wieder alleine, ohne
Hilfsmittel in der Wohnung
zurechtkommen inkl. Kochen
und Waschen/Bügeln –
wie vor der Fraktur

Kontextfaktoren

Umweltbezogen
Kein Platz für Rollator in der Wohnung (–)
6 Stufen mit Geländer zur Wohnung (–)
Große Einkäufe macht die Tochter
und einmal in der Woche kommt
eine Putzfrau (+)

Personenebezogen
Wohnt allein im Hochparterre (–)
77 Jahre
Größe: 1,52 m
Untergewicht: 37,5 kg (–)

+ Förderfaktoren    – Barrieren

☑ **Abb. 1.19** Praxisbeispiel Frau M., Teil 1: Fallstrukturierung nach ICF-Kriterien

☑ Abb. 1.19 zeigt ein Anwendungsbeispiel zur strukturierten Falldarstellung unter Berücksichtigung der beiden Teile Funktionsfähigkeit/ Behinderung und Kontextfaktoren der ICF sowie deren Komponenten.

Im weiteren Verlauf kann dann die Zielsetzung und Erfüllung der Ziele nach ICF strukturiert werden:

Am ersten Tag erfolgt die Aufnahme, dann folgt das Kennenlernen zwischen dem Patienten und den verschiedenen Berufsgruppen und deren Zielsetzungen, die sie mit dem Patienten besprechen. Daraufhin kann die Fallstrukturierung in den

Teambesprechungen erfolgen mit Erreichen von Teilzielen, Korrektur der Ziele etc. Abschließend beginnt die Entlassungsplanung wieder anhand der aktuellen Fallstrukturierung, in der die jeweiligen Veränderungen eingefügt werden. Die Dokumentation dieser Teambesprechungen erfolgt in einem gemeinsamen Protokoll, das allen zugänglich ist.

Im Einzelnen erstellt jede Berufsgruppe ihren spezifischen Eingangsbefund. Dabei werden die Rehabilitationsfähigkeit und die mögliche Prognose sowie die Umgebungsfaktoren und Ziele des Patienten berücksichtigt. Der Behandlungsplan wird erstellt. Daraus ergeben sich spezifische, je nach Berufsgruppe zu ergreifende Maßnahmen. Es findet eine ständige Verlaufskontrolle statt, die in den Teamsitzungen mit den anderen Berufsgruppen des interdisziplinären Teams abgeglichen wird. Gegebenenfalls werden Maßnahmen und Ziele jeweils den tatsächlichen Fähigkeiten und Bedürfnissen angepasst, so wie es sich durch die Verlaufskontrolle, die Zusammenarbeit mit den Angehörigen und im Team ergibt.

In der Folge werden einige wichtige Aufgabengebiete der einzelnen Fachdisziplinen genannt. Diese Aufzählung ist exemplarisch und kann in verschiedenen Einrichtungen unterschiedlich gewichtet und verteilt werden.

- **Ärztlicher Dienst:**
  - Leitung des therapeutischen Teams,
  - ärztliche Diagnostik und Therapie,
  - Festlegung der medizinischen, therapeutischen und pflegerischen Interventionen,
  - Einbindung weiterer ärztlicher Fachrichtungen,
  - Leitung der gemeinsamen Dokumentation und Gesamtverantwortung für alle Maßnahmen,
  - Angehörigenarbeit.
  - (Runge u. Rehfeld 2001)
- **Pflege:**
  - Pflegediagnostik mit Beurteilung der vorhandenen Ressourcen und Defizite mit den spezifischen Messinstrumenten wie z. B. dem Barthel-Index,
  - Grundpflege und aktivierend-therapeutische Pflege,
  - Training der Aktivitäten des täglichen Lebens (ADL-Training),
  - enge Zusammenarbeit mit Angehörigen, um diese auf die Situation für zu Hause vorzubereiten,
  - evtl. Schulung von Pflegemaßnahmen am Patienten.
  - (Runge u. Rehfeld 2001)
- **Physiotherapie und physikalische Therapie:**
  - Diagnostik motorischer Fähigkeiten und Beeinträchtigungen der Körperfunktion und Aktivitäten anhand spezifischer Assessments mit den speziellen Therapiemethoden wie z. B. Bobath-Therapie etc.,

- Schulung der Bewegung zur Wiederherstellung motorischer Fähigkeiten wie Kraft, Ausdauer und Koordination,
- Schulung normaler Bewegung,
- ADL-Training,
- Hilfsmittelversorgung und Einweisung zur Unterstützung der Mobilität, wie Gebrauch des Gehstockes, Rollators o. ä. (findet häufig in Kooperation mit den Ergotherapeuten statt),
- Schmerzreduktion und Anregung der Selbstheilungskräfte als weiteres wichtiges Arbeitsspektrum, um die Möglichkeit der Behandlung wie Gangschulung, soziale Integration, Ausdauer etc. überhaupt erst zu erreichen. Hierzu eignen sich auch gut Gruppenangebote, Angehörigenberatung und Schulungen.

- **Ergotherapie:**
  - Diagnostik und Screening der IADL-Fähigkeiten,
  - kognitive Fähigkeiten, wenn dies nicht durch Neuropsychologen abgedeckt wird,
  - Schulung der Aktivitäten des täglichen Lebens,
  - Hilfsmittelversorgung und Schulung des Gebrauchs von Hilfsmitteln zur Gewinnung der größtmöglichen Selbständigkeit,
  - Angehörigenberatung und Schulung zu Themen wie Haushaltstraining, Wasch- und Anziehtraining, Barrierefreiheit etc.
- **Logopädie:**
  - Diagnose und Therapie von Sprech-, Stimm-, Sprach-, Ess- und Schluckstörungen, um die direkte Kommunikation und Teilhabe am Leben zu erhalten oder zu verbessern,
  - Einbeziehung der Angehörigen ist auch hier sehr wichtig: zum einen zur Verbesserung der Kommunikation bei Störungen im Sprachbereich, zum anderen bei Störungen im Essbereich.
- **Psychologie und Neuropsychologie:**
  - Diagnostik und Behandlung psychischer Störungen wie Kognition, Emotionalität, Ängste etc.,
  - Hilfe bei der Krankheitsverarbeitung und Vergangenheitsbewältigung,
  - Angehörigenarbeit.

- **Sozialarbeit/Sozialdienst:**
  - Beratung, auch der Angehörigen, über Versorgungsformen außerhalb der Rehabilitationseinrichtung (personell, finanziell und materiell),
  - Einleitung der besprochenen weiteren Versorgung,
  - Sozialarbeit ist verantwortlich für das Entlassmanagement (basierend auf der Ermittlung der bestehenden häuslich-sozialen Gegebenheiten) und stellt eine Verbindung von stationärer zu ambulanter Versorgung dar.
- **Seelsorge:**
  - Krisenintervention,
  - ethische Fragestellungen im Team,
  - Unterstützung von Angehörigen und Patienten.

Weitere Berufsgruppen wie Diätassistenten, Orthopädiemechaniker etc. können, je nach Bedarf des Patienten und der geplanten Weiterversorgung, das interdisziplinäre Team ergänzen.

▶ Praxisbeispiel Frau M. (Teil 2) macht hier die Verzahnung der Professionen sehr schön deutlich.

### 1.11.4 Angehörigenarbeit

Den Angehörigen und der Arbeit mit ihnen ist in der Arbeit mit geriatrischen Patienten, sowohl im ambulanten als auch im stationären Bereich, besonderes Augenmerk zu widmen. Die Therapie wird durch die Angehörigen deutlich positiv unterstützt, im Extremfall durch sie sogar erst ermöglicht. Ganz im Sinne des 24-Stunden-Managements, das bei neurologischen Patienten z. B. aus dem Bobath-

Konzept bekannt ist, kann auch in der Geriatrie durch ein 24-Stunden-Management der Patient weiter gefördert werden. Tägliche Therapie muss v. a. dann, wenn der Patient zu Hause lebt, nicht gleichbedeutend mit täglicher Betreuung durch Physiotherapeuten oder Ergotherapeuten sein (Paeth Rohlfs 2010):

- Dann wird beispielsweise bereits das morgendliche Aufstehen zur Therapieeinheit, die den Patienten fördert, im Sinne von Hilfe zur Selbsthilfe bzw. zur Erlangung der größtmöglichen Selbständigkeit.
- Weiter geht es mit den Transfers und der ADL-Versorgung im Bad.
- Das setzt sich fort bis hin zur Einbindung in den Haushalt im Rahmen der Möglichkeiten.
- Es folgt die Aufforderung zu einem Übungsprogramm, um z. B. zu langes oder dauerhaftes Verharren in einer Position über Stunden zu vermeiden.

Dies kann selbstverständlich nur unter Mitarbeit der Angehörigen realisiert werden. Diese Lebensaufgabe kann jedoch eine große Belastung für sie darstellen: Sie sind Angehörige, Pflegende, Helfer und Unterstützer, Co-Therapeuten in einem, und dies über 24 Stunden an 365 Tagen im Jahr.

◪ Abb. 1.20 zeigt eine Therapiesituation, in der der Angehörige lernt, wie er die Patientin bei der ADL »Treppensteigen« unterstützen kann.

### Hauptaspekte beim Umgang mit Patienten und Angehörigen

Aus den oben genannten Gründen ist es wichtig, dass das geriatrische Team einen guten Umgang mit Patienten und deren Angehörigen gestaltet (s. unten, »Anforderungen an die Physiotherapeutin«):

---

**Praxisbeispiel Frau M.**

**Teil 2: Teilhabeorientierte Zielformulierung**

Die Pflege hat festgestellt, dass sich Frau M. noch nicht selbständig waschen kann, da sie noch nicht lange genug frei sitzen bzw. stehen kann. Um das Ziel der Patientin, wieder alleine in der Wohnung zurecht zu kommen, zu erreichen, kann die Ergotherapie hier eine Hilfsmittelversorgung im Bad einleiten; zusätzlich wird ADL-Training wie z. B. der Badewanneneinstieg und Wasch- sowie Anziehtraining durchgeführt. Dieses wird auch von der Pflege in der täglichen Versorgung übernommen, während die Physiotherapie an der Sitzkontrolle, Stehvermögen sowie Kraft, Ausdauer, Mobilität (Gangtraining und Sturzprävention) und Schmerzreduktion arbeitet.

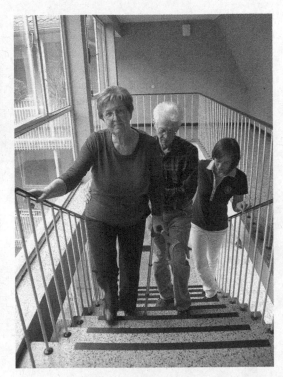

⬛ **Abb. 1.20** Bedeutung der Angehörigenarbeit. (© Brigitte Fink mit freundlicher Genehmigung)

- **Aufrichtigkeit,** damit die Angehörigen und Patienten den IST-Zustand erkennen und annehmen können, aber auch, damit sie kleine Fortschritte erkennen und zuversichtlich in die Zukunft sehen zu können.
  - Die Mitglieder des therapeutischen Teams müssen also mit viel Fingerspitzengefühl die Grenzen und Möglichkeiten der Patienten aufzeigen, auch kleine Fortschritte für alle sichtbar machen, ohne übertriebene oder falsche Lobeshymnen.
- **Mitarbeit,** um die Patienten zu motivieren. Dies ist häufig nötig, da Fortschritte mit zunehmendem Alter langsamer stattfinden und bei längeren Prozessen häufig eine Therapiemüdigkeit auftritt. Aber Angehörige müssen auch eine korrekte Einschätzung der Hilfsbedürftigkeit der Patienten erhalten – damit sie die Selbständigkeit der Patienten unterstützen können, ohne diese einerseits zu überfordern und andererseits zu viel Unterstützung zu gewähren.

- Aufgabe der Therapeutinnen ist es also, die Angehörigen anzuleiten, wie viel und welche sinnvolle Unterstützung der Patient benötigt, aber auch zu zeigen, was alleine geht und wie es sicher bewältigt werden kann.
- **Verständnis** für die oftmals neue und schwierige Situation sowohl der Angehörigen als auch der Patienten.
  - Hier besteht die Aufgabe der Therapeutinnen häufig darin, Verständnis für beide Seiten herzustellen und auf Geduld und einen gelassenen Umgang hinzuarbeiten. Denn Überforderung, Hilflosigkeit oder Angst machen aggressiv.
- **Umgang mit Enttäuschungen:** Angehörige überfordern sich häufig selbst oder werden durch die Erwartungen ihrer Umwelt oder der Patienten überfordert. Wenn dann die Anforderungen nicht erfüllt werden können, sind sie enttäuscht. Umgekehrt gilt es genauso. Wenn sie alles tun, der Patient aber dennoch keine sichtlichen Fortschritte macht oder unzufrieden ist, entsteht häufig auch das Gefühl, nicht gut genug zu sein. Dies liegt jedoch nicht in der Verantwortung der Angehörigen. Auch sind ist Aggression, Abwendung oder Überlastung und Selbstzweifel häufig die Folge.
  - Die Aufgabe der Therapeutinnen ist es also auch, die Angehörigen zu stärken, dass die Patienten eigenverantwortlich Handeln sollen und können. Hilfe muss ausreichend, aber weder als Über- noch Unterversorgung gewährt werden. Schwierigkeiten müssen erkannt und beseitigt, realistische Ziele müssen besprochen und an die Fortschritte aus der Rehabilitation oder Therapie angeknüpft werden.

Für betreuende Angehörige ist es wichtig, die eigene Selbständigkeit und Unabhängigkeit zu bewahren, um die eigenen Kräfte und Ressourcen zu erhalten. Dafür müssen sie rechtzeitig Hilfsmöglichkeiten kennen und Unterstützung erhalten. Im Krankenhaus oder in der geriatrischen Rehabilitation ist es die Aufgabe des Sozialdienstes, darüber aufzuklären, im Hausbesuch ist es für Therapeutinnen wichtig, zumindest die Anlaufstellen zu kennen, um den

**1**

Angehörigen Tipps zu geben, wo sie Informationen über Hilfen erhalten können.

## Hauptbelastungen pflegender Angehöriger

Elzer und Sciborski haben 2007 vier Hauptbelastungen pflegender Angehöriger definiert:

- **Psychosoziale Belastung:** Angehörige stehen ständig zur Verfügung. Dadurch reduzieren sich die Möglichkeiten, eigene Bedürfnisse und soziale Kontakte zu pflegen.
- **Physische Belastung:** Durch die ungewohnte körperliche und psychische Anstrengung kann es zu Schmerzen kommen. Es treten aber auch häufig Schlafstörungen, Herz-Kreislauf-Störungen, depressive Verstimmungen etc. aufgrund von dauerhafter Überlastung auf.
- **Finanzielle Belastung:** Häufig muss die eigene Berufstätigkeit reduziert oder ganz aufgegeben werden, um die Pflege zu übernehmen. Hinzu kommen Ausgaben für Pflege- und Hilfsmittel sowie Therapiekosten (auch wenn dies nur im Sinne der Kostenbeteiligung ist).
- **Familiäre Belastung:** Da der zu pflegende Angehörige viel Zeit für sich bindet, bleibt für andere Familienmitglieder wenig oder keine Zeit mehr. Besonders belastend kann dies werden, wenn der zu pflegende Angehörige mit in der Familie wohnt. Dies alles kann zu erheblichen Problemen führen. Das heißt, dass wir zwar auf die Mitarbeit der Angehörigen angewiesen sind, gleichzeitig aufmerksam dafür sein sollten, dass wir sie nicht überlasten und Grenzen akzeptieren bzw. ermöglichen.

## Aufgaben der Physiotherapeutinnen im Umgang mit Angehörigen

Abhängig vom Setting der Therapie können die Aufgaben der Physiotherapeutinnen im Umgang mit Angehörigen sehr verschieden sein:

- **Beratung und Entlastung der Angehörigen:** Unter Berücksichtigung der oben genannten Punkte geht es in der Regel um das sog. »Handling« mit dem Patienten und den vorhandenen Hilfsmitteln: Wie kann z. B. der Transfer vom Bett auf den Stuhl (Rollstuhl, Toilette, ins Auto etc.) gut und schonend für

beide Beteiligten gestaltet werden, wie wird z. B. eine Hilfsschiene angelegt, wie werden die Kompressionsstrümpfe angezogen etc. Hier ist, ganz im Sinne der ICF und Interdisziplinarität, eine Überschneidung mit anderen Berufsgruppen häufig – in der Rehabilitationseinrichtung beispielsweise mit Pflege und Ergotherapie, im Hausbesuch oder der niedergelassenen Praxis mit Pflegediensten. Allerdings sind Physiotherapeutinnen gerade im Hausbesuch oder in der niedergelassenen Praxis oft neben dem Arzt die alleinigen Ansprechpartner, da keine weiteren Fachbereiche den Patienten regelmäßig sehen, es sei denn, es ist bereits ein Pflegedienst eingeschaltet.
- **Anleitung für Hausaufgabenprogramme:** Hier können Angehörige unterstützend und motivierend tätig werden
- **Wissensvermittlung:** Was kann der Patient, was kann oder darf er nicht und weshalb, wie kann etwas anders gemacht werden, wie kann die Mobilität erhalten bleiben etc.

## Zusätzliche Hilfsangebote

Bei all diesen Dingen muss mit möglichst viel Verständnis und Einfühlungsvermögen vorgegangen werden, um die genannten Aspekte zu berücksichtigen und Überlastungen auf allen Seiten zu vermeiden. Es kann für Angehörige hilfreich sein, sich professionelle Unterstützung im Sinne von Supervision zu holen oder sich in Selbsthilfegruppen zu engagieren. Das gleiche gilt für alle Menschen, die in helfenden Berufen tätig sind, denn wer hilft den Patienten, wenn die Helfer ausfallen? Supervisionsgruppen, Fallsupervision oder Einzelsupervision (häufig auch als Coaching bezeichnet) stellen professionelle Hilfen dar, durch die Helfende z. B. lernen,

- sich besser abzugrenzen,
- eigenen Bedürfnisse zu erkennen und zu verwirklichen,
- das eigenen Handeln zu reflektieren,
- einen professionelleren Umgang mit der Situation zu finden,
- alle weiteren Themen, die im Zusammenhang mit ihrer Pflegenden- oder Arbeitssituation auftauchen, zu reflektieren und professionelles Handeln zu entwickeln.

Das wiederum hilft einem möglichen Burn-Out wirksam vorzubeugen. Wenn keine Zeit für Austausch und Reflektion da ist bzw. man sich diese Zeit nicht nimmt, ist die Gefahr der Überlastung deutlich erhöht. Der Blick auf Einzelpersonen, häufig den Patienten, vernachlässigt den Blick auf das Gesamtsystem, und dieses droht dann wegen Überlastung zusammenzubrechen (Bartrow 2011) (s. auch ▶ Abschn. 6.6).

**Fazit: Vorteile der ICF**
Einerseits werden durch Anwendung der ICF Patienten und ggf. deren Angehörige zu aktiven Beteiligten ihres Rehabilitationsprozesses. Sie können aus der Rolle der Leistungsempfänger heraustreten und ihren Alterungsprozess, Genesungs- oder Therapieverlauf aktiv mit steuern. Andererseits werden Patienten von Seiten der Mitglieder des multiprofessionellen Teams ganzheitlich und als Partner auf Augenhöhe betrachtet. Therapeutinnen unterschiedlicher Fachrichtungen sowie Ärzte und Pflege berücksichtigen bei Anwendung der ICF (je nach Setting im Team oder ambulant alleine) alle Belange des Patienten, um ein bestmögliches selbständiges, selbstbestimmtes und gutes Leben zu ermöglichen. Dabei werden alle Faktoren, die zum Leben des Patienten gehören, einbezogen: Funktionsfähigkeit und Behinderung ebenso wie Aktivität, Partizipation und Kontextfaktoren.

Gegenüber dem bio-medizinischen Modell ist dies eine Erweiterung in eine ganzheitliche bio-psycho-soziale Betrachtungsweise.

## 1.11.5 Fragen

- Auf welchem Gesundheitsmodell der WHO basiert die ICF?
- In welche Teile und in welche Komponenten ist die ICF aufgegliedert?
- Wie kann die Wechselbeziehung zwischen den Komponenten der ICF dargestellt werden?
- Was ist in der Rehabilitation ein ICF-gemäßes Kernziel, und welcher Nutzen ergibt sich daraus?
- Welcher Unterschied besteht zwischen dem multidisziplinären und dem interdisziplinären Team?

- Worauf muss bei der Arbeit mit Angehörigen geachtet werden?

## 1.12    Interessante Links

http://www.bv-geriatrie.de/ Bundesverband für Geriatrie (BVG)

http://www.dggeriatrie.de/ Deutsche Gesellschaft für Geriatrie (DGG)

http://www.dggg-online.de/ Deutsche Gesellschaft für Gerontologie und Geriatrie (DGGG)

https://www.destatis.de/ Statistisches Bundesamt Wiesbaden (Destatis)

http://www.dgss.org Deutsche Schmerzgesellschaft e.V. (DGSS)

https://www.dza.de/ Deutsches Zentrum für Altersfragen (DZA) – Informationen zum Deutschen Alterssurvey

http://www.bar-frankfurt.de/ Bundesarbeitsgemeinschaft für Rehabilitation (BAR) – Informationen zur ICF und zu ihrer praktischen Umsetzung

## Literatur

Baltes P (2004) Das hohe Alter. Resource document. http://www.fu-berlin.de/presse/publikationen/fundiert/archiv/2004_01/04_01_baltes/index.html. Zugegriffen: 25. März 2015

Baltes PB, Baltes MM (1992) Gerontologie: Begriff, Herausforderung und Brennpunkte. In: Baltes PB, Mittelstraß J (Hrsg) Zukunft des Alterns und gesellschaftliche Entwicklung. Akademie der Wissenschaften. Forschungsbericht 5. Walter de Gruyter, Berlin, New York, S 2-34

BAR – Bundesarbeitsgemeinschaft für Rehabilitation (2008) (Hrsg) ICF-Leitfaden 2: Medizinische Rehabilitationseinrichtungen. BAR, Frankfurt am Main

Bartrow K (2011) Physiotherapie Basics: Untersuchen und Befunden in der Physiotherapie. Springer, Berlin Heidelberg

Basler HD (2012) Schmerz im Alter. Resource document. http://www.dgss.org/patienteninformationen/besonderheiten-bei-schmerz/schmerz-im-alter/. Zugegriffen: 10. März 2015

Basler HD, Bloem R, Casser HR et al. (2001) Ein strukturiertes Schmerzinterview für geriatrische Patienten. Schmerz 15:164-171

Bauer JM, Wirth R, Volkert D, Werner H, Sieber CC (2008) Malnutrition, Sarkopenie und Kachexie im Alter – Von der Pathophysiologie zur Therapie. (Review Article) Dtsch Med Wochenschr 133:305-310. doi: 10.1055/s-2008-1046711

Bengel J, Strittmatter R, Willmann H (2001) Was erhält den Menschen gesund? Antonovskys Modell der Salutogenese – Diskussionsstand und Stellenwert, Forschung und Praxis der Gesundheitsförderung, Bd 6. Bundeszentrale für gesundheitliche Aufklärung, Köln

Bier B, de Boysson C, Belleville S (2014) Identifying training modalities to improve multitasking in older adults. AGE 36:9688. doi:10.1007/s11357-014-9688-2. Resource document. http://link.springer.com/article/10.1007%2Fs11357-014-9688-2#/page-1. Zugegriffen: 05. Februar 2016

Böhm K, Tesch-Römer C, Ziese T (Hrsg) (2009) Gesundheit und Krankheit im Alter. Gesundheitsberichterstattung des Bundes Robert Koch-Institut. Resource document. http://www.rki.de/DE/Content/Gesundheitsmonitoring/Gesundheitsberichterstattung/GBEDownloadsB/alter_gesundheit.html?nn=2637234. Zugegriffen am 06. Dezember 2015

Braem H (2007) Macht der Farben. Wirtschaftsverlag Langen-Müller Herbig, München

Buess D, Kressig RW (2013) Sarkopenie: Definition, Diagnostik und Therapie. (Mini-Review) Praxis 102(19):1167-1170. doi: 10.1024/1661-8157/a001424

Cruz-Jentoft AJ et al. (2010) Report: Sarcopenia: European consensus on definition and diagnosis. Age Ageing 39:412-423

DEGAM, Leitliniengruppe Hessen (2014) Hausärztliche Leitlinie Multimedikation. Version 1.09 vom 16.04.2014. Resource document. http://www.awmf.org/uploads/tx_szleitlinien/053-043l_S2e_Multimedikation_2014-05.pdf. Zugegriffen: 26. Januar 2016

Deutscher Turner-Bund DTB (Hrsg) (2010) Sturzprophylaxe Training. Meyer & Meyer, Aachen

DGSS, AWMF (2014) Aktualisierung der S3-Leitlinie LONTS – Langzeitanwendung von Opioiden zur Behandlung bei nicht tumorbedingten Schmerzen. September 2014. Resource document. http://www.dgss.org/news-detail/?tx_ttnews[tt_news]=629&cHash=4f2f4556b929d47e02ab532d3adf248c. Zugegriffen: 10. Dezember 2014

DGSS, Sektion IASP (2003) Pressemitteilung. DGSS-Studie: Schmerzen im Alter – oft ein Leiden unter vielen anderen, Wechselwirkungen erforschen, Verpackungen verbessern, aufklären. Resource document. http://www.dgss.org/fileadmin/pdf/Alter_und_Schmerz_0903.pdf. Zugegriffen: 11. März 2015

DGSS, Sektion IASP (2006) Pressemitteilung. Global Day against Pain 2006 am 12. September: Schmerzen im Alter, Missstände in Alten- und Pflegeheimen, Demenzkranke sind schlecht versorgt. Resource document. https://idw-online.de/de/news173992. Zugegriffen: 11. März 2015

Diemer F, Sutor V (2011) Praxis der medizinischen Trainingstherapie I, 2. Aufl. Thieme, Stuttgart

Dober R (2016) Leistungskurs Sport. Resource document. http://www.sportunterricht.de/lksport/lktraing.html. Zugegriffen: 16. Juni 2016

Dovjak P (2016) Sarcopenia in case of chronic and acute illness. A mini-review. Z Gerontol Geriat 49:100-106. doi: 10.1007/s00391-015-0986-9

Elzer M, Sciborski C (2007) Kommunikative Kompetenzen in der Pflege, 1. Aufl. Hans Huber, Bern

Ernst F, Lübke N, Meinck M (2015) Kompendium Begutachtungswissen Geriatrie, 3. Aufl. Springer, Berlin Heidelberg

Fried LP, Tangen CM, Walston J et al. (2001) Frailty in older adults: evidence for a phenotype. J Gerontol A Biol Sci Med Sci 56:M146-156

Friedrich W (2007) Optimales Sportwissen. Grundlagen der Sporttheorie und Sportpraxis, 2. Aufl. Spitta, Balingen

Fries JF (2005) The compression of morbidity. The Milbank Quarterly 83(4):801-823

Frühwald T (2009) Delir. Resource document. http://www.springermedizin.at/artikel/12429-delir-eine-klinische-herausforderung-in-der-geriatrie. Zugegriffen: 26. Januar 2016

Füßl M (2003) Das biopsychosoziale Modell der ICF in der Manuellen Therapie. Manuelle Therapie 7:190

Granacher U, Borde R (2013) Dosis-Wirkungs-Beziehungen beim Krafttraining im Alter. Schweizer Zeitung für Ernährungsmedizin 5:22-31

Granacher U, Gollhofer A, Zahner L (2010) Kraft und posturale Kontrolle im Alter: Auswirkungen von Training. In: Zahner L, Steiner R (Hrsg) Kräftig altern – Die Bedeutung der Kraft im demographischen Wandel. Schweizerischer Fitness- und Gesundheitscenter Verband, Bern

Haas HJ (2008) Sport im Alter - Leistungsphysiologie. In: van den Berg F, Wulf D (Hrsg) Angewandte Physiologie: Alterungsprozesse und das Alter verstehen, Bd 6. Thieme, Stuttgart, S 387-449

Haber P (o.J.) Medizinische Trainingslehre. Resource document. http://www.sportmedpraxis.com/Haber_Trainingslehre.htm. Zugegriffen: 16. Juni 2016

Hoche R (2012) Messung der Schmerzstärke. Resource document. http://www.dgss.org/patienteninformationen/schmerzdiagnostik/messung-der-schmerzstaerke/. Zugegriffen: 10. März 2015

Hohmann A, Lames M, Letzelter M (Hrsg) (2002) Einführung in die Trainingswissenschaft, 2. Aufl. Limpert, Wiebelsheim

INSOS (2009) Das Konzept der Funktionalen Gesundheit. Grundlagen, Bedeutung und Einsatzmöglichkeiten am Beispiel der Behindertenhilfe. INSOS Schweiz. Resource document. http://www.insos.ch/assets/Downloads/Broschuere-Konzept-Funktionale-Gesundheit.pdf. Zugegriffen: 21. April 2015

Knuchel S, Schädler S (2004) Drei Systeme in der Balance. Differentialtests bei Gelichgewichtsstörungen. Physiopraxis 11-12:28-31

Kopke K (2009) Schmerz bei Heimbewohnern über 65 Jahre: Nur in jedem zweiten Fall behandelt. Resource document. http://www.dgss.org/news-detail/?tx_ttnews[tt_news]=311&cHash=3fe2ea51970ac7e69267b326819039a7. Zugegriffen: 10. März 2015

Laube W, von Heymann W (2012) Das sensomotorische System und die Auswirkungen der Physiologie des Alterungsprozesses. Manuelle Medizin 50:223-234

Lechleitner M (2007) Der geriatrische Patient. Österreichische Ärztezeitung 12;34-41

Lehr U (2010) Geriatrie im Wandel: Lösungsansätze; Entwicklung der Geriatrie: eine Notwendigkeit in Zeiten des demografischen Wandels. Präsentation zum 10. Geriatrie-Symposium in Nürnberg. Resource document. http://www.mdk-bayern.de/clients/mdk_bayern/webcms/CMS2Content.nsf/res/Lehr_Geriatrie-Sympoium_091110.pdf/$FILE/Lehr_Geriatrie-Sympoium_091110.pdf. Zugegriffen: 12. November 2014

Leyk D, Erley O, Gorges W et al. (2007) Körperliche Leistungsfähigkeit und Trainierbarkeit im mittleren und höheren Lebensalter. Wehrmed Mschr 51:148-52

Mayer KU, Baltes PB (Hrsg) (1996) Die Berliner Altersstudie. Akademie, Berlin

Menge T, Mahn F, Baron R (2012) Medikamentöse Schmerzbehandlung. Resource document. http://www.dgss.org/patienteninformationen/medizinische-schmerzbehandlung/medikamentoese-schmerzbehandlung/. Zugegriffen: 10. März 2015

Michael J, Sateia MD (2014) International Classification of Sleep Disorders – Third Edition: Highlights and Modifications. Chest. 146(5):1387-1394. doi:10.1378/chest.14-0970

Münzer T (2010) Sarkopenie im Alter. Konzept, Klinik und Interventionen. Schweiz Med Forum 10(10):188-190

Nascher I (1914) Geriatrics: The Diseases of Old Age and Their Treatment. P. Blakiston's Son & Co, Philadelphia

Nobis HG (2012a) Schmerz und Psyche. Resource document. http://www.dgss.org/patienteninformationen/herausforderung-schmerz/schmerz-und-psyche/. Zugegriffen: 10. März 2015

Nobis HG (2012b) Schmerz und Schlaf. Resource document. http://www.dgss.org/patienteninformationen/besonderheiten-bei-schmerz/schmerz-und-schlaf/. Zugegriffen: 10. März 2015

Nobis HG, Rolke R (2012) Herausforderung Schmerz. Resource document. http://www.dgss.org/patienteninformationen/herausforderung-schmerz/. Zugegriffen: 10. März 2015

Oswald WD, Lehr U, Sieber C, Kornhuber J (Hrsg) (2006) Gerontologie. Medizinische, psychologische und sozialwissenschaftliche Grundbegriffe, 3., vollst. überarb. Aufl. Kohlhammer, Stuttgart

Paeth Rohlfs B (2010) Erfahrungen mit dem Bobath-Konzept, 3. Aufl. Thieme, Stuttgart

Reuling G (2014) Delir – ein interdisziplinäres Problem. Geriatrie aktuell, Ausgabe 12. Resource document: http://www.bv-geriatrie.de/laender/kcfinder/users/7/files/GERIATRIE%20aktuell%20Nr.%2012.pdf. Zugegriffen: 26. Januar 2016

Richter W (2012) Schmerz-Anamnese. Resource document. http://www.dgss.org/patienteninformationen/schmerz-diagnostik/schmerz-anamnese/. Zugegriffen: 10. März 2015

Robert Koch-Institut RKI (Hrsg) (2005) Gesundheitsberichterstattung des Bundes. Schlafstörungen. Heft 27, Robert-Koch-Institut, Berlin

Robert Koch-Institut RKI (Hrsg) (2015) Gesundheit in Deutschland. Gesundheitsberichterstattung des Bundes. Gemeinsam getragen von RKI und Destatis. RKI, Berlin. Resource document. http://www.gbe-bund.de/pdf/GESBER2015.pdf. Zugegriffen: 27. Januar 2016

Rolke R (2012) Fachbegriffe verständlich erklären. Resource document. http://www.dgss.org/patienteninformationen/fachbegriffe-verstaendlich-erklaert/. Zugegriffen: 10. März 2015

Rolke R, Nobis HG (2012) Was ist eigentlich Schmerz. Resource document. http://www.dgss.org/patienteninformationen/herausforderung-schmerz/was-ist-schmerz/. Zugegriffen: 10. März 2015

Runge M (2013) Gehstörungen, Stürze, Hüftfrakturen. Steinkopff, Darmstadt

Runge M, Rehfeld G (2001) Geriatrische Rehabilitation im Therapeutischen Team, 2. Aufl. Thieme, Stuttgart

Santos-Eggimann B, Cuenoud P, Spagnoli J et al. (2009) Prevalence of frailty in middle-aged and older community-dwelling Europeans living in 10 countries. The journals of gerontology 64(6):675-681

Schaller HJ, Wernz P (2015) Koordinationstraining für Senioren, 4. Aufl. Meyer & Meyer, Aachen

Schuler M, Oster P (2008) Geriatrie von A bis Z. Der Praxis-Leitfaden. Schattauer, Stuttgart

Serplus B (2013) Older people encouraged to take S.T.E.P.S towards better health. Northern Health and Social Care Trust. Resource document. http://www.northerntrust.hscni.net/about/2225.htm. Zugegriffen: 23. Februar 2016

Skarabis A (2006) Krafttraining/Grundlagen und neue Aspekte. Resource document. http://www.sportgesundheitspark.de/component/docman/doc_view/90-krafttraining-grundlagen-und-neue-aspekte.html?Itemid. Zugegriffen: 06. August 2015

Spira D, Norman K, Nikolov J, Demuth I, Steinhagen-Thiessen E, Eckardt R (2016) Prevalence and definition of sarcopenia in community dwelling older people. Data from the Berlin Ageing Study II (BASE II). Z Gerontol Geriat 49:94-99. doi: 10.1007/s00391-015-0886-z

Stähelin HB (1991) Besonderheiten der Geriatrie. In: Zöllner N (Hrsg) Innere Medizin. Springer, Berlin Heidelberg, S 657-668

Swartz A (2008) James Fries – Healthy Aging Pinoeer. Am J Public Health 98(7):1163-1166

Tesch-Römer C, Wurm S (2009) Wer sind die Alten? Theoretische Positionen zum Alter und Altern. In: Böhm K, Tesch-Römer C, Ziese T (Hrsg) Gesundheit und Krankheit im Alter. Robert Koch-Institut, Berlin, S 7-21

Volkert D, Bollwein J, Diekmann R, Sieber C (2011) Die Rolle der Ernährung bei der Entstehung der Sarkopenie und Frailty. ErnährungsUmschau 9:486-493. doi:10.4455/eu.2011.957

Wachter van M (2012) »Seelenschmerz« – Somatoforme Schmerzenstörung. Resource document. http://www.dgss.org/patienteninformationen/schmerzerkrankungen/seelenschmerz-somatoforme-schmerzstoerung/. Zugegriffen: 15. März 2015

Wastl P (2007) Ausdauertraining. Resource document: https://www.yumpu.com/de/document/view/2071448/ausdauertraining-heinrich-heine-universitat-dusseldorf/3. Zugegriffen: 29. Juni 2016

WHO (1946) Definition Gesundheit. http://www.who.int/about/definition/en/print.html. Zugegriffen: 12. November 2014

WHO (2005) ICF – Internationale Klassifikation der Funktionsfähigkeit, Behinderung und Gesundheit. DIMDI, Köln

Zahner L, Donath L, Faude O, Bopp M (2014) Krafttraining im Alter. Hintergründe, Ziele und Umsetzung. Schweizerische Zeitschrift für Sportmedizin und Sporttraumatologie 62(4):23-28

Zalpour C (Hrsg) (2010) Springer Lexikon Physiotherapie. Springer, Berlin Heidelberg

Zierz S (2014) Muskelerkrankungen, 4. Aufl. Thieme, Stuttgart. doi: 10.1055/b-0034-97206

# Befund

*Christine Greiff*

K. Richter et al. (Hrsg.), *Der ältere Mensch in der Physiotherapie*,
DOI 10.1007/978-3-662-50466-6_2, © Springer-Verlag Berlin Heidelberg 2017

In diesem Kapitel wird die physiotherapeutische Befunderhebung mit Augenmerk auf geriatrische Besonderheiten dargestellt. Dabei werden im Sinne der ICF die Körperstrukturen und -funktionen, Aktivitäten und Teilhabe sowie Kontextfaktoren berücksichtigt (s. ▶ Abschn. 1.11) (BAR 2006). Auf Grundlage der erhobenen Befunddaten und der Wünsche des Patienten wird eine Zielformulierung entwickelt. Diese ist richtungsweisend für die Behandlungsplanung.

Die Besonderheit der physiotherapeutischen Befunderhebung bei geriatrischen Patienten ist die Erfassung ihrer Multimorbidität. Im Vergleich zu spezifisch internistischen, orthopädischen, chirurgischen, neurologischen oder anderen fachbezogenen Befundaufnahmen gilt es, all diese Ergebnisse im geriatrischen Gesamtbefund zu vereinen. So müssen beispielsweise bei einer Hüftendoprothese die Gelenkmobilität, die Stand- und Gehfähigkeit etc. erfasst werden. Darüber hinaus ist es wichtig zu hinterfragen, warum die Hüftendoprothese notwendig wurde. Weitere Diagnosen, die sich auf die Hauptdiagnose und die Therapie auswirken können, müssen erkannt und berücksichtigt werden: Es könnten z. B. Sensibilitätsstörungen aufgrund von Polyneuropathien bei Diabetes mellitus einen Einfluss auf die Gangsicherheit haben und somit das Wiedererlernen des Gehens erschweren. Damit werden neben der rehabilitativen Therapie für die Hüftendoprothese die Schulung der Gangsicherheit und die Kompensation der Sensibilitätsstörungen in den Fokus gerückt. Abschließend müssen die Bedürfnisse und Wünsche des Patienten für seine Zukunft erfasst und in die therapeutische Zielsetzung und Behandlungsplanung integriert werden, um einen ganzheitlichen Therapieansatz zu gewährleisten.

Im Befund werden also neben der Hauptdiagnose auch die therapeutisch relevanten Nebendiagnosen sowie alle weiteren bedeutsamen Faktoren erhoben. Nach der Erfassung und Auswertung des IST-Zustandes werden mit dem Patienten gemeinsam die Zielformulierung und der Behandlungsplan entwickelt. Dies ist im Sinne der ganzheitlichen Betrachtungsweise der ICF unter Berücksichtigung der Körperfunktionen und -strukturen, Aktivitäten und Teilhabe (Partizipation), Umweltfaktoren und personenbezogenen Faktoren unumgänglich. Nur wenn eine umfassende Befunderhebung stattfindet, kann der Therapeut den Bedürfnissen des Patienten tatsächlich gerecht werden.

Die Befunderhebung stellt sich dabei in verschiedenen Settings unterschiedlich dar. So kann beispielsweise in stationären Einrichtungen auf die Befunde anderer Berufsgruppen wie z. B. die der Ärzte, Ergotherapeutinnen, Neuropsychologen oder der Pflegerinnen zurückgegriffen werden. Dies ist in der ambulanten Versorgung meistens nicht möglich. Dafür hat die Therapeutin dort den Vorteil, die Mobilität und die häusliche Situation des Patienten direkt zu beurteilen und darauf eingehen zu können.

Der Befund gliedert sich in zwei Ebenen:

1. **Patientenebene:** Sie stellt die Krankengeschichte aus Sicht des Patienten und ggf. seiner Angehörigen sowie deren Zielvorstellungen dar (subjektive Krankengeschichte). Sie hilft dem Therapeuten, für den Patienten wichtige Faktoren zu erkennen und zu verstehen. Dies ist der Bereich der **Anamnese.**

2. **Therapeutenebene:** Dies ist die objektive Befunderhebung mittels messbarer Parameter. Das Ziel ist, Hypothesen zum Gesundheitszustand bzw. zu den Gründen für Beeinträchtigungen zu bilden und diese zu verifizieren oder zu verwerfen. Werden sie verworfen, erfolgt eine erneute Hypothesenbildung. Zu dieser Ebene gehören:

   - **Inspektion** (Sichtbefund): äußerliche Betrachtung des Patienten. Sie dient der Erfassung von Habitus, Fehlhaltungen, Fehlstellungen, Hautveränderungen, Schwitzen etc.
   - **Palpation** (Tastbefund): Körperstrukturen werden abgetastet.
   - **Funktionsuntersuchung:** genauere Untersuchung der Funktion, z. B. Gelenkmessung, Kraftmessung oder Muskelfunktionstests, Umfangmessung.
   - **Assessments:** Testverfahren zur systematischen Erfassung von verbliebenen Ressourcen und Fähigkeiten des Patienten (▶ Kap. 3) (Bartrow 2001; Reimann 2013).

## 2.1 Beispiel für einen physiotherapeutischen Befundbogen Geriatrie

◘ Abb. 2.1 zeigt den von den drei Autorinnen entwickelten physiotherapeutischen Befundbogen für die Geriatrie. Er orientiert sich an der ICF und dem von der Schweizerischen Gesellschaft für Gerontologie – Fachgruppe Physiotherapie – veröffentlichten geriatrischen Befund (http://www.sgg-ssg.ch/cms/media/fpg/Physio_Befund_Geriatrie.pdf). Die Tabellen innerhalb des Befundbogens sollten dem jeweiligen Behandlungssetting angepasst werden.

Der physiotherapeutische Befundbogen für die Geriatrie steht unter www.extras.springer.com unter Eingabe der ISBN 978-3-662-50465-9 auch als Download zur Verfügung.

## 2.2　Erläuterungen zum Befund mit Fallbeispiel

Im Folgenden werden die einzelnen Befundabschnitte genauer erläutert. ▶ Kap. 4 zeigt anhand von Beispielen Möglichkeiten für den Einsatz des Befundbogens.

### 2.2.1　Anamnese

In der Anamnese werden patientenrelevante Angaben, medizinische Diagnosen, Medikation und Hilfsmittel festgehalten. Neben der Erfassung der Erkrankung, die zur Behandlung in der PT/stationären Einrichtung führte, werden der Allgemeinzustand sowie der Leistungszustand vor der (akuten) Erkrankung erfasst. Die Anamnese kann weiter untergliedert werden in die Sozialanamnese (Patientensituation inklusive der Umwelt-und personenbezogenen Faktoren), die Eigenanamnese (Angaben, die der Patient selbst macht) und/oder die Fremdanamnese (Angaben über den Patienten durch Dritte, z. B. Angehörige, ◨ Abb. 2.2). Für eine erfolgreiche Therapie muss dem Patienten genau zugehört werden, um seine Wünsche und Erwartungen zu erfassen. Auf dieser Basis werden mit ihm realistische Ziele erarbeitet und Teilziele festgelegt.

Aus der Anamnese ergeben sich häufig Hinweise für die spezifische Befunderhebung und die ggf. notwendige Diagnostik, aber auch darauf, was dem Patienten wichtig ist und wie sein zukünftiges Leben aussehen soll (▶ Abschn. 1.11).

## Allgemeine Anamnese
- **Hauptdiagnose(n)**

Hauptdiagnose ist im stationären Setting in der Regel die Einweisungsdiagnose und im niedergelassenen Bereich die akute Problematik.

- **Nebendiagnose(n)/Operationen/Unfälle**

Unter den Nebendiagnosen sind häufig andere für die Therapie relevante Erkrankungen zu finden. Sowohl aus der Haupt- als auch aus den Nebendiagnosen können sich Hinweise auf weitere Pathologien ergeben.

### Beispiel
Wenn z. B. seit 20 Jahren ein Diabetes mellitus vorliegt, kann es gut sein, dass sich dadurch eine (sekundäre) Polyneuropathie gebildet hat. Das kann wiederum eine Veränderungen des Gangbilds nach sich ziehen. Diese Hypothese muss natürlich überprüft und ggf. durch (ärztliche) Diagnostik gesichert werden.

- **(Relevante) Medikamente**

Es geht darum, alle regelmäßig und optional eingenommenen Medikamente sowie deren Einnahmefrequenz zu erfahren. Dies ist v. a. im Hinblick auf deren für die Physiotherapie relevanten Wirkungen wichtig (z. B. Herzmedikamente, Schmerzmittel, Psychopharmaka, Neuroleptika etc.). Die Anzahl der eingenommenen Medikamente gibt bereits Hinweise auf Allgemeinzustand und Multimorbidität, außerdem ist Multimedikation ein Sturzrisikofaktor (s. ▶ Abschn. 5.4).

### Beispiel
Wenn der Patient Betablocker einnimmt oder einen Herzschrittmacher hat, kann der Puls nicht als Parameter für die Belastung herangezogen werden, da beides die Pulsfrequenz beeinflusst – stattdessen kann man sich an der Atemfrequenz als Gradmesser für die Belastung orientieren. Bei frequenzadaptiven Schrittmachern kann der Puls weiterhin als Parameter für die Belastung herangezogen werden.
Der Blutdruck (RR) kann ebenfalls als Parameter für Belastbarkeit herangezogen werden.
Auch die Einnahme von Schmerz- oder Schlafmitteln ist therapeutisch relevant, da sie das Schmerzempfinden und Bewusstsein beeinflussen (s. auch ▶ Kap. 1 und ▶ Kap. 6) (Bartrow 2011).

**2**

**Allgemeine Anamnese:**          **Therapeut:**          **Datum:**

**Vorname, Name:**

**Geburtsdatum, Alter:**

**Hauptdiagnose(n):**

**Nebendiagnose(n)/Operationen/Unfälle:**

**(Relevante) Medikamente**
**Seh- und Hörhilfen/vorhandene Hilfsmittel:**

**Allgemeinzustand:** (z. B. Ernährungszustand, Konstitution, Haltung, äußeres Erscheinungsbild, Bewusstseinszustand, Aufmerksamkeit):

**Leistungszustand vor der (akuten) Erkrankung:**

**Stürze in der Vorgeschichte** (z. B. Sturzhäufigkeit, Sturzzeitpunkt, Aktivität, bei der der Sturz geschah, Verletzungen in der Folge):

**Problem des Patienten** (die Einschätzung des Patienten/der Angehörigen, was das Problem ist, wird notiert):

**Ziel des Patienten** (das Patientenziel und seine Erwartungen an die Therapie werden notiert; es wird noch keine Korrektur bezüglich Erreichbarkeit vorgenommen):

**Sozialanamnese – ICF: Umweltfaktoren, personenbezogene Faktoren**

**(Ehemaliger) Beruf:**

**Hobbys:**

**Lebenssituation:**

**Wohnsituation:**

**Andere** (z. B. Stimmung):

**Schmerzanamnese** (z. B. tabellarisch darstellen, s. ▶ Abschn. 4.1 bzw. ▶ Tab. 2.5):

**Spezifischer Befund**

**(Ehemaliger) Beruf:**

**Vitalparameter:**

*Puls in Ruhe:*               *Puls nach Belastung:*

*Atemfrequenz in Ruhe:*       *Atemfrequenz nach Belastung:*

*RR in Ruhe:*                 *RR nach Belastung:*

*Art der Belastung:*

*Atemgeräusche:*

*Bewusstsein/Vigilanz:*

**Inspektion und Untersuchung – ICF: Körperstruktur und Funktionen:**
(z. B. Haut, Knochen, Ödeme, Narben, Beweglichkeit, Kraft, Sensibilität, Schmerz, pulmonale und kardiale Funktionen, Tonus, Lähmungen, Sprache, Schluckakt, Kognition oder Aufmerksamkeit)

**Lokalisation:**

◻ **Abb. 2.1** Physiotherapeutischer Befundbogen für die Geriatrie

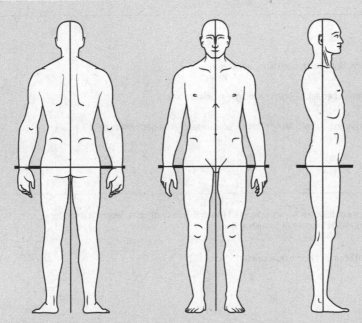

⚡Schmerz, + Hypertonus, – Hypotonus, → Hypermobilität, ← Hypomobilität, ∿∿∿Sensibilitätsstörungen, # Fraktur, ‡ Narbe

**ICF: Aktivität und Teilhabe:**

Unterstützungsbedarf ADL, Transfer, Stand und Fortbewegung

| Aktivität | Selbstständig | Unter Aufsicht | Mit Hilfe | Hilfsmittel | Besonderheiten |
|---|---|---|---|---|---|
| Essen/Trinken | | | | | |
| Persönliche Hygiene | | | | | |
| Sich ankleiden | | | | | |
| Toilette | | | | | |
| Duschen/Baden | | | | | |
| Sitz | | | | | |
| Transfer Bett- Stuhl/Rollstuhl | | | | | |
| Transfer Sitz – Stand | | | | | |
| Stand | | | | | |
| Rollstuhl benutzen | | | | | |
| Gehen innen | | | | | |
| Gehen im Freien | | | | | |
| Treppauf steigen | | | | | |
| Treppab steigen | | | | | |
| Erweiterte Mobilität (Auto, Bus, Fahrrad, etc.) | | | | | |

◻ **Abb. 2.1** (Fortsetzung)

**Ergänzungen:**

**Stand** (Standsicherheit, Unterstützungsfläche, Spurbreite):

**Gehen** (Gangbild, Gangsicherheit, Gehgeschwindigkeit, Gehstrecke):

**Treppen steigen** (Sicherheit, Anzahl, Stufen/Etagen, alternierend, nachgestellt etc.):

**Andere:**

**Assessments und Tests** (z. B. Umfangsmessung, ROM (Neutral-Null-Methode), Sensibilitätsprüfung, MFT, TUG, BBS, Tinetti, VAS Schmerz, CR) (s. auch ► Kap. 3)

**Interpretation/Hypothese** (mit Kontrollparameter):

**Zielvereinbarung:**

**Behandlungsplanung:**

| Relevante **umweltbezogene Faktoren** | | | | |
|---|---|---|---|---|
| Relevante **personenbezogene Faktoren** | | | | |
| | **Körperfunktion und -struktur** z.B. Kraft, Ausdauer, Gleichgewicht, Beweglichkeit, Schmerz, Herz-Kreislauf-System, Atemwege etc. | **Aktivität** z.B. Transfer, Waschen, Mobilität, wie Treppe steigen, Gehstrecke etc. | **Partizipation/ Alltagsrelevanz** z.B. Selbstversorgung im Bad, in der Wohnung, selbständig Einkaufen, Freizeitaktivitäten nachgehen, etc. | **Maßnahmen(n)** z.B. Wohnraumanpassungen, Schmerzlinderung, Kraft- und Balancetraining etc. |
| **Ziele** | | | | |
| 1. Teilziel | | | | |
| 2. Teilziel | | | | |
| 3. Teilziel | | | | |
| Überprüfung der Ziele nach einer bestimmten Zeit. Beispielsweise nach der 1. und 2. Woche in der geriatrischen Rehabilitation | Wenn z.B. ein Ziel erreicht wurde, wird ein neues Ziel festgelegt, oder wenn sich im Therapieverlauf herausstellt, dass das Ziel derzeit noch nicht erreichbar ist, erfolgt eine Anpassung und Neuformulierung des jeweiligen Ziels. (Kann Auftreten, wenn sich beispielsweise durch ein Ereignis wie Sturz oder Infektion der AZ des Patienten verändert.) | | | |
| (Ggf.) Neue Ziele | | | | |

**Abb. 2.1** (Fortsetzung)

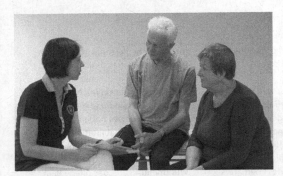

**Abb. 2.2** Anamnese mit Angehörigen. (© Brigitte Fink mit freundlicher Genehmigung)

■ **Seh- und Hörhilfen/vorhandene Hilfsmittel**

Sowohl Visusminderung oder Fehlsichtigkeit als auch geminderte Akusis sind therapierelevante Einschränkungen, die sich besonders auf den Bereich Partizipation/Teilnahme am gesellschaftlichen Leben auswirken. Wenn beispielsweise ein Patient nicht hört, wenn von hinten jemand kommt, erschrickt er ggf., wenn er z. B. »plötzlich« überholt wird. Dies kann zu Gangunsicherheit bis hin zum Sturz führen.

■ **Allgemeinzustand**

Das äußere Erscheinungsbild und der Eindruck des Patienten werden beschrieben. Dazu gehören Körpergröße, Gewicht, Konstitution und Hygiene. Außerdem erhält man bereits erste therapeutisch relevante Anhaltspunkte, beispielsweise durch Verhaltensauffälligkeiten oder Schonhaltungen wie:
— kognitive Auffälligkeit,
— Schmerzen,
— Belastungseinschränkung,
— Kurzatmigkeit.

Folgende Fragen vervollständigen das Bild:
— Benötigt der Patient Hilfsmittel zum Gehen oder andere Hilfsmittel? Wenn ja, welche?
— Wie sicher ist der Patient im Umgang mit dem Hilfsmittel?
— Wie schätzt er seine Krankheit, seine Fähigkeiten ein?
  (Reimann 2013; Wulf 2010)

■ **Leistungszustand vor der (akuten) Erkrankung**

Es wird erfragt und dokumentiert, wie der Leistungszustand vor dem akuten Ereignis war, da eine Operation, eine Erkrankung o. ä. den Allgemeinzustand sehr schnell und drastisch verändern können. Für das medizinische Personal ist es oft nur schwer vorstellbar, dass ein Patient noch selbständig gelebt und sich selbst (manchmal auch noch einen Partner) versorgt haben soll. Der vorherige Stand ist aber bedeutsam für die Behandlungsziele, die Weiterversorgung und die zukünftige Lebenssituation, da die Patienten diesen i. d. R. wieder erreichen wollen.

Das ► Praxisbeispiel Frau R. demonstriert einen typischen Verlauf einer geriatrischen Krankheitsgeschichte.

■ **Stürze in der Vorgeschichte**

Z. B. Sturzhäufigkeit, Sturzzeitpunkt, Aktivität, bei der der Sturz geschah, Verletzungen in der Folge werden notiert. Es können Unfallgefahren und Sturzrisikofaktoren erkannt und vorbeugende Schritte eingeleitet werden (vgl. ► Abschn. 5.4).

■ **Problem des Patienten**

Die Einschätzung des Patienten/der Angehörigen, was das Problem ist, wird notiert. Dies gibt Auskunft über die Selbsteinschätzung des Patienten zu seinen Fähigkeiten und ggf. Defiziten. Bei der Behandlungsplanung und Zielvereinbarung wird darauf zurückgegriffen. Es werden wichtige Hinweise für den Umgang der Physiotherapeutin mit dem Patienten, aber auch zum Umgang des Patienten mit sich und seiner Krankheit deutlich. Diese nicht zu beachten, würde bedeuten, wertvolle Informationen für eine erfolgreiche Therapie außer Acht zu lassen (► Abschn. 5.1).

■ **Ziel des Patienten**

Das Patientenziel und seine Erwartungen an die Therapie werden notiert; es wird noch keine Korrektur bezüglich Erreichbarkeit vorgenommen.

Häufig sind die Ziele der Patienten sehr hoch und sehr allgemein angesetzt. Sie wollen wieder genauso gut oder besser in ihren ADLs werden als vor der Therapie oder der stationären Aufnahme. Dies ist verständlich und sollte Beachtung finden. Durch genaues Nachfragen werden die Dinge, die für den Patienten zum jetzigen Zeitpunkt unmittelbar relevant sind, sichtbar.

Wenn die Befunderhebung abgeschlossen ist, müssen die Ziele und die anschließende Behand-

**2**

---

**Praxisbeispiel Frau R.**

Frau R., 86 Jahre, kam im Sommer mit einer Schenkelhalsfraktur nach einem Sturz ins Krankenhaus. Sie war verwirrt. Die Ärzte gaben ihr nur geringe Überlebenschancen, da sie in einem äußerst kritischen Zustand war: dekompensierte Herzinsuffizienz, Dehydratation, Verwirrtheit und eben die Schenkelhalsfraktur. Als Nebendiagnosen hatte sie noch pAVK und chronisch venöse Insuffizienz. Aufgrund des schlechten Allgemeinzustandes konnte sie nicht sofort operiert werden. Frau R. bekam eine Extension für das gebrochene Bein. Im Laufe eines Tages entwickelte sie einen akut operationsbedürftigen Darmverschluss. Postoperativ bildete sich an der Anlagestelle für die Extension ein offenes Bein (Ulcus cruris). Die Nebendiagnosen wirkten sich nach der OP nachteilig auf die Wundheilung aus (das Ulcus cruris heilte erst nach über einem Jahr).

Vor dem Sturz versorgte sie mit geringen Hilfen (Putzfrau für den Haushalt, Hilfe beim Baden zweimal wöchentlich durch einen Pflegedienst) ihren pflegebedürftigen Mann und ein großes Einfamilienhaus mit Garten. Da die Pflege des Ehemanns von ihr nicht mehr alleine geleistet werden konnte, hatte sich das Paar entschlossen, in ein Seniorenheim umzuziehen. Der Ehemann war schon dort, sie wollte den Haushalt auflösen und nachkommen. Im Rahmen dieser Haushaltsauflösung geschah der Sturz.

Aufgrund des Sturzes und der Operationen (zunächst die Darm-OP, später eine Totalendoprothese in der Hüfte) wurde sie zum Pflegefall. Das medizinische Personal im Akutkrankenhaus konnte sich nicht vorstellen, dass diese gebrechliche, pflegebedürftige Patientin noch vor kurzer Zeit agil und selbständig eigenverantwortlich gelebt haben sollte. Der gesamte Rehabilitationsprozess dauerte sehr lange. Die Nebendiagnosen wirkten sich nachteilig auf die Wundheilung aus, das offene Bein wurde ambulant weiter versorgt. Erst nach ca. einem Jahr konnte man wieder das »alte Ich« von Frau R. erkennen. Sie lebte nun im Seniorenheim, war mit einem Rollator mobil, der es ihr ermöglichte, etwas zu unternehmen und an Aktivitäten teilzunehmen die ihr wichtig waren. Sie erlernte sogar noch ein neues Instrument. Sie wurde 96 Jahre alt.

---

lungsplanung durch das therapeutische Team oder die Therapeutinnen immer im Auge behalten werden.

In ◘ Abb. 2.3 werden die oben beschriebenen Abschnitte anhand des Fallbeispiels von Frau T. in der Befundvorlage dargestellt.

## Sozialanamnese

In der Sozialanamnese wird die Lebenssituation des Patienten erfragt und notiert. Diese Angaben ermöglichen eine an die Patientenbedürfnisse und -fähigkeiten sowie an die individuellen Patientenziele angepasste Therapieplanung.

### ▪ (Ehemaliger) Beruf und Hobbys

Die Erfassung des Berufslebens und der Hobbys kann einerseits für die Zielsetzung bezüglich der Partizipation und andererseits für die Motivation der Patienten zur Mitarbeit von Bedeutung sein. Außerdem werden unter Umständen bereits Hinweise auf Einschränkungen oder Fähigkeiten im funktionellen und/oder kognitiven Bereich gegeben.

Für Frau T. (Fallbeispiel) kann es ein Ziel sein, ihre Sitzdauer und Feinmotorik zu trainieren, damit sie wieder handarbeiten kann. Ein Handwerker hingegen, der sein Leben lang mit viel Kraft gearbeitet hat, wird bei feinmotorischen Übungen unter Umständen nicht sehr motiviert mitarbeiten, da er keine Notwendigkeit dafür erkennt.

### ▪ Lebens- und Wohnsituation

Sie liefert wichtige Informationen, um z. B. zu erfahren:

- Hat der Patient jemanden, der sich um ihn kümmern kann?
- Versorgt er evtl. seine Partnerin oder Angehörige?
- Gibt es Angehörige/Freunde, die helfen und die ihre Hilfe noch ausweiten können?
- Gibt es ggf. bereits ambulante Unterstützung?
- Benötigen der Patient oder seine Angehörigen Beratung über ambulante Unterstützungsmöglichkeiten etc.?
- Muss der Patient Treppen steigen, oder kann er diese umgehen?

### ▪ Andere

Z. B. Stimmung

◘ Abb. 2.4 zeigt die Sozialanamnese mithilfe des Befundbogens am Fallbeispiel von Frau T.

| Allgemeine Anamnese: | Therapeut: | Datum: |
|---|---|---|

**Vorname, Name:** Frau T.

**Geburtsdatum/Alter:** 12.12.1938        77 Jahre

**Hauptdiagnosen:** Kyphoplastie BWK 12 bei osteoporotischer Sinterungsfraktur

**Nebendiagnose(n)/Operationen/Unfälle:**
Sturzneigung unklarer Genese, Osteoporose, art. Hypertonie, Z. n. konservativ versorgter
Humerusfraktur links 2008

**Seh- und Hörhilfen/(relevante) Medikamente/vorhandene Hilfsmittel:**
Sehhilfe zum Lesen und Fernsehen
Schmerzmittel, Osteoporosetherapie, Blutdrucksenker

**Allgemeinzustand:**
Untergewicht (37,5 kg bei 1,52 m), gebrechlich, Rundrücken, gepflegt, klar und orientiert

**Leistungszustand vor der (akuten) Erkrankung:**
Ohne Hilfsmittel mobil, Gehstrecke etwa 100 m, 6 Stufen zur Wohnung selbstständig möglich,
ADL selbstständig

**Stürze in der Vorgeschichte:**
Mehrere Stürze unklarer Genese in den letzten Jahren

**Problem des Patienten:**
Frau T. ist sehr schwach und hat starke Schmerzen. Sie möchte wieder nach Hause und dort zurechtkommen,
hat aber große Angst davor, ob sie das wieder schaffen kann. Sie ist entmutigt.

**Ziel des Patienten:**
Sie möchte wieder ohne Hilfsmittel alleine in ihrer Wohnung zurechtkommen (inkl. ADLs wie Kochen,
Waschen, Bügeln)

◻ **Abb. 2.3** Physiotherapeutischer Befundbogen für die Geriatrie: Allgemeine Anamnese am Fallbeispiel Frau T.

**Sozialanamnese – ICF: Umweltfaktoren, personenbezogene Faktoren**

| **(Ehemaliger) Beruf:** | Frau T. war Schneiderin. |
|---|---|
| **Hobbys:** | Mit ihrer Tochter spielt sie einmal wöchentlich Rommé. Sie bastelt und handarbeitet noch immer sehr gerne. |
| **Lebenssituation:** | verwitwet; eine Tochter, die für sie regelmäßig einkauft: 1x pro Woche kommt eine Putzfrau |
| **Wohnsituation:** | schon länger alleinlebend; sehr kleine Mietwohnung im Hochparterre mit 6 Stufen und Geländer |
| **Andere:** | kleinere Haushaltsaufgaben (wie Kochen, Waschen und Bügeln) erledigte sie noch selbst |

◻ **Abb. 2.4** Physiotherapeutischer Befundbogen für die Geriatrie: Sozialanamnese am Fallbeispiel Frau T.

## Schmerzanamnese

Schmerz ist ein äußerst wichtiger Befundparameter.
Zur Schmerzerfassung gehören die Fragen nach:
— Lokalisation: → wo?
— Zeit: → wann?
— Qualität: → wie?
— Intensität: → wie stark?
— Quantität des Schmerzes: → wie lang anhaltend?

— Beeinflussbarkeit des Schmerzes: → was wurde
bisher unternommen, was hilft?

Ausführlichere Informationen zum Thema Schmerz
sind in ► Abschn. 1.9 zu finden.

Weitere gute Informationsquellen für die Be-
fundaufnahme (Anamnese und spezifischer Befund,
medizinische Diagnostik etc.) sind die Patientenakte

und die von anderen Berufsgruppen erfassten Untersuchungsergebnisse. Wenn es möglich ist, sollte auf diese Informationen zurückgegriffen werden, nicht zuletzt, um wiederholte Befragungen des Patienten zu vermeiden.

### 2.2.2 Spezifischer Befund

Mit dem spezifischen Befund findet ein Wechsel von der Patientenebene auf die Therapeutenebene statt. Nun werden messbare Parameter der Körperstrukturen und -funktionen erhoben. Dies geschieht durch Erfassung und Auswertung der Inspektion, Palpation und Funktionsuntersuchungen sowie der für den Patienten und sein Problem relevanten Assessments.

### Inspektion

Sie beginnt mit dem ersten Patientenkontakt, bei dem die untersuchende Therapeutin das Bewegungsverhalten des Patienten beobachtet und sich Auffälligkeiten kurz notiert, während sie das Anamnesegespräch führt. Hierbei kann sie neben der Körperhaltung und dem Bewegungsverhalten bereits Hinweise zu weiteren wichtigen Faktoren wie Nervosität, Schmerz und evtl. Motivation zur Mitarbeit (Compliance) erhalten (Siems et al. 2009). Dies wird als **verdeckte Inspektion** bezeichnet (Bartrow 2011).

Für die **offene Inspektion,** den genauen Sichtbefund zur Erfassung von Körperstrukturen und -funktionen, sollte der Patient (soweit dies möglich ist) ohne Kleidung angesehen werden. Es geht darum, seine sichtbaren körperlichen Veränderungen (Normabweichungen) zu erkennen und im Kontext mit seinen Beschwerden zu beurteilen (Bartrow 2011).

Die Ergebnisse der Inspektion zeigen an, was in der Folge durch weiterführende Untersuchungen und Tests wie Gelenkmessung, Muskelkraft, Sensibilitätstests und umfassendere Assessments untersucht werden sollte.

#### ▪ Vitalparameter
Vitalparameter sind Messungen der körperlichen Grundfunktionen: Bewusstsein, Atmung und Kreislauf.

#### ▪▪ Puls, Atmung und Blutdruck
Die Vitalparameter Puls, Atemfrequenz und Blutdruck (RR) werden sowohl in Ruhe als auch unter Belastung angegeben. Sie sind eindeutig messbar und damit ein objektiver Parameter (Siems et al. 2009). Dabei muss die Art der Belastung für jeden Patienten individuell definiert werden. Durch die Belastungsart kann bereits eine Aussage über den Allgemeinzustand des Patienten getroffen werden: Wenn z. B. bereits das Aufstehen vom Stuhl zu einer deutlichen Veränderung der Atemfrequenz und/oder des Pulses führt, lässt das den Schluss zu, dass der Patient in einem eher schlechten Allgemeinzustand (AZ) ist. Wird hingegen beispielsweise Treppensteigen als Belastungsart definiert, kann von einem besseren AZ ausgegangen und therapeutisch anders gehandelt werden. Die Vitalparameter Puls und/oder Atemfrequenz helfen so auch bei der Auswahl des weiterführenden Assessments, um den Patienten weder zu unter- noch zu überfordern (► Kap. 3).

#### ▪▪ Bewusstsein/Vigilanz
Es gibt vier Bewusstseinszustände mit den folgenden Merkmalen:
- **Benommenheit:**
  - verlangsamtes Denken und Handeln bei vorhandener örtlicher, zeitlicher und räumlicher Orientierung.
- **Somnolenz:**
  - abnorme Schläfrigkeit, aus der der Patient jederzeit geweckt werden kann;
  - erschwerte Orientierung, leichte Fragen können beantwortet werden.
- **Sopor:**
  - schlafähnlicher Zustand, auf Ansprechen erfolgt keine Reaktion, Schutzreflexe sind aber vorhanden.
- **Koma:**
  - tiefe Bewusstlosigkeit, Reaktion auf Schmerzreize, Schutzreflexe sind zunächst noch vorhanden;
  - bei schweren Formen zeigt der Patient keine Reaktionen auf Schmerzreize/Schutzreflexe mehr.

◘ Abb. 2.5 zeigt das Ergebnis der Vitalparameter-Erhebung mithilfe des Befundbogens am Fallbeispiel von Frau T.

**Spezifischer Befund**

**Vitalparameter:**

Puls in Ruhe: 64                      Puls nach Belastung: 102

Atemfrequenz in Ruhe: 15            Atemfrequenz nach Belastung: 21

RR in Ruhe: 70/140                   RR nach Belastung: 80/186

Art der Belastung: Timed Up and Go Test

Atemgeräusche: keine

Bewusstsein/Vigilanz: o. B.

◘ **Abb. 2.5** Physiotherapeutischer Befundbogen für die Geriatrie: Spezifischer Befund – Inspektion der Vitalparameter am Fallbeispiel Frau T.

▪ **Lokalisation (Körperschema)**

Das Körperschema dient der Lokalisation und Übersicht über die sicht-, tastbaren und funktionellen Veränderungen (◘ Abb. 2.6). Es werden die Normabweichungen eingetragen. Betrachtet werden dabei:

▪▪ **Haut**

━ **Hautfarbe:** Rötungen, Blässe, Hämatome.

━ **Schwellungen:** Flüssigkeitsansammlung im Gewebe als Zeichen für entzündliche Reaktion oder Trauma sowie reduzierte Herzleistung und dadurch verursachte periphere Ödeme.

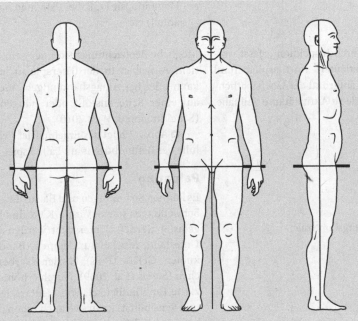

↕ Schmerz, + Hypertonus, – Hypotonus, → Hypermobilität, ← Hypomobilität, ⋀⋀⋀ Sensibilitätsstörungen, # Fraktur, ‡ Narbe

◘ **Abb. 2.6** Körperschema als Vorlage zum Eintragen von Normabweichungen

2

- **Trophik:** trockene, fettige oder glänzende Haut, z. B. das sog. Salbengesicht als typisches Merkmal bei M. Parkinson.
- **Narben:** ältere Verletzungen/OPs, Wundheilung bei akuten Verletzungen/OPs, überschießende Narbenbildung, Einziehungen und dadurch mögliche Bewegungseinschränkungen etc.

■■ **Knochen/Gelenke**
- Form,
- Stellungen/Fehlstellungen,
- Bewegungsausmaß/-einschränkungen,
- strukturelle Einschränkungen,
- Frakturen etc.

■■ **Muskulatur**
- **Muskelatrophie:** Muskelschwund aufgrund Immobilisation (z. B. durch Ruhigstellung im Gips nach einer Fraktur) oder als Schutz vor Schmerz.
- **Verkürzungen/Tonus:** Schutz vor Schmerz, Überlastung, Fehlstellung oder um die Stabilität eines oder mehrerer Körperabschnitte zu erhöhen.

■ **Stand und Gang**
Da Stand und Gang durch Inspektion erfasst werden, werden sie hier erläutert. Im Beispielbefund (◻ Abb. 2.1) stehen sie aufgrund der Übersichtlichkeit am Ende der Tabelle zu Aktivität und Teilhabe.

■■ **Körperhaltung**
- Kopf,
- Schultergürtel,
- Brustkorb/Thorax,
- Wirbelsäule,
- Beine/Beinachse,
- Körperachse/Haltungskontrolle.

■■ **Ganginspektion**
- Spurbreite,
- Schrittlänge,
- Fußstellung,
- Abrollverhalten,
- Kniebeweglichkeit (Flex/Ext),
- Hüftbeweglichkeit (Flex/Ext/Add/Rot),
- Beckenrotation,

- Rumpfrotation,
- Armpendel [Bartrow 2011].

Es werden Normabweichungen wie Ausweichbewegungen, Schonverhalten/Hinkmechanismen oder anamnestisch erfasste Schmerzen notiert.

Für ältere Menschen typische Gangmuster sind:
- schmale Spurbreite v. a. bei Frauen bzw. breite Spurbreite v. a. bei Männern und bei Polyneuropathie,
- Trippelschritte,
- unregelmäßiger Gang mit Gangabweichungen, Spurdeviationen etc.

■ **Beobachtung bei neuropsychologischen Störungen**
Beobachtet werden Verhaltensauffälligkeiten und der Verdacht auf räumlich-konstruktive Störungen, die dann durch Untersuchungen verifiziert werden müssen, wie:
- Apraxie (kann bei dementieller Entwicklung und nach Schlaganfall auftreten),
- Neglect (z. B. bei Patienten nach Schlaganfall, Hirntumor),
- Hemianopsie (z. B. bei Patienten nach Schlaganfall) etc.

Mögliche Beobachtungen können sein, dass der Patient Aufgaben in der Therapie nicht umsetzten kann oder bei Alltagshandlungen stockt, häufiger auf einer Seite anstößt oder hängen bleibt etc. (Scheidtmann u. Wulf 2010).

◻ Abb. 2.7 zeigt das Ergebnis der Erhebung mithilfe des Befundbogens am Fallbeispiel von Frau T.

## Palpation

Es können Spannungen und Elastizität, Knoten und Schwellungen sowie Wärme, Kälte und Feuchtigkeit getastet werden. Untersucht werden dabei Haut, Unterhaut, Muskulatur, Sehnen, Bänder, Lymphknoten, Gefäße (Puls), Faszien, Narben und Knochen (Siems et al. 2009). Durch erhöhte oder reduzierte Empfindlichkeit von Hautarealen (Schmerz und Sensibilität) kann sich auch schon ein Verdacht auf neurale Störung ergeben.

Die nach Batrow (2011) adaptierte ◻ Tab. 2.1 zeigt die verschiedenen Körpergewebe, die palpatorisch untersucht werden können.

**Körperhaltung:** (Stand mit Festhalten) Der linke Arm wird in Add/IR am Körper gehalten. Die Körperhaltung ist stark flektiert: BWS-Kyphose mit kompensatorischer Hyperlordose der HWS, sog. »Witwenbuckel« → Hinweis auf Osteoporose

> Schultergürtel protrahiert
> Beine in Valgusstellung, Hüften flektiert
> Patientin kann nicht frei stehen

→ Daraus ergibt sich die Notwendigkeit, die Gelenke der unteren Extremität und die Wirbelsäule auf ihre Beweglichkeit hin zu überprüfen. Besteht z.B. eine Bewegungseinschränkung der Sprunggelenke (Spitzfußstellung), kann dies ein Hinweis auf eine Sturzgefährdung sein. Beim Gehen und Stehen ohne Schuhe kommt es zu einer Rückverlagerung des Körperschwerpunktes. Somit entsteht eine Fallneigung nach hinten. Kann die Fallneigung nicht ausreichend kompensiert werden (z.B. aufgrund eingeschränkter Beweglichkeit der darüber liegenden Gelenke), erhöht sich das Sturzrisiko.

→ Die Beweglichkeit des Armes muss selbstverständlich wegen der vorliegenden Fraktur gemessen werden.

**Muskulatur:**  Deutliche Muskelatrophie des linken Armes → Hinweis auf Immobilisation des Armes nach der Fraktur.
Muskulatur allgemein atrophisch → Hinweis auf Bewegungsmangel

**Beobachtung bei neuropsychologischen Störungen:** k. A.

◻ **Abb. 2.7** Physiotherapeutischer Befundbogen für die Geriatrie: Spezifischer Befund – Inspektion von Körperhaltung und Muskulatur und Beobachtung auf neuropsychologische Störungen am Fallbeispiel Frau T.

◻ **Tab. 2.1** Palpation von Körpergewebe und Beurteilungskriterien. (Nach Bartrow 2011)

| Strukturen | Beurteilung von: |
| --- | --- |
| Knöcherne Strukturen/ Gelenke | Form Lage Knochenpunkte Schmerz |
| Muskuläre Strukturen | Tonus Schmerz/Schmerzempfindlichkeit Kontrakturen/Flexibilität (auch Zahnradphänomen) |
| Bänder/ Kapseln | Lage Form Spannung/Schwellung/Schmerz |
| Neurale Strukturen | Form Verschieblichkeit Druckempfinden Bewegungsempfinden |
| Blutgefäße/ Arterien | Puls |
| Haut/Unterhaut/Faszien | Temperatur Schweißsekretion Verschieblichkeit Verklebungen/Vernarbungen Schwellungen |
| Lymphkoten | Schwellungen |

## Funktionsprüfung

Hier wird die Funktion bestimmter Strukturen oder Strukturverbände erfasst. Dies können Muskeln, Bänder, Gelenke und Organe sein. Weiter werden, entsprechend den Befundergebnissen sowie den Zielen und Bedürfnissen des Patienten, die für den Patienten relevanten Assessments/Tests (s. ▶ Kap. 3) ausgewählt.

Physische Strukturen und Funktionen, aber auch die kognitiven und psychischen Fähigkeiten können durch Assessments getestet werden. In der Physiotherapie kommen v. a. motorische Tests zur Anwendung. Für den Bereich Kognition und Psyche greifen Physiotherapeutinnen beispielsweise auf die Mini-Mental State Examination (Ermittlung kognitiver Defizite) und auf die Depressionsskala zurück, im ADL-Bereich auf den Barthel-Index. Im stationären Setting wurden diese Tests i. d. R. bereits von anderen Berufsgruppen durchgeführt. Im ambulanten Bereich gibt es diese Möglichkeit zumeist nicht, d. h., Physiotherapeutinnen sind hier auf die Angaben der Patienten und ihrer Angehörigen sowie auf die Entlassungsbriefe, die sie ggf. einsehen können, angewiesen.

**2**

◻ **Tab. 2.2** Aspekte der Funktionsprüfung am Beispiel des M. quadrizeps femoris. (Nach Bartrow 2011)

| | |
|---|---|
| Funktions-prüfung | Kann die Funktion des Muskels durchgeführt werden (z. B. Kniestreckung)? |
| Kraft | Wie viel Kraft hat der Muskel (z. B. Aufstehen vom Stuhl)? Abschwächung aufgrund Immobilisation oder neurologischer Ursache? Ggf. Muskelfunktionstest |
| Seiten-vergleich | Sind Mobilität und Kraft im Seitenvergleich unterschiedlich? |
| Dokumen-tation | Im Therapieverlauf werden relevante Veränderungen dokumentiert. So wird die Wirkung der Therapie transparent. |

▪ **Muskeln**

◻ Tab. 2.2 zeigt am Beispiel des M. quadrizeps femoris die Aspekte der Muskelfunktionsprüfung.

▪ **Gelenkbeweglichkeit**

Getestet und beurteilt werden die durch Erkrankung betroffenen oder vom Patienten als problematisch betrachteten Gelenke. Weitere Berücksichtigung finden dann die angrenzenden und die im Sichtbefund auffälligen Gelenke. ◻ Tab. 2.3 zeigt eine Zusammenstellung aller zu bewertenden Parameter bei passiver und aktiver Bewegung.

◻ Abb. 2.8 zeigt am Fallbeispiel Frau T. den Inspektions- und Untersuchungsbefund.

## Assessments und Tests

Weitere Funktionsprüfungen und Assessments, entsprechend den Ergebnissen der bis hier erfolgten Befunderhebung, schließen sich an. Beispielhaft werden dafür für ausgewählte Funktionen bekannte oder in ▶ Kap. 3 beschriebene Tests angesprochen. Für eine vollständige fachspezifische Untersuchung muss auf die entsprechende Fachliteratur zurückgegriffen werden.

▪ **Koordination**

Sie wird z. B. bei neurologischen Patienten oder bei Verdacht auf hirnatrophische Veränderungen getestet:

— Finger-Nase-Versuch (mit geschlossenen Augen den Zeigefinger zur Nase führen, rechts und links im Wechsel),
— Knie-Hacke-Versuch (in Rückenlage mit geschlossenen Augen die Ferse eines Fußes zum Knie des anderen Beines führen und am Schienbein nach unten streichen),
— Diadochokinesetest (mit beiden Händen gegenläufige, schnelle Pro- und Supinationsbewegung durchführen [»Glühbirne einschrauben«]) (Wulf 2010).

◻ **Tab. 2.3** Passive und aktive Gelenkfunktionsprüfung. (Nach Bartrow 2011; Siems et al. 2009)

| | Quantität | Qualität | Schmerz | Endgefühl |
|---|---|---|---|---|
| **Passive Bewegung** | Bewegungsausmaß | Bewegungsachse Bewegungsbahn Geräusch | Schmerz Schmerzart Schmerzdauer Lokalisation des Schmerzes | Hart elastisch Fest elastisch Weich elastisch |
| **Aktive Bewegung** | Bewegungsausmaß | Koordination Verlassen der Drehachse/ Bewegungsebene Ausweichbewegungen Muskuläre Veränderungen Weiterlaufende Bewegungen | Schmerz Schmerzart Schmerzdauer Lokalisation des Schmerzes Schmerz zu: - Bewegungsbeginn - während der Bewegung - am Bewegungsende - bewegungseinschränkend | |

**Spezifischer Befund**

**Inspektion und Untersuchung – ICF: Körperstruktur und Funktionen**

(z.B. Beweglichkeit, Kraft, Sensibilität, Schmerz, Ödeme, Narben, pulmonale und kardiale Funktionen, Tonus, Lähmungen, Sprache, Schluckakt, Kognition und Aufmerksamkeit)

**Haut:**

- allgemein sehr empfindliche Haut
- blass, trocken → Trophik herabgesetzt
- Haut am Rücken: »Tannenbaumphänomen«

**Muskulatur:**

- deutliche Muskelatrophie des linken Armes
- Muskelhartspann im Trapezius ascendens bds.
- Muskulatur allgemein atrophisch

**Schmerz:**

- Druckempfindlichkeit im Bereich BWS paravertebral und auf Processi spinosi

**Lokalisation:**

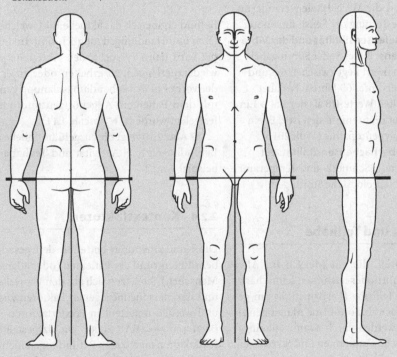

◘ **Abb. 2.8** Physiotherapeutischer Befundbogen für die Geriatrie: Spezifischer Befund – Inspektion und Untersuchung – ICF: Körperstruktur und Funktionen am Fallbeispiel Frau T.

■ **Funktionstests zur posturalen Kontrolle**

z. B.:

— Functional Reach Test in der Berg Balance Scale, Item 8 (▶ Kap. 3),

— Trunk Control Test (▶ Kap. 3).

■ **Funktionstests zur Ganganalyse und Ausdauer**

z. B.:

— Dynamic Gait Index (▶ Kap. 3) zur Beurteilung des dynamischen Gleichgewichts und der Sturzgefährdung,

- Timed Walking Test: 6-Minuten-Gehtest
  (▶ Kap. 3) zur Ermittlung der kardiopulmonalen Belastbarkeit.

- **Sensibilitäts- und Reflexprüfungen**
Tests zur neurologischen Untersuchung, wenn z. B.
eine neurologische Erkrankung vorliegt oder der
Verdacht auf eine periphere Nervenläsion durch
eine Polyneuropathie aufgrund eines Diabetes mellitus o. ä. besteht (Wulf 2010).

Im Beispiel von Frau T. sollten aufgrund der un-
klaren Sturzneigung auf jeden Fall außerdem das
Gleichgewicht und die Sensibilität getestet werden,
um weitere mögliche Sturzrisikofaktoren zu identifizieren. Assessments für das Gleichgewicht finden
sich in ▶ Kap. 3.

Ebenso machen die Wirbelsäulenveränderun-
gen von Frau T. die Testung der Sensibilität nötig:

- **Testung der Tiefensensibilität und des Vibra-
  tionsempfindens:** Rydel-Seifer Stimmgabel-
  test: Der Normalwert liegt zwischen 6/8 und
  8/8 bei Patienten unter 60 Jahren. Bei über
  60-Jährigen gelten Werte 4/8 als normal → Ein
  reduziertes Vibrationsempfinden ist z. B. ein
  Hinweis auf Polyneuropathie (Wulf 2010).

- **Testung der Oberflächensensibilität:** auf
  Druck, Berührung, Schmerz- und Temperatur
  → Hinweis auf neurologische Störungen.

## 2.2.3   Aktivität und Teilhabe

Von den Aktivitäten, die ein Mensch im Alter
selbstständig ausführt oder ausführen kann, hängt
maßgeblich seine Teilhabe (Partizipation) am gesellschaftlichen Leben ab. Sowohl die Aktivitäten als
auch die Teilhabe werden durch Krankheit, eingeschränkte körperliche Funktionen und Strukturen,
das Umfeld (Umweltfaktoren) und nicht zuletzt
durch Persönlichkeit und Einstellung (personenbezogene Faktoren) beeinflusst. Zwischen diesen Einflussfaktoren entstehen Wechselwirkungen, die
ständige Veränderungen mit sich bringen. Für den
Patienten sind Aktivität und Teilhabe stark mit seiner Lebensqualität verknüpft und deshalb von zentraler Bedeutung für die Zielsetzung – sowohl in der
Therapie- und Behandlungsplanung als auch für die
weitere Lebensgestaltung (◘ Abb. 2.9). Aus dem

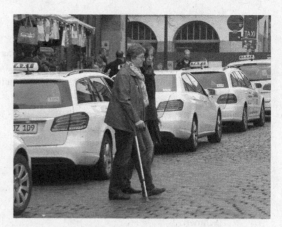

◘ **Abb. 2.9** Partizipation – Aktivität. (© Brigitte Fink mit
freundlicher Genehmigung)

Befund ergibt sich das aktuelle Bild, welche Aktivitäten und Handlungen möglich sind. In der Therapie wird dann versucht, den Aktivitätsspielraum
wiederzuerlangen, zu erhalten oder zu erweitern,
der vorher in der Behandlungsplanung gemeinsam
mit dem Patienten, Angehörigen und/oder Team
festgelegt wurde (s. ▶ Abschn. 1.11).

◘ Abb. 2.10 zeigt die ausgefüllte Tabelle aus dem
Befundbogen ICF: Aktivität und Teilhabe im Fallbeispiel Frau T.

## 2.2.4   Kontextfaktoren

Die Kontextfaktoren betreffen den gesamten Lebenshintergrund der Patienten (oder allgemein der
Menschen). Sie setzen sich aus den Umweltfaktoren
und den personenbezogenen Faktoren zusammen
und werden unterteilt in Förderfaktoren »+« und
Barrieren »–« (BAR 2006). Die dargestellten Kontextfaktoren tauchen im Befundbogen nicht separat
auf. Sie können an der entsprechenden Stelle in der
Anamnese direkt mit +/– gekennzeichnet werden
oder/und in der Behandlungsplanung mit aufge-
griffen werden. In ◘ Tab. 2.4 ist eine Liste möglicher
Kontextfaktoren zusammengestellt.

◘ Abb. 2.11 zeigt die Bewertung der Kontextfaktoren mit + und – anhand des Fallbeispiels Frau T.

## ICF: Aktivität und Teilhabe:

Unterstützungsbedarf ADL, Transfer, Stand und Fortbewegung

| Aktivität | Selbstständig | Unter Aufsicht | Mit Hilfe | Hilfsmittel | Besonderheiten |
|---|---|---|---|---|---|
| Essen/Trinken | × | | | | |
| Persönliche Hygiene | | | × | Badhocker | Hilfe durch Pflege o.ä. |
| Sich ankleiden | | | × | | Hilfe durch Pflege o.ä. |
| Toilette | | | × | | Hilfe durch Pflege o.ä. |
| Duschen/Baden | | | × | Duschhocker | Hilfe durch Pflege o.ä. |
| Sitz | × | | | | |
| Transfer Bett-Stuhl/Rollstuhl | × | | | | Schmerz im Rücken |
| Transfer Sitz – Stand | × | | | Armlehnen | Mit Abstützen |
| Stand | | × | | Halten am Rollator o.ä. | |
| Rollstuhl benutzen | × | | | | |
| Gehen innen | | | × | Rollator | Hilfe durch Physiotherapeutin o.ä. |
| Gehen im Freien | | | × | Rollator | Hilfe durch Physiotherapeutin o.ä. |
| Treppauf steigen | | | × | Mit beiden Händen am Geländer festhalten | Hilfe durch Physiotherapeutin o.ä. |
| Treppab steigen | | | × | s.o. | Hilfe durch Physiotherapeutin o.ä. |
| Erweiterte Mobilität (Auto fahren, Bus, Fahrrad) | k.A. | k.A. | k.A. | k.A. | |

**Ergänzungen**
**Stand** (Standsicherheit, Unterstützungsfläche, Spurbreite):
– Der linke Arm wird in Add/IR am Körper gehalten
– Körperhaltung ist stark flektiert, auffällige BWS-Kyphose mit kompensatorischer Hyperlordose der HWS
– Schultergürtel protrahiert
– Beine in Valgusstellung, Hüften flektiert
– Patientin kann nicht frei stehen → Halt an Bett, Rollator, Tisch etc.

**Gehen** (Gangbild, Gangsicherheit, Gehgeschwindigkeit, Gehstrecke):
– mit Rollator, unsicher, ca. 10 m
– Spurbreite verringert
– unregelmäßige Trippelschritte
– Abrollverhalten: kaum vorhanden
– Knie wird nicht völlig gestreckt, keine Ext in der Hüfte, keine Becken- und Rumpfrotation

◻ **Abb. 2.10** Physiotherapeutischer Befundbogen für die Geriatrie: ICF: Aktivität und Teilhabe am Fallbeispiel Frau T.

**2**

---

**Treppen steigen** (Sicherheit, Anzahl Stufen/Etagen, alternierend oder nachgestellt):
– unsicher, 5 Stufen
– mit Anhalten beide Hände am Geländer möglich

**Andere**
– frei Sitzen für ca. 1 Minute möglich, dann starke Schmerzen im Rücken und Kraftverlust

---

**Assessments und Tests** (z. B. Umfangsmessung, ROM, Neutral-Null-Methode, Sensibilitätsprüfung, MFT, TUG, BBS, Tinetti, VAS Schmerz, CR) (▶ Kap. 3):
– **TUG** (Timed Up and Go Test): 28 Sekunden, mit Rollator
– **BI** (Barthel-Index): 85 Punkte (10/15/5/10/0/10/5/10/10/10)
– **Sensibilität:** altersentsprechendes (reduziertes) Vibrationsempfinden beider Beine (Außen- und Innenknöchel), li > re, Oberflächensensibilität altersentsprechend unauffällig
– **BBS** (Berg-Balance-Skala): 3 Punkte
– **Gelenkbeweglichkeit:**

| Gelenk | Bewegung | Rechts | Links |
|---|---|---|---|
| Schulter | Flex/Ext | 50/0/10 | 120/0/5 |
| | ABD/ADD | 150/0/10 | 125/0/5 |
| | IR/AR | 10/0/45 | 0/5/30 |
| Hüfte | Flex/Ext | 100/5/0 | 100/5/0 |
| | ABD/ADD | 20/0/5 | 25/0/5 |
| Knie | Flex/Ext | 110/5/0 | 110/5/0 |
| OSG | D'Ext/P'Flex | 0/5/35 | 0/5/35 |
| WS | Keine Aufrichtung möglich: Einschränkung knöchern, dadurch verminderte Kraft der aufrichtenden Muskulatur durch Nichtgebrauch. Latflex und Rot li > re eingeschränkt (s. o.) | | |

◻ **Abb. 2.10** (Fortsetzung)

## 2.2.5 Von der Interpretation zur Behandlungsplanung

Eine strukturierte Befundung ermöglicht die Interpretation der Ergebnisse. Dabei greifen die einzelnen Bestandteile des Befundes ineinander. Die Gefahr, ein wichtiges Detail zu übersehen, wird minimiert und zu guter Letzt kann eine patientenzentrierte, individuelle Therapie erfolgen. So können sowohl junge, noch unerfahrene, als auch erfahrenen Therapeuten den Nachweis über die Wirksamkeit ihrer Therapie belegen (Wulf 2010).

### Interpretation (physiotherapeutische Hypothese)

Das oder die Probleme des Patienten werden aufgrund der Untersuchungsergebnisse spezifiziert. Des Weiteren werden **Kontrollparameter** definiert, anhand derer die Wirksamkeit der Therapie dokumentiert und die Erfüllung der Ziele gemessen werden. Dazu eignen sich Assessments oder auch die Tabelle »Aktivität und Teilhabe« aus dem Befund.

Ist beispielsweise eine Aktivität nur mit Hilfe möglich, wird die selbständige Durchführung der Aktivität, sofern die Ressourcen des Patienten dies zulassen, zum Ziel. Zunächst soll die Aktivität selbständig unter Aufsicht durchgeführt werden, später selbständig und sicher. Anhand der o. g. Tabelle

◘ **Tab. 2.4** Übersicht der Kontextfaktoren. (Nach BAR 2006)

| Umweltfaktoren | Personenbezogene Faktoren |
|---|---|
| Produkte und Technologien: z. B. Hilfsmittel, Medikamente etc.<br>Umwelt: z. B. Wohnung, Treppe, Garten, Wege etc.<br>Sozialsysteme: Familie, Freunde, etc.<br>Einstellungen, Überzeugungen und Werte, andere Personen: z. B. Seniorennetzwerke, Besuchsdienste etc.<br>Gesundheits- und Sozialdienste mit ihren Leistungen: z. B. Einkaufshilfen, Pflegedienst, Essen auf Rädern etc. | Alter<br>Geschlecht<br>Charakter<br>Lebensstil<br>Fitness<br>Sozialer Hintergrund<br>Erziehung<br>Bildung/Ausbildung<br>Beruf<br>Erfahrung<br>Bewältigungsstrategien/Coping (► Kap. 5)<br>Genetische Prädisposition |

**Allgemeine Anamnese:**      **Therapeut:**      **Datum:**

**Geburtsdatum/Alter:**    12.12.1938    77 Jahre

**Allgemeinzustand:**
Untergewicht (–) (37,5 kg bei 1,52 m), gebrechlich (–), Rundrücken, gepflegt, klar und orientiert (+)

**Sozialanamnese – ICF: Umweltfaktoren, personenbezogene Faktoren**

**Lebenssituation:**    verwitwet, eine Tochter, die für sie regelmäßig einkauft (+)
                    1× pro Woche kommt eine Putzfrau (+)

**Wohnsituation:**    schon länger allein lebend, sehr kleine Mietwohnung (kein Platz für einen
                    Rollator) (–) im Hochparterre mit 6 Stufen (–)

◘ **Abb. 2.11** Physiotherapeutischer Befundbogen für die Geriatrie: Bewertung der Kontextfaktoren am Fallbeispiel Frau T.

kann leicht überprüft werden, ob das Ziel erreicht wurde.

◘ Abb. 2.12 stellt anhand des Fallbeispiels Frau T. die Interpretation/Hypothesenbildung dar.

Mögliche Kontrollparameter sind:

— freies Sitzen,
— Stehen,
— Gehen,
— TUG,
— Gelenkbeweglichkeit der oberen Extremität,
— BBS,
— Treppe steigen (langfristig),
— Tabelle »Aktivität und Teilhabe« oder
— Erreichung der Teilziele.

Es ist sinnvoll, sich auf ein bis zwei für den Patienten in seiner Situation sinnvolle Parameter zu beschränken. Die Auswahl richtet sich nach den Zielen, die

als nächstes erreicht werden sollen. Im Fallbeispiel Frau T. wäre das zunächst der freie Sitz. Hieran kann der Fortschritt bezüglich Schmerzreduktion und Kraftzuwachs erkannt werden.

Weitere Parameter können der freie Stand und Gang (Selbstversorgung im Bad, eigenständiger Toilettengang), die Gehstrecke oder der TUG für die Verbesserung von Kraft und Ausdauer sein. Für die prognostische Verbesserung der ADLs kann auch die Gelenkbeweglichkeit der oberen Extremität herangezogen werden, hierbei müsste allerding eine alltagsrelevante Tätigkeit mit angeführt werden, wie z. B. selbständiges Haarekämmen, Geschirr in den Schrank räumen (für die Selbständigkeit zu Hause) o. ä.

**2**

**Interpretation/Hypothese** (mit Kontrollparameter):
– Derzeit ist Frau T. auf einen Rollstuhl angewiesen. Sie kann nur eine Minute frei sitzen und weder frei stehen noch gehen. Sie kann mit Rollator 10 m gehen, 5 Stufen steigen mit beiden Händen am Geländer. Sie hat Schmerzen (Rücken und bei Belastung) und ist nur gering belastbar. Es besteht erhöhte Sturzgefährdung. Die ADLs sind auch wegen der Bewegungseinschränkung und Schwäche des linken Armes eingeschränkt.
– Allgemein müssen die Gelenkfunktionen, der Muskelstatus, die Rumpfkontrolle und die Ausdauer verbessert werden. Schmerzreduktion ermöglicht eine Steigerung der Aktivierung. Für die ADLs braucht sie außerdem eine bessere Beweglichkeit des linken Armes.
– Im Detail sind dies: Verbesserung der Transfers, Stehfähigkeit und Gehfähigkeit. Dazu müssen die Muskulatur der Beine, die pelvitrochantäre Muskulatur und die Rumpfmuskulatur gekräftigt sowie die Extension der Knie und Hüften (für die Aufrichtung und Stand) verbessert werden.
– Die Bewegungseinschränkungen der unteren Extremität, insbesondere der Sprunggelenke, legen außerdem den Verdacht nahe, dass Frau T. höchst sturzgefährdet ist. Wenn sie z.B. barfuß im Bad stünde, könnte sie leicht in Rücklage geraten. Da sie nicht über ausreichende Muskelkraft und Beweglichkeit anderer Gelenke verfügt, ist eine ausgleichende Reaktion vermutlich nur eingeschränkt möglich. Zusammen mit den Ergebnissen weiterer Assessments kann damit die *Sturzursache unklarer Genese* näher eingekreist werden. Therapeutisch sollten also Kraft und Mobilität v.a. der unteren Extremität verbessert werden, um die Sturzneigung zu verringern. Des Weiteren müssen langfristig das Gleichgewicht und die Reaktion geschult werden.
– Verbesserung der Armfunktionen (Stützen für sicheres Gehen mit Rollator, Beweglichkeit und Kraft für ADLs).

◘ **Abb. 2.12** Physiotherapeutischer Befundbogen für die Geriatrie: Interpretation/Hypothese (mit Kontrollparameter) am Fallbeispiel Frau T.

**Zielvereinbarung**

Für Frau T. ist die Verbesserung der Schulterflexion und Thoraxaufrichtung insofern wichtig, als sie bei der Selbstversorgung im Haushalt wieder Teller, Tassen etc. aus dem Schrank nehmen möchte.
→ **Ziel:** Verbesserung der Beweglichkeit des linken Armes, um wieder selbst Geschirr aus den Schränken holen zu können (ADL-Selbstversorgung zu Hause)

◘ **Abb. 2.13** Physiotherapeutischer Befundbogen für die Geriatrie: Zielvereinbarung Fallbeispiel Frau T.

## Zielvereinbarung

Im Anschluss an den Befund und die Interpretation finden Zieldefinition und Behandlungsplanung unter Berücksichtigung aller strukturellen, funktionellen personenbezogenen und umweltbezogenen Faktoren sowie unter Einbeziehung der Aktivität und Partizipation statt. Dieses Vorgehen ist die entscheidende Neuerung im bio-psycho-sozialen Denkmodell der ICF (► Kap. 1).

Die Zieldefinition ergibt sich aus den Untersuchungsergebnissen, deren Interpretation und den vom Patienten und ggf. den Angehörigen bereits in der Anamnese geäußerten Zielen. Darauf aufbauend können im Team oder im Einzelsetting berufsgruppenspezifische Ziele formuliert werden. Der Prozess der Zieldefinition findet in Abstimmung mit den Patienten/Angehörigen statt, sodass z. B. bei unrealistischen Vorstellungen seitens der Patienten und/oder ihrer Angehörigen durch Auf-

klärung und Beratung erreichbare Ziele erarbeitet werden, aber auch die Ziele der Fachleute den realistischen Bedürfnissen der Patienten entsprechen.

Weiterhin müssen Physiotherapeutinnen beachten, dass sich die Ebenen, an denen sich die Zielsetzung orientiert, nicht unterscheiden: Für Patienten und Angehörige sind die Ebene der Aktivität, ADLs und Teilhabe maßgeblich, die Funktionsebene ist für sie i. d. R. abstrakt und daher irrelevant. Dies gilt auch für Therapeutinnen, sie nutzen zusätzlich die Funktionsebene, um die gewünschten Aktivitäts-, ADL- und Teilhabe-Ziele zu erreichen (BAR 2006; Wulf 2010).

◘ Abb. 2.13 zeigt am Fallbeispiel Frau T. die mögliche Zielvereinbarung.

Ob Frau T. für ihr Ziel 120° oder 150° Flexion im Schultergelenk benötigt, ist für sie irrelevant. Eine typisch therapeutenzentrierte Zielformulierung wie »Verbesserung der Schulterflexion links auf 150°«

wäre also ohne Alltagsrelevanz für die Patientin. Passender formuliert mit der entsprechenden Alltagsrelevanz wäre: »Verbesserung der Beweglichkeit des linken Armes, um wieder selbst Geschirr aus den Schränken holen zu können (ADL-Selbstversorgung zu Hause).«

Wie bereits aufgeführt ist es wichtig, mit den Patienten und ggf. Angehörigen die Erreichbarkeit der Ziele zu besprechen. Nur so kann gewährleistet werden, dass realistische Ziele formuliert und Erwartungen nicht enttäuscht werden. Es ist sinnvoll, mehrere Teilziele zu formulieren, die ggf. nacheinander erreicht werden können. Durch die Überprüfung, ob das Teilziel erreicht wurde, findet die Evaluation der Therapie statt. Patienten können (auch kleine) Therapieerfolge anhand messbarer Ergebnisse nachvollziehen. Das wiederum verbessert die Motivation und Mitarbeit (Compliance) des Patienten.

Oft wollen Patienten und Angehörige zu viel auf einmal, und das »möglichst sofort«. Dann ist es wichtig, gemeinsam herauszufinden, wo und wie Prioritäten zu setzen sind, welches Teilziel das Wichtigste ist und was danach kommt.

## Behandlungsplanung

Die Behandlungsplanung ist stark abhängig vom Kontext bzw. Setting. In stationären Einrichtungen mit interdisziplinären Teams wird in der Regel in Teamsitzungen der Behandlungsplan erstellt. Er orientiert sich an den Bedürfnissen und Wünschen des Patienten. Die unterschiedlichen Berufsgruppen arbeiten an verschiedenen Aspekten der gemeinsamen Zielsetzung. Im ambulanten und niedergelassenen Bereich sind diese Kooperationen selten. Hier erstellt die Physiotherapeutin gemeinsam mit dem Patienten den Behandlungsplan. Eine bessere Vernetzung mit anderen Berufsgruppen (Pflege, Ergotherapeuten etc.) sollte aber immer angestrebt werden (▶ Kap. 4). ◘ Tab. 2.5 gibt einen Überblick über wichtige Leitfragen für die Behandlungsplanung.

◘ Abb. 2.14 stellt Vorüberlegungen zur Behandlungsplanung dar, die Behandlungsplanung selbst wird anhand des Fallbeispiels Frau T. in ◘ Abb. 2.15 gezeigt.

Wenn die Therapie Erfolge zeigt oder ein erneutes akutes Ereignis eintritt, wird eine Anpassung der Ziele, Interventionen und Kontrollparameter nötig. Diese müssen erneut mit dem Patienten abgestimmt

◘ **Tab. 2.5** Leitfragen für die Behandlungsplanung. (Nach Wulf 2010)

| | |
|---|---|
| Welches Ziel/welche Ziele sollen erreicht werden? | Komplexe Ziele in Teilziele untergliedern |
| | Mehrere Ziele gewichten |
| Welche Maßnahmen dienen der Zielerreichung? | Beschreibung der Maßnahmen und Prinzipien |
| Wie viel Zeit wird für die Zielerreichung benötigt? | Erstes Teilziel und weitere Teilziele |
| Welche Kontrollparameter messen die Zielerreichung? | Standardisierte Messinstrumente |
| Was muss außerdem für die Zielerreichung beachtet werden? | Hilfsmittelversorgung, Kompensation und Wohnraumanpassung? |
| | Hausbesuch? |
| | Heimübungsprogramm? |
| | Angehörigengespräch/Anleitung? |
| | Weitere Versorgung Pflegestufe Pflegedienst etc. |

werden, um die für ihn relevanten Schwerpunkte zu finden.

- ■ **Teilhabe/Partizipation – Zielvereinbarung – Behandlungsplanung**

Da die Patientin ohne Hilfsmittel alleine in ihrer Wohnung zurechtkommen möchte (inkl. ADLs wie Kochen, Waschen, Bügeln), muss Folgendes beachtet werden:

– Die Therapeutin muss die für diese Aktivitäten nötigen strukturellen und funktionellen Voraussetzungen kennen. Dann kann die Patientin durch Verbesserung von Struktur und Funktion (oder Kompensation durch Hilfsmitteleinsatz) ihre Aktivitäten verbessern und somit das Erreichen ihres Partizipationsziels ermöglichen.

– Als Beispiel für »Alleine zu Hause zurechtkommen« wird die Selbstversorgung im Bad als Grundbedürfnis herausgegriffen: Die Versorgung am Waschbecken kann zu-

2

**Behandlungsplanung – Vorüberlegungen**

Die Wünsche von Frau T. sind: »Ohne Hilfsmittel alleine in meiner Wohnung zurechtkommen (inkl. ADLs wie Kochen, Waschen, Bügeln)«. Um dies zu erreichen, muss in mehreren Schritten vorangegangen werden. Daher muss mit Frau T. und ihrer Tochter das weitere Vorgehen besprochen werden.

Die Ergebnisse des Befundes (ab. ▶ Abschn. 2.2) legen folgende Therapieziele und Behandlungsplanungen nahe:
- Schmerzreduktion bei gleichzeitiger Steigerung von
  - Kraft
  - Ausdauer
  - Mobilität
- Aktivitätsverbesserung und Erreichen des Partizipationsziels (s.o. Patientenwunsch)

Gemeinsam mit den Ergebnissen aus Inspektions-, Palpations- und Untersuchungsbefund können daraus die geeigneten Maßnahmen abgeleitet werden.

Derzeit ist die Patientin auf einen Rollstuhl angewiesen, sie kann nur kurz frei sitzen und nicht frei stehen oder gehen. Sie hat Schmerzen und ist nur gering belastbar.

Das *erste Ziel* (auf Patientenebene formuliert) kann demnach sein: Verbesserung des Transfers und Sitzfähigkeit, um eine Selbstversorgung im Bad ohne Rollstuhl mit Badezimmerhocker zu ermöglichen.

*Maßnahmen* (auf der Therapeutenebene formuliert): Es müssen also die Schmerzen reduziert und die Gelenkfunktionen, der Muskelstatus, die Rumpfkontrolle und die Ausdauer verbessert werden. Dazu muss an der Kraft und am Gleichgewicht gearbeitet werden.

Das *zweite Ziel* könnte das selbständige Gehen mit Gehstock oder an Möbeln entlang sein, damit sich die Patientin in der Wohnung frei bewegen kann.

*Maßnahmen:* Dazu müsste an der Stehfähigkeit, Gleichgewicht und Kraft gearbeitet werden.

Ein *weiteres längerfristiges Ziel* kann sein, dass Frau T. tatsächlich wieder alles im Haushalt selber machen kann. Dafür muss die Entwicklung im Rehabilitationsprozess berücksichtigt werden. Solange ihr die Selbstversorgung nicht möglich ist, muss für eine adäquate Unterstützung gesorgt werden.

**Kontrollparameter:**
Frau T. kann nur eine Minute frei sitzen, dann treten Schmerzen im Rücken und Kraftverlust auf.
Freier Sitz entspricht Item 3 »freies Sitzen« der Berg Balance Scale (▶ Kap. 3). Dies kann gut als Kontrollparameter herangezogen werden.

Therapeutisch umgesetzt werden kann das durch Arbeiten an Kraft, Gleichgewicht, Rumpfkontrolle und Schmerzlinderung.

Überprüfung wäre durch Retest der Sitzdauer möglich.

Die gesamte BBS könnte getestet und als weiterführender Kontrollparameter herangezogen werden – so können ggf. signifikante Veränderung für das Gleichgewicht festgestellt werden. Aber auch einzelne Items der BBS können als Kontrollparameter herangezogen werden, wie z.B. das Nach-vorne-Beugen (Functional Reach) für die Rumpfkontrolle.

▪ **Abb. 2.14** Physiotherapeutischer Befundbogen für die Geriatrie: Behandlungsplanung – Vorüberlegungen Fallbeispiel Frau T.

nächst mit einem Badhocker ermöglicht werden. Dafür ist längeres freies Sitzen, eine Verbesserung des Transfers und verbesserte Schultermobilität nötig. Dies wiederum setzt Ausdauer, Kraft sowie Rumpfkontrolle der Patientin voraus. Eine Schmerzreduktion wird durch die Kraftsteigerung ebenfalls angestrebt. Für den selbständigen Toilettengang muss die Patientin kurz frei stehen können, um sich die Hose runter- und wieder hochziehen zu können. Wenn das noch nicht möglich ist, muss ein Halt (Griff, Toilettenaufsatz etc.) geschaffen werden, damit dies zunächst einhändig geübt werden kann, während sich die Patientin mit der anderen Hand festhält. Hierfür sind die entsprechende Gelenkmobilität, Kraft, Rumpfkontrolle, Ausdauer und Koordination nötig.

## 2.3 Fazit: Bedeutung des geriatrischen Befundes

Durch eine strukturierte Befunderhebung soll der Patient in seiner Gesamtheit gesehen werden. Seine

**Relevante umweltbezogene Faktoren:**
Brille CAVE: auf die richtige Brille achten bei Mobilisation
6 Stunden in der Wohnung (–)
Allein lebend (–)
Hilfe durch Tochter und Putzfrau (+)
Kleine Wohnung, kein Platz für den Rollstuhl oder Rollator (–)
**Maßnahmen:** erweiterte Hilfen nötig, solange die Patientin noch nicht selbständig ist

**Relevante personenbezogene Faktoren:**
77 Jahre (+) (da die Patientin noch nicht hochbetagt ist, sind u.U. noch ausreichende Ressourcen vorhanden)
Weiblich (+) (als Frau ist sie Hausarbeit etc. gewohnt und kann auf bereits Erlerntes zurückgreifen)
Untergewicht (–)
Reduzierte Kraft und Ausdauer → Reduzierter Allgemeinzustand (–)
Mutlosigkeit (–)
Motivation wieder nach Hause zu kommen (+)

| | Körperfunktion und -struktur z.B. Kraft, Ausdauer, Gleichgewicht, Beweglichkeit, Schmerz, Herz-Kreislauf-System, Atemwege etc. | Aktivität z.B. Transfer, Waschen, Mobilität, wie Treppe steigen, Gehstrecke etc. | Partizipation/ Alltagsrelevanz z.B. Selbstversorgung im Bad, in der Wohnung, selbständig Einkaufen, Freizeitaktivitäten nachgehen etc. | Maßnahme(n) |
|---|---|---|---|---|
| **Ziele** | | | | |
| 1. Teilziel Selbständige Versorgung im Bad im Sitz | Verbesserung von Ausdauer, Kraft, Rumpfkontrolle und Gleichgewicht Schmerzreduktion | Schmerzfrei und ohne Anlehnen sitzen Transfers, z.B. auf die Toilette, auf den Stuhl, allein | Verbesserung der Transfers und Sitzfähigkeit, um eine Selbstversorgung im Bad ohne Rollstuhl mit Badezimmerhocker zu ermöglichen | Duschhockerversorgung Krafttraining Gleichgewichtstraining Hockergymnastik Für die Ausdauer: Gehtraining mit Rollator |
| 2. Teilziel Selbständige Versorgung auf Zimmerebene | s.o. Verbesserung der Gelenkbeweglichkeit des linken Armes | Freier Stand Transfer Beginn Abgewöhnung Rollstuhl | Leichte ADLs im Stehen: Wäsche in den Schrank räumen, Tisch decken etc. | s.o. Übungen im Stand für GG Gelenkmobilisation ... |
| 3. Teilziel Selbstversorgung auf Wohnungsebene | s.o. Ausdauer verbessern in enger Verbindung mit weiterer Schmerzreduktion | Gehen mit Festhalten an Möbeln oder mit Handstock | ADLs wie Kochen, Bügeln | s.o. An Leistungsstand orientierte Steigerung |
| Überprüfung der Ziele | Die Patientin ist auf Zimmerebene bzw. Wohnungsebene mobil, die Selbstversorgung im Bad ist mit Duschhocker möglich. Sie kann leichte ADLs im Haushalt (Kochen, Abspülen und Geschirr wegräumen) wieder selbständig durchführen. Die Schmerzsituation hat sich deutlich verbessert, sodass Schmerzen keine Einschränkung für die Mobilität darstellen. Sie treten nur noch bei Belastung auf. | | | |
| Neue Ziele Treppe steigen, um die Wohnung wieder verlassen zu können | Ausdauer und Kraft steigern | Treppe steigen Gehen im Freien mit Rollator | Die Wohnung verlassen, um Spaziergänge, Einkäufe oder Teilnahme an sozialem Leben zu ermöglichen | s.o. |

◘ **Abb. 2.15** Physiotherapeutischer Befundbogen für die Geriatrie: Behandlungsplanung Fallbeispiel Frau T.

Ressourcen werden ebenso wie seine Schwächen erkannt, und das Wissen wird für eine individuelle Zielsetzung und eine daran anschließend individuelle ganzheitliche Behandlung genutzt. So kann die für den Patienten optimale Therapie erfolgen.

## 2.4    Fragen

- In welche Ebenen untergliedert sich der Befund, und welche Bestandteile beinhaltet er?
- Was versteht man unter Vitalparameter?
- Wozu dient die Erfassung der Sozialanamnese?
- Wozu dient die Erfassung von Aktivität und Partizipation?
- Was sind Kontextfaktoren, und wozu dient ihre Erfassung?
- Wie findet die Zielvereinbarung statt?
- Was sind Leitfragen für die Behandlungsplanung?

## 2.5    Interessante Links

**http://www.pflegewiki.de**  Vitalparameter, Bewusstsein

**http://www.bar-frankfurt.de/**  Bundesarbeitsgemeinschaft für Rehabilitation

## Literatur

BAR – Bundesarbeitsgemeinschaft für Rehabilitation (2006) (Hrsg) ICF-Praxisleitfaden 1. BAR, Frankfurt am Main
Bartrow K (2011) Physiotherapie Basics: Untersuchen und Befunden in der Physiotherapie. Springer, Berlin Heidelberg
Reimann S (2013) Befunderhebung: Grundlagenwissen für Physiotherapeuten, 4. Aufl. Urban & Fischer, München
Scheidtmann K, Wulf D (2010) Neuropsychologische Syndrome und Störungen. In: Hüter-Becker A, Dölken M (Hrsg) Physiotherapie in der Neurologie, 3. Aufl. Thieme, Stuttgart, S 151–166
Siems W, Bemer A, Przyklenk J (2009) Allgemeine Krankheitslehre für Physiotherapeuten. Springer, Berlin Heidelberg
Trocha M, Aigner A-K, Brandt H, Lücking R, Oppermann A, Schneider E, Probst A (2014) Befundest du noch – oder diagnostizierst du schon? Physiosciene 10:24–28
Wulf D (2010) Physiotherapeutische Untersuchung, Behandlungsprinzipien In: Hüter-Becker A, Dölken M (Hrsg) Physiotherapie in der Neurologie, 3. Aufl. Thieme, Stuttgart, S 87–130

# Assessment

*Katja Richter*

K. Richter et al. (Hrsg.), *Der ältere Mensch in der Physiotherapie*,
DOI 10.1007/978-3-662-50466-6_3, © Springer-Verlag Berlin Heidelberg 2017

In der Arbeit mit geriatrischen Patienten ist die Anwendung von Assessments heutzutage nicht mehr wegzudenken. Assessment steht dabei gleichbedeutend für Test, Beurteilung, Einschätzung oder Bewertung. Es unterstützt und ergänzt den in der Medizin gängigen objektivierbaren Diagnoseprozess. Vor allem unter dem Aspekt der Ganzheitlichkeit, dem bio-psycho-sozialen Grundkonzept, dem die Geriatrie folgt, ist die Erhebung von psychosozialen Kriterien für die weitere Behandlungs- und Betreuungsplanung unerlässlicher Bestandteil in der Versorgung älterer kranker Menschen. Unerlässlich ist ihre Anwendung zur Verlaufskontrolle und Qualitätssicherung.

## 3.1 Definition und Nutzen

> **Assessment**
>
> Ein Assessment ist die standardisierte und dokumentierte Einschätzung des gesamten gesundheitlichen Status einer Person in seinen körperlichen, seelischen und sozialen Aspekten auf den Ebenen von Körperstruktur, Körperfunktion, Aktivität und Teilhabe (s. auch ▶ Abschn. 1.11).

Für die Behandlungs- und Versorgungsplanung eines älteren Patienten ist neben dem Wissen um dessen Erkrankungen die standardisierte Erhebung seiner Fähigkeiten und Beeinträchtigungen, seiner Funktionen und Kompetenzen von entscheidender Notwendigkeit. Dabei dienen die Assessments in der Geriatrie der systematischen Erfassung von Dimensionen, Ressourcen und Defiziten bei multimorbiden Patienten. Damit wird das Assessment zum »Kernprozess jeder geriatrischen Behandlung« (Sommeregger 2013, S. 278). Therapien und Interventionen werden danach auf die Nutzung und Aktivierung verbliebener Reserven ausgerichtet, das sogenannte ressourcenorientierte Arbeiten. Das Assessment kann zu Aussagen über Diagnose, Prognose und Ergebnismessung hinzugezogen werden.

Assessments in der Geriatrie gelten als multidimensionales Abklärungs-, Therapie- und Betreuungskonzept, an dem alle Berufsgruppen des interdisziplinären Teams beteiligt sind. Es ist ein strukturiertes Verfahren zur bio-psycho-sozialen Evaluation und Therapieplanung auf medizinischer, psychologischer, sozialer und funktioneller Ebene mit der Möglichkeit der Verlaufskontrolle nach erfolgten Interventionen. Bei aller Aussagekraft der Testverfahren sollte sowohl die Selbsteinschätzung des Patienten als auch die Erfahrung der betreuenden und behandelnden Personen in allen Aspekten der Diagnose und Prognose Berücksichtigung finden (AGAST 1997).

## 3.2 Das geriatrische Basisassessment

1995 (und 1997 in zweiter Überarbeitung) wurde von der Arbeitsgruppe Geriatrisches Basisassessment (AGAST) eine Empfehlung über neun Testverfahren gegeben, die zum geriatrischen Basisassessment gehören sollten. Dazu zählen:
- Barthel-Index,
- Clock Completion,
- Mini-Mental State Examination,
- Geriatrische Depressionsskala,
- Soziale Situation,
- Timed Up and Go,
- Tinetti-Test,
- Handkrafttest,
- Geldzähltest nach Nikolaus.

In Einrichtungen, die geriatrische Frührehabilitation durchführen, sind bei Aufnahme eines Patienten die Durchführung von vier Testverfahren im Bereich der Selbständigkeit, Mobilität, Kognition und Emotionalität und bei dessen Entlassung zwei Assessments aus den Bereichen Selbständigkeit und Mobilität vorgeschrieben.

### ▪ Nutzen und Grenzen

Nachweislich profitieren ältere Patienten vom geriatrischen Assessment und einer interdisziplinären Therapie, wenn sie notfallmäßig in eine Klinik aufgenommen werden. Ihre Wahrscheinlichkeit, ein Jahr nach dem Akutereignis noch zu leben und dies in ihrem eigenen häuslichen Umfeld, ist signifikant höher als nach einer allgemeinen Krankenhausbehandlung.

Allerdings gibt es auch klare Grenzen für den Einsatz des Assessments. Dazu gehören u. a. bereits lange pflegebedürftige Menschen ohne akute Zustandsverschlechterung, fitte, robuste Ältere bei terminalen Erkrankungen, weit fortgeschrittener Demenz sowie medizinisch instabile Patienten (Sommeregger 2013).

Im Bereich des Assessments hat sich in den vergangenen Jahren im Rahmen der Forschung viel getan. Ihre Anzahl ist enorm gestiegen, zahlreiche Studien dienen der Überprüfung ihrer Gütekriterien. Seit September 2012 gibt es deshalb die AG Assessment, die sich aus interdisziplinären Mitgliedern verschiedener deutschsprachiger geriatrischer Fachgesellschaften zusammensetzt und das Assessment erneut überarbeitet. Seit März 2013 beteiligt sich auch die Österreichische Gesellschaft für Geriatrie und Gerontologie (ÖGGG) daran. Auf den Internetseiten des Kompetenzzentrums Geriatrie und des DRG-Kompetenzteams Geriatrie können alle genannten Testbögen zum **geriatrischen Basisassessment** heruntergeladen werden (Links s. ▶ Abschn. 3.8).

## 3.3    Gütekriterien

Assessments werden zur Befunderhebung, Dokumentation, Verlaufs- und Therapiekontrolle sowie zur Planung weiterer Interventionen genutzt. Weiterhin erfüllen sie wichtige Kriterien zur Qualitätssicherung (für die am Patienten geleistete Arbeit wie auch als Qualitätskriterium für die Einrichtung) und zur Vergleichbarkeit (Aufnahme/Entlassung oder Einrichtungen untereinander). Das Assessment kann als wichtige Argumentationshilfe bei Ärzten oder Krankenkassen hinzugezogen werden, wenn es um die Verordnung und Kostenübernahme für weitere Therapiemaßnahmen geht.

Assessments müssen standardisiert sein, um eindeutige Ergebnisse zu liefern. Dafür müssen Anwender und Testverfahren bestimmte Kriterien erfüllen:

- Die Anwender müssen das Assessmentinstrument gut kennen und so gewissenhaft wie möglich anwenden (= standardisiertes Messen!), damit die Messergebnisse auch aussagefähig sind. Eine Schulung in der Anwendung eines Assessments wird vor dem Einsatz in der Praxis empfohlen.

- Bei der Interpretation der Testergebnisse muss ein kritischer Blick auf mögliche Einflussfaktoren geworfen werden. Diese müssen bei der Bewertung des Ergebnisses berücksichtigt werden.
- Bei vielen Assessments ist neben der Bewertung des Gesamtscores einer Testbatterie oftmals auch die Betrachtung und Berücksichtigung einzelner Items dieses Tests sinnvoll.
- Damit ein Assessment als standardisiert gilt, muss es einige Kriterien erfüllen. Die wichtigsten Gütekriterien für ein Testinstrument sind Zuverlässigkeit (= Reliabilität) und Gültigkeit (= Validität). Diese werden im Rahmen von klinischen Studien ermittelt. Weitere Anforderungen an ein gutes Assessment sind Responsivität, Objektivität, Spezifität, Sensitivität und Praktikabilität. Eine Zusammenstellung der Begriffserklärungen ist in ◘ Tab. 3.1 zu finden.

In der Praxis unterscheidet man Assessments nach ihren zu messenden Dimensionen (z. B. Kognition oder Selbsthilfefähigkeit) oder nach der Rangfolge der Abklärung. Aus Letzterer ergeben sich drei Assessmentebenen:

- das Screening (Durchsieben/-leuchten),
- das geriatrische Basisassessment und
- das spezifische Assessment.

Mit Hilfe des Screenings werden Risikopatienten und Risikokonstellationen erkannt, die ein weiteres Vorgehen zur Abklärung aufzeigen. Das Basisassessment dient der Ermittlung spezifischer Körperfunktionen und Aktivität und damit möglicher Partizipationsbereiche. Um spezielle Problemkonstellationen intensiver zu untersuchen, wird das spezifische Assessment (sehr häufig fachspezifisch, z. B. Logopädie oder Psychiatrie) hinzugezogen (Krupp 2013).

Im Folgenden werden einige von der Autorin ausgewählte in der Geriatrie gängige und sinnvolle Assessments in den drei Gruppen

- Screeningverfahren,
- motorisches/physiotherapeutisches Assessment und
- Assessment anderer Berufsgruppen (mit Zuordnung zum geriatrischen Basisassessment und zum spezifischen Assessment)

vorgestellt und erläutert.

**◘ Tab. 3.1** Gütekriterien für ein Testinstrument. (Eigene Zusammenstellung nach Schädler et al. 2009 und Zalpour et al. 2010)

| Kriterium | Begriffserklärung |
|---|---|
| Reliabilität | Zuverlässigkeit, Messgenauigkeit, Stabilität eines Messergebnisses<br>Gibt an, wie genau ein Test das misst, was er zu messen beabsichtigt. Weiterhin müssen wiederholte Messungen bei gleichbleibenden Bedingungen zu gleichen Resultaten führen. |
| Validität | Gültigkeit, Glaubwürdigkeit<br>Ein Test ist gültig oder valide, wenn er tatsächlich das misst, was er messen will. |
| Responsivität | Empfindlichkeit gegenüber Veränderung; Änderungssensitivität<br>Beschreibt den Grad der Empfindlichkeit eines Tests, um Veränderungen des gemessenen Zustands festzustellen. Bei hoher Empfindlichkeit ist das Testverfahren gut zu Verlaufsmessungen geeignet. |
| Objektivität | Unterschiedliche Untersucher kommen bei der Messung unabhängig von persönlichen Faktoren zu den gleichen Ergebnissen. Die Auswertungs-, Durchführungs- und Interpretationsobjektivität sind durch die Standardisierung von Auswertung, Durchführung und Interpretation unabhängig vom Testanwender gewährleistet. |
| Spezifität | Wahrscheinlichkeit, dass der Untersuchte tatsächlich gesund ist, wenn der Test negativ ist. |
| Sensitivität | Empfindlichkeit<br>Im Rahmen der Diagnostik ist es die Wahrscheinlichkeit, dass der Untersuchte tatsächlich erkrankt ist, wenn der Test positiv ist.<br>In der Verlaufsmessung ist es die kleinste bei einem individuellen Patienten erfassbare Veränderung. |
| Praktikabilität | Anwendbarkeit<br>Ein Test ist zweckmäßig, wenn die Schulung für den Anwender, der Sach- und Zeitaufwand für Patient und Untersucher vertretbar sind. |

## 3.4 Screeningverfahren

### 3.4.1 Geriatrisches Screening nach Lachs

■ **Primärliteratur**

Lachs MS, Feinstein AR, Cooney LM Jr., Drickamer M, Marottoli RA, Pannill FC et al. (1990) A simple procedure for general screening for functional disability in elderly patients. Ann Intern Med 112: 699–706

■ **Erklärung**

Das Screening erfolgt in Form eines Fragebogens, ist multidimensional und dient der Identifikation geriatrischer Patienten bereits in der Hausarztpraxis. Mithilfe der Feststellung von Risikopatienten und -konstellationen legt es den Grundstein für den Einstieg in das geriatrische Basisassessment (s. ▶ Abschn. 3.2). Der entsprechende Fragebogen findet sich in ◘ Abb. 3.1.

■ **Durchführung**

Das Screening umfasst 15 Fragen bzw. Aufgaben, die vom Befragten mit Ja oder Nein beantwortet bzw. ausgeführt werden sollen.

■ **Interpretation**

Sobald eine Antwort auf gewisse Risiken oder Probleme hinweist, sollte eine weitere Abklärung eingeleitet werden.

### 3.4.2 Identification of Seniors at Risk

■ **Synonym**

ISAR

■ **Primärliteratur**

McCusker J, Bellavance F, Cardin S et al. (1999) Detection of older people at increased risk of adverse health outcomes after an emergency visit: the ISAR screening tool. J Am Geriat Soc 47(10):1229-1237

**3**

| | | |
|---|---|---|
| **1.** Flüstern der Zahlen in ca. 50 cm Abstand in das angegebene Ohr, während das andere zugehalten wird:<br>Linkes Ohr: 6 – 1 – 9<br>Rechtes Ohr: 2 – 7 – 3 | … wenn mehr als eine Zahl falsch erkannt wird | Hören: ☐ |
| **2.** Hat sich Ihre Sehfähigkeit in letzter Zeit verschlechtert?<br>Lesen einer großen Überschrift | … wenn das Erkennen der Fingerzahl in 2 m Entfernung oder das Lesen einer großen Überschrift nicht möglich ist oder die Frage mit „JA" beantwortet wird | Sehen: ☐ |
| **3.** Bitten Sie den Patienten:<br>a) beide Hände hinter den Kopf zu legen und<br>b) einen Kugelschreiber aufzuheben | … wenn mindestens eine Aufgabe nicht gelöst wird | Armfunktion: ☐ |
| **4.** Bitten Sie den Patienten aufzustehen, einige Schritte zu gehen und sich wieder zu setzen! | … wenn der Patient zu einer dieser Tätigkeiten nicht selbständig in der Lage ist | Beinfunktion: ☐ |
| **5.** Konnten Sie in letzter Zeit den Urin versehentlich nicht halten? | … wenn die Frage mit „JA" beantwortet wird | Harnkontinenz: ☐ |
| **6.** Konnten Sie in letzter Zeit den Stuhl versehentlich nicht halten? | … wenn die Frage mit „JA" beantwortet wird | Stuhlkontinenz: ☐ |
| **7.** Schätzen des Patientengewichtes | … bei Vorliegen von Unter- oder Übergewicht | Ernährungsstatus: ☐ |
| **8a.** Nennen Sie dem Patienten folgende Begriffe und bitten Sie Ihn, sie sich zu merken: Apfel – Pfennig – Tisch, anschließend die Bitte, die Begriffe zu wiederholen! | … wenn einer der Begriffe nicht erinnert werden kann | Kurzzeitgedächtnis: ☐ |
| **9.** Können Sie sich selbst anziehen?<br>Können Sie problemlos Treppensteigen?<br>Können Sie selbst einkaufen gehen? | …wenn eine der Fragen mit „NEIN" beantwortet wird | Aktivität: ☐ |
| **10.** Fühlen Sie sich oft traurig oder niedergeschlagen? | … wenn die Frage mit „JA" beantwortet wird | Depression: ☐ |
| **8b.** Bitten Sie den Patienten, die vorhin genannten Begriffe zu wiederholen! | … wenn einer der Begriffe nicht erinnert werden kann | Gedächtnis: ☐ |
| **11.** Haben Sie Personen, auf die Sie sich verlassen und die Ihnen zu Hause regelmäßig helfen können? | …wenn die Frage mit „NEIN" beantwortet wird | Soziale Unterstützung: ☐ |
| **12.** Waren Sie in den letzten drei Monaten in Krankenhausbehandlung? | … wenn die Frage mit „JA" beantwortet wird | Krankenhausaufenthalt: ☐ |
| **13.** Sind Sie in den letzten drei Monaten gestürzt? | … wenn die Frage mit „JA" beantwortet wird | Sturz: ☐ |
| **14.** Nehmen Sie regelmäßig mehr als fünf verschiedene Medikamente ein? | … wenn die Frage mit „JA" beantwortet wird | Polypharmazie: ☐ |
| **15.** Leiden Sie häufig unter Schmerzen? | … wenn die Frage mit „JA" beantwortet wird | Schmerz: ☐ |
| **ANZAHL DER AUFFÄLLIGKEITEN IM GERIATRISCHEN SCREENING** | | …… / 16 |

◘ **Abb. 3.1** Geriatrisches Screening nach Lachs – Fragebogen. (Übertragen aus dem Kompetenzzentrum Geriatrie)

| Hilfebedarf<br>1. Waren Sie vor der Erkrankung oder Verletzung, die Sie in die Klinik geführt hat, auf regelmäßige Hilfe angewiesen? | ☐ JA<br>☐ NEIN | 1<br>0 |
|---|---|---|
| Akute Veränderung des Hilfebedarfs<br>2. Benötigten Sie in den letzten 24 Stunden mehr Hilfe als zuvor? | ☐ JA<br>☐ NEIN | 1<br>0 |
| Hospitalisation<br>3. Waren Sie innerhalb der letzten 6 Monate für einen oder mehrere Tage im Krankenhaus? | ☐ JA<br>☐ NEIN | 1<br>0 |
| Sensorische Einschränkung<br>4. Haben Sie unter normalen Umständen erhebliche Probleme mit dem Sehen, die nicht mit einer Brille korrigiert werden können? | ☐ JA<br>☐ NEIN | 1<br>0 |
| Kognitive Einschränkung<br>5. Haben Sie ernsthafte Probleme mit dem Gedächtnis? | ☐ JA<br>☐ NEIN | 1<br>0 |
| Multimorbidität<br>6. Nehmen Sie pro Tag sechs und mehr verschiedene Medikamente ein? | ☐ JA<br>☐ NEIN | 1<br>0 |
| | SUMME: | ____ |

◘ **Abb. 3.2** Identification of Seniors At Risk – Fragebogen. (Eigene Darstellung nach Thiem et al. 2012)

▪ **Erklärung**

ISAR dient der Erkennung von geriatrischen Risikopatienten mit entsprechendem Behandlungsbedarf bereits in der Notfallaufnahme von Krankenhäusern. Angewandt werden sollte er bei Patienten ab dem 75. Lebensjahr. Es gibt je eine Frage zu den fünf Bereichen Hilfebedarf, akute Veränderung des Hilfebedarfs, Hospitalisation, sensorische Einschränkungen, kognitive Störung, Multimorbidität.

▪ **Durchführung**

Der ISAR beruht auf Selbstauskunft des Patienten oder seiner Bezugsperson nach Befragung. Die fünf Fragen sollen mit »Ja« oder »Nein« beantwortet werden. Für jede Antwort mit »Ja« wird 1 Punkt vergeben (Testbogen s. ◘ Abb. 3.2).

▪ **Interpretation**

Ab 2 Punkten besteht Handlungsbedarf (Geriater hinzuziehen) (Thiem et al. 2012).

## 3.5 Motorisches/physio-therapeutisches Assessment

Für Physiotherapeuten sind Verfahren wie die Kraftmessung (Muskelfunktionstest nach Janda), die Ermittlung des Bewegungsausmaßes (Neutral-Null-Methode – NNM, Nulldurchgangsmethode, Range of Motion nach Drebrunner – ROM) sowie die Umfangsmessung die bekanntesten und am weitesten verbreiteten Testverfahren. Da diese Messverfahren Bestandteile der Physiotherapieausbildung sind, wird hier nicht darauf eingegangen. Eine gute Übersicht bietet dazu auch das Handbuch *Standardisierte Ergebnismessung in der Physiotherapie-Praxis* der Physio-Akademie (Bildungswerk Physio-Akademie 2006).

Relevant für die Geriatrie sind Erhebungsverfahren, die Aussagen über Transferfähigkeit, Gangsicherheit, Gleichgewichtsprobleme, Sturzgefährdung, Mobilitätseinschränkungen oder den Bedarf an Unterstützung ergeben. Über diese funktionellen Probleme können im Sinne der Aktivität und Teilhabe (s. ► Kap. 1.11) Alltagskompetenzen eingeschätzt werden. Diese physiotherapeutisch relevanten Assessments unterstützen und ergänzen somit die allgemeine Befunderhebung.

Im Folgenden sind gängige physiotherapeutische Testverfahren zusammengestellt, die wichtige Aussagen über relevante motorische Aspekte des Patienten treffen. Die anschließende Auflistung erhebt keinen Anspruch auf Vollständigkeit.

**3**

## 3.5.1 Timed Up and Go Test

**Geriatrisches Basisassessment**

- **Synonym**

TUG

- **Primärliteratur**

Podsiadlo D, Richardson S (1991) The Timed »Up & Go«: a test of basic functional mobility for frail elderly persons. J Am Geriatr Soc 39:142-148

- **Erklärung**

Der TUG ist ein Test zur Beurteilung der Mobilität. Er setzt grundsätzlich das selbstständige Aufstehen und Gehen (auch mit Hilfsmittel) voraus. Das genutzte Hilfsmittel muss dokumentiert und dann in der Interpretation berücksichtigt werden.

- **Durchführung**

Der Patient sitzt auf einem Stuhl mit Armlehne (Sitzhöhe ca. 46 cm). Die Arme liegen locker auf den Armstützen, der Rücken ist angelehnt. Beim Erreichen dieser Position hilft der Untersucher nicht mit. Nach Aufforderung soll der Patient aufstehen und mit normalem, sicheren Gang 3 m gehen (z. B. bis zu einer Linie, die dort deutlich auf dem Boden angezeichnet ist), sich dort umdrehen, wieder zurück zum Stuhl gehen und sich wieder setzen. Bei Bedarf kann er seine Gehhilfe benutzen. Die dafür benötigte Zeit wird in Sekunden notiert. Eine Stoppuhr ist nicht vorgeschrieben. Vor der eigentlichen Zeitmessung kann der Patient den Bewegungsablauf einmal üben. Der Untersucher darf den Bewegungsablauf einmal demonstrieren. (Test s. ◼ Abb. 3.3)

> Bei der Testdurchführung darf der Patient nicht begleitet werden. Nach Testbeginn dürfen keine weiteren Anweisungen mehr erteilt werden.

- **Interpretation**
  - < 10 Sek. = Alltagsmobilität uneingeschränkt; keine Sturzgefahr;
  - 11-19 Sek. = geringe Mobilitätseinschränkung, oft noch ohne Alltagsrelevanz;
  - 20-29 Sek. = abklärungsbedürftige, funktionell relevante Mobilitätseinschränkung;
  - > 30 Sek. = ausgeprägte Mobilitätseinschränkung, i.d.R. Interventions-/Hilfsmittelbedarf.

Bei 13,5 Sek. liegt der Cut-off (= die Toleranzgrenze). Patienten mit mehr als 13,5 Sek. Zeitbedarf haben Mobilitätseinschränkungen mit Auswirkungen auf Alltag und Sturzgefahr (Shumway-Cook et al. o.J.).

- **Variationen**

Um der Komplexität von Alltagskompetenzen gerecht zu werden, wurde der TUG mit Fokus auf Dual-Task-Aufgaben modifiziert. Daraus ergaben sich zwei Varianten (Shumway-Cook et al. o.J.):

- **Timed Up and Go Cognitive:** Wie TUG, in Verbindung mit kognitiver Aufgabe: von 100 (90, 80, 70) in Dreierschritten rückwärts zählen. Erhöhtes Sturzrisiko bei Zeitbedarf >15 Sek.
- **Timed Up and Go Manual:** Wie TUG, aber unter Mitführung eines mit Wasser gefüllten Trinkglases. Erhöhtes Sturzrisiko bei Zeitbedarf >14.5 Sek.
- Eine weitere Bewertung erfolgt durch einen Vergleich der Zeiten von TUG und TUG Dual Task.

## 3.5.2 Tinetti-Test

**Geriatrisches Basisassessment**

- **Synonym**

Motilitätstest nach Tinetti, Performance Oriented Mobility Assessment (POMA)

- **Primärliteratur**

Tinetti ME (1986) Performance-oriented assessment of mobility problems in elderly patients. J Am Geriatr Soc 34:119-126

- **Erklärung**

Der Test dient der Beurteilung von Gleichgewicht (◼ Abb. 3.4) und Gang (◼ Abb. 3.5) in zwei Sub-Skalen und trifft Aussagen zur Sturzrisikogefährdung. Beurteilt werden Art und Sicherheit der Bewegungsausführung.

- **Durchführung**
  - **Balancetest:** Er besteht aus acht Items, die mit 0 bis 4 Punkten bewertet werden: Gleichge-

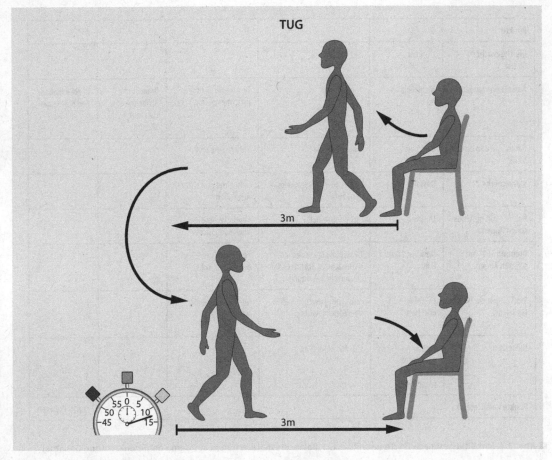

TUG

3m

3m

◨ **Abb. 3.3** Timed Up and Go Test

wicht im Sitzen, Aufstehen vom Stuhl, Balance in der ersten 5 Sek., Stehsicherheit, Balance mit geschlossenen Augen, Drehen am Platz um 360° mit geöffneten Augen, dreimaliger Stoß gegen die Brust im Stand und Hinsetzen.

— **Gehprobe:** Der Patient soll, ggf. unter Zuhilfenahme einer Gehhilfe, gehen. Dabei werden acht Gangparameter mit 0 bis 2 Punkten bewertet: Schrittauslösung, Schritthöhe, Schrittlänge, Schrittsymmetrie, Gangkontinuität, Wegabweichung, Rumpfstabilität, Schrittbreite. Die eingesetzte Gehhilfe wird dokumentiert.

■ **Interpretation**
Punktzahl Gleichgewicht max. 15 und Punktzahl Gang max.13.

— Gesamt: 28 = kein Hinweis auf Gang-/ Gleichgewichtsprobleme;
— < 20 Punkte: erhöhtes Sturzrisiko;
— < 15 Punkte: deutlich erhöhtes Sturzrisiko.

### 3.5.3 Berg Balance Scale

■ **Synonym**
BBS

■ **Primärliteratur**
Berg K, Wood-Dauphinee SL, Williams JI et al. (1989) Measuring balance in the elderly preliminary development of an instrument. Physiother Canada 41:304-11

| Punkte | 0 | 1 | 2 | 3 | 4 |
|---|---|---|---|---|---|
| Gleichgewicht im Sitzen | Unsicher | Sicher, stabil | | | |
| Aufstehen vom Stuhl | Nicht möglich | Nur mit Hilfe | Diverse Versuche; rutscht nach vorn | Braucht Armlehne oder Halt (nur 1 Versuch) | In einer fließenden Bewegung |
| Balance in den ersten 5 Sek. | Unsicher | Sicher, mit Halt | Sicher, ohne Halt | | |
| Stehsicherheit | Unsicher | Sicher, aber ohne geschlossene Füße | Sicher, mit geschlossenen Füßen | | |
| Balance mit geschlossenen Augen | Unsicher | Sicher, ohne Halt | Kontinuierliche Bewegung; sicher | | |
| Drehung 360° mit offenen Augen | Unsicher; braucht Halt | Beide Füße am Boden vor dem nächsten Schritt; diskontinuierliche Bewegung | Kontinuierliche Bewegung; sicher | | |
| Stoß gegen die Brust (3x leicht) | Fällt ohne Hilfe oder Halt | Muss Füße bewegen, behält aber Gleichgewicht | Gibt sicheren Widerstand | | |
| Hinsetzen | Lässt sich plumpsen; braucht Lehne; unzentriert | Flüssige Bewegung | | | |
| Punkte Balancetest: | | | | | …….. / 15 Punkte |

◘ **Abb. 3.4** Mobilitätstest nach Tinetti (modifiziert): **I. Balancetest.** (Übertragen aus dem Kompetenzzentrum Geriatrie)

■ **Erklärung**

Sehr ausführlicher Mobilitäts- und Gleichgewichtstest mit 14 Items, von denen einige auf Zeit durchgeführt werden. Festhalten oder die Zuhilfenahme von Hilfsmitteln ist nicht erlaubt. In Verbindung mit einem Gehtest und der Erhebung von Sturzrisikofaktoren kann die BBS zu Aussagen über das Sturzrisiko des Untersuchten genutzt werden.

■ **Durchführung**

Eine Bewertung der einzelnen Items erfolgt über eine fünfstufige Skala mit 0 (nicht möglich) bis 4 Punkten (ohne Probleme möglich). Beurteilt werden das Aufstehen vom Stuhl, der freie Stand (auf Zeit), das freie Sitzen mit Bodenkontakt (auf Zeit), das Hinsetzen, der Transfer vom Bett auf einen Stuhl und zurück, der Stand mit geschlossenen Augen (auf Zeit) und der Stand mit geschlossenen

Füßen (auf Zeit), nach vorne reichen, etwas vom Boden aufheben, im Stand über die re/li Schulter schauen, Drehen am Ort um 360° (auf Zeit), abwechselnd die Füße auf eine Stufe tippen (auf Zeit), Tandemstand (auf Zeit) und der Einbeinstand (auf Zeit). (Testbogen in ◘ Abb. 3.6)

■ **Interpretation**

Bei sehr gutem Gleichgewichtsvermögen kann der Patient maximal 56 Punkte erreichen.

▬ 0–20 Punkte = auf Rollstuhl angewiesen/ hohes Sturzrisiko;

▬ 21–40 Punkte = Gehen mit Hilfe/Hilfsmittel/ mittleres Sturzrisiko;

▬ 41–56 Punkte = unabhängig/geringes Sturzrisiko.

(Schädler 2007)

| Punkte | 0 | 1 | 2 |
|---|---|---|---|
| Schrittauslösung (Patient wird aufgefordert zu gehen) | Gehen ohne fremde Hilfe nicht möglich | Zögert; mehrere Versuche; stockender Beginn | Beginnt ohne Zögern zu gehen; fließende Bewegungen |
| Schritthöhe (von der Seite beobachtet) | Kein selbständiges Gehen möglich | Schlurfen, oder übertriebenes Hochziehen | Fuß total vom Boden gelöst, max. 2–4 cm über Boden |
| Schrittlänge (von Zehen des einen bis Ferse des anderen Fußes) | | Weniger als Fußlänge | Mindestens Fußlänge |
| Schrittsymmetrie | Schrittlänge variiert, Hinken | Schrittlänge beidseits gleich | |
| Gangkontinuität | Kein selbständiges Gehen möglich | Phasen mit beiden Füßen am Boden; diskontinuierlich; Pausen | Beim Absetzen des einen wird der andere Fuß gehoben, keine Pausen |
| Wegabweichung | Kein selbständiges Gehen möglich | Schwanken, einseitige Abweichung | Füße werden entlang einer imaginären Linie abgesetzt |
| Rumpfstabilität | Abweichung, Schwanken, Unsicherheit | Rücken u. Knie nicht flektiert, kein Schwanken des Rumpfes, Arme werden nicht zur Stabilisierung abgewinkelt | |
| Schrittbreite | Gang breitbeinig oder über Kreuz | Füße berühren sich beinahe | |
| Punkte Gehprobe: | | | ........ / 13 Punkten |
| Gesamtpunktzahl: | | | ........ / 28 Punkten |
| Welches Hilfsmittel wurde genutzt: | | | |

■ **Abb. 3.5** Mobilitätstest nach Tinetti (modifiziert): **II. Gehprobe.** (Übertragen aus dem Kompetenzzentrum Geriatrie)

### 3.5.4 Chair Rise Test

■ **Synonym**

CRT, Chair-Stand up, Stuhl-Aufsteh-Test

■ **Primärliteratur**

Csuka M, McCartey DJ (1985) Simple method for measurement of lower extremity muscle strength. Am J Med 78:77-81

■ **Erklärung**

Das Testergebnis ist repräsentativ für die Muskelkraft der Beinstrecker und somit ein signifikantes und sensibles Zeichen für Sturz- und Frakturgefahr.

■ **Durchführung**

Es wird die Zeit in Sekunden gemessen, die ein Patient braucht, um so schnell wie möglich fünfmal hintereinander von einem Stuhl (übliche Höhe 46 cm) ohne Abstützen aufzustehen. Dafür soll er die Arme vor der Brust verschränken (s. ■ Abb. 3.7). Damit der Stuhl beim Test nicht wegrutscht, sollte er nach hinten abgesichert sein. Der Patient wird eindringlich zur Schnelligkeit aufgefordert und beim Test ermuntert. Er soll sich immer wieder ganz aufrichten. Wenn der Patient nicht fünfmal aufstehen kann, muss die Zeit nicht notiert werden, sondern nur die Zahl, wie oft der Patient aufstehen konnte, z. B. 1/5, 2/5, 3/5, 4/5.

❯ **Die Zeitmessung endet, wenn der Patient das fünfte Mal steht.**

■ **Interpretation**

Es besteht erhöhte Sturzgefahr, wenn der Patient mehr als 12 Sekunden für fünfmaliges Wiederholen

**3**

| Item mit Anweisung // Bewertung | Beschreibung der Bewertung |
|---|---|
| **1. Von einem Stuhl ohne Armlehne aufstehen** *Anweisung: Bitte stehen Sie auf! Versuchen Sie dies, ohne dabei Ihre Hände zu Hilfe zu nehmen!* | |
| 4 | fähig, ohne Zuhilfenahme der Hände aufzustehen und sicher zu stehen |
| 3 | fähig, mit Abstützen aufzustehen |
| 2 | fähig, nach mehreren Versuchen mit Abstützen aufzustehen |
| 1 | benötigt minimale Hilfe, um aufzustehen und sicher zu stehen |
| 0 | benötigt mittlere oder maximale Hilfe zum Aufstehen |
| **2. Freier Stand** *Anweisung: Bitte versuchen Sie, 2 Min. frei zu stehen, ohne sich irgendwo festzuhalten!* | |
| 4 | fähig, 2 Min. sicher zu stehen |
| 3 | fähig, 2 Min. mit Überwachung zu stehen |
| 2 | fähig, 30 Sek. ohne Abstützen zu stehen |
| 1 | benötigt mehrere Versuche, um 30 Sek. ohne Abstützen zu stehen |
| 0 | nicht fähig, 30 Sek. ohne Hilfe zu stehen |
| **3. Freies Sitzen mit den Füßen am Boden** *Anweisung: Bitte sitzen Sie 2 Min. mit verschränkten Armen, ohne sich anzulehnen!* | |
| 4 | fähig, 2 Min. sicher und stabil zu sitzen |
| 3 | fähig, 2 Min. mit Überwachung frei zu sitzen |
| 2 | fähig, 30 Sek. frei zu sitzen |
| 1 | fähig, 10 Sek. frei zu sitzen |
| 0 | nicht fähig, 10 Sek. ohne Anlehnen zu sitzen |
| **4. Auf einen Stuhl ohne Armlehne absitzen** *Anweisung: Bitte setzen Sie sich!* | |
| 4 | setzt sich sicher und gebraucht die Hände nur minimal |
| 3 | kontrolliert das Absitzen durch den Gebrauch der Hände |
| 2 | benutzt den Kontakt der Oberschenkelrückseite, um das Absitzen zu kontrollieren |
| 1 | sitzt selbständig, aber kann das Absitzen nicht kontrollieren |
| 0 | braucht zum Absitzen Hilfe |
| **5. Transfer um 90° Drehung** *Anweisung: Zwei Stühle stehen im Winkel von 90° (oder ein Bett/Bank und ein Stuhl); ein Stuhl mit, der andere ohne Armlehnen. Setzen Sie sich bitte auf den Stuhl ohne Armlehnen und anschließend wieder zurück auf den mit Armlehnen!* | |
| 4 | fähig, sicher den Transfer zu vollführen mit minimalem Gebrauch der Hände |
| 3 | fähig, sicher den Transfer zu vollführen, aber mit Gebrauch der Hände |
| 2 | fähig, den Transfer zu vollführen, aber mit verbaler Anleitung und/oder Überwachung |
| 1 | benötigt zum Transfer die Hilfe einer Person |
| 0 | benötigt zum sicheren Transfer 2 Personen zur Hilfe oder Überwachung |

**Abb. 3.6** Berg Balance Scale – Testbogen. (Eigene Darstellung nach Scherfer et al. 2005)

| **6. Freier Stand mit geschlossenen Augen** | |
| *Anweisung: Bitte schließen Sie Ihre Augen und bleiben Sie 10 Sek. ruhig stehen!* | |
|---|---|
| 4 | fähig, 10 Sek. ruhig mit geschlossenen Augen zu stehen |
| 3 | fähig, 10 Sek. mit geschlossenen Augen zu stehen, aber unsicher |
| 2 | fähig, mindestens 3 Sek. mit geschlossenen Augen zu stehen |
| 1 | steht sicher, aber ist nicht fähig, die Augen für mind. 3 Sek. zu schließen |
| 0 | braucht Unterstützung beim Stehen, um nicht umzufallen |

| **7. Freier Stand mit geschlossener Fußstellung** | |
| *Anweisung: Stellen Sie bitte Ihre Füße zusammen und versuchen Sie, 1 Min. ohne Festhalten zu stehen!* | |
|---|---|
| 4 | fähig, mit geschlossenen Füßen 1 Min. sicher zu stehen |
| 3 | fähig, mit geschlossenen Füßen 1 Min. zu stehen, aber unsicher |
| 2 | fähig, mit geschlossenen Füßen zu stehen, aber weniger als 30 Sek. |
| 1 | braucht Hilfe, um die Position einzunehmen, kann diese aber mind. 15 Sek. halten |
| 0 | braucht Hilfe, um die Position einzunehmen und kann diese keine 15 Sek. halten |

| **8. Stehend mit ausgestreckten Armen nach vorne greifen** | |
| *Anweisung: Bitte heben Sie beide Arme waagerecht hoch! Umgreifen Sie mit der einen Hand den Daumen der anderen Hand! Strecken Sie die anderen Finger gerade nach vorne! Ein Lineal wird vom Untersucher, mit dem Nullpunkt bei den Fingerspitzen, an die Wand gehalten. Schieben Sie nun Ihre Fingerspitzen soweit wie möglich nach vorne, ohne Wand oder Lineal zu berühren! Gemessen wird der Abstand der Fingerspitzen von der Ausgangsposition bis zur vorverlagerten Position.* | |
|---|---|
| 4 | kann sicher > 25 cm nach vorne schieben |
| 3 | kann sicher > 12 cm nach vorne schieben |
| 2 | kann sicher > 5 cm nach vorne schieben |
| 1 | kann nach vorne schieben, ist aber unsicher |
| 0 | verliert beim Versuch das Gleichgewicht |

| **9. Aus dem Stand einen Gegenstand vom Boden aufheben** | |
| *Anweisung: Heben Sie bitte den Gegenstand (Schuh) auf, der vor Ihren Füßen liegt!* | |
|---|---|
| 4 | fähig, den Gegenstand sicher und ohne Schwierigkeiten aufzuheben |
| 3 | fähig, den Gegenstand aufzuheben, aber unsicher |
| 2 | nicht fähig, den Gegenstand aufzuheben, reicht aber bis nahe (2-5 cm) an den Gegenstand heran und kann das Gleichgewicht halten |
| 1 | nicht fähig, den Gegenstand aufzuheben, und ist beim Versuch unsicher |
| 0 | nicht fähig, den Versuch durchzuführen, und braucht Hilfe, um nicht zu fallen |

| **10. Aus dem Stand den Kopf drehen und über die linke und rechte Schulter schauen** | |
| *Anweisung: Bitte stellen Sie die Füße hüftbreit! Drehen Sie bitte den Kopf und schauen Sie über die linke Schulter gerade nach hinten! Der Oberkörper soll mitdrehen! Danach das gleiche zur rechten Seite!* | |
|---|---|
| 4 | schaut zu beiden Seiten nach hinten, ohne das Gleichgewicht zu verlieren |
| 3 | schaut zu einer Seite nach hinten ohne Gleichgewichtsprobleme, zur anderen Seite mit geringen Problemen |
| 2 | dreht beidseits nur seitwärts, aber hält das Gleichgewicht |
| 1 | ist unsicher beim Drehen |
| 0 | braucht Hilfe beim Drehen, um nicht zu stürzen |

◘ **Abb. 3.6** (Fortsetzung)

**11. Drehung um 360 Grad**
*Anweisung: Drehen Sie sich bitte im Stand einmal um Ihre eigene Achse! Pause! Drehen Sie sich dann in die andere Richtung um Ihre Achse!*

| | |
|---|---|
| 4 | dreht sich sicher zu beiden Seiten um 360° in weniger als 4 Sek. |
| 3 | dreht sicher zu beiden Seiten um 360°, aber nur zu einer Seite in weniger als 4 Sek. |
| 2 | dreht sich sicher zu beiden Seiten um 360°, aber langsam |
| 1 | dreht unsicher oder braucht Anleitung |
| 0 | kann nur mit Hilfe drehen |

**12. Aus dem freien Stand abwechselnd einen Fuß auf einen Tritt stellen**
*Anweisung: Bitte stellen Sie abwechselnd einen Fuß auf einen Tritt, so oft, bis jeder Fuß viermal auf dem Tritt stand!*

| | |
|---|---|
| 4 | fähig, frei und sicher zu stehen und die 8 Tritte in 20 Sek. auszuführen |
| 3 | fähig, frei zu stehen und die 8 Tritte in mehr als 20 Sek. auszuführen |
| 2 | fähig, mind. 4 Tritte auszuführen, aber unsicher |
| 1 | fähig, mind. 2 Tritte auszuführen, aber mit minimaler Hilfe |
| 0 | nicht fähig, den Versuch ohne Hilfe zu machen |

**13. Freier Stand, mit einem Fuß direkt vor dem anderen (Romberg)**
*Anweisung: (dem Probanden vorzeigen) Bitte versuchen Sie einen großen Schritt zu machen, so dass die Ferse des vorderen Fußes vor den Zehen des anderen Fußes zu stehen kommt! (Wenn der Proband dies sicher erreicht): Bitte setzen Sie einen Fuß direkt vor den anderen, dass sich Ferse und Zehen berühren!*

| | |
|---|---|
| 4 | fähig, einen Fuß direkt vor den anderen zu stellen (Tandemstand) und dies 30 Sek. zu halten |
| 3 | fähig, einen Fuß vor den anderen zu stellen (kein Tandem) und dies 30 Sek. zu halten |
| 2 | fähig, nur einen kleinen Schritt vorwärts zu machen und dies 30 Sek. zu halten |
| 1 | benötigt Hilfe, um einen Schritt vorwärts zu machen, kann diese Stellung aber mind. 15 Sek. halten |
| 0 | verliert das Gleichgewicht beim Schritt vorwärts oder beim Halten der eingenommenen Stellung |

**14. Auf einem Bein stehen (rechts oder links nach freier Wahl)**
*Anweisung: Stehen Sie bitte so lange wie möglich auf einem Bein, ohne sich irgendwo festzuhalten!*

| | |
|---|---|
| 4 | fähig, 10 Sek. auf einem Bein zu stehen |
| 3 | fähig, 5-10 Sek. auf einem Bein zu stehen |
| 2 | fähig, 3-5 Sek. auf einem Bein zu stehen |
| 1 | versucht das Bein zu heben, gelingt aber nur weniger als 3 Sek., bleibt aber stehen |
| 0 | nicht fähig, den Versuch ohne Hilfe zu machen |

| Gesamtpunktzahl: | ........ / 56 Punkten |
|---|---|

◘ **Abb. 3.6** (Fortsetzung)

oder mehr als 9 Sekunden für dreimaliges Wiederholen benötigt. ◘ Tab. 3.2 zeigt detailliert die Normwerte nach Alter und Geschlecht.

■ **Besonderes**

In der Literatur ist auch ein 30-Second-Chair-Stand-Test zu finden. Er basiert auf der gleichen Testausführung wir der Chair Rise, jedoch wird die Anzahl des Aufstehens gezählt, die der Patient in 30 Sekunden durchführen kann. Es gibt altersgestaffelte Normwerte für Männer und Frauen bzgl.

◘ **Tab. 3.2** Normwerte in Sekunden für den Five-Times-Chair-Rise-Test. (Eigene Darstellung nach Granacher et al. 2014)

| Alter | Männlich | Weiblich |
|---|---|---|
| **60–69 Jahre** | 8,4 Sek. | 12,7 Sek. |
| **70–79 Jahre** | 11,6 Sek. | 13,0 Sek. |
| **80–89 Jahre** | 16,7 Sek. | 17,2 Sek. |
| **90–110 Jahre** | 19,5 Sek. | 22,9 Sek. |

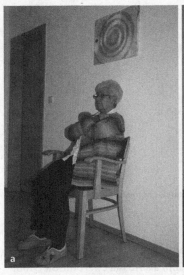 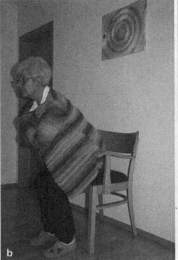 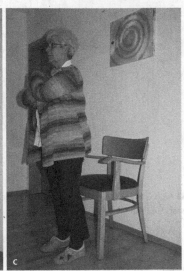

**Abb. 3.7a–c** Chair Rise-Test

**Tab. 3.3** 30 Second-Chair-Stand-Test: altersgestaffelte Normwerte. (Eigene Darstellung nach Centers for Disease, Control and Prevention o.J.)

| Alter | Männer i. Sek. | Frauen i. Sek. |
|---|---|---|
| 60–64 Jahre | < 14 | < 12 |
| 65–69 Jahre | < 12 | < 11 |
| 70–74 Jahre | < 12 | < 10 |
| 75–79 Jahre | < 11 | < 10 |
| 80–84 Jahre | < 10 | < 9 |
| 85–89 Jahre | < 8 | < 8 |
| 90–95 Jahre | < 7 | < 4 |

der Wiederholungen, die in **Tab. 3.3** dargestellt sind. (Krupp 2013)

### 3.5.5 Progressive Standpositionen

■ **Erklärung**

Test zur Ermittlung des statischen Gleichgewichtvermögens auf stabilem Untergrund mit geöffneten Augen. Er beinhaltet den geschlossenen Stand (»side by side«), Semitandem- und Tandemstand (**Abb. 3.8**). Jede Position sollte vom Patienten mindestens 10 Sekunden gehalten werden. Weniger als

10 Sekunden schließt ein: nicht versucht bzw. nicht in der Lage, die Aufgabe durchzuführen. Wenn der Tandemstand über 10 Sekunden gehalten werden konnte, kann der Einbeinstand versucht werden, dann aber für 30 Sekunden.

■ **Durchführung**

Alle Positionen werden dem Patienten erklärt und gezeigt. Er wird aufgefordert, jede der Positionen mindestens 10 Sekunden lang ohne Hilfe zu halten. Arme und Oberkörper dürfen während des Tests bewegt werden. Die Zeit wird angehalten, wenn sich der Patient an einem Gegenstand oder am Untersucher festhält oder wenn ein Fuß versetzt wird. Der Untersucher steht dicht genug, um einen Sturz zu verhindern. Nach Erklärung und Demonstration der Position soll der Patient die Position einnehmen. Der Untersucher darf dabei helfen und ihn bis zum Start der Zeitnahme sichern. Während der Zeitmessung ist kein Festhalten erlaubt. Die Testung beginnt mit dem Semitandemstand. Ist die Durchführung nicht möglich, wird der geschlossene Stand versucht. Ist der Tandemstand für 10 Sekunden möglich, kann der Einbeinstand probiert werden.

■ **Interpretation**

Kann der Semitandemstand (Großzeh des hinteren Fußes neben der Ferse des vorderen Fußes) keine 10 Sekunden gehalten werden, hat der Patient deut-

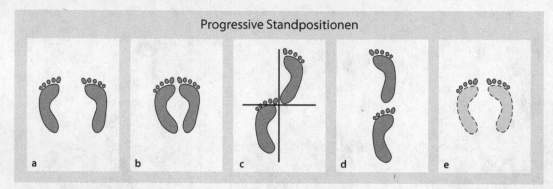

## Progressive Standpositionen

a    b    c    d    e

🔲 **Abb. 3.8a–e** Progressive Standpositionen. **a** Hüftbreiter Stand, **b** geschlossener Stand, **c** Semitandemstand, **d** Tandemstand, **e** Einbeinstand

liche Gleichgewichtsstörungen, und es besteht erhöhte Sturzgefahr.

### 3.5.6  Timed Walking Test: 10-Meter-Gehtest

- **Primärliteratur**

Murray MP (1967) Gait as a total pattern of movement. Am J Phys Med 46(1):290-333

- **Erklärung**

Test zur Ermittlung der Ganggeschwindigkeit über eine Strecke von 10 (oder 4) Metern, angegeben in m/Sek.

- **Alltagsrelevanz**

Für das sichere Überqueren einer Grünphase bedarf es 122 cm/Sek. (Granacher 2011).

- **Durchführung**

Auf dem Boden befinden sich in 10 m Abstand zwei deutlich sichtbare Bodenmarkierungen. Der Patient beginnt bereits 5 m vor der ersten Markierung, in seinem selbst gewählten, komfortablen Gehtempo zu gehen. Er beendet seinen Gang auch erst 5 m hinter der zweiten Linie (Ausschalten der Start- und Abbremsphase). Innerhalb der beiden Bodenmarkierungen wird die Zeit gemessen (s. 🔲 Abb. 3.9). Der Patient darf seine Gehhilfe nutzen. Diese muss neben der subjektiv empfundenen Belastung protokolliert werden. Der Test kann auch mit 4 m Gehstrecke durchgeführt werden.

- **Interpretation**

Das Gehtempo kann als Aussagewert für die Mobilität, die Gangsicherheit und die Belastungstoleranz gesehen werden. Eine Bewertung des 4-Meter-Gehtests mit »0« (Strecke nicht bewältigt) bis »4« (alltagstaugliches Gehtempo) Punkten für die benötigte Zeit in Sekunden findet sich in ▶ Abschn. 3.5.8, 🔲 Tab. 3.4 (Wirz 2006).

### 3.5.7  Timed Walking Test: 6-Minuten-Gehtest

- **Synonym**

6MGT; 6-min-walk distance (6MWD), 6-min-walk test (6MWT)

- **Primärliteratur**
- Balke B (1963) A simple field test for the assessment of physical fitness. Rep Civ Aeromed Res Inst US 53:1-8
- Guyatt GH, Sullivan MJ, Thompson PJ, Fallen EL, Pugsley SO, Taylor DW, Berman LB (1985) The 6 minute walk: a new measure of exercise capacity in patients with chronic heart failure. Can Med Assoc J 132(8):919-923

- **Erklärung**

Test zur Ermittlung der kardiopulmonalen Belastungsfähigkeit (Ausdauer). Gemessen wird die Gehstrecke in Meter, die ein Patient in 6 Minuten zurücklegt. Das Einlegen von Pausen ist erlaubt. Nötig ist eine ebene Strecke von 30 Metern innen oder

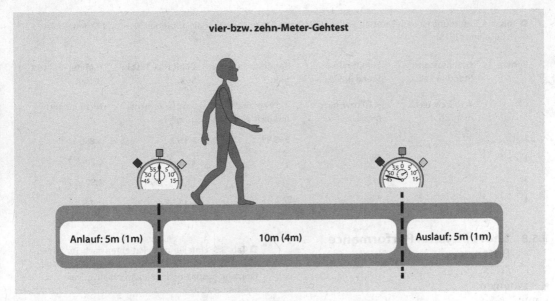

**vier-bzw. zehn-Meter-Gehtest**

Anlauf: 5m (1m)     10m (4m)     Auslauf: 5m (1m)

◻ Abb. 3.9 Der 4- bzw. 10-Meter-Gehtest

im Freien, die ein kontinuierliches Gehen (wenig Drehungen) ermöglicht. Ablenkungen sollten weitestgehend vermieden werden. Eine mögliche Alternative ist die Durchführung auf einem Laufband, wobei der Patient selber sein Tempo wählt. Der Test muss abgebrochen werden, wenn massive Atemnot oder pektanginöse Beschwerden auftreten.

■ **Durchführung**

Der Therapeut leitet den Patienten an, nach einer mindestens 5-minütigen Ruhephase mit Bewegungs- und Sprechpause, innerhalb von 6 Minuten so weit wie möglich zu laufen oder zu gehen. Pausen und Tempowechsel sind erlaubt, der Patient bestimmt seine Geschwindigkeit selbst. Die Nutzung von notwendigen Gehhilfen oder die Hilfe durch eine Person sind erlaubt. Der Patient sollte motiviert werden, seine maximale Leistung abzurufen.

Um einen Eindruck über die Belastbarkeit des kardiovaskulären und pulmonalen Systems zu erhalten, kann man Herzfrequenz, Blutdruck, Atemfrequenz, Sauerstoffsättigung, Grad der Dyspnoe (mittels VAS) oder den Grad der empfundenen Anstrengung (z. B. mittels NRS) vor, direkt danach und 1/3/5/10 Minuten nach Ablauf der Belastung ermitteln (Bildungswerk Physio-Akademie 2006).

■ **Interpretation**

Die Gehgeschwindigkeit ist bei Gesunden abhängig von Körpergröße, Geschlecht, Körpergewicht und Alter. Dazu existieren Normwerte und Formeln. Diese Normwerte beim 6-Minuten-Gehtest liegen für Trainierte bei über 1.000 m und für Untrainierte bei 700-800 m. Frauen erzielen niedrigere Werte als Männer (Wirz 2006). Mit Hilfe der Vorhersageformeln nach Enright u. Sherill (1998) kann man berechnen, ob der Patient im Normbereich liegt.

▬ **Vorhersageformel Normbereich Gehstrecke in Metern für Männer zwischen 40 und 80 Jahren:**

$(7,57 \times$ Größe [cm]$) - (1,76 \times$ Gewicht [kg]$) - (5,02 \times$ Alter [J]$) - 309$

Den Mindestwert bei Männern erhält man durch weitere Subtraktion von 153 m.

▬ **Vorhersageformel Normbereich Gehstrecke in Metern für Frauen zwischen 40 und 80 Jahren:**

$(2,11 \times$ Größe [cm]$) - (2,29 \times$ Gewicht [kg]$) - (5,78 \times$ Alter [J]$) + 667$

Den Mindestwert bei Frauen erhält man durch weitere Subtraktion von 139 m.

3

**◻ Tab. 3.4** Ermittlung eines Gesamtscores der SPPB. Bewertungsschema für die einzelnen Tests und Testergebnisse nach Büsching (2015)

| Punkte | Geschlossener Stand in Sek. | Semitandem-Stand in Sek. | Tandemstand in Sek. | Chair Rise Test in Sek. | 4-Meter-Gehtest in Sek. |
|---|---|---|---|---|---|
| 0 | < 10 bzw. nicht möglich | < 10 bzw. nicht möglich | < 3 bzw. nicht möglich | > 60 bzw. nicht möglich | Nicht möglich |
| 1 | 10 | 10 | 3–9,99 | ≥ 16,7 | > 8,7 |
| 2 | | 10 | 13,7–16,69 | 6,20–8,7 |
| 3 | | | | 11,2–13,69 | 4,82–6,21 |
| 4 | | | | ≤ 11,19 | < 4,82 |

### 3.5.8 Short Physical Performance Battery

▪ **Synonym**

SPPB

▪ **Primärliteratur**

Guralnik JM, Simonsick ME, Ferrucci L, Glynn RJ, Berkman LF, Blazer DG, Scherr PA, Wallace RB (1994) A short physical performance battery assessing lower extremity function: association with self-reported disability and prediction of mortality and nursing home admission. J Gerontol 49(2):M85-94

▪ **Erklärung**

Die SPPB ist eine Testbatterie, die die wichtigsten motorischen Dimensionen Kraft, Ganggeschwindigkeit und Gleichgewicht abdeckt. Die Testbatterie beinhaltet einen Chair Rise Test (5-mal vom Stuhl aufstehen und Hinsetzen), einen Test zur Messung der Ganggeschwindigkeit über 4 m und einen Gleichgewichtstest mit progressiver Anforderungssteigerung.

Unter http://hdcs.fullerton.edu/csa/Research/documents/SPPBInstructions_ScoreSheet.pdf kann das Testprotokoll (in Englisch) heruntergeladen werden.

▪ **Durchführung**

Die Durchführung der einzelnen Tests entspricht den Ausführungen in ▶ Abschn. 3.5.4 (Chair Rise), in ▶ Abschn. 3.5.5 (progressive Standpositionen) und in ▶ Abschn. 3.5.6 (10-Meter-Gehtest).

**◻ Tab. 3.5** Einteilung der Patienten nach Sturzrisiko-ausprägung nach Einzelwerten. Auszug aus dem Empfehlungspapier der Bundesinitiative Sturzprävention (2009)

| | Moderates Sturzrisiko | Hohes Sturzrisiko |
|---|---|---|
| Test | Zeit | |
| Gehtempo (habituell) | 0,6–0,8 m/Sek. | < 0,6 m/Sek. |
| Chair Rise Test | 11–15 Sek. | > 15 Sek. |
| Geschlossener Stand | 10 Sek. | < 10 Sek. |
| Semitandem | < 10 Sek. | < 10 Sek. |

▪ **Interpretation**

Der Test ermöglicht sowohl einen Summenscore (s. ◻ Tab. 3.4) als auch einzelne Werte in den drei motorischen Dimensionen. Maximal sind 12 Punkte im Gesamtscore erreichbar.

— 0–3 Punkte: starke Alltagseinschränkung;
— 4–6 Punkte: moderate Alltagseinschränkung;
— 7–9 Punkte: leichte Alltagseinschränkung;
— 10–12 Punkte: minimale bis gar keine Alltagseinschränkung.
(Büsching 2015)

Die Bundesinitiative Sturzprävention (2009) empfiehlt die SPPB in Ergänzung durch den TUG (s. ▶ Abschn. 3.5.1), um ältere Menschen in Risikogruppen mit hoher oder moderater Sturzgefährdung einzuteilen (s. dazu ◻ Tab. 3.5). Dies ermög-

| Item | Aktivität | Bewertung |
|---|---|---|
| 1 | Gehen auf ebener Strecke 20 m | |
| 2 | Gehen mit Tempowechsel 5 m normal, 5 m schnell, 5 m langsam | |
| 3 | Gehen mit Kopfdrehung rechts/links | |
| 4 | Gehen und nach oben/unten schauen | |
| 5 | Gehen und Drehung um 180° | |
| 6 | Gehen über Hindernisse | |
| 7 | Gehen um Hindernisse rechts/links herum | |
| 8 | Treppensteigen | |
| Punkte insgesamt (max. 24 Punkte) | | |
| Genutztes Hilfsmittel: | | |
| Punkteverteilung: | 3 | normal |
| | 2 | leichte Einschränkung |
| | 1 | mittlere Einschränkung |
| | 0 | starke Einschränkung |

◘ **Abb. 3.10** Dynamic Gait Index. (Eigene Darstellung nach Schädler 2006)

licht eine zielgruppenorientierte Planung der Interventionen am Leistungsniveau der Teilnehmer (s. auch ▶ Abschn. 5.4).

### 3.5.9 Dynamic Gait Index

▪ **Synonym**
DGI

▪ **Primärliteratur**
Shumway-Cook A, Woollacott M (1995) Motor Control: Theory and Practical Applications. Williams & Wilkins, Baltimore, p 323-324

▪ **Erklärung**
Der Test dient der Bewertung von Gang, dynamischem Gleichgewicht und Sturzrisiko. Anhand von acht Aufgaben beurteilt der Therapeut, ob der Patient seinen Gang an sich verändernde Bedingungen anpassen kann. Es werden »0« (starke Ein-

schränkung) bis »3« Punkte (normal) für verschiedene Gangaufgaben vergeben.

▪ **Durchführung**
Folgende Aufgaben soll der Patient dabei ausführen: 20 m Gehen auf ebener Strecke, Gehen mit Tempowechsel 5 m normal, 5 m schnell, 5 m langsam, Gehen mit Kopfdrehung nach rechts und links, Gehen und dabei nach oben und nach unten schauen, Gehen und Drehung um 180°, Gehen über Hindernisse, Gehen um Hindernisse links und rechts herum sowie Treppe steigen. Der Testbogen befindet sich in ◘ Abb. 3.10.

▪ **Interpretation**
Es können maximal 24 Punkte erreicht werden.
▬ 24–22 Punkte: sicheres Gehen möglich;
▬ > 19 Punkte: erhöhte Sturzgefahr.
(Schädler 2006)

**3**

| *Anweisung: Zutreffenden Unterstützungsbedarf bei jeweiligem Transfer ankreuzen!* | Drehen im Bett | Aufsitzen im Bett | Aufstehen vom Bett | Übersetzen Bett – Stuhl |
|---|---|---|---|---|
| **H 0** Keine personelle Hilfe erforderlich, sicher | | | | |
| **H 1** Spontane, ungeschulte Laienhilfe ausreichend oder Anleitung bzw. Überwachung notwendig, bei offenkundigen Schmerzen | | | | |
| **H 2** Geschulte Laienhilfe erforderlich (nach ca. 2-mal je ½ Stunde Schulungszeit) | | | | |
| **H 3** Professioneller Helfer erforderlich (gut ausgebildete Pflegeperson oder Therapeut) | | | | |
| **H 4** Ein professioneller Helfer nicht ausreichend | | | | |

◧ **Abb. 3.11** Esslinger Transferskala. (Eigene Darstellung nach Schuler u. Oster 2008)

## 3.5.10 Esslinger Transferskala

- **Primärliteratur**

Runge M, Rehfeld G (2001) Geriatrische Rehabilitation im Therapeutischen Team, 2. Aufl. Thieme, Stuttgart

- **Erklärung**

Die Esslinger Transferskala ermöglicht die Bewertung des Hilfebedarfs und der Mobilitätsstufe beim sicheren Transferieren. Sie beurteilt das Ausmaß an erforderlicher Fremdhilfe bzw. Unterstützung bei Lageveränderungen im Liegen, beim Aufsetzen im und Aufstehen vom Bett sowie beim Transfer vom Bett zum (Roll-) Stuhl. Sie hat eine fünfstufige Skala mit Bewertungen von »H 0« bis »H 4«.

- **Durchführung**

Gemeinsam mit dem Patienten wird die entsprechende zu beurteilende Transferleistung durchgeführt. Dabei wird der Patient motiviert, so viel wie möglich alleine zu übernehmen. Ihm wird die für ihn notwendige Zeit zur Verfügung gestellt (Testbogen s. ◧ Abb. 3.11).

- **Interpretation**
- H 0 = keine personelle Hilfe erforderlich, sicher;
- H 1 = spontane, ungeschulte Laienhilfe ausreichend oder Anleitung bzw. Überwachung notwendig, bei offenkundigen Schmerzen;
- H 2 = geschulte Laienhilfe erforderlich (nach ca. zweimal je ½ Stunde Schulungszeit);
- H 3 = professioneller Helfer erforderlich (gut ausgebildete Pflegeperson oder Therapeut);
- H 4 = ein professioneller Helfer nicht ausreichend. (Schuler u. Oster 2008)

## 3.5.11 Trunk Control Test

- **Synonym**

TCT, Rumpfkontrolltest

- **Primärliteratur**

Collin C, Wade D (1990) Assessing motor impairment after stroke: a pilot reliability study. J Neurol Neurosurg Psychiatry 53(7):576-579

- **Erklärung**

Der Test bewertet die motorische Rumpfkontrolle bei Transferleistungen nach Schlaganfall. Mit dem TCT können Patienten mit motorischen Kontrolldefiziten und Gleichgewichtsproblemen identifiziert werden. Je nach Qualität der Bewegungsausführung werden die vier Aufgaben mit 0, 12 oder 25 Punkten bewertet. Ein Testbogen befindet sich in ◧ Abb. 3.12.

- **Durchführung**

Der Patient liegt im Bett und wird aktiv aufgefordert, sich auf die betroffene und danach auf die nicht-betroffene Seite zu drehen. Weiter soll er sich

| Funktionelle Leistung | | Bewertungsbeschreibung |
|---|---|---|
| Drehen zur betroffenen Seite | 0 | nicht möglich |
| | 12 | nur mit technischer Hilfe möglich, z. B. Bettgalgen, Seil etc. |
| | 25 | auch ohne technische Hilfe möglich |
| Drehen zur gesunden Seite | 0 | nicht möglich |
| | 12 | nur möglich, wenn betroffene Seite durch gesunde Seite mit bewegt wird |
| | 25 | auch möglich ohne aktive Einbeziehung der gesunden Seite |
| Aufsitzen aus liegender Position | 0 | nicht möglich |
| | 12 | nur mit Hilfe möglich, z. B. Ziehen am Bettgalgen, Laken etc. |
| | 25 | auch ohne technische Hilfe möglich |
| Sitzbalance (Bettkante) | 0 | kein stabiles Sitzen für mind. 30 Sek. möglich |
| | 12 | Sitzen für 30 Sek. nur durch Abstützen mit den Händen möglich |
| | 25 | freies Sitzen für mind. 30 Sek. möglich |

◘ **Abb. 3.12** Trunk Control Test. (Eigene Darstellung nach Bildungswerk Physio-Akademie 2006)

aus dem Liegen in den Sitz aufrichten und dann 30 Sekunden auf der Bettkante ohne Bodenkontakt die Sitzbalance halten.

■ **Interpretation**

Maximal sind 100 Punkte bei sehr guter Rumpfkontrolle zu erreichen. Entsprechend der erreichten Punktezahl bei den einzelnen Items wird empfohlen, diese in der Behandlung zu berücksichtigen (Bildungswerk Physio-Akademie 2006).

Wenn ein Patient 6 Wochen nach Schlaganfall ≥ 50 Punkte im TCT erreicht, besteht erhöhte Wahrscheinlichkeit, dass er bis zur 18. Woche nach Schlaganfall seine Gehfähigkeit zurückerlangt.

## 3.5.12 de Morton Mobility Index

■ **Synonym**

DEMMI

■ **Primärliteratur**

de Morton NA, Davidson M, Keating JL (2008) The de Morton Mobility Index (DEMMI): An essential health index for an ageing world. Health and Quality of Life Outcomes 6:63

■ **Erklärung**

Der Test erhebt verschiedene Mobilitätsbereiche einer Person über Beobachtung seiner Bewegungs-

fähigkeiten. Er wurde ursprünglich für akut-geriatrische Patienten entwickelt, um dort das breite Spektrum an Mobilitätslevel bei Patienten mit einem Instrument erheben zu können. Der DEMMI umfasst 15 Items, die in fünf Mobilitätsbereichen das entsprechende Bewegungsvermögen des Patienten mit 0 = »nicht möglich« oder 1 Punkt = »möglich/möglich mit Hilfe« bewertet. Für eine selbständige Durchführung der Aufgabe werden 2 Punkte bei den Items 3, 5, 11 und 12 vergeben. Der Testbogen befindet sich in ◘ Abb. 3.13.

■ **Durchführung**

Der Test beurteilt die Mobilität und Transferleistung in Bett und Stuhl, statisches Gleichgewicht (ohne Gehhilfe), Gehen (Gehhilfe erlaubt; muss dokumentiert werden) und dynamisches Gleichgewicht (ohne Gehhilfe). Bei der Testdurchführung soll man sich an die hierarchische Abfolge der Items halten. Eine Aufgabe darf auch demonstriert werden, wenn eine Erklärung nicht genügt.

■ **Interpretation**

Durch Addieren der Spaltenergebnisse kann ein Patient bei Transfer-, Gleichgewichts- und Gehfähigkeit einen Rohwert von 0 bis 19 Punkten (auf einer Ordinalskala) erhalten. Unter Zuhilfenahme der Umrechnungstabelle (s. dazu ◘ Abb. 3.13) muss dieser dann in den endgültigen DEMMI-Score (0 bis 100 Punkte; Intervallskala) umge-

# de Morton Mobility Index (DEMMI)

| | 0 | 1 | 2 | |
|---|---|---|---|---|
| **Bett** | | | | leicht |
| 1. Brücke | ☐ nicht möglich | ☐ möglich | | Sitzen ohne Unterstützung |
| 2. Auf die Seite rollen | ☐ nicht möglich | ☐ möglich | | |
| 3. Vom Liegen zum Sitzen | ☐ nicht möglich | ☐ geringe Unterstützung ☐ Supervision | ☐ selbständig | Brücke |
| | | | | Ohne Unterstützung stehen |
| **Stuhl** | | | | |
| 4. Sitzen im Stuhl ohne Unterstützung | ☐ nicht möglich | ☐ 10 Sek. | | Aus dem Stuhl aufstehen |
| 5. Aus dem Stuhl aufstehen | ☐ nicht möglich | ☐ geringe Unterstützung ☐ Supervision | ☐ selbständig | Auf die Seite rollen |
| | | | | Vom Liegen zum Sitzen |
| 6. Aus dem Stuhl aufstehen, ohne die Arme zu Hilfe zu nehmen | ☐ nicht möglich | ☐ möglich | | Stehen mit geschlossenen Füßen |
| **Statisches Gleichgewicht (ohne Gehhilfe)** | | | | |
| 7. Ohne Unterstützung stehen | ☐ nicht möglich | ☐ 10 Sek. | | Stift vom Boden aufheben |
| 8. Stehen mit geschlossenen Füßen | ☐ nicht möglich | ☐ 10 Sek. | | |
| 9. Auf den Fußspitzen stehen | ☐ nicht möglich | ☐ 10 Sek. | | Rückwärts gehen |
| 10. Im Tandemstand mit geschlossenen Augen stehen | ☐ nicht möglich | ☐ 10 Sek. | | Wegstrecke |
| **Gehen** | | | | Aus dem Stuhl aufstehen ohne Arme |
| 11. Wegstrecke +/- Gehhilfe *Gehhilfe (kennzeichnen): keine/ Gehbock/ Stock/ Rollator/ andere* | ☐ nicht möglich ☐ 5m | ☐ 10m ☐ 20m | ☐ 50m | Selbständiges Gehen |
| 12. Selbständiges Gehen | ☐ nicht möglich ☐ geringe Unterstützung ☐ Supervision | ☐ selbständig mit Gehhilfe | ☐ selbständig ohne Gehhilfe | Springen Zehenstand |
| **Dynamisches Gleichgewicht (ohne Gehhilfe)** | | | | |
| 13. Stift vom Boden aufheben | ☐ nicht möglich | ☐ möglich | | Tandemstand geschlossene Augen |
| 14. vier Schritte rückwärts gehen | ☐ nicht möglich | ☐ möglich | | |
| 15. Springen | ☐ nicht möglich | ☐ möglich | | |
| **ERGEBNISSE DER SPALTEN** | | | | schwer |

**ROHWERT**
(Summe der Spaltenergebnisse)    /19

**DEMMI- Rohwert Umrechnungstabelle**    **DEMMI SCORE**
($MDC_{90}$ = 9 Punkte; MCID = 10 Punkte)    /100

| Rohwert | 0 | 1 | 2 | 3 | 4 | 5 | 6 | 7 | 8 | 9 | 10 | 11 | 12 | 13 | 14 | 15 | 16 | 17 | 18 | 19 |
|---|---|---|---|---|---|---|---|---|---|---|---|---|---|---|---|---|---|---|---|---|
| DEMMI score | 0 | 8 | 15 | 20 | 24 | 27 | 30 | 33 | 36 | 39 | 41 | 44 | 48 | 53 | 57 | 62 | 67 | 74 | 85 | 100 |

Name Patient: _____    Kommentare:
Datum: _____
Name Tester: _____
Unterschrift: _____

**▫ Abb. 3.13** de Morton Mobility Index. (HS für Gesundheit, Bochum mit freundlicher Genehmigung)

HINWEISE ZUR DURCHFÜHRUNG DES DEMMI

1. Die Untersuchung sollte am Bett des Klienten durchgeführt werden.
2. Die Untersuchung sollte nur durchgeführt werden, wenn der Klient bereits seine Medikamente eingenommen hat, wie z. B. eine halbe Stunde nach der Einnahme von Schmerzmitteln oder nach der Einnahme von Parkinson-Medikamenten.
3. Die Aufgaben sollten in der beschriebenen Reihenfolge der Abschnitte A-E durchgeführt werden: Bett- Transfer, Transfer vom Stuhl, statisches Gleichgewicht, Gehen und dynamisches Gleichgewicht. Bei sehr belastbarkeitsgeminderten Patienten, die im Stuhl angetroffen werden, können die Tests aus dem Abschnitt „Stuhl" vorgezogen werden.
4. Alle Aufgaben sollten erklärt und, falls erforderlich, auch demonstriert werden.
5. Alle Aufgaben sollten abgehakt werden um das Ergebnis (erfolgreich/nicht erfolgreich) zu vermerken. Falls einzelne Tests nicht durchgeführt werden, sollen die Gründe dafür vermerkt werden.
6. Aufgabenstellungen sollten nicht durchgeführt werden, wenn sie dem Untersucher oder dem zu testenden Klienten widerstreben.
7. Die Bewertung findet anhand des ersten Testversuchs statt.
8. Sollte eine Aufgabenstellung aufgrund des Gesundheitszustandes des Klienten unangemessen sein, sollte sie nicht durchgeführt werden. Die Begründung sollte dokumentiert werden.
9. Klienten können ermutigt werden, sie sollten jedoch keine Rückmeldung bzgl. ihrer Leistung bekommen.
10. Drei Test-Gegenstände werden benötigt: Ein Stuhl mit Armlehnen und 45cm Sitzhöhe, ein Krankenhausbett oder eine Liege und ein Stift.
11. Der Untersucher kümmert sich um medizinischen Apparaturen (wie z. B. mobile Sauerstoffversorgung, Tropf, Drainagen etc.). Benötigt der Klient geringfügige Hilfestellung um die Aufgaben durchzuführen, ist eine weitere Person erforderlich, um bei den medizinischen Apparaturen behilflich zu sein.
12. Klienten, die schnell außer Atem sind und eine Pause nach jeder Aufgabenstellung benötigen, sollten nach der Hälfte der Aufgaben eine 10minütige Pause einlegen, d. h. nachdem sie den Transfer vom Stuhl abgeschlossen haben.
13. Bei Klienten mit einem geringen Grad an Mobilität, die einen Lift für den Transfer ins/aus dem Bett benötigen, können die Tests aus dem Abschnitt „Stuhl" vorgezogen werden.
14. **Transfer im Bett:** Die Höhe des Bettes sollte individuell auf den Klienten abgestimmt sein. Ein normiertes Krankenhausbett oder eine Liege sollte zur Testung angewendet werden. Die Klienten sollen keine Hilfsmittel, wie z.B. einen Galgengriff, das Bettgeländer, die Bettkante oder eine Aufstehhilfe benutzen. Zusätzliche Kissen können für Klienten bereitgestellt werden, die nicht in der Lage sind, flach auf dem Rücken zu liegen.
15. **Transfer vom Stuhl:** Es sollte ein standardisierter, stabiler Stuhl mit einer Sitzhöhe von 45 cm und Armlehnen zum Einsatz kommen.
16. **Gleichgewicht:** Der Klient sollte, wenn möglich, keine Schuhe tragen und darf keine Unterstützung in Anspruch nehmen, um die Tests erfolgreich zu absolvieren. Während des Gleichgewichtstests im Sitzen dürfen weder die Armlehnen noch die Rückenlehne des Stuhls genutzt werden. Die Gleichgewichtstests im Stehen sollten so angeordnet sein, dass an einer Seite der Klienten das erhöhte Bett und an der anderen Seite der Untersucher steht. Sollte ein Klient während der Aufgabe wanken oder erheblich schwanken, sollte die Aufgabe abgebrochen werden.
17. **Gehen:** Zur Testung des Gangbildes dürfen geeignete Schuhe getragen werden. Dieselben Schuhe müssen getragen werden, wenn der Test wiederholt wird.
18. **Bewertung:** Unter Anwendung der Umrechnungstabelle muss der Rohwert in einen DEMMI SCORE umgerechnet werden.

TEST ANWEISUNGEN

**Bett**
1. Der/die KlientIn (im Folgenden Der Klient) liegt auf dem Rücken und wird aufgefordert, die Beine anzuwinkeln und das Gesäß vom Bett abzuheben.
2. Der Klient liegt auf dem Rücken und wird aufgefordert, sich ohne Hilfestellung auf eine Seite zu rollen.
3. Der Klient liegt auf dem Rücken und wird aufgefordert, sich auf die Bettkante zu setzen.

**Stuhl**
4. Der Klient wird aufgefordert, auf einem Stuhl 10 Sekunden frei zu sitzen, ohne die Armlehnen zu berühren, zusammen zu sacken oder zu schwanken. Füße und Knie hält der Klient dabei geschlossen, die Füße berühren den Boden.
5. Der Klient wird aufgefordert, unter Gebrauch der Armlehnen vom Stuhl aufzustehen.
6. Der Klient wird aufgefordert, mit vor der Brust verschränkten Armen vom Stuhl aufzustehen.

**Statisches Gleichgewicht**
7. Der Klient wird aufgefordert, 10 Sekunden lang ohne jegliche Hilfestellung frei zu stehen.
8. Der Klient wird aufgefordert, 10 Sekunden lang ohne jegliche Hilfestellung und mit geschlossenen Füßen frei zu stehen.
9. Der Klient wird aufgefordert, 10 Sekunden lang ohne jegliche Hilfestellung auf den Zehenspitzen zu stehen.
10. Der Klient wird aufgefordert, die Ferse eines Fußes direkt vor den anderen Fuß zu stellen und mit geschlossenen Augen 10 Sekunden ohne jegliche Hilfestellung stehen zu bleiben.

**Gehen**
11. Der Klient wird aufgefordert, wenn nötig mit der Gehhilfe, so weit wie möglich ohne Pause zu gehen. Der Test endet, wenn der Klient anhält, um sich auszuruhen. Der Klient soll die Gehhilfe benutzen, die für ihn am besten geeignet ist. Stehen zwei Gehhilfen zur Verfügung, sollte die Gehhilfe verwendet werden, die das höchste Maß an Selbständigkeit ermöglicht. Die Aufgabe ist beendet, sobald der Klient 50 Meter zurückgelegt hat.
12. Die Selbständigkeit des Klienten wird über die gesamte zurückgelegte Gehstrecke aus Aufgabe 11 bewertet.

**Dynamisches Gleichgewicht**
13. Ein Stift wird 5 cm vor die Füße des stehenden Klienten gelegt. Der Klient wird aufgefordert, den Stift aufzuheben.
14. Der Klient wird aufgefordert, 4 Schritte rückwärts gehen, ohne dabei das Gleichgewicht zu verlieren.
15. Der Klient wird aufgefordert, mit beiden Beinen hochzuspringen, wobei beide Füße deutlich vom Boden abheben, ohne dabei das Gleichgewicht zu verlieren.

**Definitionen**
Geringfügige Hilfestellung = leichte jedoch minimale Unterstützung, in erster Linie, um Bewegungen zu führen.
Supervision = Beobachtung der Übungen durch den Untersucher, ohne dabei praktische Hilfestellung zu leisten. Mündliche Anleitungen sind zulässig.
Selbständig = für eine sichere Bewegung ist die Anwesenheit einer weiteren Person nicht erforderlich.

**◻ Abb. 3.13** (Fortsetzung)

**3**

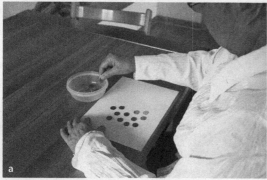
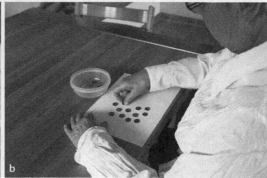

◻ **Abb. 3.14a,b** 20-Cent-Test

wandelt werden (Braun u. Grüneberg 2013; Braun et al. 2015).

Auf den Internetseiten der Hochschule für Gesundheit in Bochum finden sich weitere nützliche Links zum Test, zum Handbuch sowie zu einer offiziellen englischsprachigen DEMMI-Homepage (s. ▸ Abschn. 3.8).

### 3.5.13 20-Cent-Test

■ **Synonym**
20-C-T, Timed Up and Go für die Finger

■ **Primärliteratur**
Krupp S, Kasper J, Balck F, Schnoor M, Eisemann N, Lohse K, Brunk J, Katalinic A, Willkomm M (2015) »Timed up and go« für die Finger in Form des 20-Cent-Tests. Psychomotorische Gütekriterien eines einfachen Feinmotorik-Performance-Tests. Z Gerontol Geriat 48:121-127. doi:10.1007/s00391-014-0854-z

■ **Erklärung**
Der Test dient der Ermittlung der Feinmotorik und ist damit Indikator für Alltagskompetenz. Für den Test werden auf einem weißen Block Zeichenpapier 20 Ein-Cent-Münzen ausgelegt. Sie sind maximal wie ihr eigener Durchmesser voneinander entfernt. Arbeitshöhe, Greif- und Gesichtsfeld werden individuell an den Patienten angepasst. Über der Geldauslage wird ein Gefäß mit mindestens 8 cm Durchmesser und maximaler Randhöhe von 4 cm positioniert.

■ **Durchführung**
Der Patient sitzt an einem Tisch mit der aufgebauten Testanordnung. Er bekommt den Auftrag: »Nehmen Sie bitte mit Ihrer rechten (bzw. linken) Hand jeweils nur eine Münze mit den Fingerspitzen und legen sie in die Schale (nicht an den Tischrand ziehen und dort abgreifen)« (Krupp et al. 2015, S. 122) (s. ◻ Abb. 3.14). Der Test wird einmal vom Untersucher demonstriert. Der Patient darf einen kurzen Vortest machen. Bei der Durchführung kann der Untersucher die eingeworfenen Münzen laut mitzählen. Die benötigte Zeit zum Einsammeln aller 20 Münzen wird in Sekunden notiert (z. B. 20 Cent/28 Sek.). Bei 60 Sekunden wird abgebrochen, und es werden die Münzen im Gefäß gezählt (z. B. 13 Cent/60 Sek.). Bei ungewollter Unterbrechung (z. B. Naseputzen oder wenn Münzen herunterfallen) kann der Test wiederholt werden.

■ **Interpretation**
▬ 20 Cent/ ≤ 30 Sek.: keine feinmotorischen Einschränkungen;
▬ 20 Cent/ > 40 Sek.: Verdacht auf alltagsrelevante Störung der Feinmotorik;
▬ 20 Cent/ > 50 Sek.: alltagsrelevante Störung der Feinmotorik gesichert.
(Krupp et al. 2015)

### 3.5.14 Das motorische Assessment und seine Gütekriterien

Nachdem unter ▸ Abschn. 3.3 die Notwendigkeit und Bedeutsamkeit von gültigen und zuverlässigen

**◻ Tab. 3.6** Kriterienkatalog zu ausgewählten Assessments

| Kriterium // Test | Reliabilität | Validität | Praktikabilität Dauer/Material/Auswertung | Verlaufsmessung |
|---|---|---|---|---|
| TUG | √ | √ | + + + | Eingeschränkt |
| POMA | √ | √ | – + + | Eingeschränkt |
| BBS | √ | √ | – + + | Geeignet |
| CR | √ | √ | + + + | k.A. |
| Standposition | k.A. | k.A. | + + + | k.A. |
| 10-m-Gang | √ | √ | + + + | Geeignet |
| 6-min-Gang | √ | √ | + + + | Geeignet |
| DGI | √ | √ | + + + | Eingeschränkt |
| Esslinger TS | √ | √ | + + + | Geeignet |
| TCT | √ | √ | + + + | Eingeschränkt |
| SPPB | √ | √ | +/– + +/– | Geeignet |
| DEMMI | √ | √ | + + + | Geeignet |
| 20-C-T | √ | √ | + + + | Geeignet |
| FES-I | √ | √ | +/– + + | Geeignet |
| VAS/NRS | k.A. | k.A. | + + + | Geeignet |

√ = gegeben; + = gut; +/– = moderat; – = schlecht; k.A. = keine Angabe

Testverfahren im Praxiseinsatz herausgearbeitet wurden, gibt ◻ Tab. 3.6 eine Übersichtsdarstellung dazu. Berücksichtigung finden dabei die Kriterien Reliabilität, Validität, Praktikabilität und Eignung zur Verlaufskontrolle. Eingeschlossen in den Kriterienkatalog sind neben den motorischen Tests auch die Assessments zur Beurteilung von Sturzangst (s. ▶ Abschn. 3.6.4.1) und Schmerz (s. ▶ Abschn. 3.6.7.1). In der Praxis werden diese Tests häufig von Physiotherapeuten durchgeführt, und die Ergebnisse liefern wichtige Informationen für die Therapie. Bei der Wahl des Assessments sollten immer die Erkrankung(-en) und der aktuelle motorische Status Berücksichtigung finden. Sehr häufig profitiert der Gesamteindruck des Patienten von der Anwendung verschiedener Testverfahren.

- **Fazit: Je nach Patient und seinen Problemen ist eine große Testauswahl gegeben!**

Zusammenfassend kann man sagen, dass alle unter ▶ Abschn. 3.5 genannten physiotherapeutischen As-

sessments ihre Berechtigung und Wertigkeit im Einsatz in der Geriatrie haben. Lediglich für die unter ▶ Abschn. 3.5.5 beschriebenen Standpositionen liegen isoliert keine Daten vor, jedoch als Bestandteil der SPPB (▶ Abschn. 3.5.8). Je nach Erkrankung, funktionellem und/oder kognitivem Status des Patienten, nach Sprachbarrieren, Compliance oder nach Vorgaben des Arbeitgebers liegt es in der Verantwortung der behandelnden Physiotherapeutin, welches Testverfahren sie zum Einsatz bringt. Bewährt hat sich in der Praxis die Anwendung von zwei bis drei Tests bei einer Person. Ziel sollte immer die adäquate Abbildung des aktuellen motorischen Gesamtbildes des Patienten sein.

## 3.6 Assessments anderer Berufsgruppen

Weitere in der Geriatrie angewandte Assessments sind oftmals bei anderen Berufsgruppen des geriatrischen Teams angesiedelt. Im Folgenden sind sie nach den zu untersuchenden Bereichen (ohne Wertigkeit in der Rangfolge) unterteilt: Alltagskompetenz, Kognition, Emotionalität, Sturzangst, Ernährungszustand, soziale Situation, Schmerz und Lebensqualität sowie Visus und Handkraft. Sie unterscheiden sich dabei nach dem geriatrischen Basisassessment und dem spezifischen Assessment (s. ▶ Abschn. 3.3). Weitere mögliche Ergänzungen für den geriatrischen Patienten, auf die hier nicht weiter eingegangen werden soll, befinden sich beispielsweise in den Bereichen Frailty oder Delir, Akusis (= Hören) oder Sensorik, Schlucken, Sprechen und Sprache, Spiritualität und Religiosität oder Fahrtüchtigkeit.

### 3.6.1 Alltagskompetenz/Aktivitäten des täglichen Bedarfs

Zur Alltagskompetenz eines Menschen gehören alle Aktivitäten des alltäglichen Lebens (ATLs) bzw. auf Englisch »activities of daily living« (ADL), die zur Erfüllung der menschlichen Grundbedürfnisse benötigt werden.

### Barthel Index
**Geriatrisches Basisassessment**

- **Synonym**
BI

- **Primärliteratur**
Mahoney FI, Barthel DW (1965) Functional Evaluation: The Barthel Index. Md State Med J 14:61-65

- **Erklärung**
Der Test ermittelt den Bedarf an Unterstützung im Bereich der Körperpflege, Selbstversorgung und Mobilität mittels Fremdeinschätzung. Er wird zur Erhebung der Pflegebedürftigkeit (in Akut- oder Rehabilitationsphase) und zur Dokumentation von Rehabilitationsfortschritten genutzt. Der BI umfasst zehn hauptsächlich auf motorische Aktivitäten des täglichen Lebens orientierte Items, die bei kompletter Übernahme durch die betreuende Person mit »0« (nicht alleine durchführbar) bewertet werden. Für die Bereiche »mit Hilfe« werden 5 bzw. 10, für

unabhängige Durchführung 10 bzw. 15 Punkte vergeben. Die zu vergebende Punktzahl ist für die einzelnen Items festgelegt.

- **Durchführung**
Die Bewertung der einzelnen Items erfolgt über Verhaltensbeobachtung des Patienten (nach Möglichkeit über 24 Stunden). Dokumentiert wird die Leistung, die der Patient wirklich zeigt, und nicht, wozu er motorisch in der Lage wäre. Bewertet werden das Essen, das Auf- und Umsetzen, Waschen, Toilettenbenutzung, Baden/Duschen, Aufstehen und Gehen, Treppensteigen, An- und Ausziehen, Stuhl- und Harninkontinenz (s. ◘ Abb. 3.15). Eine Zuhilfenahme von Hilfsmitteln ist dabei erlaubt.

- **Interpretation**
Der Zustand kompletter Selbständigkeit in allen getesteten Items ergibt 100 Punkte.
 ▬ 0–30 Punkte = weitgehend pflegebedürftig;
 ▬ 30–80 Punkte = hilfsbedürftig;
 ▬ 85–95 Punkte = punktuell hilfsbedürftig.

### Functional Independence Measure
**Spezifisches Assessment**

- **Synonym**
FIM™

- **Primärliteratur**
Keith RA, Granger CV, Hamilton BB et al. (1987) The functional independence measure: a new tool for rehabilitation. Adv Clin Rehabil 1:6–18

- **Erklärung**
Der FIM™ ist ein Fremderhebungsinstrument zur Messung der funktionalen Selbstständigkeit im Alltag. Er umfasst insgesamt 18 Items, wobei die Items 1-13 (A-M) motorische Kompetenzen in den Bereichen Selbstversorgung, Kontinenz, Transfer und Fortbewegung bewerten. Die Items 14-18 (N-R) beurteilen kognitive Leistungen in den Bereichen Kommunikation und Kognition. Pro Item können auf einer siebenstufigen Bewertungsskala von »1« (totale Hilfestellung) bis »7« (völlige Selbständigkeit) Punkte vergeben werden (s. ◘ Abb. 3.16 mit Skalierung in ◘ Tab. 3.7).

| ESSEN | |
|---|---|
| 10 | Komplett selbständig <u>oder</u> selbständige PEG-Beschickung/-Versorgung |
| 5 | Hilfe bei mundgerechter Vorbereitung, aber selbständiges Einnehmen <u>oder</u> Hilfe bei PEG-Beschickung/-Versorgung |
| 0 | Kein selbständiges Einnehmen <u>und</u> keine MS/PEG-Ernährung |

| AUFSETZEN und UMSETZEN | |
|---|---|
| 15 | Komplett selbständig aus <u>liegender</u> Position in (Roll-)Stuhl und zurück |
| 10 | Aufsicht oder geringe Hilfe (ungeschulte Laienhilfe) |
| 5 | Erhebliche Hilfe (geschulte Laienhilfe oder professionelle Hilfe) |
| 0 | Wird faktisch nicht aus dem Bett transferiert |

| SICH WASCHEN | |
|---|---|
| 5 | Vor Ort komplett selbständig inklusive Zähneputzen, Rasieren und Frisieren |
| 0 | Erfüllt »5« nicht |

| TOILETTENBENUTZUNG | |
|---|---|
| 10 | Vor Ort komplett selbständige Nutzung von Toilette oder Toilettenstuhl inklusive Spülung/Reinigung |
| 5 | Vor Ort Hilfe oder Aufsicht bei Toiletten- oder Toilettenstuhlbenutzung oder deren Spülung/Reinigung erforderlich |
| 0 | Benutzt faktisch weder Toilette noch Toilettenstuhl |

| BADEN / DUSCHEN | |
|---|---|
| 5 | Selbständiges Baden <u>oder</u> Duschen inklusive Ein-/Ausstieg, sich reinigen und abtrocknen |
| 0 | Erfüllt »5« nicht |

| AUFSTEHEN und GEHEN | |
|---|---|
| 15 | Ohne Aufsicht oder personelle Hilfe vom Sitz in den Stand kommen und mindestens 50 m ohne Gehwagen (aber ggf. mit Stöcken/Gehstützen) gehen |
| 10 | Ohne Aufsicht oder personelle Hilfe vom Sitz in den Stand kommen und mindestens 50 m <u>mit</u> Hilfe eines Gehwagens gehen |
| 5 | <u>Mit</u> Laienhilfe oder Gehwagen vom Sitz in den Stand kommen und Strecken im Wohnbereich bewältigen – <u>alternativ:</u> im Wohnbereich komplett selbständig mit Rollstuhl |
| 0 | Erfüllt »5« nicht |

| TREPPENSTEIGEN | |
|---|---|
| 10 | Ohne Aufsicht oder personelle Hilfe (ggf. inklusive Stöcken/Gehstützen) mindestens ein Stockwerk hinauf- und hinuntersteigen |
| 5 | Mit Aufsicht oder Laienhilfe mindestens ein Stockwerk hinauf und hinunter |
| 0 | Erfüllt »5« nicht |

| AN- und AUSKLEIDEN | |
|---|---|
| 10 | Zieht sich in angemessener Zeit selbständig Tageskleidung, Schuhe (und ggf. benötigte Hilfsmittel z.B. ATS, Prothesen) an und aus |
| 5 | Kleidet mindestens den Oberkörper in angemessener Zeit selbständig an und aus, sofern die Utensilien in greifbarer Nähe sind |
| 0 | erfüllt »5« nicht |

| STUHLKONTINENZ | |
|---|---|
| 10 | Ist stuhlkontinent, ggf. selbständig bei rektalen Abführmaßnahmen oder AP-Versorgung |
| 5 | Ist durchschnittlich nicht mehr als 1x/Woche stuhlinkontinent <u>oder</u> benötigt Hilfe bei rektalen Abführmaßnahmen/AP-Versorgung |
| 0 | Ist durchschnittlich mehr als 1x/Woche stuhlinkontinent |

| HARNKONTINENZ | |
|---|---|
| 10 | Ist harnkontinent <u>oder</u> kompensiert seine Harninkontinenz/versorgt seinen DK komplett selbständig und mit Erfolg (kein Einnässen von Kleidung oder Bettwäsche) |
| 5 | Kompensiert seine Harninkontinenz selbständig und mit überwiegendem Erfolg (durchschnittlich nicht mehr als 1x/Tag Einnässen von Kleidung <u>oder</u> Bettwäsche) oder benötigt Hilfe bei der Versorgung seines Harnkatheders |
| 0 | Ist durchschnittlich mehr als 1x/Woche harninkontinent |
| ____ | **Gesamt (von max. 100 Punkten)** |

**Abb. 3.15** Barthel-Index – Testbogen. (Eigene Darstellung nach Kompetenzzentrum Geriatrie)

**3**

- **Durchführung**

Über Beobachtung des Patienten bei den Aktivitäten erfolgt eine Bewertung der Items. Wie beim Barthel Index wird nur die Leistung dokumentiert, die der Patient tatsächlich zeigt und nicht, wozu er motorisch prinzipiell in der Lage wäre.

- **Interpretation**

Für den motorischen Teil können 13 bis 91 Punkte erzielt werden, für den kognitiven Teil 5 bis 35 Punkte. Somit kann ein Patient eine Gesamtpunktzahl zwischen 18 (völlige Unselbständigkeit) und max. 126 Punkten (völlige Selbständigkeit) erreichen.

- Motorisch-praktische Einschränkung im motorischen Teil:

  13–42 Punkte = sehr schwere bis schwere Einschränkung;

  43–68 Punkte = mittelschwere bis mittlere Einschränkung;

  69–91 Punkte = leichte bis keine motorisch-praktische Einschränkung.

- Kognitive Einschränkungen im kognitiven Teil:

  30–35 Punkte = keine oder leichte Einschränkung;

  11–29 Punkte = mittlere Einschränkung;

  5–10 Punkte = schwere kognitive Einschränkungen.

## Instrumentelle Aktivitäten nach Lawton & Brody

**Geriatrisches Basisassessment**

- **Synonym**

IADL (Instrumental Activities of Daily Living)

- **Primärliteratur**

Lawton MP, Brody EM (1969) Assessment of older people: self-maintaining and instrumental activities of daily living. Gerontologist 9:179–186

- **Erklärung**

Der IADL misst den Unterstützungsbedarf komplexerer (auch instrumenteller) Alltagsanforderungen durch Beobachten oder Befragen von Patienten und/oder seiner Angehörigen. Er umfasst acht Items, die auf einer 3- bis 5-stufigen Skala mit 0 oder 1 Punkt bewertet werden. Die Skalen sind im Test

| | | 1 | 2 | 3 | 4 | 5 | 6 | 7 |
|---|---|---|---|---|---|---|---|---|
| **SELBSTVERSORGUNG** | | | | | | | | |
| A | Essen/Trinken | | | | | | | |
| B | Körperpflege | | | | | | | |
| C | Baden/Duschen/Waschen | | | | | | | |
| D | Ankleiden oben | | | | | | | |
| E | Ankleiden unten | | | | | | | |
| F | Intimhygiene | | | | | | | |
| **KONTINENZ** | | | | | | | | |
| G | Blasenkontrolle | | | | | | | |
| H | Darmkontrolle | | | | | | | |
| **TRANSFERS** | | | | | | | | |
| I | Bett/ Stuhl/Rollstuhl | | | | | | | |
| J | Toilettensitz | | | | | | | |
| K | Dusche/ Badewanne | | | | | | | |
| **FORTBEWEGUNG** | | | | | | | | |
| L | Gehen/Rollstuhl | | | | | | | |
| M | Treppensteigen | | | | | | | |
| **KOMMUNIKATION** | | | | | | | | |
| N | Verstehen akustisch/visuell | | | | | | | |
| O | Ausdruck verbal/nonverbal | | | | | | | |
| **KOGNITIVE FÄHIGKEITEN** | | | | | | | | |
| P | Soziales Verhalten | | | | | | | |
| Q | Problemlösung | | | | | | | |
| R | Gedächtnis | | | | | | | |
| **ZWISCHENSUMME:** | | | | | | | | |
| | | | | | | | | |
| **ENDSUMME:** | | | | | | | | |

**Abb. 3.16** Functional Independence Measure – Testbogen. (Eigene Darstellung nach Kompetenzzentrum Geriatrie)

mit entsprechenden Erklärungen hinterlegt. Sie lassen im Gesamtscore jedoch keine Differenzierung der Einschränkung der Alltagskompetenz zu.

- **Durchführung**

Bewertet werden die Teilbereiche Telefonieren, Einkaufen, Kochen, Haushalt, Wäsche machen, Verkehrsmittel nutzen, Medikamenteneinnahme und Geldangelegenheiten regeln (s. Abb. 3.17).

■ **Tab. 3.7** Skalierung zum FIM™. (Eigene Zusammenstellung nach Kompetenzzentrum Geriatrie)

| 1 | Völlige Unselbständigkeit | Person ist an der Ausführung zu weniger als 25 % beteiligt |
|---|---|---|
| 2 | Ausgeprägter Hilfebedarf | Person führt 25 % der Handlung selbst aus; ausgeprägte Hilfestellung erforderlich |
| 3 | Mäßige Hilfestellung | Person führt 50 % der Handlung selbst aus; Hilfe geht über Berührung hinaus |
| 4 | Kontakthilfe/geringe Hilfestellung | Person führt 75 % der Handlung selbst aus; Hilfestellung beschränkt sich auf Berührung |
| 5 | Beaufsichtigung/Vorbereitung | Hilfsperson erforderlich zur Beaufsichtigung, Anleitung, Vorbereitung oder zu geringer körperlicher Hilfestellung (z. B. Anlegen von Orthese) |
| 6 | Eingeschränkte Selbständigkeit | Tätigkeit erfordert ein Hilfsmittel oder der Zeitaufwand ist überdurchschnittlich hoch |
| 7 | Völlige Selbständigkeit | Aufgaben werden ohne Einschränkung in angemessener Zeit durchgeführt |

■ **Interpretation**

Maximal können 8 Punkte erreicht werden. Da die Items ihren Schwerpunkt im hauswirtschaftlichen Bereich haben, werden derzeit unter Berücksichtigung der bestehenden Rollenverhältnisse bei unseren geriatrischen Patienten noch Normwerte für Frauen und Männer unterschieden. Werte für Frauen unter 8 und für Männer unter 5 Punkten weisen auf Einschränkungen bei komplexeren Alltagsaktivitäten hin.

## Geldzähltest nach Nikolaus
**Geriatrisches Basisassessment**

■ **Primärliteratur**

Nikolaus T, Specht-Leible N, Oster P, Schlierf G (1995) The Timed Test of Money Counting: a short physical performance test for manual dexterity and cognitive capacity. Age Ageing. 24:257-258

■ **Erklärung**

Mit Hilfe des Geldzähltests wird ein Teilbereich der instrumentellen Aktivitäten des alltäglichen Lebens abgeklärt. Weiterhin können feinmotorische und kognitive Fähigkeiten sowie der Nahvisus beurteilt werden. In maximal drei Versuchen soll der Patient das Geld aus einem Portemonnaie entnehmen und den Betrag zählen. Ein Testabbruch erfolgt nach drei Versuchen und wenn 300 Sek. (= 5 Min.) verstrichen sind.

■ **Durchführung**

In einem Portemonnaie (mit Druckknopf und Reißverschluss) befindet sich der definierte Betrag von 9,80 Euro. In den Fächern für Hartgeld und Scheine befinden sich folgende Beträge: ein 5-Euro-Schein, ein 2-Euro-Stück, zwei 1-Euro-Münzen, ein 50-Cent-Stück sowie drei 10-Cent-Münzen.

Auf Zeit soll der Patient das Geld herausnehmen, zählen und den Betrag nennen. Notiert wird die Zeit in Sekunden, die Anzahl der Lösungsversuche sowie die Einschätzung, ob der Patient bei der Lösung der Aufgabe Probleme hatte oder nicht. Diese sollen ebenfalls notiert werden.

■ **Interpretation**

— < 45 Sek.: Selbständigkeit;
— 45–70 Sek.: Risiko für Hilfsbedürftigkeit;
— > 70 Sek.: erhebliche Hilfsbedürftigkeit.

### 3.6.2 **Kognition**

## Erweiterter Barthel Index
**Spezifisches Basisassessment**

■ **Synonym**

EBI

**3**

| Aktivität | Score |
|---|---|
| **Telefonieren** | |
| Benutzt Telefon aus eigener Initiative, wählt die Nummer | 1 |
| Wählt einige bekannte Nummern | 1 |
| Nimmt ab, aber wählt nicht selbständig | 1 |
| Benutzt das Telefon überhaupt nicht | 0 |
| **Einkaufen** | |
| Kauft selbständig die meisten benötigten Sachen ein | 1 |
| Tätigt wenige Einkäufe | 0 |
| Benötigt bei jedem Einkauf Begleitung | 0 |
| Kann nicht einkaufen | 0 |
| **Kochen** | |
| Plant und kocht erforderliche Mahlzeiten selbständig | 1 |
| Kocht erforderliche Mahlzeiten nur nach Vorbereitung durch Drittpersonen | 1 |
| Kocht selbständig, hält aber erforderliche Diät nicht ein | 0 |
| Benötigt vorbereitete und servierte Mahlzeiten | 0 |
| **Haushalt** | |
| Hält Haushalt in Ordnung oder benötigt zweitweise Hilfe bei schweren Arbeiten | 1 |
| Führt selbständig kleine Hausarbeiten durch | 1 |
| Führt selbst kleine Hausarbeiten aus, kann die Wohnung aber nicht rein halten | 1 |
| Benötigt Hilfe in allen Haushaltsverrichtungen | 0 |
| Nimmt an täglichen Verrichtungen im Haushalt überhaupt nicht teil | 0 |
| **Wäsche** | |
| Wäscht sämtliche eigene Wäsche | 1 |
| Wäscht kleine Sachen | 0 |
| Die gesamte Wäsche muss von anderen versorgt werden | 0 |
| **Transportmittel** | |
| Benutzt unabhängig öffentliche Transportmittel oder das eigene Auto | 1 |
| Bestellt und benutzt Taxi, benutzt aber keine öffentlichen Verkehrsmittel | 1 |
| Benutzt öffentliche Verkehrsmittel in Begleitung | 1 |
| In beschränktem Umfang Fahrten mit Taxi bzw. Auto in Begleitung | 0 |
| Reist überhaupt nicht mehr | 0 |
| **Medikamente** | |
| Nimmt eigenverantwortlich Medikamente in richtiger Dosierung und zum korrekten Zeitpunkt | 1 |
| Nimmt vorbereitete Medikamente korrekt | 0 |
| Kann Medikamente korrekt einnehmen | 0 |
| **Finanzen** | |
| Regelt finanzielle Geschäfte selbständig (Budget/Überweisungen/Gang zur Bank) | 1 |
| Erledigt täglich kleine Ausgaben, benötigt Hilfe bei Bankgeschäften | 1 |
| Kann nicht mehr mit Geld umgehen | 0 |
| *Gesamtpunktzahl (von max. 8)* | |

◻ **Abb. 3.17** Instrumentelle Aktivitäten des alltäglichen Lebens nach Lawton u. Brody (1969). (Eigene Zusammenstellung nach Kompetenzzentrum Geriatrie)

■ **Primärliteratur**

Prosiegel M, Böttger S, Schenk T, König N, Marolf M, Vaney C, Garner C, Yassouridis A (1996) Der Erweiterte Barthel-Index (EBI) – eine neue Skala zur Erfassung von Fähigkeitsstörungen bei neurologischen Patienten. Neurol Rehabil 2:7-13

■ **Erklärung**

Der EBI ist eine Weiterentwicklung des Barthel Index und umfasst neben den 10 Items des BI sechs weitere, vor allem kognitive Items. Diese 16 Items werden original mit »0« (nicht möglich) bis »4« Punkten (normal; ohne Hilfe) bewertet.

■ **Durchführung**

Beobachtet werden neben den Aktivitäten des BI auch das Verstehen, Verständlichkeit, soziale Interaktion, Problemlösen, Gedächtnis/Lernfähigkeit/Orientierung und Sehen/Neglect. Wie beim BI wird nur die Leistung dokumentiert, die der Patient tatsächlich zeigt, und nicht, wozu er prinzipiell in der Lage wäre (Testbogen s. ◘ Abb. 3.18).

■ **Interpretation**

Bei vollständiger Unabhängigkeit in allen Bereichen erreicht der Patient maximal 64 Punkte.

## Mini-Mental State Examination
**Geriatrisches Basisassessment**

■ **Synonym**

MMSE

■ **Besonderes**

Das Copyright liegt bei der Beltz Test GmbH.

■ **Primärliteratur**

Folstein MF, Folstein SE, Mc Mugh PR (1975) »Mini-mental state«: a practical method for grading the cognitive state of patients for the clinician. J Psychiatr Res 12:189- 198

■ **Erklärung**

Mit Hilfe des MMSE können kognitive Defizite ermittelt werden. Der Test beinhaltet 28 Fragen und Aufgaben zu den fünf Bereichen Orientierung, Merkfähigkeit, Aufmerksamkeit und Rechenfertigkeit, Erinnerungsfähigkeit und Sprache.

■ **Durchführung**

Eine ruhige Umgebung ist erforderlich. Die Fragen werden im Rahmen eines Interviews gestellt. Die Handlungsaufgaben sind im Test genau beschrieben. Bei korrekter Ausführung wird die Aufgabe mit jeweils 1 Punkt bewertet.

■ **Interpretation**

Bei uneingeschränkter geistiger Leistungsfähigkeit sind maximal 30 Punkte zu erreichen.

- 24–30 Punkte: keine bis leichte kognitive Funktionseinschränkung;
- 17–23 Punkte: mittlere kognitive Funktionseinschränkung;
- 0–16 Punkte: schwere kognitive Funktionseinschränkung.

Der Testbogen (in ICD-10-GM Version 2016) kann auf den Internetseiten von DIMDI (Deutsches Institut für Dokumentation und Information) (http://www.dimdi.de/static/de/klassi/icd-10-gm/kodesuche/onlinefassungen/htmlgm2016/zusatz-10-mmse.htm) heruntergeladen werden.

## Test zur Früherkennung der Demenz mit Depressionsabgrenzung
**Spezifisches Assessment**

■ **Synonym**

TFDD

■ **Besonderes**

Das Copyright liegt bei der Dr. Willmar Schwabe GmbH & Co. KG.

■ **Primärliteratur**

Ihl R, Grass-Kapanke B, Lahrem P, Brinkmeyer J, Fischer S, Gaab N et al. (2000) Entwicklung und Validierung eines Tests zur Früherkennung der Demenz mit Depressionsabgrenzung (TFDD). Fortschr Neurol Psychiatr 68:413-422

■ **Erklärung**

Test zur orientierenden Abgrenzung kognitiver Einschränkungen von depressiven Störungen. Er gilt als gemischtes Verfahren, bei dem der Patient im ersten Teil zur Ermittlung der Kognition neun alltagsrelevante Wissensfragen beantworten und Auf-

**3**

| KOGNITIVE FUNKTION | Mögliche / erreichte PUNKTE | |
|---|---|---|
| **VERSTEHEN** | | |
| Ungestört (nicht Patienten, die nur Geschriebenes verstehen) | 15 | ….. |
| Versteht komplexe Sachverhalte, aber nicht immer | 10 | ….. |
| Versteht einfache Aufforderungen | 5 | ….. |
| Verstehen nicht vorhanden | 0 | ….. |
| **SICH VERSTÄNDLICH MACHEN** | | |
| Kann sich über fast alles verständlich machen | 15 | ….. |
| Kann einfache Sachverhalte ausdrücken | 5 | ….. |
| Kann sich nicht oder fast nicht verständlich machen | 0 | ….. |
| **SOZIALE INTERAKTION** | | |
| Ungestört | 15 | ….. |
| Gelegentlich unkooperativ, aggressiv, distanzlos oder zurückgezogen | 5 | ….. |
| Immer oder fast immer unkooperativ | 0 | ….. |
| **LÖSEN VON ALLTAGSPROBLEMEN** *Planung von Handlungsabläufen, Umstellungsfähigkeit, Einhalten von Terminen, pünktliche Medikamenteneinnahme, Einsicht in Defizite und deren Konsequenzen im Alltag* | | |
| Im Wesentlichen ungestört | 15 | ….. |
| Benötigt geringe Hilfestellung | 5 | ….. |
| Benötigt erhebliche Hilfestellung | 0 | ….. |
| **GEDÄCHTNIS, LERNEN, ORIENTIERUNG** | | |
| Im Wesentlichen ungestört (kein zusätzlicher Pflegeaufwand erforderlich) | 15 | ….. |
| Muss gelegentlich erinnert werden oder verwendet externe Gedächtnishilfen | 10 | ….. |
| Muss häufig erinnert werden | 5 | ….. |
| Desorientiert, mit oder ohne Tendenz zum Weglaufen | 0 | ….. |
| **SEHEN UND NEGLECT** | | |
| Im Wesentlichen ungestört | 15 | ….. |
| Schwere Lesestörung, findet sich aber (ggf. mit Hilfsmitteln) in bekannter und unbekannter Umgebung zurecht | 10 | ….. |
| Findet sich in bekannter, aber nicht in unbekannter Umgebung zurecht | 5 | ….. |
| Findet sich auch in bekannter Umgebung nicht ausreichend zurecht (findet z. B. eigenes Zimmer oder Station nicht, übersieht oder stößt an Hindernisse oder Personen) | 0 | ….. |
| | max. 90 Punkte | |
| **SUMME:** | | ……… |

◨ **Abb. 3.18** Erweiterter Barthel-Index – Testbogen. (Eigene Zusammenstellung nach Kompetenzzentrum Geriatrie)

gaben erfüllen soll. Integriert in den TFDD ist ein Uhrzeichentest mit spezieller Auswertung nach Sunderland. In Teil zwei wird die Stimmungslage mittels Fremd- und Selbstbeurteilung eingeschätzt. (Testbogen s. ◘ Abb. 3.19)

■ **Durchführung**

Ein offizielles Durchführungsmanual kann auf den Internetseiten des Kompetenzzentrums Geriatrie (Link ► Abschn. 3.8) heruntergeladen werden.

Eine ruhige Umgebung ist erforderlich. Im Kognitionsteil sind Aufgaben und Fragen zur unmittelbaren und verzögerten Reproduktion, zur zeitlichen Orientierung, zum Befolgen von Anweisungen, zu räumlich-konstruktiver Vorstellung und Darstellung (Uhrzeichentest) und Wortflüssigkeit mit geschulten Untersuchern zu erfüllen. Die Stimmungseinschätzung sollte unter ärztlicher Obhut anhand einer numerischen Ratingskala (s. ► Abschn. 3.6.7.1) in Fremd- und Eigenbewertung erfolgen. Außerdem sollen hierzu auch Anamnese und weitere Kenntnisse über den Patienten hinzugezogen werden.

■ **Interpretation**
- In Teil 1 – Kognition – sind maximal 50 Punkte zu erreichen. Bei weniger als 35 Punkten besteht ein Verdacht auf eine dementielle Entwicklung.
- In Teil 2 – Stimmung – sind maximal 20 Punkte zu erreichen. Verdacht auf eine depressive Störung besteht bei weniger als 8 Punkten.

## Test zur Früherkennung einer dementiellen Entwicklung

**Spezifisches Assessment**

■ **Synonym**
DemTect, Dementia Detection Test

◘ **Abb. 3.19** Test zur Früherkennung der Demenz mit Depressionsabgrenzung. (Die Darstellung des TFDD-Tests erfolgt mit freundlicher Genehmigung der Dr. Willmar Schwabe GmbH & Co. KG, www.schwabe.de)

**TFDD**

**Unmittelbare Reproduktion**
- „Lesen Sie bitte jedes Wort laut vor und prägen Sie es sich gut ein!"
  „An welche Wörter erinnern Sie sich

  Verkäufer    Spiegel    Komet    Märchen
  Nachricht    Dampf    Abenteuer
  „Bitte lesen sie die Wörter noch einmal!"
                                    Erreichte Punktzahl: [____]

**Zeitliche Orientierung**
- „Welches Datum ist heute?"
  Tag: _____ Monat: _____ Jahr: _____
                                    Erreichte Punktzahl: [____]

- „Welche Jahreszeiten gibt es?"
  Frühling    Sommer    Herbst    Winter
                                    Erreichte Punktzahl: [____]

- „Welche Jahreszeit haben wir jetzt?"    richtig    falsch
  Toleranz +/− 14 Tage
                                    Erreichte Punktzahl: [____]

- „Welche Monate gehören zu dieser Jahreszeit?"
  Frühling    Sommer    Herbst    Winter
  März    Juni    September    Dezember
  April    Juli    Oktober    Januar
  Mai    August    November    Februar
  Juni    September    Dezember    März
                                    Erreichte Punktzahl: [____]

**Anweisungen befolgen**
- „Greifen Sie sich erst mit der linken Hand ans rechte Ohr, dann mit der rechten Hand ans linke Ohr und klatschen Sie danach in die Hände"
                        vollständige richtige Durchführung

                                    Erreichte Punktzahl: [____]

**Konstruktive Praxis**
- „Bitte zeichnen Sie das Zifferblatt einer Uhr mit allen Zahlen und stellen Sie die Zeiger auf 11.10 Uhr ein!"
  (Auswertung nach Sunderland)
                                    Erreichte Punktzahl: [____]

**Verzögerte Reproduktion**
- „Vorhin haben Sie Wörter gelesen, die Sie sich einprägen sollten. An welche Wörter können Sie sich noch erinnern?"
  Verkäufer    Märchen    Komet    Dampf
  Nachricht    Abenteuer    Spiegel
                                    Erreichte Punktzahl: [____]

**Wortflüssigkeit**
- „Für die nächste Aufgabe haben Sie eine Minute Zeit: Bitte nennen Sie mir so viele Tiere wie Sie können!"
                                    Erreichte Punktzahl: [____]

Erreichte Punktzahl Teil 1, Demenz:         [____]

**Fremdbeurteilung Depression**
Wirkt: ausgeglichen                    schwer depressiv

| 1 | 2 | 3 | 4 | 5 | 6 | 7 | 8 | 9 | 10 |

**Selbstbeurteilung Depression**
Gibt an: ausgeglichen                    schwer depressiv

| 1 | 2 | 3 | 4 | 5 | 6 | 7 | 8 | 9 | 10 |

Erreichte Punktzahl Teil 2, Depression:         [____]

- **Besonderes**

Das Copyright liegt bei der Firma Eisai GmbH. Zu finden ist der Test beispielsweise auf den Seiten des Kompetenzzentrums Geriatrie (Link ▶ Abschn. 3.8).

- **Primärliteratur**

Kessler J, Calabrese P, Kalbe E, Berger F (2000) DemTect: A new screening method to support diagnosis of dementia. Psycho 26:343-347

- **Erklärung**

Der DemTect dient der Unterstützung der Diagnose Demenz. Er umfasst verschiedene alltagsrelevante Aufgaben:

- Wortliste (10 Wörter sollen wiederholt werden),
- Zahlen-Umwandeln (Ziffer in Zahl und Zahl in Ziffer umwandeln),
- Supermarktaufgabe (in einer Minute aufzählen, was man im Supermarkt kaufen kann),
- Zahlenfolge rückwärts (vorgegebene Zahlenfolge rückwärts wiedergeben),
- erneute Abfrage der Wortliste.

Die Testergebnisse müssen dann altersbezogen umgerechnet werden.

- **Durchführung**

Ein offizielles Durchführungsmanual findet sich ebenfalls beim Kompetenzzentrum Geriatrie (Link ▶ Abschn. 3.8).

Eine ruhige Umgebung ist erforderlich. Für die Interpretation der Wortliste gilt folgende Anweisung: »Bei der Wortliste werden die Begriffe dem Probanden einmal laut und deutlich vorgelesen. Danach soll er so viele Wörter wie möglich wiederholen. Anschließend wird die Wortliste nochmals vorgelesen und der Patient soll erneut möglichst viele Begriffe wiederholen. Unter der erneuten Abfrage am Schluss des Testes sollen nochmals alle Begriffe genannt werde, die sich der Patient merken konnte. Die Liste wird vorher jedoch nicht mehr vorgelesen.«

- **Interpretation**

Maximal können 18 Punkte erreicht werden. Bei mehr als 12 Punkten ist die kognitive Leistungsfähigkeit altersgemäß. Bei 9 bis 12 Punkten bestehen leichte kognitive Störungen, die im Verlauf beobachtet, ggf. nach 6 Monaten erneut überprüft werden sollten. Bei ≤ 8 Punkte besteht ein Demenzverdacht mit Empfehlung zu weiterer Abklärung und Therapieeinleitung.

# Clock Completion Test
## Geriatrisches Basisassessment

- **Synonym**

CCT, Uhr-Ergänzungs-Test, Uhrzeichentest

- **Besonderes**

In der Praxis sind zwei Varianten gängig: nach Watson (V1) und nach Shulman (V2).

- **Primärliteratur**
- V1: Watson YI, Arfken CL, Birge SJ (1993) Clock completion: an objective screening test for dementia. J Am Geriatr Soc 41:1235-1240
- V2: Shulman K, Shedletski R, Silver I (1986) The challenge of time: Clock drawing and cognitive function in the elderly. Int J Gen Psychiatry 1:135-140

- **Erklärung**

Der CCT ist ein Test zur Überprüfung räumlichkonstruktiver Fähigkeiten und komplexer Handlungsfähigkeit.

- **Durchführung**

Eine ruhige Umgebung ist erforderlich.

- V1: In einen vorgegebenen Kreis (10 cm Durchmesser) sollen alle Uhrziffern (1 bis 12) eingetragen werden. Für die Bewertung wird der ausgefüllte Kreis in vier gleiche Quadranten unterteilt (I-IV), wobei die erste Linie durch die Ziffer 12 geht. Dem Uhrzeigersinn folgend wird ab der Ziffer 12 die in jedem Quadranten befindliche Anzahl eingetragener Ziffern gezählt. Liegt eine Ziffer auf einer Trennungslinie, wird sie dem im Uhrzeigersinn folgenden Quadranten zugeordnet (Pfisterer u. Oster 2007).
- V2: In einen vorgegebenen Kreis (10 cm Durchmesser) sollen alle Uhrziffern und eine Uhrzeit (meistens »10 nach 11«/11:10 Uhr) eingetragen werden.

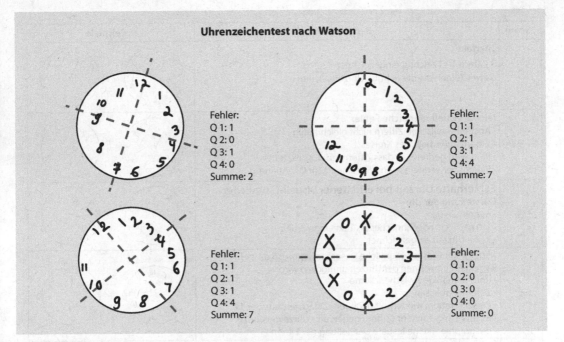

**Abb. 3.20** Auswertung des CCT nach Watson. (Nach Pfisterer u. Oster 2007 mit freundlicher Genehmigung)

■ **Interpretation**

▬ V1: Normalerweise befinden sich immer drei Ziffern in einem Quadranten. Dann hat der Patient 0 Fehlerpunkte. Fehler im Quadranten I-III werden mit je 1 Fehlerpunkt belegt. Ein Fehler im Quadranten IV bekommt 4 Fehlerpunkte (s. ■ Abb. 3.20). Somit kann ein Maximalscore von 7 Punkten erreicht werden. Ab 4 Punkten kann von Hirnleistungsstörungen ausgegangen werden.

▬ V2: Es gibt sechs Bewertungskategorien: 1 Punkt steht für die perfekte Lösung der Aufgabe, bei 6 Punkten ist keine Uhr erkennbar. Ab 2 Punkten gibt es Hinweise für kognitive Einschränkungen, ab ≥ 3 Punkten liegt ein pathologischer Befund vor. ■ Abb. 3.21 dient der Veranschaulichung der Bewertung.

### 3.6.3 Emotionalität

## Geriatrische Depressionsskala
**Geriatrisches Basisassessment**

■ **Synonym**
GDS

■ **Primärliteratur**
Yesavage JA, Brink TL, Rose TL et al. (1982–83) Development and validation of a geriatric depression screening scale: a preliminary report. J Psychiatr Res 17(1):37-49

■ **Erklärung**
Die GDS ist ein Test zur Abklärung von Depressivität. Sie umfasst 15 Fragen, die vom Patienten mit »Ja« oder »Nein« beantwortet werden sollen. Mit deutlich kognitiv eingeschränkten Patienten kann dieser Test nicht durchgeführt werden.

■ **Durchführung**
Eine ruhige Umgebung ist erforderlich. Der Test wird im Rahmen einer Befragung durchgeführt.

3

| Score | Beschreibung | Beispiele |
|---|---|---|
| 1 | **„perfekt"**<br>• Ziffern 1 –12 richtig eingezeichnet<br>• zwei Zeiger, die die richtige Uhrzeit anzeigen | |
| 2 | **leichte visuell-räumliche Fehler**<br>• Abstände zwischen Ziffern nicht gleichmäßig<br>• Ziffern außerhalb des Kreises<br>• Blatt wird gedreht, so dass Ziffern auf d. Kopf stehen<br>• Patient verwendet Linien („Speichen") zur Orientierung | |
| 3 | **Fehlerhafte Uhrzeit bei erhaltener visuell-räumlicher**<br>**Darstellung der Uhr**<br>• nur ein Zeiger<br>• „10 nach 11" oder ähnliches als Text eingegeben<br>• keine Uhrzeit eingezeichnet | |
| 4 | Mittelgradige visuell-räumliche Desorganisation, so dass ein<br>korrektes Einzeichnen der Uhrzeit unmöglich wird<br>• unregelmäßige Zwischenräume<br>• Ziffern vergessen<br>• Perserveration; wiederholt den Kreis, Ziffern jenseits der 12<br>• Rechts-Links-Umkehr (Ziffern gegen den Uhrzeigersinn)<br>• Dysgraphie – keine lesbare Darstellung der Ziffern | |
| 5 | **Schwergradige visuell-räumliche Desorganisation**<br>• wie unter (4) beschrieben, aber stärker ausgeprägt | |
| 6 | **keinerlei Darstellung einer Uhr**<br>**(cave: Ausschluss Depression /Delir!)**<br>kein wie auch immer gearteter Versuch, eine Uhr zu zeichnen<br>• keine entfernte Ähnlichkeit mit einer Uhr<br>• Patient schreibt Wort oder Name | |

◨ **Abb. 3.21** Auswertung des CCT nach Shulman. (Nach Ivemeyer u. Zerfaß 2002 mit freundlicher Genehmigung)

Der Patient sollte sich zügig für eine Antwort entscheiden. Es gibt jeweils einen Punkt auf die Antwort »Nein« bei den Fragen 1, 5, 7, 11 und 13 und bei den übrigen Fragen auf die Antwort »Ja« (Test s. ◨ Abb. 3.22).

■ **Interpretation**

— 0–5 Punkte = unauffällig;
— 6–10 Punkte = leichte bis mittelschwere Depression;
— 11–15 Punkte = schwere Depression.

### 3.6.4  Sturzangst

## Falls Efficacy Scale – International
**Spezifisches Assessment**

■ **Synonym**
FES-I

■ **Primärliteratur**
Dias N, Kempen GIJM, Todd CJ, Beyer N, Freiberger E, Piot-Ziegler C, Yardley L, Hauer K (2006) Die Deutsche Version der Falls Efficacy Scale-International Version (FES-I). Z Gerontol Geriat 39:297–300. doi:10.1007/s00391-006-0400-8

| 1. | Sind Sie grundsätzlich mit Ihrem Leben zufrieden? | Ja | **Nein** |
|---|---|---|---|
| 2. | Haben Sie viele Ihrer Aktivitäten und Interessen aufgegeben? | **Ja** | Nein |
| 3. | Haben Sie das Gefühl, Ihr Leben sei unausgefüllt? | **Ja** | Nein |
| 4. | Ist Ihnen oft langweilig? | **Ja** | Nein |
| 5. | Sind Sie die meiste Zeit guter Laune? | Ja | **Nein** |
| 6. | Haben Sie Angst, dass Ihnen etwas Schlimmes zustoßen wird? | **Ja** | Nein |
| 7. | Fühlen Sie sich die meiste Zeit glücklich? | Ja | **Nein** |
| 8. | Fühlen Sie sich oft hilflos? | **Ja** | Nein |
| 9. | Bleiben Sie lieber zu Hause, anstatt auszugehen und Neues zu unternehmen? | **Ja** | Nein |
| 10. | Glauben Sie, mehr Probleme mit dem Leben zu haben als andere? | **Ja** | Nein |
| 11. | Finden Sie, es ist schön, jetzt zu leben? | Ja | **Nein** |
| 12. | Kommen Sie sich in Ihrem jetzigen Zustand ziemlich wertlos vor? | **Ja** | Nein |
| 13. | Fühlen Sie sich voller Energie? | Ja | **Nein** |
| 14. | Finden Sie, dass Ihre Situation hoffnungslos ist? | **Ja** | Nein |
| 15. | Glauben Sie, dass es den meisten Leuten besser geht als Ihnen? | **Ja** | Nein |
| SUMME: | | | |

◘ **Abb. 3.22** Geriatrische Depressionsskala – Testbogen. (Eigene Darstellung nach Kompetenzzentrum Geriatrie)

■ **Erklärung**

Der FES-I ermittelt, wie hoch die Gefahr eines Sturzes durch die eigene Sturzangst ist (= sturzassoziierte Selbstwirksamkeit). Da Sturzangst weder gemessen noch direkt beobachtet werden kann, sollen die Patienten ihre eigene Handlungskompetenz bei der Bewältigung von Aktivitäten, die ein Sturzrisiko bergen, einschätzen. Der FES-I ist ein Fragebogen, der 16 Items mit Bewertung von 1 = »keinerlei Bedenken« bis 4 = »sehr große Bedenken« (bei Aktivitäten hinzufallen) beinhaltet (2 steht für »einige Bedenken«, 3 für »ziemliche Bedenken«). Der Fragenkatalog kann vom Patienten selbständig ausgefüllt werden oder im Rahmen eines strukturierten Interviews zur Anwendung kommen. Eine Befragung empfiehlt sich vor allem für kognitiv eingeschränkte Patienten. Eine Vorabklärung der Kognition ist mit Hilfe des MMSE (s. ► Abschn. 3.6.2.2) gut möglich. Bei einem Ergebnis von 17-23 Punkten (von max. 30) ist das Interview der Selbstauskunft vorzuziehen (Dias et al. 2006).

■ **Besonderes**

Im Jahre 1990 entwickelte Dr. Mary Tinetti die ursprüngliche Form des Assessments: die Falls Efficacy Scale für ältere Menschen (FES). Diese wurde in den darauffolgenden Jahren weiter ergänzt und modifiziert und 2006 als internationale Version ins Deutsche übersetzt. Inzwischen existiert auch eine Kurzversion der FES-I (Short-FES-I) mit sieben Items und nahezu identischer Aussagekraft wie die Langversion (Kempen et al. 2008).

■ **Durchführung**

Die Durchführung ist im Assessment als einleitende Erklärung vorgegeben. Sie kann in ◘ Abb. 3.23 nachgelesen werden. Bei den einzuschätzenden Aktivitäten handelt es sich um:
- Hausputz machen,
- sich an- und ausziehen,
- die Zubereitung einfacher Mahlzeiten,
- ein Bad nehmen oder duschen,
- in einem Laden einkaufen,

3

*„Wir würden Ihnen gerne einige Fragen darüber stellen, welche Bedenken Sie haben hinzufallen, wenn Sie bestimmte Aktivitäten ausführen. Bitte denken Sie noch mal darüber nach, wie Sie diese Aktivität normalerweise ausführen. Wenn Sie die Aktivität zur Zeit nicht ausführen (z. B. wenn jemand Ihren Einkauf erledigt), geben Sie bitte (trotzdem) eine Antwort, um anzuzeigen, ob Sie Bedenken hätten zu stürzen, wenn Sie die Aktivität ausführen würden. Markieren Sie bitte diejenige Angabe, die am ehesten Ihrem eigenen Empfinden entspricht, um anzuzeigen, welche Bedenken Sie haben zu stürzen, wenn Sie diese Aktivität ausüben."*

| **Aktivitäten** | **Keinerlei Bedenken** | **Einige Bedenken** | **Ziemliche Bedenken** | **Sehr große Bedenken** |
|---|---|---|---|---|
| 1 Den Hausputz machen (z. B. kehren, staubsaugen oder staubwischen) | 1 ☐ | 2 ☐ | 3 ☐ | 4 ☐ |
| 2 Sich an- oder ausziehen | 1 ☐ | 2 ☐ | 3 ☐ | 4 ☐ |
| 3 Einfache Mahlzeiten zubereiten | 1 ☐ | 2 ☐ | 3 ☐ | 4 ☐ |
| 4 Ein Bad nehmen oder duschen | 1 ☐ | 2 ☐ | 3 ☐ | 4 ☐ |
| 5 In einem Laden einkaufen | 1 ☐ | 2 ☐ | 3 ☐ | 4 ☐ |
| 6 Von einem Stuhl aufstehen oder sich hinsetzen | 1 ☐ | 2 ☐ | 3 ☐ | 4 ☐ |
| 7 Eine Treppe hinauf- oder hinuntergehen | 1 ☐ | 2 ☐ | 3 ☐ | 4 ☐ |
| 8 In der Nähe der Wohnung draußen umhergehen | 1 ☐ | 2 ☐ | 3 ☐ | 4 ☐ |
| 9 Etwas erreichen, was sich oberhalb des Kopfes oder auf dem Boden befindet | 1 ☐ | 2 ☐ | 3 ☐ | 4 ☐ |
| 10 Das Telefon erreichen, bevor es aufhört zu klingeln | 1 ☐ | 2 ☐ | 3 ☐ | 4 ☐ |
| 11 Auf einer rutschigen Oberfläche gehen (z. B. wenn es nass oder vereist ist) | 1 ☐ | 2 ☐ | 3 ☐ | 4 ☐ |
| 12 Einen Freund oder Verwandten besuchen | 1 ☐ | 2 ☐ | 3 ☐ | 4 ☐ |
| 13 In einer Menschenmenge umhergehen | 1 ☐ | 2 ☐ | 3 ☐ | 4 ☐ |
| 14 Auf unebenem Boden gehen (z. B. Kopfsteinpflaster, ungepflegter Gehweg) | 1 ☐ | 2 ☐ | 3 ☐ | 4 ☐ |
| 15 Eine Steigung hinauf- oder hinuntergehen | 1 ☐ | 2 ☐ | 3 ☐ | 4 ☐ |
| 16 Eine Veranstaltung besuchen (z. B. ein Familientreffen, eine Vereinsversammlung oder einen Gottesdienst) | 1 ☐ | 2 ☐ | 3 ☐ | 4 ☐ |
| **Gesamt je Spalte:** | ______ | ______ | ______ | ______ |
| **Insgesamt:** | **(von mind. 16 – keine – bis max. 64 Punkte – sehr große Angst)** | | | |

■ **Abb. 3.23** Falls Efficacy Scale – International – Testbogen. (Eigene Darstellung nach Dias et al. 2006)

- von einem Stuhl aufstehen und sich wieder hinsetzen,
- eine Treppe hinauf- oder hinuntergehen,
- in der näheren Wohnumgebung draußen herumgehen,
- etwas erreichen, das sich oberhalb des Kopfes oder am Boden befindet,
- das Telefon erreichen, bevor es aufhört zu klingeln,
- auf einer rutschigen Oberfläche gehen,
- einen Freund oder Verwandten besuchen,
- in einer Menschenmenge umhergehen,
- auf unebenem Boden gehen,
- eine Steigung hinauf- oder hinuntergehen sowie
- eine Veranstaltung besuchen.

- **Interpretation**

Der Patient kann zwischen 16 bis maximal 64 Punkte erreichen. 16 Punkte stehen für keine Angst/Bedenken zu stürzen. 64 steht für maximale Sturzangst. Ab 48 Punkten kann die Sturzangst als Sturzrisikofaktor betrachtet werden (Dias et al. 2006).

## 3.6.5 Ernährungszustand

### Mini Nutritional Assessment
**Geriatrisches Basisassessment**

- **Synonym**

MNA®

- **Besonderes**

Das Copyright liegt bei der Nestlé Health Science S.A.

- **Primärliteratur**

Guigoz Y, Vellas BJ, Garry PJ (1994) Mini Nutritional Assessment: A practical assessment tool for grading the nutritional state of elderly patients. Facts and research in gerontology, Suppl 2:15-59

- **Erklärung**

Der MNA® ist ein Erhebungsbogen zur Ernährungssituation älterer Menschen über 65 Jahre. Mit dem MNA®-SF steht seit 2009 eine weitere, validierte und ökonomische Kurzform zur Verfügung, welche Nestlé als praktisches Instrument für die klinische Arbeit empfiehlt. Sein primäres Ziel ist die Erfassung von Unter- und Mangelernährung. Der MNA® ist in zwei Stufen aufgebaut:

- **Screening** = Kurzform mit sechs Items (Fragen A-F, wobei F1 dem Body Mass Index [BMI] entspricht, bzw. alternativ dazu F2 der Wadenumfang in die Berechnung einbezogen werden kann) (s. ◘ Abb. 3.24);
- **Anamnese** mit 12 weiteren Items (Fragen G-R, wobei Q und R Umfangsmessungen von Oberarm und Wade erfassen) (s. ◘ Abb. 3.25).

Außerdem fließen in den MNA® Angaben zur Wohnsituation, zur Medikamenteneinnahme und zum Zustand der Haut mit ein.

- **Durchführung**

Erhoben werden die Daten durch direkte Befragung oder mittels Einsicht in die Krankenunterlagen oder durch professionelle Einschätzung sowie aus Messungen. Zunächst wird das Screening durchgeführt. Wenn der Patient weniger als 12 Punkte erreicht, sollte mit der Anamnese fortgefahren werden (Testbogen in ◘ Abb. 3.25).

- **Interpretation**

Insgesamt können 30 Punkte erreicht werden, von denen aus der Kurzform (= Screening) 14 und aus der weiteren Anamnese 16 Punkte einfließen.
- Interpretation des **MNA®-SF:**
  12–14 Punkte: normaler Ernährungszustand;
  8-11 Punkte: Risikobereich für Mangelernährung;
  0–7 Punkte: Mangelernährung.
- Interpretation des **MNA®:**
  24–30 Punkte: normaler Ernährungszustand;
  17–23,5 Punkte: Risikobereich für Mangelernährung;
  unter 17 Punkte: Mangelernährung.
  (Kaiser et al. 2009)

## 3.6.6 Sozialstatus

### Soziale Situation nach Nikolaus
**Geriatrisches Basisassessment**

- **Synonym**

SoS

- **Primärliteratur**

Nikolaus T, Specht-Leible N, Bach M, Oster P, Schlierf G (1994) Soziale Aspekte bei Diagnostik und Therapie hochbetagter Patienten. Erste Erfahrungen mit einem neu entwickelten Fragebogen im Rahmen des geriatrischen Assessment. Z Gerontol 7:240-245

- **Erklärung**

Der SoS ist ein Erhebungsbogen zur sozialen Gesamtsituation eines Patienten unter Berücksichtigung wesentlicher personen- und umweltbezogener Kontextfaktoren. Er ist in die vier Bereiche soziale Kontakte und Unterstützung, Aktivitäten,

# Mini Nutritional Assessment
## MNA®

**Nestlé**
**NutritionInstitute**

| Name: | | Vorname: | |
|---|---|---|---|

| Geschlecht: | Alter (Jahre): | Gewicht (kg): | Größe (m): | Datum: |
|---|---|---|---|---|

Füllen Sie den Bogen aus, indem Sie die zutreffenden Zahlen in die Kästchen eintragen. Addieren Sie die Zahlen, um das Ergebnis des Screenings zu erhalten.

### Screening

**A**  Hat der Patient während der letzten 3 Monate wegen Appetitverlust, Verdauungsproblemen, Schwierigkeiten beim Kauen oder Schlucken weniger gegessen?
0 = starke Abnahme der Nahrungsaufnahme
1 = leichte Abnahme der Nahrungsaufnahme
2 = keine Abnahme der Nahrungsaufnahme    ☐

**B**  Gewichtsverlust in den letzten 3 Monaten
0 = Gewichtsverlust > 3 kg
1 = nicht bekannt
2 = Gewichtsverlust zwischen 1 und 3 kg
3 = kein Gewichtsverlust    ☐

**C**  Mobilität
0 = bettlägerig oder in einem Stuhl mobilisiert
1 = in der Lage, sich in der Wohnung zu bewegen
2 = verlässt die Wohnung    ☐

**D**  Akute Krankheit oder psychischer Stress während der letzten 3 Monate?
0 = ja          2 = nein    ☐

**E**  Neuropsychologische Probleme
0 = schwere Demenz oder Depression
1 = leichte Demenz
2 = keine psychologischen Probleme    ☐

**F1** Body Mass Index (BMI): Körpergewicht in kg / (Körpergröße in m)$^2$
0 = BMI < 19
1 = 19 ≤ BMI < 21
2 = 21 ≤ BMI < 23
3 = BMI ≥ 23    ☐

WENN KEIN BMI-WERT VORLIEGT, BITTE FRAGE F1 MIT FRAGE F2 ERSETZEN.
WENN FRAGE F1 BEREITS BEANTWORTET WURDE, FRAGE F2 BITTE ÜBERSPRINGEN.

**F2** Wadenumfang (WU in cm)
0 = WU < 31
3 = WU ≥ 31    ☐

### Ergebnis des Screenings
(max. 14 Punkte)    ☐☐

**12-14 Punkte:**    Normaler Ernährungszustand
**8-11 Punkte:**    Risiko für Mangelernährung
**0-7 Punkte:**    Mangelernährung

Für ein tiefergehendes Assessment (≤ 11 Punkte), bitte die vollständige Version des MNA® ausfüllen, die unter www.mna-elderly.com zu finden ist.
Wurde das Screening mit Beantwortung der Frage F2 (Wadenumfang) durchgeführt, ist die MNA® - Long Form für ein tiefer gehendes Assessment nicht geeignet, bei Bedarf ein anderes Assessment (z.B. PEMU) durchführen.

Ref.    Vellas B, Villars H, Abellan G, et al. *Overview of the MNA® - Its History and Challenges.* J Nutr Health Aging 2006;10:456-465.
Rubenstein LZ, Harker JO, Salva A, Guigoz Y, Vellas B. *Screening for Undernutrition in Geriatric Practice: Developing the Short-Form Mini Nutritional Assessment (MNA-SF).* J. Geront 2001;56A: M366-377.
Guigoz Y. *The Mini-Nutritional Assessment (MNA®) Review of the Literature - What does it tell us?* J Nutr Health Aging 2006; 10:466-487.
Kaiser MJ, Bauer JM, Ramsch C, et al. *Validation of the Mini Nutritional Assessment Short-Form (MNA®-SF): A practical tool for identification of nutritional status.* J Nutr Health Aging 2009; 13:782-788.
® Société des Produits Nestlé, S.A., Vevey, Switzerland, Trademark Owners
© Nestlé, 1994, Revision 2009. N67200 12/99 10M
**Mehr Informationen unter: www.mna-elderly.com**

◻ **Abb. 3.24**  Mini-Nutritional Assessment – Kurzform (MNA®-SF). (Mit freundlicher Genehmigung der Nestle Health Sciences GmbH

# Mini Nutritional Assessment MNA®

Nestlé NutritionInstitute

Name: _____ Vorname: _____

Geschlecht: ____ Alter (Jahre): ____ Gewicht (kg): ____ Größe (m): ____ Datum: ____

Füllen Sie den Bogen aus, indem Sie die zutreffenden Zahlen in die Kästchen eintragen. Addieren Sie die Zahlen des Screenings. Ist der Wert ≤ 11, fahren Sie mit dem Assessment fort, um den Mangelernährungs-Index zu erhalten.

## Screening

**A** Hat der Patient während der letzten 3 Monate wegen Appetitverlust, Verdauungsproblemen, Schwierigkeiten beim Kauen oder Schlucken weniger gegessen?
0 = starke Abnahme der Nahrungsaufnahme
1 = leichte Abnahme der Nahrungsaufnahme
2 = keine Abnahme der Nahrungsaufnahme □

**B** Gewichtsverlust in den letzten 3 Monaten
0 = Gewichtsverlust > 3 kg
1 = nicht bekannt
2 = Gewichtsverlust zwischen 1 und 3 kg
3 = kein Gewichtsverlust □

**C** Mobilität
0 = bettlägerig oder in einem Stuhl mobilisiert
1 = in der Lage, sich in der Wohnung zu bewegen
2 = verlässt die Wohnung □

**D** Akute Krankheit oder psychischer Stress während der letzten 3 Monate?
0 = ja    2 = nein □

**E** Neuropsychologische Probleme
0 = schwere Demenz oder Depression
1 = leichte Demenz
2 = keine psychologischen Probleme □

**F** Body Mass Index (BMI): Körpergewicht in kg / (Körpergröße in m)$^2$
0 = BMI < 19
1 = 19 ≤ BMI < 21
2 = 21 ≤ BMI < 23
3 = BMI ≥ 23 □

Ergebnis des Screenings (max. 14 Punkte) □□

12-14 Punkte: Normaler Ernährungszustand
8-11 Punkte: Risiko für Mangelernährung
0-7 Punkte: Mangelernährung

Für ein tiefergehendes Assessment fahren Sie bitte mit den Fragen G-R fort

## Assessment

**G** Lebt der Patient eigenständig zu Hause?
1 = ja    0 = nein □

**H** Nimmt der Patient mehr als 3 verschreibungspflichtige Medikamente pro Tag?
0 = ja    1 = nein □

**I** Hat der Patient Druck- oder Hautgeschwüre?
0 = ja    1 = nein □

**J** Wie viele Hauptmahlzeiten isst der Patient pro Tag?
0 = 1 Mahlzeit
1 = 2 Mahlzeiten
2 = 3 Mahlzeiten □

**K** Eiweißzufuhr: Isst der Patient
• mindestens einmal pro Tag Milchprodukte (Milch, Käse, Joghurt)? ja□ nein□
• mindestens zweimal pro Woche Hülsenfrüchte oder Eier? ja□ nein□
• täglich Fleisch, Fisch oder Geflügel? ja□ nein□
0,0 = wenn 0 oder 1 mal «ja»
0,5 = wenn 2 mal «ja»
1,0 = wenn 3 mal «ja» □,□

**L** Isst der Patient mindestens zweimal pro Tag Obst oder Gemüse?
0 = nein   1 = ja □

**M** Wie viel trinkt der Patient pro Tag? (Wasser, Saft, Kaffee, Tee, Milch ...)
0,0 = weniger als 3 Gläser / Tassen
0,5 = 3 bis 5 Gläser / Tassen
1,0 = mehr als 5 Gläser / Tassen □,□

**N** Essensaufnahme mit / ohne Hilfe
0 = braucht Hilfe beim Essen
1 = isst ohne Hilfe, aber mit Schwierigkeiten
2 = isst ohne Hilfe, keine Schwierigkeiten □

**O** Wie schätzt der Patient seinen Ernährungszustand ein?
0 = mangelernährt
1 = ist sich unsicher
2 = gut ernährt □

**P** Im Vergleich mit gleichaltrigen Personen schätzt der Patient seinen Gesundheitszustand folgendermaßen ein:
0,0 = schlechter
0,5 = weiß es nicht
1,0 = gleich gut
2,0 = besser □,□

**Q** Oberarmumfang (OAU in cm)
0,0 = OAU < 21
0,5 = 21 ≤ OAU ≤ 22
1,0 = OAU > 22 □,□

**R** Wadenumfang (WU in cm)
0 = WU < 31
1 = WU ≥ 31 □

Assessment (max. 16 Punkte) □□,□
Screening □□,□
Gesamtauswertung (max. 30 Punkte) □□,□

Ref. Vellas B, Villars H, Abellan G, et al. Overview of MNA® - Its History and Challenges. J Nut Health Aging 2006; 10: 456-465.
Rubenstein LZ, Harker JO, Salva A, Guigoz Y, Vellas B. Screening for Undernutrition in Geriatric Practice: Developing the Short-Form Mini Nutritional Assessment (MNA-SF). J. Geront 2001; 56A: M366-377.
Guigoz Y. The Mini-Nutritional Assessment (MNA®) Review of the Literature – What does it tell us? J Nutr Health Aging 2006; 10: 466-487.
® Société des Produits Nestlé, S.A., Vevey, Switzerland, Trademark Owners
© Nestlé, 1994, Revision 2006. N67200 12/99 10M
Mehr Informationen unter: www.mna-elderly.com

### Auswertung des Mangelernährungs-Index

24-30 Punkte □ Normaler Ernährungszustand
17-23,5 Punkte □ Risiko für Mangelernährung
Weniger als 17 Punkte □ Mangelernährung

**Abb. 3.25** Mini Nutritional Assessment (MNA®). (Mit freundlicher Genehmigung der Nestle Health Sciences GmbH)

wirtschaftliche Verhältnisse und Wohnsituation aufgeteilt und umfasst insgesamt 27 Fragen. Diese werden mit 1 oder 0 Punkten bewertet, bei zwei Fragen wird nur die Antwort notiert.

- **Durchführung**

Der Patient wird vom Untersucher befragt, wobei dieser die Fragen auch offen gestalten kann. Der Testbogen befindet sich in ◻ Abb. 3.26.

- **Interpretation**

Maximal sind 25 Punkte (bei sehr guter sozialer Gesamtsituation) erreichbar. Eine Abklärung dieser, z. B. durch den Sozialdienst, sollte ab 17 Punkte eingeleitet werden.

## 3.6.7 Schmerz

### Visuelle Analog-Skala und Numerische Rating-Skala

**Spezifisches Assessment**

- **Synonym**

VAS und NRS

- **Erklärung**

Mit Hilfe eines Schiebereglers wird die aktuelle, subjektive Schmerzmessung objektiviert. Die Skala reicht von der Startmarkierung »0/☺/kein Schmerz« bis zur 10 cm entfernten Markierung »10/☹/stärkster vorstellbarer Schmerz«. Die klassische visuelle Analogskala hat zwischen »kein Schmerz« und »stärkster vorstellbarer Schmerz« keine Skalierung. Die numerische Ratingskala zeigt alle Zahlen von 0 bis 10 in regelmäßigen Abständen. Für viele, vor allem aber kognitiv eingeschränkte Patienten, hat sich die »Smiley-Variante« bewährt. Dabei wird der Schieber zwischen verschiedenen Gesichtern, die einen lächelnden bzw. schmerzverzerrten Gesichtsausdruck zeigen, eingestellt (VAS). Auf der Rückseite des Schiebereglers kann dann die Schmerzstärke auf einer numerischen Ratingskala abgelesen werden. In der Praxis finden beide Skalen auch zur Bestimmung von Angst oder Übelkeit Anwendung.

- **Durchführung**

Der Patient kann nach der momentanen oder der in den vergangenen 24 Stunden empfundenen Schmerzstärke gefragt werden. Er stellt nach seiner subjektiv empfundenen Schmerzschätzung den Schieberegler zwischen »0/☺/kein Schmerz« und »10/☹/stärkster vorstellbarer Schmerz« ein (visuelle oder numerische Skala). Abbildungen dazu finden sich unter ◻ Abb. 3.27 (Bildungswerk Physio-Akademie 2006).

- **Interpretation**

Das Ergebnis beruht immer auf einer subjektiven Einschätzung des Patienten. Auch wenn Konstitution, Emotionalität, Persönlichkeit oder Kultur großen Einfluss auf die empfundene Schmerzstärke haben, sollte jedes Ergebnis ernst genommen werden. Sobald der Schmerz jedoch Aktivitäten des Betroffenen einschränkt oder behindert, sollte dieser dringend berücksichtigt und behandelt werden. Über eine medizinische/medikamentöse Intervention muss immer der Arzt entscheiden. Die VAS und NRS eignen sich dann besonders gut zur Therapie- und Verlaufskontrolle.

### Beurteilung von Schmerzen bei Demenzerkrankten

**Spezifisches Assessment**

- **Synonym**

BESD

- **Besonderes**

Das Copyright © 2007 der deutschen Version liegt bei Matthias Schuler, Diakonie-Krankenhaus, Mannheim.

- **Primärliteratur**

Basler HD, Hüger D, Kunz R et al. (2006) Beurteilung von Schmerz bei Demenz (BESD). Untersuchung zur Validität eines Verfahrens zur Beobachtung des Schmerzverhaltens. Schmerz 20:519-526

- **Erklärung**

Der BESD (◻ Abb. 3.28) ist ein Fremdbeobachtungsinstrument und dient der Einschätzung von Schmerzen bei dementen Menschen. Der Untersucher bewertet die Bereiche Atmung, negative Laut-

| TEIL 1: Soziale Kontakte und Unterstützung | |
|---|---|
| *1. Wie leben Sie?* | |
| schon lange allein | 1 |
| seit kurzem allein (< 1 Jahr) | 0 |
| bei Familienangehörigen oder mit rüstigem Partner | 1 |
| mit Lebenspartner, der selbst Hilfe braucht | 0 |
| *2. Haben Sie Personen (auch professionelle Helfer), auf die Sie sich verlassen und die Ihnen zu Hause regelmäßig helfen können? (Aufzählen)* | |
| Bezugsperson(en) vorhanden | 1 |
| keine Bezugspersonen vorhanden (weiter mit Frage 5) | 0 |
| *3. Wie oft sehen Sie diese Person(en)?* | |
| mehrmals täglich/jeden Tag | 1 |
| einmal in der Woche | 1 |
| selten (ein- bis zweimal im Monat) | 0 |
| (fast) nie | 0 |
| *4. Wie ist Ihr Verhältnis zu o.g. Person(en)?* | |
| Beziehung harmonisch und vertrauensvoll | 1 |
| Beziehung teilweise konfliktbeladen und gespannt | 0 |
| *5. Wie haben sich in letzter Zeit Ihre Kontakte entwickelt?* | |
| habe neue Bekannte gewonnen | 1 |
| keine Veränderung | 1 |
| einige Kontakte habe ich aufgeben müssen | 0 |
| habe nahezu alle wichtigen Kontakte verloren (z. B. Lebenspartner verstorben) | 0 |
| *6. Sind Sie mit diesem Zustand zufrieden?* | |
| fühle mich rundum gut versorgt | 1 |
| es geht so, man muss zufrieden sein | 0 |
| fühle mich einsam und im Stich gelassen | 0 |
| **Zwischensumme Kontakte** | _____ |
| **TEIL 2: Soziale Aktivitäten** | |
| *1. Welchen Beruf haben Sie ausgeübt?* _____ | |
| *2. Welche Hobbys (Handarbeit, handwerkliche Tätigkeit, Basteln, Musizieren, Gartenarbeit, Briefmarken o. ä. sammeln etc.) oder Interessen (Vorträge, Ausflüge, Theater, Sport, Bücher lesen, Kirchgang, Seniorentreff, Enkel hüten etc.) haben Sie, die Sie noch regelmäßig betreiben? (Aufzählen)* | |
| Hobbys/Interessen vorhanden | 1 |
| keine Hobbys/Interessen | 0 |
| *3. Haben Sie ein Haustier?* | |
| ja | 1 |
| nein | 0 |
| *4. Wie oft verlassen Sie Ihre Wohnung? (Einkaufen, Erledigungen, Spazierengehen, [Arzt-] Besuche, Garten usw.)* | |
| täglich | 1 |
| mindestens ein- bis zweimal in der Woche | 1 |
| seltener als einmal pro Woche | 0 |
| (fast) nie | 0 |
| *5. Wie haben sich in letzter Zeit Ihre Interessen entwickelt?* | |
| habe noch neue Pläne und Interessen | 1 |
| unverändert | 1 |
| habe einige Interessen aufgeben müssen | 0 |
| habe (fast) alle Interessen verloren | 0 |
| *6. Sind Sie mit diesem Zustand zufrieden?* | |
| voll und ganz, fühle mich nicht beeinträchtigt | 1 |
| fühle mich schon eingeschränkt, muss zufrieden sein | 0 |
| nein, bin durch Alter/Krankheit stark behindert | 0 |
| **Zwischensumme Aktivitäten** | _____ |

◘ **Abb. 3.26** Soziale Situation – Fragebogen (4 Teile). (Zusammengestellt aus Kompetenzzentrum Geriatrie)

**3**

| **TEIL 3: Wohnsituation** | | |
|---|---|---|
| *1. Treppe* | Wohnung im Erdgeschoss oder Lift im Haus<br>viele Treppen, erster Stock oder höher | 1<br>0 |
| *2. Komfort* | Wohnung eingeschossig, geräumig und rollstuhlgängig<br>beengte Verhältnisse, Türschwellen, viele Teppiche<br>mehrere Wohnebenen, nicht rollstuhlgeeignet | 1<br>0<br>0 |
| *3. Heizung* | gut und bequem beheizbar (Öl- und Gaszentralheizung)<br>schlecht und mühsam heizbar (Kohle- oder Ölöfen) | 1<br>0 |
| *4. Wasser* | warmes Wasser in Küche und/oder Bad<br>kein warmes Wasser vorhanden | 1<br>0 |
| *5. Bad/WC* | innerhalb der Wohnung, rollstuhlgeeignet<br>klein, nicht rollstuhlgängig, außerhalb der Wohnung | 1<br>0 |
| *6. Telefon* | vorhanden<br>nicht vorhanden | 1<br>0 |
| *7. Beleuchtung* | Treppenhaus und Flure hell, genügend Lichtschalter<br>Treppenhaus und Flure schummrig beleuchtet<br>wenig Lichtschalter | 1<br>0<br>0 |
| *8. Einkaufen* | alle Geschäfte des täglichen Bedarfs leicht erreichbar<br>nur Bäcker/Metzger in der Nähe<br>alle Geschäfte weiter entfernt | 1<br>0<br>0 |
| *9. Nahverkehr* | Haltestelle in der Nähe (< 1 km)<br>nächste Haltestelle weiter entfernt | 1<br>0 |
| *10. Wohndauer* | wohnt schon lange in der Wohnung (> 5 Jahre)<br>hat innerhalb der letzten 5 Jahre Wohnung bezogen | 1<br>0 |
| *11. Fühlen Sie sich in Ihrer Wohnung und der Wohnumgebung wohl?* | bin mit der Wohnsituation sehr zufrieden<br>geht so, muss zufrieden sein<br>bin unzufrieden | 1<br>0<br>0 |
| **Zwischensumme Wohnen:** | | _____ |
| **TEIL 4: Ökonomische Verhältnisse** | | |
| *1. Wie viel Geld steht Ihnen monatlich zur Verfügung?* | _____ | |
| *2. Kommen Sie mit Ihrem Geld gut über die Runden?* | ja<br>nur wenig<br>nein | 1<br>0<br>0 |
| *3. Haben Sie Ersparnisse, Vermögen (eigenes Haus)? (Aufzählen)* | _____<br>ja<br>nur wenig<br>nein | 1<br>0<br>0 |
| *4. Regeln Sie Ihre Finanzen selbst?* | ja<br>nein | 1<br>0 |
| **Zwischensumme Ökonomie:** | | _____ |
| | | |
| **GESAMTPUNKTZAHL:** Punkte Kontakte<br>+ Punkte Aktivitäten<br>+ Punkte Wohnen<br>+ Punkte Ökonomie | | _____<br>_____<br>_____<br>_____ |
| **GESAMTSUMME =** | | _____ |

◻ **Abb. 3.26** (Fortsetzung)

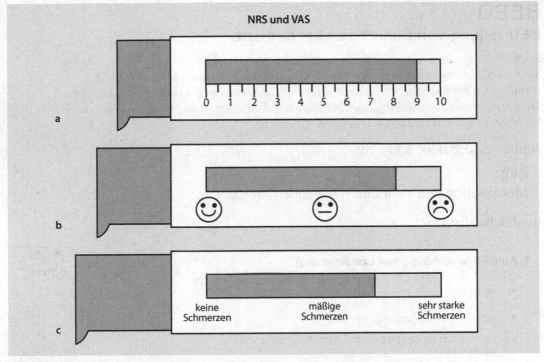

**NRS und VAS**

a

b

keine Schmerzen     mäßige Schmerzen     sehr starke Schmerzen

c

◘ **Abb. 3.27a-c** NRS und Formen der VAS: **a** NRS, **b** Smiley-Variante der VAS, **c** verbale Variante der VAS

äußerung (mit je 6 Antwortoptionen), Mimik (5 Antwortoptionen), Körpersprache (9 Antwortoptionen) und Trost (3 Antwortoptionen). Diese werden je Bereich mit 0 (unauffällig) bis maximal 2 Punkte (schmerzassoziiert) bewertet.

▪ **Durchführung**

Die Bewertung der einzelnen Kategorien erfolgt durch Beobachtung des Untersuchers. Die entsprechende Situation, in der beobachtet wird, sollte mitnotiert werden. Eine Wiederholung des BESD sollte in gleicher Situation erfolgen. Empfohlen wird eine Aktivitätssituation, da hierbei häufiger schmerzrelevantes Verhalten gezeigt wird.

▪ **Interpretation**

Maximal können 10 Punkte erreicht werden. Da es in verschiedenen Studien unterschiedliche Grenzwerte zur Schmerzfeststellung gab, gilt folgende Empfehlung der Deutschen Schmerzgesellschaft e.V. (DGSS) (Link ▶ Abschn. 3.8):

▬ 0 Punkte: kein Schmerzverhalten erkennbar – Schmerz nicht ausgeschlossen;

▬ 1 Punkt: erhöhte Aufmerksamkeit für mögliche Schmerzursachen und weitere Schmerzzeichen geboten;

▬ 2 Punkte: Schmerzen wahrscheinlich.

Schmerzen sind auch wahrscheinlich, wenn der BESD bei Aktivität höher war als in Ruhe oder wenn eine Intervention zur Schmerzreduktion mit positiven Verhaltensänderungen im BESD geführt hat. Eine Gesamteinschätzung des einzelnen Patienten sollte jedoch immer im Rahmen eines umfassenden diagnostischen Prozesses erfolgen.

## Strukturiertes Schmerzinterview für geriatrische Patienten

**Spezifisches Assessment**

▪ **Primärliteratur**

Basler HD et al. (2001) Ein strukturiertes Schmerzinterview für geriatrische Patienten. Der Schmerz 15:164-171

# BESD
## BEurteilung von Schmerzen bei Demenz

*Beobachten Sie den Patienten/die Patientin zunächst zwei Minuten lang. Dann kreuzen Sie die beobachteten Verhaltensweisen an. Im Zweifelsfall entscheiden Sie sich für das vermeintlich beobachtete Verhalten. Setzen Sie die Kreuze in die vorgesehen Kästchen. Mehrere positive Antworten (außer bei Trost) sind möglich. Addieren Sie nur den jeweils höchsten Punktwert (maximal 2) der fünf Kategorien.*

Name des/der Beobachteten: …………………………..

  Ruhe
  Mobilisation und zwar durch folgender Tätigkeit: …………………..……………

Beobachter/in:      ………………………………………………………………………

| 1. Atmung (unabhängig von Lautäußerung) | nein | ja | Punkt-wert |
|---|:---:|:---:|:---:|
| • normal | ☐ | ☐ | 0 |
| • gelegentlich angestrengt atmen | ☐ | ☐ | 1 |
| • kurze Phasen von Hyperventilation (schnelle und tiefe Atemzüge) | ☐ | ☐ | |
| • lautstark angestrengt atmen | ☐ | ☐ | 2 |
| • lange Phasen von Hyperventilation (schnelle und tiefe Atemzüge) | ☐ | ☐ | |
| • Cheyne Stoke Atmung (tiefer werdende und wieder abflachende Atemzüge mit Atempausen) | ☐ | ☐ | |

| 2. Negative Lautäußerung | | | |
|---|:---:|:---:|:---:|
| • keine | ☐ | ☐ | 0 |
| • gelegentlich stöhnen oder ächzen | ☐ | ☐ | 1 |
| • sich leise negativ oder missbilligend äußern | ☐ | ☐ | |
| • wiederholt beunruhigt rufen | ☐ | ☐ | 2 |
| • laut stöhnen oder ächzen | ☐ | ☐ | |
| • weinen | ☐ | ☐ | |

**Zwischensumme 1**

◻ **Abb. 3.28** Testbogen zur Beurteilung von Schmerzen bei Menschen mit Demenz. (Mit freundlicher Genehmigung von Matthias Schuler)

## Name des/der Beobachteten: ...............................

| | nein | ja | Punkt-wert |
|---|---|---|---|
| **3. Gesichtsausdruck** | | | |
| • lächelnd oder nichts sagend | ☐ | ☐ | 0 |
| • trauriger Gesichtsausdruck | ☐ | ☐ | |
| • ängstlicher Gesichtsausdruck | ☐ | ☐ | 1 |
| • sorgenvoller Blick | ☐ | ☐ | |
| • grimassieren | ☐ | ☐ | 2 |
| **4. Körpersprache** | | | |
| • entspannt | ☐ | ☐ | 0 |
| • angespannte Körperhaltung | ☐ | ☐ | |
| • nervös hin und her gehen | ☐ | ☐ | 1 |
| • nesteln | ☐ | ☐ | |
| • Körpersprache starr | ☐ | ☐ | |
| • geballte Fäuste | ☐ | ☐ | |
| • angezogene Knie | ☐ | ☐ | 2 |
| • sich entziehen oder wegstoßen | ☐ | ☐ | |
| • schlagen | ☐ | ☐ | |
| **5. Trost** | | | |
| • trösten nicht notwendig | ☐ | ☐ | 0 |
| • Ist bei oben genanntem Verhalten ablenken oder beruhigen durch Stimme oder Berührung möglich? | ☐ | ☐ | 1 |
| • Ist bei oben genanntem Verhalten trösten, ablenken, beruhigen nicht möglich? | ☐ | ☐ | 2 |
| **Zwischensumme 2** | | | |
| **Zwischensumme 1** | | | |
| **Gesamtsumme von maximal 10 möglichen Punkten** | | | __/10 |

## Andere Auffälligkeiten:

........................................................................................

........................................................................................

........................................................................................

◻ **Abb. 3.28** (Fortsetzung)

- **Besonderes**

© Deutsche Gesellschaft zum Studium des Schmerzes DGSS – Arbeitskreis Schmerz und Alter

- **Erklärung**

Test zur Diagnostik des Schmerzes bei geriatrischen, auch bei leicht bis mittelgradig kognitiv eingeschränkten Schmerzpatienten, ab dem 75. Lebensjahr. Er umfasst 14 Items, inklusive einer Screening-Aufgabe für Kognition, und Angaben zur Person. Bei Verdacht auf kognitive Leistungseinschränkungen durch Nichterfüllen der kognitiven Screeningfrage wird der MMSE (s. ▶ Abschn. 3.6.2) nachgeschaltet. Bis zu einem MMSE von unter 10 Punkten liefert das Schmerzinterview verwertbare Resultate (Basler et al. 2001).

In der Anlage des Testverfahrens befinden sich ein Fragebogen zur ergänzenden Fremdanamnese, drei Listen mit Antwortoptionen sowie der MMSE. Das Interview mit Leitfaden umfasst 18 DIN A4-Seiten und kann unter dem Link http://www.dgss.org/fileadmin/pdf/Schmerzinterview_Geriatrie.pdf heruntergeladen werden.

- **Durchführung**

An die vorformulierten Fragen des Assessments hat sich der Untersucher strikt zu halten. Bei den Fragen 5 (Schmerzstärke), 9 (Leiden) und 14 (Hoffnung) werden dem Patienten Antwortmöglichkeiten (Listen) vorgelegt. Es werden Fragen zur Schmerzlokalisation, -intensität, -dauer, -verstärkung und -linderung, zu schmerzbedingten Beeinträchtigungen, Depressivität und Selbsteffizienz gestellt. Die Fremdanamnese ergänzt Angaben zur Schmerzmedikation, zur bisherigen Therapie und zur Wohnsituation.

- **Interpretation**

Eine Gesamtansicht der Antworten bietet Hinweise auf den Grad der Chronifizierung des Schmerzes und den Einsatz sinnvoller Therapiemöglichkeiten (Basler et al. 2001).

## 3.6.8 Lebensqualität

### Fragebogen zum Gesundheitszustand
Spezifisches Assessment

- **Synonym**

SF-36, Short Form 36 Health Survey Questionnaire

- **Primärliteratur**

Ware J Jr, Sherbourne CD (1992) The MOS 36-Item Short-Form Health Survey (SF-36): I. Conceptual Framework and Item Selection. Medical Care Vol. 30, 6:473-483

- **Besonderes**

Das Copyright © liegt beim Leibniz-Zentrum für Psychologische Information und Dokumentation (ZPID).

- **Erklärung**

Mit Hilfe des SF-36 wird die gesundheitsbezogene Lebensqualität in 36 Items erfasst. Der Patient soll seine subjektive Gesundheit (unterteilt in körperliche und psychische Gesundheit) aus folgenden acht Gesundheitsdimensionen einschätzen: körperliche Funktionsfähigkeit, körperliche Rollenfunktion, körperliche Schmerzen, allgemeine Gesundheitswahrnehmung, Vitalität, soziale Funktionsfähigkeit, emotionale Rollenfunktion und psychisches Wohlbefinden. Das letzte Item dient der Frage nach dem aktuellen Gesundheitszustand im Vergleich zum vergangenen Jahr. Die einzelnen Dimensionen enthalten unterschiedlich viele Fragen, die mit »Ja«/»Nein« oder auf einer vorgegebenen sechsstufigen Skala beantwortet werden sollen.

Der SF-36 ist eine Kurzfassung des 149 Items umfassenden Health Survey Questionnaire, der in den 1960er- und -70er-Jahren in den USA entwickelt wurde. Mit dem SF-12 steht eine weitere, ökonomische Kurzform zur Verfügung.

- **Durchführung**

Der SF-36 kann als Frageborgen oder als Interview, mit Selbst- oder Fremdbeurteilung, durchgeführt werden. Jedoch ist die Benutzung des Fragebogens mit Lizenzen und somit mit Kosten verbunden. Eine Auswertung erfolgt über eine ebenfalls kostenpflichtige Software. Das Testpaket kann beispielsweise über die Testzentrale des Hogrefe-Verlages bezogen werden (https://www.testzentrale.de/).

■ **Interpretation**

Nur komplett ausgefüllte Fragebögen können auch ausgewertet werden.

Für alle Befragungsergebnisse gibt es genormte Werte, wodurch die subjektive Einschätzung in ein Verhältnis zur Norm gesetzt werden kann. Hier ergibt sich auch ein Nachteil des SF-36: Auch wenn ein Bereich mit Einfluss auf die Lebensqualität identifiziert werden kann, so weiß man jedoch nichts über die persönliche Wertigkeit der Lebensqualität (Lüthi 2007).

## 3.6.9 Visus

### Snellen Augen-Test

**Spezifisches Assessment**

Die erste Snellen Augen-Tafel wurde 1862 vom niederländischen Optiker Herman Snellen entwickelt.

■ **Erklärung**

Mit Hilfe der Snellen-Tafel können allgemeine Daten zur Sehschärfe ermittelt werden. Der Test unterstützt die Prüfung und Diagnose von Augenerkrankungen oder Brechungsfehlern der Linse.

❯ Der Test ersetzt keine medizinische Augenuntersuchung durch einen Augenarzt oder Optiker. Er identifiziert jedoch Visusprobleme, die weiterer fachlicher Abklärung bedürfen.

■ **Durchführung**

Der Snellen-Test (◨ Abb. 3.29) wird auf einem DIN A4-Blatt ausgedruckt. Er wird, in Augenhöhe der Testperson, in 2,8 m Entfernung (ca. 9 Schritte) an einer Wand o.ä. befestigt. Der Patient darf dabei sitzen oder stehen. Auf gute, möglichst natürliche Beleuchtung im Raum ist zu achten (keine Blendung des Patienten, nicht zu dunkel). Wenn die Testperson ein Brillen- oder Linsenträger ist, soll er bei der Testdurchführung die gesäuberte Brille bzw. die Kontaktlinsen tragen. Die Augen werden nacheinander getestet, wobei mit rechts begonnen wird. Das andere Auge wird dabei ohne Druck mit der Hand oder einem Blatt abgedeckt. Die auf dem Test-

◨ Abb. 3.29 Snellen Eye Chart. (Mit freundlicher Genehmigung der Foundation »Health On The Net«)

bogen befindlichen Buchstaben sollen von zeilenweise von oben nach unten gelesen werden. Dabei kann eine weitere Testperson helfen, indem sie auf die zu lesenden Buchstaben zeigt.

Wenn alle Buchstaben einer Reihe korrekt gelesen werden konnten, so wird die Zahl hinter der Zeilenangabe (z. B. 20/100 oder 20/30) entsprechend für das rechte und linke Auge notiert. Angeben werden muss auch, ob Brille oder Linsen bei der Testung getragen wurden, z. B.: rechts = 20/20 mit Brille und links 20/30 mit Brille.

■ **Interpretation**

Wenn alle Buchstaben der 8. Reihe richtig gelesen werden konnten, ist die Sehschärfe mit 20/20 optimal.

Wenn die Sehschärfe weniger als 20/20 ist (also sich über der 8. Zeile, z. B. bei 20/40 oder 20/70) oder wenn man sich wegen seiner Sehschärfe unsicher ist, sollte man einen Augenarzt aufsuchen.

## 3.6.10 Kraft

### Handkraftmessung
#### Geriatrisches Basisassessment

■ **Primärliteratur**
Philipps P (1986) Grip strength, mental performance and nutritional status as indicators of mortality risk among female geriatrics patients. Age Ageing 15:53-56

■ **Erklärung**
Im Rechts-Links-Versuch wird die Handkraft eines Patienten ermittelt. Die Handkraft korreliert positiv mit der Gesamtkörperkraft. Eine negative Korrelation besteht für Sturz- und Frakturrisiko.

■ **Durchführung**
Der Patient soll den Ball eines Handdynamometers (■ Abb. 3.30) bzw. Vigorimeters (■ Abb. 3.31) so kräftig wie möglich zusammendrücken. Jede Hand muss drei Versuche durchführen. Die Ergebnisse werden in Newton (N) und/ oder in Kilopascal (kPA) am Gerät angezeigt und vom Untersucher notiert (Messprotokoll s. ■ Abb. 3.32). Der beste Versuch wird bewertet. Dokumentiert werden muss außerdem:

— ob der Patient Rechts- oder Linkshänder ist,
— ob eine Parese vorliegt (welche Seite) und
— ob der Patient Schwierigkeiten bei der Durchführung hatte.

■ **Interpretation**
Eine Bewertung erfolgt geschlechter- und altersgruppenspezifisch. Wenn der Normwert um mehr als 50 % unterschritten wird, besteht im Zuge akuter Erkrankungen ein signifikant erhöhtes Risiko für eingeschränkte Selbsthilfefähigkeit, Sturz, Fraktur und Mortalität. Normwerte und Schwellenbereich für über 65-jährige Personen sind in ■ Tab. 3.8 zusammengefasst.

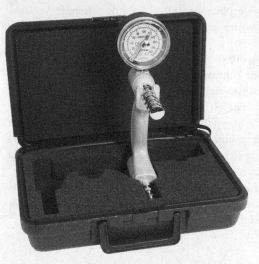

■ **Abb. 3.30** Hydraulisches Handdynamometer. (Mit freundlicher Genehmigung der Rehaforum Medical GmbH)

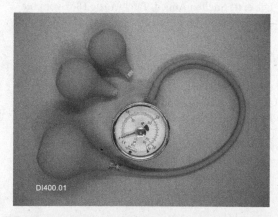

■ **Abb. 3.31** Vigorimeter. (Mit freundlicher Genehmigung der Arnold Medizintechnik GmbH)

■ **Tab. 3.8** Normwerte und Risikoschwelle für Männer und Frauen über 65 Jahre. (Eigene Zusammenstellung nach Kompetenzzentrum Geriatrie)

|  | Normwerte für Gesunde | Risikoschwelle |
|---|---|---|
| Männer | 332 N (= 132 kPa = 993 mmHg) | 66 kPa bzw. 529 mmHg |
| Frauen | 191 N (= 76 kPa = 573 mmHg) | 38 kPa bzw. 286 mmHg |

| | Rechts in kPa | Links in kPa |
|---|---|---|
| 1. Messung | | |
| 2. Messung | | |
| 3. Messung | | |
| Patient:    Linkshänder ☐    Rechtshänder ☐ | | |
| Handkraft/-druck:<br>Patient hatte Schwierigkeiten:    ja ☐    nein ☐<br>→ Welche? _____ | | |
| Ist eine Hand paretisch?:    ja ☐    nein ☐<br>→ Welche? _____ | | |

**☐ Abb. 3.32** Handkraftmessung – Messprotokoll. (Eigene Zusammenstellung nach Kompetenzzentrum Geriatrie)

## 3.7 Fragen

- Was bedeutet Assessment noch?
- Warum kommen in der Geriatrie Assessments zum Einsatz?
- Was sind die drei Stufen des Assessments?
- Wozu dienen Assessments? Nennen Sie mindestens 5 Bereiche!
- Welche Kriterien müssen erfüllt sein, damit es sich um ein qualitativ gutes Assessment handelt?
- Ist ein Screening einem Assessment vor- oder nachgeschaltet?
- Kennen Sie mindestens 3 bedeutende Assessments für die Physiotherapie in der Geriatrie?
- Worüber trifft der Barthel Index Aussagen: zur Mobilität, zur Pflegebedürftigkeit, zur psychischen Verfassung, zur Selbsthilfefähigkeit oder zum Unterstützungsbedarf bei ADLs?
- Für welche Bereiche können die VAS und NRS neben Schmerz noch zum Einsatz kommen?
- Können alle in der Geriatrie gängigen Assessments generell auch für demente Patienten zum Einsatz kommen?

## 3.8 Interessante Links

http://www.kcgeriatrie.de Kompetenzzentrum Geriatrie

http://www.geriatrie-drg.de DRG-Kompetenzteams Geriatrie

https://www.dimdi.de/static/de/index.html DIMDI Deutsches Institut für Medizinische Dokumentation und Information

http://www.dggeriatrie.de/ag-assessment Arbeitsgruppe Assessment in der Deutschen Gesellschaft für Geriatrie e.V. (DGG)

http://www.icd-code.de/impressum.html ICD-10-GM (Internationale statistische Klassifikation der Krankheiten und verwandter Gesundheitsprobleme) und OPS (Operationen- und Prozedurenschlüssel Internationale Klassifikation der Prozeduren in der Medizin), herausgegeben vom Deutschen Institut für Medizinische Dokumentation und Information DIMDI im Auftrag des Bundesministeriums für Gesundheit (BMG)

http://www.dgss.org/startseite/ Deutsche Schmerzgesellschaft e.V.

**3**

http://www.hs-gesundheit.de/de/gesundheitswis-
senschaften/physiotherapie/forschung/mobilitaet-
und-sturzrisiko-im-alter/de-morton-mobility-index-
demmi-geriatrie/   de Morton Mobility Index

http://www.demmi.org.auwww.demmi.org.au
DEMMI-Homepage

## Literatur

Arbeitsgruppe Geriatrisches Assessment (AGAST) (Hrsg)
(1997) Geriatrisches Basisassessment: Handlungsan-
leitungen für die Praxis. 2., aktualisierte Aufl. MMV,
München (Schriftenreihe Geriatrie-Praxis)

Balke B (1963) A simple field test for the assessment of
physical fitness. Rep Civ Aeromed Res Inst
US 53:1–8

Basler HD, Bloem R, Casser HR et al. (2001) Ein strukturiertes
Schmerzinterview für geriatrische Patienten. Der
Schmerz 15:164–171

Basler HD, Hüger D, Kunz R et al. (2006) Beurteilung von
Schmerz bei Demenz (BESD). Untersuchung zur Validität
eines Verfahrens zur Beobachtung des Schmerzverhaltens. Schmerz 20:519–526

Berg K, Wood-Dauphinee SL, Williams JI et al. (1989) Measuring balance in the elderly preliminary development of
an instrument. Physiother Canada 41:304–11

Bildungswerk Physio-Akademie des ZVK gGmbH (2006)
Handbuch. Standardisierte Ergebnismessung in der
Physiotherapie-Praxis. Bildungswerk Physio-Akademie
des ZVK, Bremen

Braun T, Grüneberg C (2013) Mobilität im Schnellcheck.
Assessment: de Morton Mobility Index (DEMMI). physiopraxis 2/13:43–45

Braun T, Schulz R-J, Hoffmann M, Reinke J, Tofaute L, Urner C,
Krämer H, Bock T, de Morton N, Grüneberg C (2015)
Deutsche Version des de Morton Mobility Index. Erste
klinische Ergebnisse aus dem Prozess der interkulturel-
len Adaptation. Z Gerontol Geriat 48:154–163.
doi:10.1007/s00391-014-0648-3

Bundesinitiative Sturzprävention (2009) Empfehlungspapier
für das körperliche Training zur Sturzprävention bei
älteren, zu Hause lebenden Menschen. Resource document. http://www.richtigfitab50.de/fileadmin/fm-dosb/
arbeitsfelder/Breitensport/demographischer_wandel/
Empfehlungspapier_Sturzpraevention_.pdf. Zugegriffen: 13. Februar 2015

Büsching G (2015) Short Physical Performance Battery Test
– Ein Muss in der Geriatrie. physiopraxis 13(01):42–43.
doi:10.1055/s-0034-1399816

Centers for Disease, Control and Prevention (o.J.) The 30-Sec-
ond Chair Stand Test. Resource document. https://www.
cdc.gov/steadi/pdf/30_second_chair_stand_test-a.pdf.
Zugegriffen: 29. Juni 2015

Collin C, Wade D (1990) Assessing motor impairment after
stroke: a pilot reliability study. J Neurol Neurosurg Psychiatry 53(7):576–579

Csuka M, McCartey DJ (1985) Simple method for measurement of lower extremity muscle strength. Am J Med
78:77–81

de Morton NA, Davidson M, Keating JL (2008) The de Morton
Mobility Index (DEMMI): An essential health index for an
ageing world. Health and Quality of Life Outcomes 6:63

Dias N, Kempen GIJM, Todd CJ, Beyer N, Freiberger E,
Piot-Ziegler C, Yardley L, Hauer K (2006) Die Deutsche
Version der Falls Efficacy Scale-International Version
(FES-I). Z Gerontol Geriat 39:297–300. doi:10.1007/
s00391-006-0400-8

Enright PL, Sherrill DL (1998) Reference equations for the
six-minute walk in healthy adults. Am J Respir Crit Care
Med 158:1384–1387

Folstein MF, Folstein SE, Mc Mugh PR (1975) »Mini-mental
state«: a practical method for grading the cognitive
state of patients for the clinician. J Psychiatr Res 12:
189–198

Granacher U (2011) Neuromuskuläre Leistungsfähigkeit im
Alter. Kassel am 16.06.2011. Resource document. https://
www.uni-kassel.de/fb05/fileadmin/datas/fb05/Institut_
Sportwissenschaften/old/Training_und_Bewegung/
doc/Vortraege/Neuromuskulaere_Leistungsfaehigkeit_
im_Alter_Behaviour_-_Armin.pdf. Zugegriffen:
11. März 2015

Granacher U, Muehlbauer T, Gschwind YT, Pfenninger B,
Kressig RW (2014) Diagnostik und Training von Kraft und
Gleichgewicht zur Sturzprävention im Alter. Empfehlungen eines interdisziplinären Expertengremiums. Z Gerontol Geriat 47:513–526. doi:10.1007/s00391-013-0509-5

Guigoz Y, Vellas BJ, Garry PJ (1994) Mini Nutritional Assessment: A practical assessment tool for grading the nutritional state of elderly patients. Facts and research in
gerontology, Suppl 2:15–59

Guralnik JM, Simonsick ME, Ferrucci L, Glynn RJ, Berkman LF,
Blazer DG, Scherr PA, Wallace RB (1994) A short physical
performance battery assessing lower extremity function:
association with self-reported disability and prediction of
mortality and nursing home admission. J Gerontol
49(2):M85–94

Guyatt GH, Sullivan MJ, Thompson PJ, Fallen EL, Pugsley SO,
Taylor DW, Berman LB (1985) The 6 minute walk: a new
measure of exercise capacity in patients with chronic
heart failure. Can Med Assoc J 132(8):919–923

Ihl R, Grass-Kapanke B, Lahrem P, Brinkmeyer J, Fischer S, Gaab
N et al. (2000) Entwicklung und Validierung eines Tests
zur Früherkennung der Demenz mit Depressionsabgrenzung (TFDD). Fortschr Neurol Psychiatr 68:413–422

Ivemeyer D, Zerfaß R (2002) Demenztests in der Praxis. Ein
Wegweiser. Urban & Fischer, München

Kaiser MJ, Bauer JM, Ramsch C et al. (2009) Validation of the
Mini Nutritional Assessment short form (MNA®-SF):
A practical tool for identification of nutritional status.
J Nutrition, Health & Aging 13(9):782–788

Keith RA, Granger CV, Hamilton BB et al. (1987) The functional independence measure: a new tool for rehabilitation. Adv Clin Rehabil 1:6–18

Kempen GI, Yardley L, van Haastregt JC, Zijlstra GA, Beyer N, Hauer K, Todd C (2008) The Short FES-I: a shortened version of the falls efficacy scale-international to assess fear of falling. Age Ageing 37(1):45–50

Kessler J, Calabrese P, Kalbe E, Berger F (2000) DemTect: A new screening method to support diagnosis of dementia. Psycho 26:343–347

Krupp S (2013) Geriatrisches Assessment. In: Willkomm M (Hrsg) Praktische Geriatrie. Klinik – Diagnostik – Interdisziplinäre Therapie. Thieme, Stuttgart, S 25–60

Krupp S, Kasper J, Balck F, Schnoor M, Eisemann N, Lohse K, Brunk J, Katalinic A, Willkomm M (2015) »Timed up and go« für die Finger in Form des 20-Cent-tests. Psychomotorische Gütekriterien eines einfachen Feinmotorik-Perfomance-Tests. Z Gerontol Geriat 48:121–127. doi:10.1007/s00391-014-0854-z

Lachs MS, Feinstein AR, Cooney LM Jr., Drickamer M, Marottoli RA, Pannill FC et al. (1990) A simple procedure for general screening for functional disability in elderly patients. Ann Intern Med 112:699–706

Lawton MP, Brody EM (1969) Assessment of older people: self-maintaining and instrumental activities of daily living. Gerontologist 9:179–186

Lüthi H (2007) Assessment: SF-36. Lebensqualität transparent machen. physiopraxis 5/07:34–35

Mahoney FI, Barthel DW (1965) Functional Evaluation: The Barthel Index. Md State Med J 14:61–65

McCusker J, Bellavance F, Cardin S et al. (1999) Detection of older people at increased risk of adverse health outcomes after an emergency visit: the ISAR screening tool. J Am Geriat Soc 47(10):1229–1237

Murray MP (1967) Gait as a total pattern of movement. Am J Phys Med 46(1):290–333

Nikolaus T, Specht-Leible N, Bach M, Oster P, Schlierf G (1994) Soziale Aspekte bei Diagnostik und Therapie hochbetagter Patienten. Erste Erfahrungen mit einem neu entwickelten Fragebogen im Rahmen des geriatrischen Assessment. Z Gerontol 7:240–245

Nikolaus T, Specht-Leible N, Oster P, Schlierf G (1995) The Timed Test of Money Counting: a short physical performance test for manual dexterity and cognitive capacity. Age Ageing. 24:257–258

Pfisterer M, Oster P (2007) Geriatrisches Assessment, Kap. 2. In: Hansen W (Hrsg) Medizin des Alterns und des alten Menschen. Schattauer, Stuttgart

Philipps P (1986) Grip strength, mental performance and nutritional status as indicators of mortality risk among female geriatrics patients. Age Ageing 15:53–56

Podsiadlo D, Richardson S (1991) The Timed »Up & Go«: a test of basic functional mobility for frail elderly persons. J Am Geriatr Soc 39:142–148

Prosiegel M, Böttger S, Schenk T, König N, Marolf M, Vaney C, Garner C, Yassouridis A (1996) Der Erweiterte Barthel-Index (EBI) – eine neue Skala zur Erfassung von Fähigkeitsstörungen bei neurologischen Patienten. Neurol Rehabil 2:7–13

Runge M, Rehfeld G (2001) Geriatrische Rehabilitation im Therapeutischen Team, 2. Aufl. Thieme, Stuttgart

Schädler S (2006) Assessment: Dynamic Gait Index. Balance beim Gehen beurteilen. physiopraxis 10/06:40–41

Schädler S (2007) Assessment: Berg Balance Scale. Ein aufschlussreicher Test fürs Gleichgewicht. physiopraxis 11-12/07:40–41.

Schädler S, Kool J, Luthi H, Marks D, Oesch P, Pfeffer A, Wirz M (2009) Assessments in der Rehabilitation. Band 1: Neurologie, 2. Aufl. Hans Huber, Bern

Scherfer E, Bohls C, Freiberger E, Heise KF, Hogan D (2005) Deutsche Version der Berg-Balance-Skala. Resource document. http://www.physio-akademie.de/fileadmin/user/franzi/pdf/Menue_3_Forschung_u_Entwicklung/Tests_u_Assessments/BBS_German_Version_23.11.2005_Version_f_r_Webseite.pdf. Zugegriffen: 05. März 2015

Schuler M, Oster P (2008) Geriatrie von A bis Z. Der Praxis-Leitfaden. Schattauer, Stuttgart

Shulman K, Shedletski R, Silver I (1986) The challenge of time: Clock drawing and cognitive function in the elderly. Int J Gen Psychiatry 1:135–140

Shumway-Cook A, Brauer S, Woollacott M (o.J.) Timed Up & Go Test (TUG). Resource document. http://gsa.buffalo.edu/DPT/tug_0109.pdf. Zugegriffen: 06. März 2015

Shumway-Cook A, Woollacott M (1995) Motor Control: Theory and Practical Applications. Williams & Wilkins, Baltimore, p 323–324

Sommeregger U (2013) Das multidimensionale geriatrische Assessment. Z Gerontol Geriat 46:277–286. doi 10.1007/s00391-013-0473-0

Thiem U, Greuel HW, Reingräber A et al. (2012) Positionspapier zur Identifizierung geriatrischer Patienten in Notaufnahmen in Deutschland. Z Gerontol Geriat 45(4):310–314

Tinetti ME (1986) Performance-oriented assessment of mobility problems in elderly patients. J Am Geriatr Soc 34:119–126

Ware J Jr, Sherbourne CD (1992) The MOS 36-Item Short-Form Health Survey (SF-36): I. Conceptual Framework and Item Selection. Medical Care Vol. 30, 6:473–483

Watson YI, Arfken CL, Birge SJ (1993) Clock completion: an objective screening test for dementia. J Am Geriatr Soc 41:1235–1240

Wirz M (2006) Assessment: Timed Walking Test. Lokomotion objektiv messen. physiopraxis 6/06:36–37

Yesavage JA, Brink TL, Rose TL et al. (1982-83) Development and validation of a geriatric depression screening scale: a preliminary report. J Psychiatr Res 17(1):37–49

Zalpour C (Hrsg) (2010) Springer Lexikon Physiotherapie. Springer, Heidelberg

# Physiotherapeutische Arbeitsfelder in der Geriatrie

*Norma Weidemann-Wendt*

K. Richter et al. (Hrsg.), *Der ältere Mensch in der Physiotherapie*,
DOI 10.1007/978-3-662-50466-6_4, © Springer-Verlag Berlin Heidelberg 2017

Dieses Kapitel gibt eine Übersicht über die möglichen Arbeitsfelder und Einsatzbereiche für Physiotherapeutinnen in der Geriatrie. Dazu werden diese genauer definiert und enger eingegrenzt. Anhand von Fallbeispielen, die in die Struktur des Beispielbefundes (▶ Abschn. 2.1) eingearbeitet worden sind, wird veranschaulicht, inwiefern sich die Arbeitsfelder z. B. in Bezug auf die Therapieziele unterscheiden und wo die Gemeinsamkeiten zu finden sind.

Die Abgrenzung der Geriatrie zu anderen Fachgebieten ist oft nicht trennscharf möglich, da die Übergänge zumeist fließend sind. Ursprünglich geschaffene Abgrenzungskriterien sollten helfen, die fachinternen Leistungsbereiche und die der angrenzenden Fachgebiete im DRG-System besser voneinander zu trennen. Im Laufe der Zeit haben sich die Begrifflichkeiten im Sprachgebrauch aller in der Geriatrie vertretenen Berufsgruppen etabliert und werden deshalb hier im Sinne einer einheitlichen Sprache ebenfalls verwendet.

Das DRG-System ist ein Abrechnungssystem in Krankenhäusern, bei dem Erkrankungen zu Gruppen (Diagnosis Related Groups) zusammengefasst und einer Fallpauschale zugeordnet werden. Diese Fallpauschalen werden von den Krankenkassen weitgehend unabhängig von der tatsächlichen Verweildauer des Patienten vergütet.
G-DRG-System: Seit 2004 werden stationäre und teilweise auch teilstationäre Krankenhausleistungen nach dem pauschalierenden Vergütungssystem G-DRG (German Diagnosis Related Groups) abgerechnet.

Die geriatrischen Versorgungsstrukturen in Deutschland sind bislang uneinheitlich und haben länderspezifische Schwerpunkte. In etwas mehr als der Hälfte aller Bundesländer existieren eigenständige Geriatriekonzepte oder Geriatriepläne, in denen die Versorgungsstrukturen stationärer und teilstationärer geriatrischer Einrichtungen festgelegt sind. In vielen Fällen sind sie mit dem Krankenhausplan des jeweiligen Bundeslandes verknüpft. Zurzeit sind das Bayern, Hessen, Mecklenburg-Vorpommern, Niedersachsen, Rheinland-Pfalz, Sachsen, Sachsen-Anhalt, Schleswig-Holstein und Thüringen. In den übrigen Bundesländern ist die Abbildung der geriatrischen Bereiche einzig im Krankenhausplan festgelegt. Die ambulante Versorgung von zu Hause oder in Pflegeheimen lebenden geriatrischen Patienten ist darin nicht geregelt (Bundesverband Geriatrie 2010).

Durch die demographische Entwicklung in Deutschland kommt es sowohl im Akutbereich als auch in anderen Fachbereichen zu einer sog. »Geriatrisierung«. Das bedeutet: Eine zunehmende Anzahl der zu betreuenden Patienten wird durchschnittlich älter und gebrechlicher, bringt neben der Hauptdiagnose eine oder mehrere relevante Nebenerkrankungen mit und ist somit multimorbid (vgl. ▶ Abschn. 1.1, ▶ Abschn. 1.7).

Bereits jetzt besteht eine Unterversorgung von geriatrischen Patienten in allen fachgeriatrischen Bereichen. Da der Bedarf zukünftig ansteigen wird, werden sich zunehmend auch Kollegen, die ihr Arbeitsfeld nicht mit geriatrischen Patienten assoziieren, mit diesen befassen müssen. Wie viele geriatrische Patienten sich durchschnittlich in den anderen Fachbereichen »verstecken«, lässt sich nur schwer beziffern, da spezifische Assessments hier nicht zur Anwendung kommen. Es wäre wünschenswert, ein bedarfsgerechtes Angebot geriatrischer Einrichtungen wohnortnah vorhalten zu können. Solange dies nicht der Fall ist, müssen geriatrische Patienten beispielsweise auch in der physiotherapeutischen Behandlung als solche identifiziert und entsprechend behandelt werden können (▶ Abschn. 1.7).

Alte, multimorbide Patienten bleiben immer gleich, egal in welcher Versorgungsstruktur sie sich befinden. In ihrem Sinne ist es wichtig, multidisziplinär zu denken, zu planen und zu handeln. Innerhalb geriatrischer Facheinrichtungen ist Arbeiten im multiprofessionellen Team Standard. Die Ziele werden gemeinsam definiert, der Austausch untereinander ist eng und kooperativ, auch Therapien finden u. U. gemeinsam statt. Zum Wohle der Patienten sollten sich Physiotherapeutinnen auch im ambulanten Setting mit anderen Berufsgruppen vernetzen, da die Fähigkeiten der Patienten dann besser gefördert und ihre Ziele gemeinsam leichter erreicht werden können (▶ Abschn. 4.9).

◘ Abb. 4.1 zeigt eine mögliche Einteilung geriatrischer Arbeitsfelder für Physiotherapeutinnen, die im Folgenden näher definiert sind. Wie oben bereits erwähnt, sind dabei Überschneidungen möglich. Die Definitionen orientieren sich an den in Deutschland gängigen Einteilungen. Diese gelten auch im stationären und teilstationären Bereich nicht spezifisch geriatrischer Abteilungen (s. o.,

4

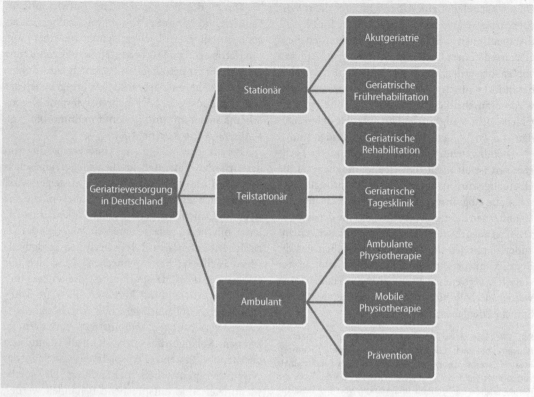

■ **Abb. 4.1** Einteilung der physiotherapeutischen Arbeitsfelder in der Geriatrie

»Geriatrisierung« der Fachbereiche). Die Einteilung soll helfen, die Ziele und Aufgaben für die Physiotherapie im jeweiligen Setting zu veranschaulichen. Anhand von Fallbeispielen werden die Zielsetzungen deutlich gemacht.

In Deutschland wird zwischen Akutgeriatrie und geriatrischer Rehabilitation unterschieden. Dies stellt eine Besonderheit dar. Die Grenze zwischen den beiden Bereichen ist fließend und nicht eindeutig definiert (Stier-Jarmer et al. 2002).

**Erläuterung zu den Fallbeispielen**
Die Fallbeispiele in den folgenden Abschnitten werden anhand des Beispielbefundbogens aus ► Kap. 2 dargestellt. Dabei werden für das jeweilige Setting und den beschriebenen Patienten verschiedene Assessments im Befundbogen verwendet. Diese sind exemplarisch ausgefüllt, andere mögliche Assessments werden namentlich mit aufgeführt.
In der Praxis werden Bereiche der Befundvorlage nicht ausgefüllt, die zum Zeitpunkt der Erhebung nicht relevant sind. In den Beispielen im Buch wird an diesen Stellen ein k.A. für »keine Angabe« gesetzt.

Alle Beispielbefunde sind Erstbefunde (also beim ersten Kontakt mit dem Patienten im Setting erstellt). Deshalb gibt es keine Verlaufsdokumentation in den Beispielen. Sie dienen dazu, zu veranschaulichen, wie ein solcher Befundbogen gestaltet und ausgefüllt werden kann, v. a. die neuen ICF-basierten Tabellen zu Aktivität und Teilhabe sowie der Behandlungsplanung.
Der Befundbogen kann wie vorgeschlagen verwendet und je nach Setting an die individuellen Anforderungen, Wünsche und Standards angepasst werden. Das bedeutet, sich auf die essentiellen Informationen zu fokussieren, Nichtzutreffendes wegzulassen, notwendige Assessments eigenständig hinzuzufügen oder auszutauschen. Im Zuge knapper Therapiezeit muss der Befund klar und übersichtlich sein und Informationen müssen schnell verfügbar sein.

## 4.1 Akutgeriatrie – geriatrische Akutbehandlung

---

**Akutgeriatrie**

In der Akutgeriatrie werden (noch) nicht rehabilitationsfähige geriatrische Patienten mit Indikation zur akuten, vorwiegend organmedizinischen Behandlung im Krankenhaus behandelt.

Wenn Art und Schwere der Diagnose eine sofortige Betreuung des geriatrischen Patienten im Krankenhaus notwendig machen, ist die Einweisung in eine akutgeriatrische Abteilung optimal. Dort sind die geriatrische Therapie und Diagnostik mit der organbezogenen Schwerpunktmedizin verknüpft. Es wird eng mit den übrigen Fachdisziplinen des Krankenhauses (z. B. Allgemeinchirurgie, Orthopädie, Neurologie, Innere Medizin) zusammengearbeitet.

Die Aufgabe der Physiotherapie ist hier vornehmlich die Abwendung oder Verbesserung direkter Folgen der Erkrankung, welche die stationäre Einweisung erforderlich gemacht haben. Daneben liegt der Fokus auch auf der Prävention weiterer Funktionseinschränkungen, die einen Verlust von Mobilität, Selbstständigkeit und Lebensqualität zur Folge haben können. In der Therapie wird der Patient auf eine mögliche anschließende Rehabilitationsbehandlung und/oder die Rückkehr in sein gewohntes Umfeld vorbereitet.

■ Abb. 4.2 zeigt ein Fallbeispiel für die Akutgeriatrie anhand des von den Autorinnen entwickelten Befundbogens aus ► Kap. 2.

Die ICF-Tabelle zu Aktivität und Partizipation ist eine gute Hilfestellung, um realistische Zielvereinbarungen zusammen mit dem Patienten zu treffen und die entsprechenden Teilziele zu formulieren.

## 4.2 Geriatrische Frührehabilitation – geriatrisch frührehabilitative Komplexbehandlung

---

**Geriatrische Frührehabilitation**

In der geriatrischen Frührehabilitation (oder auch geriatrisch frührehabilitativen Komplexbehandlung) werden geriatrische Patienten behandelt, die engmaschiger akutmedizinischer Betreuung bedürfen und bedingt rehabilitationsfähig sind und/oder deren Prognose hinsichtlich der Rehabilitation unsicher ist.

Der Gesamtzustand des Patienten erfordert eine engmaschige akutmedizinische ärztliche und pflegerische Betreuung in einer stationären Krankenhauseinrichtung. Im Vergleich zur vorher genannten Akutgeriatrie wird der rehabilitative Bedarf größeren Anteil einnehmen. Die Rehabilitationsfähigkeit ist jedoch noch immer erheblich eingeschränkt und eine Vorhersage über den Erfolg oftmals ungewiss. Die Aufgaben der Physiotherapie unterscheiden sich nur geringfügig von denen der Akutgeriatrie. Auch hier muss der Schwerpunkt auf der Vermeidung weiterer Funktionseinbußen und der Vorbereitung auf den anschließenden Rehabilitationsaufenthalt und/oder die Rückkehr in das gewohnte Umfeld liegen. Die Teilhabe am gesellschaftlichen Leben zu sichern, ist oberstes Ziel (► vgl. Abschn. 1.11 und ► Abschn. 2.2.3).

Der Operationen- und Prozedurenschlüssel (OPS) ist die amtliche Klassifikation zum Verschlüsseln von Operationen, Prozeduren und allgemein medizinischen Maßnahmen im stationären Bereich und beim ambulanten Operieren.
Im OPS sind für die geriatrische frührehabilitative Komplexbehandlung je nach Kodierung zwischen 7 und 21 Behandlungstage möglich. Pro 7 Tage sind mindestens 10 Therapieeinheiten mit durchschnittlich je 30 Minuten Dauer vorgeschrieben. Davon dürfen nur 10 % durch Gruppentherapien erfolgen.

Die geriatrische Frührehabilitation wird dem Akutbereich zugeteilt. Bedingt durch die Inhomogenität der geriatrischen Versorgungsstrukturen in der Bundesrepublik verschmelzen die beiden Bereiche Akutgeriatrie und geriatrische Frührehabilitation in Krankenhäusern oft zu einem gemeinsamen Feld. Einerseits gibt es akutgeriatrische Einrichtungen

**Allgemeine Anamnese:**          **Therapeut:**          **Datum:**     30.08.2015

**Vorname, Name:**     Lilly O.

**Geburtsdatum, Alter:** 24.03.1930, 86 Jahre

**Hauptdiagnose(n):**     Z.n. Hüft-TEP re. bei Femur-Fraktur nach Sturz am 27.08.2015

**Nebendiagnose(n)/Operationen/Unfälle:**
Hüftdysplasie kongenitale bds. mit sek. arthrotischen Veränderungen

Z.n. Hüft-TEP li. 2012 mit Z.n. Revision mit möglicher knöcherner Spangenbildung zw. Os Ilium und Trochanter major

linkskonvexe thorakolumbale Skoliose

art. Hypertonie

ausgeprägte Rotatorenmanschettendegeneration re>li

generalisierte Fingerpolyarthrose mit V.a. Lunatumluxation bds.

chronisches Schmerzsyndrom bei bekannten multiplen knöchernen Veränderungen

Demenz (MMSE 5/30 Punkte)

Reflexinkontinenz

Z.n. Schlittenendoprothese 2005 bei Gonarthrose links mit verbliebenem Instabilitätsgefühl

Z.n. Mamma-Ca 2002, Teilresektion und Bestrahlung

Z.n. Schilddrüsenoperation 2001

**(Relevante) Medikamente:**

Frau O. erhält regelmäßig ein Diuretikum, einen Blutgerinnungshemmer, ein Blutdruckmedikament gegen Hypertonie, einen selektiven Beta-Rezeptorenblocker, ein Antidepressivum und ein Schilddrüsenhormon.

Zusätzlich stehen ihr bei Bedarf zwei verschiedene Schmerzmittel und ein Abführmittel zu Verfügung.

**Vorhandene Hilfsmittel:**

Rollator und Handstock

**Seh - und Hörhilfen:**

Lesebrille

**Allgemeinzustand:**

1,56 m groß          54 kg

schlanke, gepflegte Erscheinung

bei klarem Bewusstsein

zeitlich und räumlich teilweise nicht orientiert, versteht Anweisungen gut

**Leistungszustand vor der (akuten) Erkrankung:**

Frau O. wohnte alleine in einer Wohnung im 2. Stock (ohne Aufzug). Mahlzeiten wurden von den Kindern vorbereitet und geliefert. Hausarbeiten durch eine Putzhilfe. Sie konnte sich mit einem Handstock in der Wohnung bewegen, z.T. zusätzlich „furniture-walking" (Gehen mit Halt an Möbelstücken) und die Treppen steigen, um z. B. die Post zu holen. Für längere Strecken bei Ausflügen mit den Kindern benutzte sie einen Rollator (Gehstrecke über 500 m).

◘ **Abb. 4.2** Physiotherapeutischer Befund Akutgeriatrie: Fallbeispiel Frau O.

**Stürze in der Vorgeschichte:**

Aktueller Sturz beim nächtlichen Toilettengang am 27.08.2015 auf dem Weg vom Bett zur Toilette. Vorher keine Stürze bekannt.

**Problem des Patienten:**

Frau O. klagt über starke Schmerzen und ihre Unfähigkeit, sich »vernünftig« zu bewegen, die sie komplett abhängig von der Hilfe anderer Personen macht.

**Ziel des Patienten:**

Frau O. möchte wieder selbstständig laufen können und so schnell wie möglich nach Hause entlassen werden.

**Sozialanamnese - ICF: Umweltfaktoren, personenbezogene Faktoren**

| | |
|---|---|
| **(Ehemaliger) Beruf:** | Kundenbetreuerin im Elektrogeschäft des Ehemannes |
| **Hobbys:** | Lesen, Musik hören |
| **Lebenssituation:** | verwitwet, allein lebend, 2 Kinder am Ort |
| **Wohnsituation:** | Wohnung im 2. Stock, kein Aufzug, viele Türschwellen, kleine verwinkelte Räume |
| **Andere:** | k.A. |

**Schmerzanamnese**

| Lokalisation | Hüfte rechts | Schulter re. und li | Knie links |
|---|---|---|---|
| **Zeit** | bei Bewegung | Flexion über 100° | Flexion |
| **Qualität** | ziehend | stechend | stechend |
| **Intensität (0-10 )** | 7 | 3-4 | 3 |
| **Quantität** | während Bewegung | kurz | am Bewegungsende |
| **Beeinflussbarkeit** | Schmerzmittel Ruhe | Schmerzmittel | Schmerzmittel |

**Spezifischer Befund**

**Vitalparameter:**

| | | | |
|---|---|---|---|
| *Puls in Ruhe:* | 75 | *Puls bei Belastung:* | 105 |
| *Atemfrequenz in Ruhe:* | 15 | *Atemfrequenz nach Belastung:* | 20 |
| *RR in Ruhe:* | 120/80 | *RR nach Belastung:* | 130/90 |
| *Art der Belastung:* | Aufstehen und Stand mit Halt | | |
| *Atemgeräusche:* | keine | | |
| *Bewusstsein/Vigilanz:* | o.B. | | |

◘ **Abb. 4.2** (Fortsetzung)

**Inspektion und Untersuchung - ICF: Körperstruktur und Funktionen:**

*Haut:*            Frau O. hat allgemein dünne, zarte, eher trockene Haut ohne Rötungen. Im OP
                   Gebiet:  reizlose Narbe noch mit Drainage und Nahtmaterial, Schwellung und Hämatom
                   regelhaft, keine Entzündungszeichen.
                   Narben vorheriger OPs reizlos und unauffällig, li. Knie, li. Hüftgelenk, Schilddrüse.

*Knochen:*         Gelenke der Finger an beiden Händen degenerativ verändert mit Fehlstellungen und
                   Bewegungseinschränkungen; z.T. schmerzhaft.
                   Beide Schultern endgradig bewegungseingeschränkt re > li, bei Bewegung z.T. schmerzhaft.

*Körperhaltung:*   Schultergürtel bds. protrahiert, leichter Rundrücken, Beine bds. leichte Valgusstellung,
                   Knie und Hüfte in leichter Flexionsstellung, Körperschwerpunkt nach ventral verlagert.

*Muskulatur:*      allgemeine Muskelatrophie

<u>Lokalisation</u>

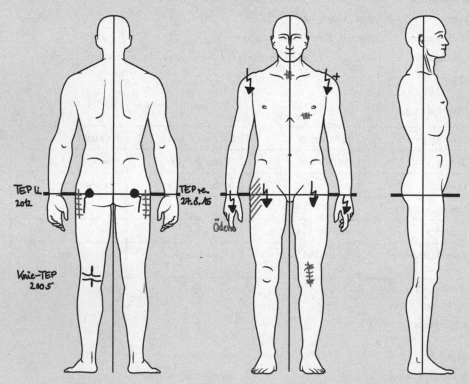

↯ Schmerz, + Hypertonus, − Hypotonus, → Hypermobilität, ← Hypomobilität, ∿∿ Sensibilitätsstörungen,
# Fraktur, ‡ Narbe

◻ **Abb. 4.2** (Fortsetzung)

## ICF: Aktivität und Teilhabe

| Unterstützungsbedarf ADL, Transfer, Stand und Fortbewegung | | | | | |
|---|---|---|---|---|---|
| Aktivität | Selbstständig | Unter Aufsicht | Mit Hilfe | Hilfsmittel | Besonderheiten |
| Essen/Trinken | X | | | | |
| Persönliche Hygiene | | | X | | Oberkörper selbstständig im Sitzen |
| Sich kleiden | | | X | | Oberkörper selbstständig im Sitzen |
| Toilette | | | X | Erhöhung | |
| Duschen/Baden | | | X | Duschstuhl | |
| Transfer Bett -Stuhl/ Rollstuhl | | | X | Drehscheibe | |
| Sitz | X | | | | |
| Transfer Sitz -Stand | | | X | | Mit Halt beider Hände, Schmerz |
| Stand | | X | | Rollator | Mit Halt beider Hände, Schmerz |
| Rollstuhl benutzen | k.A. | k.A. | k.A. | k.A. | |
| Gehen innen | k.A. | k.A. | k.A. | k.A. | |
| Gehen im Freien | k.A. | k.A. | k.A. | k.A. | |
| Treppauf steigen | k.A. | k.A. | k.A. | k.A. | |
| Treppab steigen | k.A. | k.A. | k.A. | k.A. | |
| Erweiterte Mobilität (Auto, Bus, Fahrrad etc.) | k.A. | k.A. | k.A | k.A. | |
| **Ergänzungen** **Stand:** unsicher, breite Spur, große Unterstützungsfläche | | | | | |
| **Gehen:** k.A. | | | | | |
| **Treppen steigen:** k.A. | | | | | |
| **Andere:** Drehen und Bewegen im Bett z.Zt. nicht selbstständig möglich. Sitzen an der Bettkante mit Abstützen beider Hände. | | | | | |

## Assessments und Tests:

(möglich sind z. B. auch Esslinger Transferskala, de Morton Mobility Index, Trunk Control Test oder Berg Balance Scale)

| ROM | Aktiv | | | | | | Passiv | | | | | |
|---|---|---|---|---|---|---|---|---|---|---|---|---|
| Hüfte | Rechts | | | Links | | | Rechts | | | Links | | |
| Flex./Ext. | 30 | 0 | 5 | 80 | 0 | 0 | 70 | 0 | 5 | 90 | 0 | 0 |
| Abd./Add. | 0 | 0 | - | 20 | 0 | - | 25 | 0 | - | 30 | 0 | - |
| AR/IR in RL | - | - | - | - | - | - | - | - | - | - | - | - |
| Knie | Rechts | | | Links | | | Rechts | | | Links | | |
| Flex./Ext. | 90 | 0 | 0 | 80 | 0 | 0 | 100 | 0 | 0 | 80 | 0 | 0 |

■ **Abb. 4.2** (Fortsetzung)

**Interpretation/Hypothese** (mit Kontrollparameter):

Frau O. hat durch die OP Schmerzen im Wundbereich. Dadurch kommt es zu Bewegungseinschränkungen. Es besteht ein allgemeiner Kraftmangel v.a. der pelvitrochantären Muskulatur. Transfers nicht alleine möglich.

Zunächst schmerzlindernde Maßnahmen und gezieltes schmerzadaptiertes Aufbautraining der hüftumgreifenden Muskulatur v.a. rechts. Zusätzlich ADL-Training: Transfers im Bett, an die Bettkante, in den Rollstuhl, zur Toilette und, sobald möglich, Gehen mit Gehwagen. Als Kontrollparameter dient die ICF-Tabelle zu Aktivitäten und Teilhabe.

**Zielvereinbarung:**

Zunächst wird die selbstständige Versorgung im Bad als Ziel vereinbart. Die selbstständige Versorgung auf Zimmerebene wird bereits vorbereitet, welche die Fortbewegung im Rollstuhl und das Gehen mit Hilfsmittel beinhalten soll.

| Behandlungsplanung: | | | | |
|---|---|---|---|---|
| Relevante **umweltbezogene Faktoren** | 2 Etagen Treppe zur Wohnung (-) verwinkelte Wohnung, Bad nicht mit Rollstuhl oder Rollator begehbar (-) alleine lebend (-) | | | |
| Relevante **personenbezogene Faktoren** | Schmerzen (-) reduzierte Kraft und Ausdauer (-) Alter (-) | | | |
| Ziele | Körperfunktion und -struktur | Aktivität | Partizipation/Alltagsrelevanz | Maßnahme(n) |
| **1.Teilziel** Transfers unter Supervision und Versorgung im Bad | Schmerzreduktion Kraft | Transfers RL-Sitz, Sitz-Rollstuhl, Rollstuhl-Toilette, Sitz-Stand | Selbstversorgung im Bad inkl. Toilettengang, Körperpflege und An-/ Auskleiden | Krafttraining Transfertraining Anziehtraining Eigenübungsprogramm |
| **2. Teilziel** selbstständige Transfers und Versorgung im Bad | Schmerzreduktion Kraft Beweglichkeit Gleichgewicht | s.o. | s.o. | s.o. Gleichgewichtstraining Rollstuhltraining |
| **3. Teilziel** Versorgung auf Zimmerebene | s.o. | s.o. Gangschule mit Hilfsmittel | Selbstversorgung im Zimmer inkl. Gehen kurzer Strecken (WC) mit Hilfsmittel | s.o. Gehtraining mit Hilfsmittel |
| Überprüfung der Ziele | | | | |
| Ggf. neue Ziele | | | | |

◻ **Abb. 4.2** (Fortsetzung)

ohne Zulassung für Komplexbehandlung nach OPS, andererseits gibt es Kliniken mit Zulassung für frührehabilitative geriatrische Komplexbehandlung, ohne jedoch eine separate akutgeriatrische Station aufzuweisen.

Die Trennung und eigenständige Definition der beiden Bereiche wurde von der Autorin vorgenommen, um einen vollständigen Überblick über existierende spezifisch geriatrische Strukturen in Deutschland zu geben. Dementsprechend gilt eine zusammengefasste Definition des Bereiches Akutgeriatrie (inkl. geriatrischer Frührehabilitation) wie folgt:

## Akutgeriatrie

In der Akutgeriatrie werden geriatrische Patienten behandelt, die einer vorwiegend organmedizinischen Behandlung im Krankenhaus bedürfen. Sie benötigen dauernde oder engmaschige akutmedizinische Betreuung. Sie sind nicht oder nur bedingt rehabilitationsfähig. Ihre Prognose hinsichtlich einer Rehabilitation ist unsicher.

◘ Abb. 4.3 zeigt ein Fallbeispiel für die geriatrische Frührehabilitation anhand des von den Autorinnen entwickelten Befundbogens aus ▶ Kap. 2. Die Erläuterung zur darin erwähnten Paresekala findet sich im Folgenden.

Die Pareseskala des Medical Research Council (MRC) ist in 6 Stufen (von 0 bis 5) eingeteilt:
- 0 = komplette Paralyse,
- 1 = sichtbare oder palpable Kontraktion, jedoch ohne Bewegungseffekt,
- 2 = aktive Bewegung und volle Bewegungsfreiheit bei Ausschalten der Schwerkraft des abhängigen Gliedabschnitts,
- 3 = aktive Bewegung, volle Bewegungsfreiheit und Bewegung gegen die Schwerkraft,
- 4 = aktive Bewegung, volle Bewegungsfreiheit und Bewegung gegen mäßigen Wiederstand,
- 5 = normale Kraft.

## 4.3 Geriatrische Rehabilitation

## Geriatrische Rehabilitation

In der geriatrischen Rehabilitation werden geriatrische Patienten behandelt, die eine positive Prognose bezüglich der Rehabilitationsfähigkeit und -ziele haben. Sie benötigen weiterhin eine enge medizinische und pflegerische Betreuung, sind aber nicht mehr auf eine akutmedizinische Versorgung angewiesen.

Diese Patientengruppe benötigt keine akutmedizinische Überwachung mehr – es überwiegen die rehabilitativen Aspekte in der Behandlung. Aus diesem Grund kann die Rehabilitation auch in einer stationären Einrichtung ohne eigene akutmedizinische Abteilung erfolgen. Durchschnittlich befinden sich die Patienten 3-4 Wochen in der geriatrischen Rehabilitation. Die Schwerpunkte in der Physiotherapie liegen in der Wiederherstellung der individuellen Funktionsverluste oder deren Kompensation, in der Förderung der Alltagskompetenzen und in der Erreichung der größtmöglichen Selbstständigkeit des Patienten. Es gilt, Pflegebedürftigkeit, den Verlust von Lebensqualität und soziale Isolation zu vermeiden. Die Rückkehr ins häusliche Umfeld wird stets angestrebt. Dies gelingt in etwa 80 % der Fälle. Ca. 10 % werden in Kurzzeitpflege und betreutes Wohnen entlassen Die restlichen 10 % der Patienten können nicht mit Hilfe ambulanter Unterstützungssysteme und pflegender Angehöriger versorgt werden und müssen in ein Pflegeheim entlassen werden (Tünema et al. 2011). Die hohe Erfolgsquote ist umso erstaunlicher, da auch diese Patientengruppe der »Geriatrisierung« unterliegt und durchschnittlich älter und gebrechlicher (»frail«) geworden ist.)

◘ Abb. 4.4 zeigt den Anstieg des Durchschnittalters der Patienten. Die Werte stammen aus der GiB-Dat Datenbank Bayern (www.gibdat.de), es ist jedoch davon auszugehen, dass Ähnliches auch für andere Bundesländer gilt.

Dass die aufgenommenen Patienten in der stationären geriatrischen Rehabilitation nicht nur älter, sondern auch gebrechlicher geworden sind, zeigt ◘ Abb. 4.5. Es wird anhand des Timed Up and Go Test bei Aufnahme deutlich, dass der Anteil der selbstständig gehfähigen Patienten in den erfassten Jahren abnimmt. Der Anteil der Patienten, die nur mit Hilfsperson oder überhaupt nicht gehfähig sind, steigt in der Summe. Sind 2000 noch etwa 67 % der Patienten in der Lage, den TUG zu erfüllen, liegt ihr Anteil 2015 nur noch bei 53 %.

◘ Abb. 4.6 zeigt ein Fallbeispiel für die geriatrische Rehabilitation anhand des von den Autorinnen entwickelten Befundbogens aus ▶ Kap. 2.

**Allgemeine Anamnese:**                    **Therapeut:**                    **Datum:** 10.08.2015

**Vorname, Name:**     Viktor Sch.

**Geburtsdatum, Alter:** 07.05.1939, 76 Jahre

Hauptdiagnose(n):     Ischämischer Hirninfarkt im Mediastromgebiet rechts mit Hemiparese links
                      (beinbetont), am ehesten kardioembolisch bedingt bei absoluter Arrhythmie
                      und bei Vorhofflimmern am 05.08.2015

**Nebendiagnose(n)/Operationen/Unfälle:**

Vorhofflimmern

globale kardiale Dekompensation

koronare 3-Gefässerkrankung

Z.n. Bypass-Operation 1998

Z.n. mechanischem Aortenklappenersatz 1998

Z.n. PTCA (Perkutane Transluminale Coronare Angioplastie) und Stent-Implantation 2007

COPD (chronic obstructive pulmonal disease)

chronische Niereninsuffizienz Stadium 3

Hypoproteinämie

transfusionspflichtige Anämie bei Dünndarmblutung und 3-facher Antikoagulation

Diabetes Mellitus

Adipositas per magna

**(Relevante) Medikamente:**

Herr Sch. erhält regelmäßig ein Blutdruckmedikament, ein Diuretikum, ein Mittel gegen Herzschwäche, einen
Harnsäuresenker, einen Cholesterinsenker, ein langzeitwirksames Insulin und ein Antikoagulans.

**Vorhandene Hilfsmittel:**

keine

**Seh- und Hörhilfen:**

Fernbrille, Lesebrille

**Allgemeinzustand:**

1,80 m groß        134 kg

deutlich übergewichtig, ansonsten gepflegte Erscheinung

bei klarem Bewusstsein, zeitliche und räumliche Orientierung o.B.

**Leistungszustand vor der (akuten) Erkrankung:**

Herr Sch. wohnt mit seiner Frau in einer Erdgeschosswohnung und war selbstständig ohne Hilfsmittel mobil.
Leistungseinschränkungen aufgrund seiner kardio-pulmonalen Vorerkrankungen, deshalb musste er öfter Pausen
einlegen. Treppe steigen empfand er als anstrengend. Herr Sch. fuhr bis zum Schlaganfall noch Auto oder benutzte den Bus. Einkäufe erledigte er zusammen mit seiner Frau.

◻ **Abb. 4.3** Physiotherapeutischer Befund Geriatrische Frührehabilitation: Fallbeispiel Herr Sch.

**Stürze in der Vorgeschichte:**     keine

**Problem des Patienten:**

Paresen des Beines (li), Verlust der Gehfähigkeit

**Ziel des Patienten:**

wieder selbstständig, ohne Hilfsmittel gehen können und Auto fahren

**Sozialanamnese - ICF: Umweltfaktoren, personenbezogene Faktoren**

| | |
|---|---|
| **(Ehemaliger) Beruf:** | Kraftfahrer |
| **Hobbys:** | Fernsehen, Kartenspielen mit Freunden |
| **Lebenssituation:** | verheiratet, 3 Kinder |
| **Wohnsituation:** | Eigentumswohnung im Erdgeschoss mit Garten |
| **Andere:** | Herr Sch. hat früher stark geraucht. Seit 2007 nicht mehr. |

**Schmerzanamnese:**

Zurzeit keine Schmerzen

**Spezifischer Befund**

**Vitalparameter:**

| | | | |
|---|---|---|---|
| *Puls in Ruhe:* | 80 | *Puls bei Belastung:* | 110 |
| *Atemfrequenz in Ruhe:* | 20 | *Atemfrequenz nach Belastung:* | 28 |
| *RR in Ruhe:* | 130/90 | *RR nach Belastung:* | 145/95 |
| *Art der Belastung:* | Transfer aus dem Bett in den Rollstuhl | | |
| *Atemgeräusche:* | leichtes Giemen bei Belastung | | |
| *Bewusstsein/ Vigilanz:* | o.B. | | |

**Inspektion und Untersuchung - ICF: Körperstruktur und Funktionen:**

| | |
|---|---|
| *Haut:* | zyanotische Haut, Operationsnarben an Bauch und Thorax sowie am linken Bein (Bypass-OP) |
| *Knochen:* | o.B. |
| *Körperhaltung:* | Stand nur mit Hilfe möglich. Dabei belastet er fast nur das re. Bein, ist sehr passiv, lässt sich mehr vom Therapeuten stützen, als selbst zu stehen. |
| | Im Sitz an der Bettkante mit Bodenkontakt ist der Oberkörper zusammengesunken. Geringe Rumpfkontrolle, Fallneigung nach li. |
| *Ödeme:* | leichte Ödeme an beiden Knöcheln li > re |
| *Muskulatur:* | schlaffe Paresen linksseitig. (nach der Pareseskala des British Medical Research Council) Kraftgrad 2 an der oberen Extremität und Kraftgrad 2-3 an der unteren Extremität. |

◼ **Abb. 4.3** (Fortsetzung)

<u>Lokalisation</u>

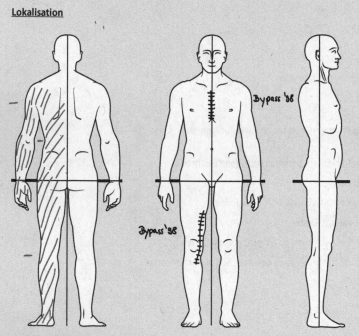

↯ Schmerz, + Hypertonus, – Hypotonus, → Hypermobilität, ← Hypomobilität, ∿∿ Sensibilitätsstörungen, # Fraktur, ‡ Narbe

<u>ICF: Aktivität und Teilhabe</u>

| Unterstützungsbedarf ADL, Transfer, Stand und Fortbewegung | | | | | |
|---|---|---|---|---|---|
| *Aktivität* | *Selbstständig* | *Unter Aufsicht* | *Mit Hilfe* | *Hilfsmittel* | *Besonderheiten* |
| *Essen/Trinken* | X | | | | Essen mundgerecht und geschnitten |
| *Persönliche Hygiene* | | | X | | Anleitung und Hilfestellung |
| *Sich kleiden* | | | X | Prof. Helfer | |
| *Toilette* | | | X | Erhöhung | |
| *Duschen/Baden* | | | X | Duschstuhl | |
| *Transfer Bett -Stuhl/ Rollstuhl* | | | X | Drehscheibe | |
| *Sitz* | | x | | | Fallneigung nach links |
| *Transfer Sitz -Stand* | | | X | Haltegriff Prof. Helfer | |
| *Stand* | | | X | Prof. Helfer | |
| *Rollstuhl benutzen* | X | | | | Auf Zimmerebene |

◧ **Abb. 4.3** (Fortsetzung)

| Aktivität | Selbstständig | Unter Aufsicht | Mit Hilfe | Hilfsmittel | Besonderheiten |
|---|---|---|---|---|---|
| Gehen innen | k.A. | k.A. | k.A. | k.A. | |
| Gehen im Freien | k.A. | k.A. | k.A. | k.A. | |
| Treppauf steigen | k.A. | k.A. | k.A. | k.A. | |
| Treppab steigen | k.A. | k.A. | k.A. | k.A. | |
| Erweiterte Mobilität (Auto, Bus, Fahrrad etc.) | k.A. | k.A. | k.A. | k.A. | |

**Ergänzungen**

*Stand:* nur mit Hilfe durch prof. Helfer < 1 Minute

*Gehen:* k.A..

*Treppen steigen:* k.A.

*Andere:* k.A.

**Assessments und Tests:** (ebenfalls möglich: de Morton Mobility Index oder Trunc Control Test)

| Esslinger Transferskala | | | | | |
|---|---|---|---|---|---|
| | *Anweisung: Zutreffenden Unterstützungsbedarf bei jeweiligem Transfer ankreuzen!* | Drehen im Bett | Aufsitzen im Bett | Aufstehen vom Bett | Übersetzen Bett – Stuhl |
| H 0 | Keine personelle Hilfe erforderlich, sicher | | | | |
| H 1 | Spontane, ungeschulte Laienhilfe ausreichend oder Anleitung bzw. Überwachung notwendig, bei offenkundigen Schmerzen | | | | |
| H 2 | Geschulte Laienhilfe erforderlich (nach ca. zwei-mal je ½ Stunde Schulungszeit) | | | | |
| H 3 | Professioneller Helfer erforderlich (gut ausgebildete Pflegeperson oder Therapeut) | X | X | X | X |
| H 4 | Ein professioneller Helfer nicht ausreichend | | | | |

**Interpretation/Hypothese** (mit Kontrollparameter):

Herr Sch. ist in seiner allgemeinen Leistungsfähigkeit deutlich eingeschränkt. Er wird unter Belastung schnell kurzatmig. Seine schlaffen Paresen sind mit Kraftgrad 2 an der oberen Extremität und Kraftgrad 2-3 an der unteren Extremität ausgeprägt. Die Transfers in den Rollstuhl und auf die Toilette sind daher sehr unsicher, das Gleichgewicht ist deutlich eingeschränkt. Rumpfkontrolle im Sitz nicht ausreichend stabil mit Fallneigung nach links. Es besteht ein hohes Sturzrisiko. Fortbewegen im Rollstuhl ist Herrn Sch. bekannt, sein Aktionsradius ist derzeit aufgrund der o.g. Faktoren eingeschränkt.

Notwendige Maßnahmen: Atemgymnastik, moderates Ausdauertraining, Schulung der Arm- und Beinfunktion, Transfertraining, Stehtraining

Kontrollparameter: ICF Tabelle zu Aktivität und Partizipation und die Esslinger Transferskala

**Zielvereinbarung:**

Es wird das Erreichen der Sitzstabilität, der selbstständigen Transfers und der selbstständigen Versorgung in Bad und Toilette als Ziel vereinbart.

◻ **Abb. 4.3** (Fortsetzung)

**4**

| Behandlungsplanung: | | | | |
|---|---|---|---|---|
| *Relevante umweltbezogene Faktoren* | Wohnung im EG (+)<br>3 Stufen zum Haus mit Rampe (+)<br>Wohnt mit Ehefrau (+)<br>Bad behindertengerecht umgebaut (+)<br>Cave: Brille | | | |
| *Relevante personenbezoge-ne Faktoren* | Reduzierte Kraft und Ausdauer (-)<br>Dyspnoe (-)<br>Alter (+) | | | |
| *Ziele* | *Körperfunktion und -struktur* | *Aktivität* | *Partizipation/All-tagsrelevanz* | *Maßnahme(n)* |
| *1.Teilziel*<br>Transfers und Versorgung im Bad mit Anleitung und Hilfestellung | Ausdauer<br>Kraft<br>Gleichgewicht | Transfers RL-Sitz,<br>Sitz-Rollstuhl,<br>Rollstuhl-Toilette,<br>Sitz-Stand | Selbstversorgung im Bad inkl. Toilet-tengang, Körper-pflege und An-/ Auskleiden | Atemgymnastik<br>Ergometertraining<br>Transfertraining<br>Anziehtraining<br>Krafttraining<br>Eigenübungen |
| *2. Teilziel*<br>Transfers und Versorgung im Bad unter Super-vision | s.o. | s.o. | s.o. | s.o.<br>Abbau von Anleitung und Hilfestellung |
| *3. Teilziel*<br>Transfers und Versorgung im Bad selbstständig | s.o. | s.o. | s.o. | s.o.<br>Keine Hilfestellung mehr |
| Überprüfung der Ziele | | | | |
| Ggf. neue Ziele | | | | |

☐ **Abb. 4.3** (Fortsetzung)

## 4.4    Geriatrische Tagesklinik – ambulante geriatrische Rehabilitation

┌─ **Geriatrische Tagesklinik** ───────
In der geriatrischen Tagesklinik werden rehabi-litationsfähige ältere Patienten betreut, die nicht ganztägig einer klinischen Versorgung bedürfen, jedoch in ihrer häuslichen Selbst-ständigkeit gefährdet sind.

Voraussetzung für die Rehabilitation in einer geriatrischen Tagesklinik ist, dass der Patient sich zu Hause nachts und am Wochenende selbstständig oder mit Hilfe von Angehörigen bzw. sozialen Diensten versorgen kann. Neben der notwendigen Motivation muss der Patient ausreichend belastbar sein: Er sollte dem täglichen Weg in die Klinik, der in der Regel durch einen Fahrdienst sichergestellt wird, sowie den Therapieeinheiten in der zur Ver-fügung stehenden Zeit physisch und psychisch ge-wachsen sein. Unruhige oder demente Patienten mit Weglauftendenz sind dafür nicht geeignet.

Für viele Patienten stellt ein stationärer Aufent-halt eine zusätzliche psychische Belastung dar (z. B. Heimweh, Hospitalisation). Durch die Behandlung in der geriatrischen Tagesklinik ergibt sich die Chance, im vertrauten Umfeld zu bleiben und dennoch das individuelle Rehabilitationspotenzial

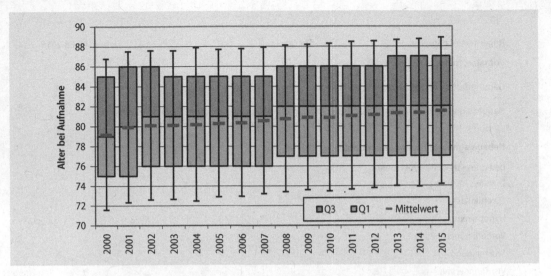

■ **Abb. 4.4** Aufnahme in die vollstationäre geriatrische Rehabilitation: Alter nach Jahren (GiB-Dat Bayern mit freundlicher Genehmigung)

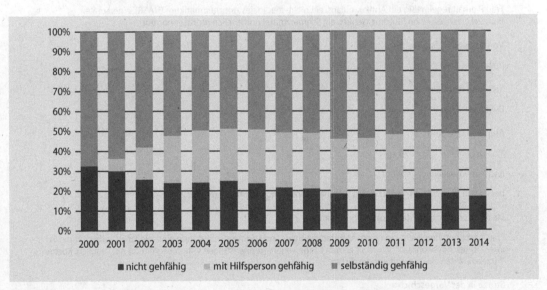

■ **Abb. 4.5** Timed Up and Go bei Aufnahme nach Jahren (GiB-Dat Bayern mit freundlicher Genehmigung)

auszuschöpfen. Dabei werden die neu erlernten Kompetenzen täglich im eigenen häuslichen Bereich umgesetzt und durch den engen Austausch mit den Therapeuten fortlaufend optimiert. Neben der Verkürzung oder Vermeidung vollstationärer Behandlung sind auch hier wieder die Vermeidung von Pflegebedürftigkeit, der Erhalt der Alltagskompetenz und die Teilhabe am gesellschaftlichen Leben die Ziele.

Der Einzugsbereich einer Tagesklinik ist verhältnismäßig klein, da Zeitaufwand und Kosten für den Fahrdienst vertretbar sein müssen. Der Wohnort sollte in etwa 30 Minuten erreichbar sein.

■ Abb. 4.7 zeigt ein Fallbeispiel für die geriatrische Tagesklinik anhand des von den Autorinnen entwickelten Befundbogens aus ▶ Kap. 2.

**4**

<u>Allgemeine Anamnese</u>                    **Therapeut:**                    **Datum: 07.08.2015**

**Vorname, Name:**      Irmgard P.

**Geburtsdatum, Alter:** 29.07.1920, 95 Jahre

**Hauptdiagnose(n):**    Schenkelhalsfraktur intrakapsulär rechts, Implantation einer Endoprothese am
Hüftgelenk am 27.07.2015, Vollbelastung des operierten Beines

**Nebendiagnose(n)/Operationen/Unfälle:**

benigne essentielle Hypertonie

Diabetes mellitus Typ 2

Divertikulose

Hypothyreose

Vorhofflimmern

Sturzneigung

Visusminderung

**(Relevante) Medikamente:**

Frau P. erhält regelmäßig ein Antikoagulans, ein nicht-steroidales Antirheumatikum (NASR), einen oralen
Blutzuckersenker, einen Blutdrucksenker, ein Schmerzmittel und ein Schilddrüsenhormon.

**Vorhandene Hilfsmittel:**

Rollator

**Seh- und Hörhilfen:**

Brille

**Allgemeinzustand:**

1,55 m groß              74 kg

leicht übergewichtig, gepflegt

bei klarem Bewusstsein, zeitliche und örtliche Orientierung unauffällig (MMSE 27)

**Leistungszustand vor der (akuten) Erkrankung:**

Frau P. lebt mit ihrer Nichte in einem Mehrfamilienhaus und konnte sich mit Hilfe eines Rollators selbstständig in
ihrer Erdgeschosswohnung sowie im Garten fortbewegen. Treppensteigen war in Begleitung gut möglich. Kochen,
Putzen und den Einkauf erledigt die Nichte.

**Stürze in der Vorgeschichte:**

Frau P. ist in den vergangenen 6 Monaten mehrfach in der Wohnung gestürzt (ca. 1x pro Monat), bisher ohne
Verletzungen. Die Stürze erfolgten zu unterschiedlichen Tageszeiten und bei unterschiedlichen Aktivitäten.
Der letzte Sturz geschah beim nächtlichen Toilettengang im Bad. Frau P. konnte nicht alleine wieder aufstehen
und lag etwa 5-6 Stunden, bevor sie von der Nichte gefunden und ins Krankenhaus gebracht wurde.

**Problem des Patienten:**

Zurzeit kann sie nicht alleine aufstehen und laufen, braucht bei fast allen Verrichtungen Hilfe.

**Ziel des Patienten:**

Frau P. fühlt sich sehr schwach und wackelig. Sie möchte wieder laufen können und zurück in ihre Wohnung.

🔲 **Abb. 4.6** Physiotherapeutischer Befund Geriatrische Rehabilitation: Fallbeispiel Frau P.

### Sozialanamnese - ICF: Umweltfaktoren, personenbezogene Faktoren

**(Ehemaliger) Beruf:** Hausfrau

**Hobbys:** Musik und Radio hören, Fernsehen

**Lebenssituation:** verwitwet, keine Kinder

**Wohnsituation:** Wohnung im EG, 2 Stufen ins Haus

**Andere:** Stimmung leicht depressiv (GDS 8 Punkte). Seit dem letzten Sturz ist sie ängstlich und fürchtet sich davor, wieder zu stürzen. Traut sich selbst momentan keine Alltagsaktivitäten alleine zu.

### Schmerzanamnese: Frau P. gibt an, nicht sehr schmerzempfindlich zu sein.

| Lokalisation | Hüfte rechts |
|---|---|
| Zeit | tagsüber |
| Qualität | dumpf |
| Intensität (0-10 ) | 5 |
| Quantität | v. a. bei Bewegung, selten in Ruhe |
| Beeinflussbarkeit | Schmerzmittel<br>Ruhe |

### Spezifischer Befund

*Vitalparameter:*

| | | | |
|---|---|---|---|
| *Puls in Ruhe:* | 80 | *Puls bei Belastung:* | 90 |
| *Atemfrequenz in Ruhe:* | k.A. | *Atemfrequenz nach Belastung:* | k.A. |
| *RR in Ruhe:* | 125/80 | *RR nach Belastung:* | 130/85 |

*Art der Belastung:* Aufsetzen an die Bettkante

*Atemgeräusche:* keine

*Bewusstsein/Vigilanz:* unauffällig

### Inspektion und Untersuchung - ICF: Körperstruktur und Funktionen

*Haut:* Narbe an der rechten Hüfte gut verheilt und reizlos, noch sichtbares Hämatom im OP-Bereich

*Knochen:* o.B.

*Körperhaltung:* Beim Sitz ohne Arm- und Rückenlehne sehr ängstlich und verkrampft, Gleichgewicht objektiv stabil. Stand mit Haltegriff und Hilfe, Vorneigung des Oberkörpers, belastet v.a. auf dem linken Bein.

*Ödeme:* o.B.

*Muskulatur:* allgemeine Muskelatrophie

◻ **Abb. 4.6** (Fortsetzung)

**Lokalisation**·

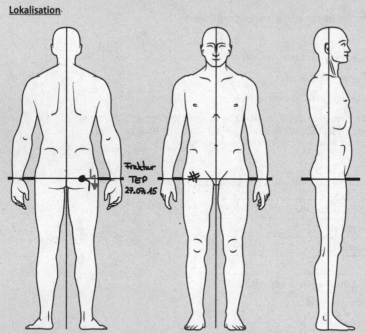

Frahtur
TEP
27.07.15

↯ Schmerz, + Hypertonus, – Hypotonus, → Hypermobilität, ← Hypomobilität, ⌁ Sensibilitätsstörungen,
# Fraktur, ‡ Narbe

**ICF: Aktivität und Teilhabe**

| Unterstützungsbedarf ADL, Transfer, Stand und Fortbewegung | | | | | |
|---|---|---|---|---|---|
| **Aktivität** | **Selbstständig** | **Unter Aufsicht** | **Mit Hilfe** | **Hilfsmittel** | **Besonderheiten** |
| *Essen/Trinken* | X | | | | Stuhl mit Armlehnen |
| *Persönliche Hygiene* | | | X | | Prof. Hilfe |
| *sich kleiden* | | | X | | Prof. Hilfe |
| *Toilette* | | | X | | Prof. Hilfe |
| *Duschen/Baden* | | | X | | Prof. Hilfe |
| *Transfer Bett -Stuhl/ Rollstuhl* | | | X | Drehscheibe mit Aufstehhilfe | Prof. Hilfe |
| *Sitz* | | X | | | Sehr ängstlich! |
| *Transfer Sitz -Stand* | | X | X | Haltemöglichkeit | Prof. Hilfe |
| *Stand* | | | X | Haltemöglichkeit | < 1 Minute |
| *Rollstuhl benutzen* | k.A. | k.A. | k.A. | k.A. | |
| *Gehen innen* | k.A. | k.A. | k.A. | k.A. | |
| *Gehen im Freien* | k.A. | k.A. | k.A. | k.A. | |
| *Treppauf steigen* | k.A. | k.A. | k.A. | k.A. | |

◻ **Abb. 4.6** (Fortsetzung)

| Aktivität | Selbstständig | Unter Aufsicht | Mit Hilfe | Hilfsmittel | Besonderheiten |
|---|---|---|---|---|---|
| *Treppab steigen* | k.A. | k.A. | k.A. | k.A. | |
| *Erweiterte Mobilität* (Auto, Bus, Fahrrad etc.) | k.A. | k.A. | k.A. | k.A. | |
| **Ergänzungen:** | | | | | |
| *Stand:* nur mit Haltegriff und professioneller Hilfe möglich, < 1 Minute | | | | | |
| *Gehen:* k.A. | | | | | |
| *Treppen steigen:* k.A. | | | | | |
| *Andere:* k.A. | | | | | |

**Assessments und Tests:** (ebenfalls möglich: Esslinger Transferskala, de Morton Mobility Index und Tinetti)

| ROM | Aktiv | | | | | | Passiv | | | | | |
|---|---|---|---|---|---|---|---|---|---|---|---|---|
| **Hüfte** | Rechts | | | Links | | | Rechts | | | Links | | |
| Flex./Ext. | 45 | 0 | 0 | 100 | 0 | 0 | 60 | 0 | 0 | 120 | 0 | 0 |
| Abd./Add. | 10 | 0 | - | 30 | 0 | 20 | 30 | 0 | - | 40 | 0 | 30 |
| AR/IR in RL | - | - | - | 40 | 0 | 20 | - | - | - | 45 | 0 | 30 |

Berg-Balance-Skala

| Item-Nr. | Kurztitel des Items | Bewertung 0-4 | |
|---|---|---|---|
| | | 07.08.15 | |
| 1. | Vom Sitzen zum Stehen | 0 | |
| 2. | Stehen ohne Unterstützung | 0 | |
| 3. | Sitzen ohne Unterstützung | 3 | |
| 4. | Vom Stehen zum Sitzen | 1 | |
| 5. | Transfers | 1 | |
| 6. | Stehen mit geschlossenen Augen | 0 | |
| 7. | Stehen mit Füßen dicht nebeneinander | 0 | |
| 8. | Mit ausgestrecktem Arm nach vorne reichen/langen | 0 | |
| 9. | Gegenstand vom Boden aufheben | 0 | |
| 10. | Sich umdrehen, um nach hinten zu schauen | 0 | |
| 11. | Sich um 360° drehen | 0 | |
| 12. | Abwechselnd die Füße auf eine Fußbank stellen | 0 | |
| 13. | Stehen mit einem Fuß vor dem anderen (Tandemstand) | 0 | |
| 14. | Auf einem Bein stehen (Einbeinstand) | 0 | |
| | *Summe der Punkte* | 5 | |

◧ **Abb. 4.6** (Fortsetzung)

**4**

**Interpretation/Hypothese** (mit Kontrollparameter):

Frau P. ist nach dem Sturz und der anschließenden Operation noch sehr schwach und funktionell in ihren ADLs stark eingeschränkt. Sie benötigt für alle Situationen, die mit einem Transfer einhergehen, professionelle Hilfe und z. T. Hilfsmittel. Hauptproblem dabei ist ihre Angst zu stürzen. Dies zeigte sich deutlich bei Item 3 der BBS: Sie war nicht bereit, ohne nahe Supervision frei zu sitzen. Objektiv hatte sie damit keine Probleme.

Zunächst muss mit Frau P. in angstfreier Atmosphäre und Ausgangsstellung Kraft und Ausdauer trainiert werden. Weiter müssen die Sicherheit bei den Transfers und die Transferfähigkeit erreicht werden. Hilfe und Unterstützung bei den ADLs langsam reduzieren.

Als Kontrollparameter dienen die BBS und die ICF-Tabelle zu Aktivität und Partizipation.

**Zielvereinbarung:**

Es wird das Erreichen der selbstständigen Transfers zur späteren Versorgung auf Zimmerebene vereinbart. Parallel wird Gehtraining im Gehbarren oder mit einem stabilen hohen Gehwagen erfolgen.

| Behandlungsplanung: | | | | |
|---|---|---|---|---|
| Relevante **umwelt- bezogene Faktoren** | Wohnung im EG (+) 2 Stufen vor dem Haus (-) | | | |
| Relevante **personen- bezogene Faktoren** | Sturzangst (-) reduzierte Kraft und Ausdauer (-) Schmerz (-) alleinstehend (-) Alter (-) Visusminderung (-) Cave: Brille | | | |
| **Ziele** | **Körperfunktion und -struktur** | **Aktivität** | **Partizipation/ Alltagsrelevanz** | **Maßnahme(n)** |
| **1.Teilziel** Transfers aus dem Bett in den Rollstuhl, vom Rollstuhl auf die Toilette (zunächst unter Supervision) | Angst Schmerzreduktion Kraft Ausdauer Gleichgewicht Beweglichkeit | Transfers RL-Sitz, Sitz-Rollstuhl, Rollstuhl-Toilette, Sitz-Stand | Selbstversor- gung im Bad inkl. Toiletten- gang, Körper- pflege und Ankleiden | Angstabbau Schmerzlindernde Anwendungen Transfertraining Anziehtraining Kraft- und Ausdauer- training Eigenübungsprogramm |
| **2. Teilziel** Transfers und Versor- gung im Bad selbst- ständig | s.o. | s.o. | s.o. | s.o. Gleichgewichtstraining Rollstuhltraining |
| **3. Teilziel** Versorgung auf Zim- merebene selbststän- dig und Gehen mit Supervision | s.o. | s.o. Gangschule mit Hilfsmittel und Therapeut | Selbstver- sorgung im Zimmer Gehen in Be- gleitung | s.o. Gehtraining mit Hilfs- mittel |
| Überprüfung der Ziele | | | | |
| Ggf. neue Ziele | | | | |

◻ **Abb. 4.6** (Fortsetzung)

**Allgemeine Anamnese**　　　　　　**Therapeut:**　　　　　　　**Datum:**　　**14.08.2015**

**Vorname, Name:**　　　Rosie W.

**Geburtsdatum, Alter:**　28.10.1935, 79 Jahre

**Hauptdiagnose(n):**　　　Gonarthrose 4. Grades, Knie-TEP rechts am 15.07.2015, Vollbelastung erlaubt

**Nebendiagnose(n)/Operationen/Unfälle:**

arterielle Hypertonie

Restless-legs-Syndrom

Diabetes mellitus Typ 2

Z.n. Knie-TEP links 2011

**(Relevante) Medikamente:**

Frau W. erhält regelmäßig ein dopaminerges Medikament (wg. Restless legs), ein nicht-steroidales Antirheumatikum (NSAR), einen Protonenpumpenhemmer, einen Blutdrucksenker und ein Antidiabetikum.

**Vorhandene Hilfsmittel:**

Unterarmgehstützen

**Seh- und Hörhilfen:**

Lesebrille

**Allgemeinzustand:**

1,65 m groß　　　　　98 kg

adipös, gepflegt

Bewusstsein klar

zeitlich und örtlich orientiert

**Leistungszustand vor der (akuten) Erkrankung:**

Frau W. lebt gemeinsam mit ihrem Mann in einer 4-Zimmer-Wohnung im 1. OG. Aufgrund der Gonarthrose-schmerzen ging sie zuletzt mit 2 Unterarmgehstützen. Treppen steigen war selbstständig möglich. Kochen, Waschen und Bügeln erledigte sie selbst, Einkaufen 1x pro Woche mit ihrem Mann zusammen, der noch Auto fährt. Zum Putzen hat sie eine wöchentliche Hilfe.

**Stürze in der Vorgeschichte:** keine

**Problem des Patienten:**

Frau W. fühlt sich insgesamt noch unbeweglich und hat Schmerzen am operierten Knie (re.).

**Ziel des Patienten:**

Frau W. möchte ohne Unterarmgehstützen mobil sein.

◘ **Abb. 4.7** Physiotherapeutischer Befund Geriatrische Tagesklinik: Fallbeispiel Frau W.

## Sozialanamnese – ICF: Umweltfaktoren, personenbezogene Faktoren

| | |
|---|---|
| **(Ehemaliger) Beruf:** | Hausfrau |
| **Hobbys:** | Lesen, Handarbeiten |
| **Lebenssituation:** | verheiratet, fünf Kinder |
| **Wohnsituation:** | Wohnung im 1. OG, kein Aufzug, 6 Stufen mit Geländer vor dem Haus |
| **Andere:** | k.A. |

## Schmerzanamnese

| Lokalisation | Knie rechts |
|---|---|
| Zeit | tagsüber |
| Qualität | dumpf, ziehend |
| Intensität (0-10 ) | 5-6 |
| Quantität | bei Bewegung und Belastung |
| Beeinflussbarkeit | Ruhe<br>Schmerzmittel |

## Spezifischer Befund:

**Inspektion und Untersuchung – ICF: Körperstruktur und Funktionen:**

*Haut:* Narbe am rechten Knie reizlos und gut verschiebbar, alte Narbe am linken Knie.

*Knochen:* o.B.

*Körperhaltung:* Belastung mehr auf dem linken Bein, Körperschwerpunkt nach vorne verlagert, breitbeiniger Stand.

*Ödeme:* Schwellungen im Bereich des Operationsgebietes.

*Muskulatur:* sichtbare Atrophie der Oberschenkelmuskulatur v.a. ventral und der hüftumgreifenden Muskeln

**Vitalparameter:**

| | | | |
|---|---|---|---|
| *Puls in Ruhe:* | 78 | *Puls bei Belastung:* | 108 |
| *Atemfrequenz in Ruhe:* | 16 | *Atemfrequenz nach Belastung:* | 30 |
| *RR in Ruhe:* | 125/75 | *RR nach Belastung:* | 140/85 |
| *Art der Belastung:* | Gehen mit Unterarmstützen | | |
| *Atemgeräusche:* | keine | | |
| *Bewusstsein/ igilanz:* | o.B. | | |

🔲 **Abb. 4.7** (Fortsetzung)

**Lokalisation**

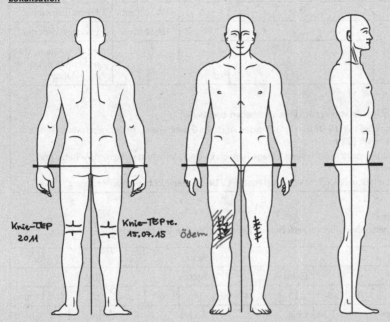

Knie-TEP
2011

Knie-TEP re.
15.07.15    Ödem

↕ Schmerz, + Hypertonus, – Hypotonus, → Hypermobilität, ← Hypomobilität, ⌁ Sensibilitätsstörungen,
# Fraktur, ‡ Narbe

**ICF: Aktivität und Teilhabe**

| Unterstützungsbedarf ADL, Transfer, Stand und Fortbewegung | | | | | |
|---|---|---|---|---|---|
| Aktivität | Selbstständig | Unter Aufsicht | Mit Hilfe | Hilfsmittel | Besonderheiten |
| Essen/Trinken | X | | | | |
| Persönliche Hygiene | X | | | | |
| Sich kleiden | X | | | | |
| Toilette | X | | | | |
| Duschen/Baden | X | | | Duschhocker | |
| Transfer Bett -Stuhl/ Rollstuhl | X | | | | |
| Sitz | X | | | | |
| Transfer Sitz -Stand | X | | | | |
| Stand | X | | | UA-Stützen | |
| Rollstuhl benutzen | Nicht nötig | | | | |
| Gehen innen | X | | | UA-Stützen | 3-Punkte-Gang |
| Gehen im Freien | | X | | UA-Stützen | Ehemann geht mit |

▫ **Abb. 4.7** (Fortsetzung)

| Aktivität | Selbstständig | Unter Aufsicht | Mit Hilfe | Hilfsmittel | Besonderheiten |
|---|---|---|---|---|---|
| *Treppauf steigen* | | X | | UA-Stützen | Ehemann geht mit |
| *Treppab steigen* | | X | | UA-Stützen | Ehemann geht mit |
| **Erweiterte Mobilität** (Auto, Bus, Fahrrad etc.) | | | | | Seit etwa einem Jahr nicht mehr Bus gefahren |

**Ergänzungen:**

**Stand:** freier Stand sicher, Belastung nach links verschoben, breitbeinig

**Gehen:** Frau W. geht sicher mit UA-Stützen im 3-Punkte-Gang (aus Gewohnheit), die Gehgeschwindigkeit ist vermindert, Gehstrecke ca. 100 m.

**Treppen steigen:** Frau W. steigt in Begleitung 1 Etage Treppen im Nachstellschritt mit einer UA-Stütze und einer Hand am Geländer.

**Andere:** Fuhr früher mit dem Bus, fühlte sich dann aber mit 2 UA-Stützen nicht mehr sicher genug.

**Assessments und Tests:**
(ebenfalls möglich: Tinetti, Short Physical Performance Battery, de Morton Mobility Index)

| ROM | Aktiv | | | | Passiv | | | | |
|---|---|---|---|---|---|---|---|---|---|
| **Knie** | Rechts | | | Links | | Rechts | | | Links | | |
| Flex./Ext. | 90 | 5 | 0 | 110 | 0 | 0 | 100 | 0 | 0 | 120 | 0 | 0 |
| **Hüfte** | Rechts | | | Links | | Rechts | | | Links | | |
| Flex./Ext. | 110 | 0 | 5 | 130 | 0 | 10 | 120 | 0 | 5 | 130 | 0 | 10 |
| Abd./Add. | 30 | 0 | 15 | 40 | 0 | 20 | 40 | 0 | 20 | 45 | 0 | 20 |
| AR/IR in RL | 30 | 0 | 25 | 40 | 0 | 30 | 35 | 0 | 30 | 50 | 0 | 35 |

| Item-Nr. | Kurztitel des Items | Bewertung 0-4 | |
|---|---|---|---|
| | | 14.08.15 | |
| 1. | Vom Sitzen zum Stehen | 3 | |
| 2. | Stehen ohne Unterstützung | 4 | |
| 3. | Sitzen ohne Unterstützung | 4 | |
| 4. | Vom Stehen zum Sitzen | 2 | |
| 5. | Transfers | 3 | |
| 6. | Stehen mit geschlossenen Augen | 3 | |
| 7. | Stehen mit Füßen dicht nebeneinander | 3 | |
| 8. | Mit ausgestrecktem Arm nach vorne reichen/langen | 3 | |
| 9. | Gegenstand vom Boden aufheben | 3 | |
| 10. | Sich umdrehen, um nach hinten zu schauen | 3 | |
| 11. | Sich um 360° drehen | 2 | |
| 12. | Abwechselnd die Füße auf eine Fußbank stellen | 0 | |

◻ **Abb. 4.7** (Fortsetzung)

| 13. | Stehen mit einem Fuß vor dem anderen (Tandemstand) | 0 | |
| 14. | Auf einem Bein stehen (Einbeinstand) | 3 | |
| | *Summe der Punkte* | *36* | |

**Interpretation/Hypothese** (mit Kontrollparameter):

Frau W. ist in ihren ADLs vorwiegend selbstständig. Verbessert werden müssen noch Gelenkbeweglichkeit, Kraft, Ausdauer und allgemeine Mobilität. Es bestehen noch Einschränkungen durch Schmerzen im rechten Knie bei Bewegung und Belastung. Laut BBS hat sie ein leicht erhöhtes Sturzrisiko. Item 14 ist nur mit dem linken Bein möglich.

Notwendig sind schmerzlindernde Maßnahmen, Kraft-, Ausdauer- und Gleichgewichtstraining. Umstellung des Gehens auf zunächst 2-Punkte-Gang, später weiterer Abbau der Gehhilfen bis zum freien Gehen. Sicheres, selbstständiges Treppensteigen sollte erreicht werden.

Als Kontrollparameter dienen die ICF-Tabelle zu Aktivität und Partizipation sowie die BBS.

**Zielvereinbarung:**

Es werden das Erreichen des freien Gehens und Treppensteigen ohne Hilfsmittel als Ziel vereinbart.

| *Behandlungsplanung:* | | | | |
|---|---|---|---|---|
| *Relevante umwelt-bezogene Faktoren* | 1 Etage Treppen zur Wohnung (-)<br>wohnt mit Ehemann (+)<br>Putzhilfe (+) | | | |
| *Relevante personenbezogene Faktoren* | Schmerzen (-)<br>reduzierte Kraft, Beweglichkeit und Ausdauer (-)<br>Alter (+) | | | |
| *Ziele* | *Körperfunktion und -struktur* | *Aktivität* | *Partizipation/ Alltagsrelevanz* | *Maßnahme(n)* |
| *1.Teilziel* Umstellung auf 2-P-Gang | Schmerz-reduktiontion Kraft Beweglichkeit Gleichgewicht Ausdauer | Gewichtsver-lagerung im Stand Gehen und Treppe steigen | Gangsicherheit und Erweitern des Aktionskreises innerhalb und außerhalb der Wohnung Bus fahren | Schmerztherapie Kraft-, Balance- und Ausdauertraining Gehtraining Treppen steigen Eigenübungsprogramm Busfahrtraining |
| *2. Teilziel* Gehen mit 1 UA-Stütze | s.o. | s.o. | s.o. | s.o. steigern vermehrt ADL im Haus einbeziehen |
| *3. Teilziel* Freies Gehen | s.o. | s.o. | s.o. | s.o. steigern Gehstrecke maximieren Terraintraining |
| Überprüfung der Ziele | | | | |
| Ggf. neue Ziele | | | | |

◼ **Abb. 4.7** (Fortsetzung)

## 4.5   Mobile geriatrische Rehabilitation

> **Mobile geriatrische Rehabilitation**
>
> In der mobilen geriatrischen Rehabilitation werden ältere Patienten behandelt, die aufgrund besonderer Kontextfaktoren auf ihr häusliches Umfeld angewiesen sind und daher von einer stationären Rehabilitation nicht profitieren würden.

Mit dem Inkrafttreten des GKV-Wettbewerbsstärkungsgesetzes (zum 1. April 2007) wurde eine neue Form der ambulanten Rehabilitation, die mobile Rehabilitation, in den Leistungskatalog der gesetzlichen Krankenversicherung aufgenommen. Seit dem 1. Mai 2007 ist die Rahmenempfehlung zur mobilen geriatrischen Rehabilitation in Kraft getreten.

Die mobile geriatrische Rehabilitation ist noch ein junges Feld der geriatrischen Rehabilitation und muss sich ihren Stellenwert neben den anderen Rehabilitationsangeboten noch erkämpfen. Zurzeit gibt es zehn Standorte in Deutschland (Tendenz steigend), die dieses Konzept umsetzen und damit auch Patienten erreichen, die mit den vormals bestehenden Angeboten nicht versorgt werden konnten.

Im Gegensatz zur ambulanten geriatrischen Rehabilitation wird die mobile geriatrische Rehabilitation im vertrauten häuslichen Rahmen durchgeführt. Dies kann in der privaten Wohnung, aber auch in einem Alters- oder Pflegeheim sein.

Wie bei der ambulanten geriatrischen Rehabilitation erfolgt sie durch ein ärztlich geführtes und gesteuertes interdisziplinäres Team. Sie erreicht Patienten, die von einer stationären Rehabilitationsmaßnahme nicht oder nur unzureichend profitieren würden, weil beispielsweise erhebliche Einschränkungen der kognitiven Funktionen, der Psyche, des Verhaltens, der Sprachkompetenz, des Hörens oder Sehens vorliegen. Die Art und Weise der Schädigung muss so ausgeprägt sein, dass sie einen Transfer von stationären Rehabilitationserfolgen in den häuslichen Kontext des Patienten als nicht wahrscheinlich erscheinen lassen. Der Verbleib im gewohnten Umfeld und/oder die Anwesenheit von Bezugspersonen sind für den Erfolg der Rehabilitationsmaßnahme dringend erforderlich.

Dazu müssen die medizinische und pflegerische Versorgung sowie die Betreuung des Patienten außerhalb der Therapiezeiten sichergestellt sein. Die Bezugspersonen müssen ihrerseits bereit sein, aktiv an der Rehabilitation mitzuwirken. Sie sind bei der Therapie anwesend und werden durch das Team geschult. Es wird vermittelt, wie der Patient aktiviert und motiviert werden kann, wo und wie er in seinen Alltagsaktivitäten unterstützt werden sollte. Im Sinne der ICF sollen die Ressourcen des Betroffenen möglichst ausgeschöpft und seine Eigenständigkeit und Eigenverantwortlichkeit maximal gefördert werden. Die Überversorgung durch Bezugspersonen und die daraus in der Regel entstehende Immobilisation der Betroffenen muss vermieden werden.

Die durchschnittliche Behandlungsdauer erstreckt sich über 20 Therapietage, an denen durchschnittlich 2 Therapieeinheiten pro Tag stattfinden. Es müssen an mindestens 3 Tagen in der Woche Therapien erfolgen. Jede Therapieeinheit beträgt mindestens 45 Minuten, unabhängig davon, von welcher therapeutischen Berufsgruppe (inkl. rehabilitative Pflege, Ernährungsberater, Psychologen) sie erbracht wird.

Die Zielsetzungen für die Physiotherapie sind die Vermeidung von Pflegebedürftigkeit, der Erhalt und die Förderung der Alltagskompetenzen sowie das Ermöglichen der Teilhabe am gesellschaftlichen Leben.

◘ Abb. 4.8 zeigt ein Fallbeispiel für die mobile geriatrische Rehabilitation anhand des von den Autorinnen entwickelten Befundbogens aus ▶ Kap. 2.

Aus Gründen der besseren Veranschaulichung des Fallbeispiels ist der Bogen des Tinetti-Test mit Worten ausgefüllt. Normalerweise würde nur ein Punktwert eingetragen, z. B.:

| Punkte | 0 | 1 | 2 | 3 | 4 |
|---|---|---|---|---|---|
| Gleichgewicht im Sitzen | | X | | | |
| Aufstehen von Stuhl | | | X | | |

**Allgemeine Anamnese**    **Therapeut:**    **Datum:**    07.08.2015

**Vorname, Name:**    Robert S.

**Geburtsdatum, Alter:**  08.03.1939, 77 Jahre

**Hauptdiagnose(n):**    Z.n. multiplen Hirninfarkten:

multilokuläre mikroembolische ischämische Hirninfarkte im Stromgebiet der A. anterior links 05/2015

multilokuläre mikroembolische ischämische Hirninfarkte im Stromgebiet der A. cerebri media
und anterior bds. 06/2014

im Anterior- und Mediastromgebiet bds. und Posteriorstromgebiet rechts 05/2013

im Stromgebiet der A. cerebri mediae bds. 08/2012

Hirnstammischämie linkshirnig mit beinbetonter Hemiparese rechts 2004

**Nebendiagnose(n)/Operationen/Unfälle:**

hirnorganisches Psychosyndrom bei ausgeprägt fortgeschrittener vaskulärer Enzephalopathie

Demenz (MMSE 20/30 Punkte)

langstreckiger Verschluss der A. vertebralis rechts

Vorhofflimmern

arterielle Hypertonie

Diabetes mellitus Typ 2 insulinpflichtig

Z.n. Amputation der li. Kleinzehe 01/2014

Hypercholesterinämie

Nikotinabusus

Z.n. Unterschenkel-PTA links (A. tibialis anterior) 12/2013

chronisches Schmerzsyndrom im LWS-Bereich

Harnverhalt

Hypokaliämie

**(Relevante) Medikamente:**

Herr S. erhält regelmäßig ein Antikoagulans, einen Calciumantagonisten, einen Blutdrucksenker, ein
Schmerzmittel, ein Antidementivum, ein Antidepressivum, ein Antidiabetikum und Insulin.

**Vorhandene Hilfsmittel:**

Rollstuhl, 2 Rollatoren, Treppenlift, Rollstuhlrampe vor der Haustür, Toilettensitzerhöhung mit Haltegriffen fest
montiert, Toilettenstuhl, Haltegriffe im Bad

**Seh- und Hörhilfen:**

Lesebrille, Fernbrille

**Allgemeinzustand**

1,80 m groß        114 kg
adipös, gepflegte Erscheinung
Bewusstsein klar
zeitlich und örtlich orientiert, versteht Handlungsanweisungen

◧ **Abb. 4.8** Physiotherapeutischer Befund Mobile geriatrische Rehabilitation: Fallbeispiel Herr S.

**Leistungszustand vor der (akuten) Erkrankung:**

Herr S. lebt zusammen mit seiner Frau in einem Reihenhaus. Das Gehen war nur mit Rollator möglich, Gehtempo sehr langsam, Gehstrecke < 50 m. Treppensteigen nicht möglich. Transfers mühsam, aber selbstständig.

**Stürze in der Vorgeschichte:**

Sturz von der Toilette beim selbstständigen Abputzen vor 1 Monat. Keine Verletzungen. Sanitäter mussten kommen, um ihm vom Boden aufzuhelfen. Seither große Sturzangst.

**Problem des Patienten:**

**Eigenanamnese:** Das Laufen klappt nicht.

**Fremdanamnese (Ehefrau):** mangelnde Standsicherheit, Transfers häufig nur mit Hilfe, Angst des Patienten

**Ziel des Patienten:**

Möchte wieder draußen laufen können bis zum 500 m entfernten Park und Treppen steigen.

<u>Sozialanamnese - ICF: Umweltfaktoren, personenbezogene Faktoren</u>

**(Ehemaliger) Beruf:**     Maler

**Hobbys:**                         Fernsehen

**Lebenssituation:**          verheiratet, 2 Kinder

**Wohnsituation:** Herr S. wohnt zusammen mit seiner gleichaltrigen Ehefrau in einem Reihenhaus. Das Schlafzimmer und das Bad liegen im 1. OG und werden per Treppenlift erreicht. In EG und OG steht jeweils ein Rollator bereit. 2 Stufen vor der Haustür mit Geländer und mobiler Rollstuhlrampe. Im Bad eine fest montierte Toilettensitzerhöhung mit Haltegriffen an den Seiten (seit dem Sturz von der Toilette). Toiletten-/Duschstuhl vorhanden. Dusche umgebaut, ebenerdiger Zugang. Tür ins Bad schmal – Rollstuhl passt kaum durch. Bett im Schlafzimmer ist in der Höhe bereits angepasst. Von der Couch im „Fernsehzimmer" von Herrn S. kann er oft nicht ohne Hilfe aufstehen.

**Andere:**

Medikamentenmanagement und Blutzuckermessung sowie die Insulinspritzen erfolgen durch die Ehefrau.

Herr S. kann nicht alleine sein, benötigt ständig Betreuung und ist oft sehr gereizt – dadurch ist die Partnerschaft beeinträchtigt und die Ehefrau kommt an ihre Leistungsgrenzen. Nachts ruft er mehrfach nach ihr. Er selbst nimmt sich als ausgeglichen und freundlich wahr, gibt aber an, wegen seiner Unbeweglichkeit ungeduldig zu sein, und kann sich nicht erklären, warum er körperlich zu nichts mehr in der Lage ist.

Herr S. hat Pflegestufe 1.


<u>Schmerzanamnese</u>

| Lokalisation | Knie rechts | LWS-Bereich |
|---|---|---|
| Zeit | tagsüber | tagsüber |
| Qualität | ziehend | ziehend |
| Intensität (0-10 ) | 6-7 | 4 |
| Quantität | bei Bewegung, selten in Ruhe | nach langem Sitzen beim Gehen |
| Beeinflussbarkeit | Ruhe Schmerzmittel | Liegen Schmerzmittel |

◘ **Abb. 4.8**  (Fortsetzung)

## Spezifischer Befund

**Vitalparameter:**

| | | | |
|---|---|---|---|
| *Puls in Ruhe:* | 84 | *Puls bei Belastung:* | 102 |
| *Atemfrequenz in Ruhe:* | k.A. | *Atemfrequenz nach Belastung:* | k.A. |
| *RR in Ruhe:* | k.A. | *RR nach Belastung:* | k.A. |
| *Art der Belastung:* | Gehen mit Rollator | | |
| *Atemgeräusche:* | keine | | |
| *Bewusstsein/ Vigilanz:* | o.B. | | |

### Inspektion und Untersuchung - ICF: Körperstruktur und Funktionen:

*Haut:* zyanotische Haut an den Unterschenkeln und Füßen

*Knochen:* rechtes Knie degenerativ verändert → Bein in Varusstellung, an der linken Hand Dupuytren-Kontraktur, der linke Kleinfinger ist in Flexionsstellung fixiert

*Körperhaltung:* Protrusionshaltung, Hüfte und Knie bds. leicht flektiert, Belastung auf das linke Bein verschoben wegen Schmerzen im rechten Knie

*Ödeme:* leichte Ödeme bd. Beine distal

*Muskulatur:* sehr geringe Paresen der oberen Extremitäten distal betont, li > re
untere Extremitäten ebenfalls distal betont, li > re, Fußheberschwäche links
allgemeiner Kraftverlust thorakal betont, keine Spastik

## Lokalisation

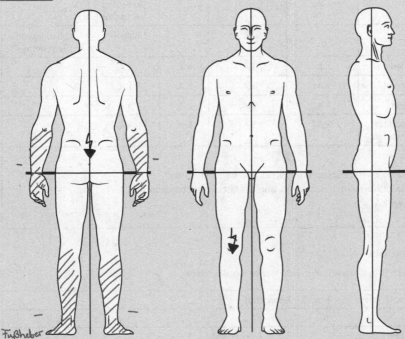

Fußheber

↯ Schmerz, + Hypertonus, − Hypotonus, → Hypermobilität, ← Hypomobilität, ∿∿Sensibilitätsstörungen, # Fraktur, ‡ Narbe

**▢ Abb. 4.8** (Fortsetzung)

**4**

## ICF: Aktivität und Teilhabe

| Unterstützungsbedarf ADL, Transfer, Stand und Fortbewegung | | | | | |
|---|---|---|---|---|---|
| Aktivität | Selbstständig | Unter Aufsicht | Mit Hilfe | Hilfsmittel | Besonderheiten |
| Essen/Trinken | X | | | | |
| Persönliche Hygiene | | | X | | Ehefrau hilft |
| Sich kleiden | | | X | | Ehefrau hilft |
| Toilette | | | X | Toilettensitz | Ehefrau hilft |
| Duschen/Baden | | | X | | Ehefrau hilft |
| Transfer Bett -Stuhl/ Rollstuhl | | X | X | | Ehefrau hilft bei Bedarf |
| Sitz | X | | | | |
| Transfer Sitz -Stand | | X | X | | Ehefrau hilft bei Bedarf |
| Stand | | X | | Rollator | Nur mit Halt beider Hände möglich |
| Rollstuhl benutzen | | | X | Rollstuhl ohne Greifreifen wg. Badtür | Ehefrau schiebt |
| Gehen innen | | X | | Rollator | Abhängig von Tagesform |
| Gehen im Freien | k.A. | k.A. | k.A. | k.A. | |
| Treppauf steigen | k.A. | k.A. | k.A. | k.A. | |
| Treppab steigen | k.A. | k.A. | k.A. | k.A. | |
| Erweiterte Mobilität (Auto, Bus, Fahrrad etc.) | k.A. | k.A. | k.A. | k.A. | |

Ergänzungen:

**Stand:** ohne Halt nur wenige Sekunden, unsicher, über hüftbreiter Stand
**Gehen:** Spur deutlich verbreitert, schlurfend, langsam, fast immer Bodenkontakt
**Treppen steigen:** k.A.
**Andere:** k.A.

## Assessments und Tests:

(ebenfalls möglich: Berg Balance Scale und de Morton Mobility Index)

| Mobilitätstest nach Tinetti (modifiziert): *I. Balancetest* | | | | | |
|---|---|---|---|---|---|
| Punkte | 0 | 1 | 2 | 3 | 4 |
| Gleichgewicht im Sitzen | | sicher, stabil | | | |
| Aufstehen vom Stuhl | | | diverse Versuche; rutscht nach vorn | | |
| Balance in den ersten 5 Sek. | | sicher, mit Halt | | | |

◘ **Abb. 4.8** (Fortsetzung)

| Stehsicherheit | · | sicher, aber ohne geschlossene Füße | | | |
|---|---|---|---|---|---|
| Balance mit geschlossenen Augen | unsicher | | | | |
| Drehung 360° mit offenen Augen | unsicher; braucht Halt | | | | |
| Stoß gegen die Brust (3x leicht) | fällt ohne Hilfe oder Halt | | | | |
| Hinsetzen | lässt sich plumpsen; braucht Lehne; unzentriert | | | | |
| Punkte Balancetest: | | | | | 5 / 15 Punkte |

| Mobilitätstest nach Tinetti (modifiziert): *II. Gehprobe* | | | |
|---|---|---|---|
| **Punkte** | **0** | **1** | **2** |
| Schrittauslösung (Patient wird aufgefordert zu gehen) | | zögert; mehrere Versuche; stockender Beginn | |
| Schritthöhe (von der Seite beobachtet) | | Schlurfen, oder übertriebenes Hochziehen | |
| Schrittlänge (von Zehen des einen bis Ferse des anderen Fußes) | | weniger als Fußlänge | |
| Schrittsymmetrie | Schrittlänge variiert, Hinken | | |
| Gangkontinuität | | Phasen mit beiden Füßen am Boden; Diskontinuierlich; Pausen | |
| Wegabweichung | | Schwanken, einseitige Abweichung | |
| Rumpfstabilität | Abweichung, Schwanken, Unsicherheit | | |
| Schrittbreite | Gang breitbeinig oder über Kreuz | | |
| Punkte Gehprobe: | | | 5 / 13 Punkte |
| Gesamtpunktzahl: | | | 10 / 28 Punkte |
| **Welches Hilfsmittel wurde genutzt:** Rollator | | | |

**Interpretation/Hypothese (mit Kontrollparameter):**

Herr S. ist in seinen ADLs stark eingeschränkt und benötigt die Hilfe seiner Ehefrau. Die Leistungsfähigkeit kann dabei tagesformabhängig so stark eingeschränkt sein, dass das Gehen mit dem Rollator nicht möglich ist. Herr S. ist stark bedroht, seine Gehfähigkeit zu verlieren und noch pflegebedürftiger zu werden. Das Ergebnis des TUG bescheinigt einen deutlichen Interventionsbedarf. Das Sturzrisiko ist laut Tinetti-Test (POMA) als deutlich erhöht einzuschätzen.

◘ **Abb. 4.8** (Fortsetzung)

**4**

Notwendig sind Schulung der Transfers, allgemeines Ausdauertraining, Krafttraining und Motorikschulung v. a. der unteren Extremitäten, Gleichgewichts- und Gehtraining mit Gangkoordination.

Als Kontrollparameter dienen die ICF-Tabelle zu Aktivität und Partizipation, der TUG und der Tinetti-Test (POMA).

**Zielvereinbarung:**

Es werden das Wiedererreichen der selbstständigen Transfers sowie das selbstständige Gehen mit dem Rollator in der Wohnung als Ziele vereinbart.

| Behandlungsplanung: | | | | |
|---|---|---|---|---|
| Relevante **umweltbezogene Faktoren** | 1 Etage Treppe mit Treppenlift (+)<br>2 Stufen vor dem Haus, Rampe vorhanden (+)<br>enger Zugang zum Bad (-)<br>Überlastung der Ehefrau (-) | | | |
| Relevante **personenbezogene Faktoren** | reduzierte Kraft und Ausdauer (-)<br>Kognition gemindert (-)<br>Sturzangst (-)<br>Alter (+) | | | |
| **Ziele** | **Körperfunktion und -struktur** | **Aktivität** | **Partizipation/ Alltagsrelevanz** | **Maßnahme(n)** |
| **1.Teilziel** Selbstständige Transfers | Ausdauer<br>Kraft<br>Gleichgewicht<br>Schmerzreduktion | Transfers RL-Sitz, Sitz-Stand, | Toilettengang, Körperpflege und Ankleiden | Angstabbau<br>Transfertraining<br>Kraft-, Ausdauer- und Gleichgewichtstraining<br>Motorikschulung<br>Schmerztherapie |
| **2. Teilziel** Standsicherheit | s.o. | Freier Stand | s.o.<br>Sturzprävention | s.o. |
| **3. Teilziel** Selbstständiges Gehen mit Rollator | s.o. | Gehen mit Hilfsmittel | s.o.<br>Fortbewegen in der Wohnung | s.o.<br>Gehtraining |
| Überprüfung der Ziele | | | | |
| Ggf. neue Ziele | | | | |

◘ **Abb. 4.8** (Fortsetzung)

## 4.6    Domizilbehandlung/Hausbesuch – niedergelassene Praxis

**Geriatrischer Hausbesuch**

Im geriatrischen Hausbesuch werden Patienten in ihrem häuslichen Umfeld behandelt, die aufgrund ihrer Erkrankung(en) und des Verlusts von Alltagskompetenzen nicht in der Lage sind, eine Physiotherapiepraxis aufzusuchen.

In der Richtlinie über die Verordnung von Heilmitteln in der vertragsärztlichen Versorgung ist geregelt, dass physiotherapeutische Leistungen auch außerhalb der Praxis erbracht werden können. Es müssen zwingende medizinische Gründe vorliegen, die einen Hausbesuch notwendig machen (§ 11 Ort der Leistungserbringung).

Bei der Domizilbehandlung wird der Patient bei Vorliegen einer entsprechenden medizinischen Indikation also in seinem gewohnten häuslichen und

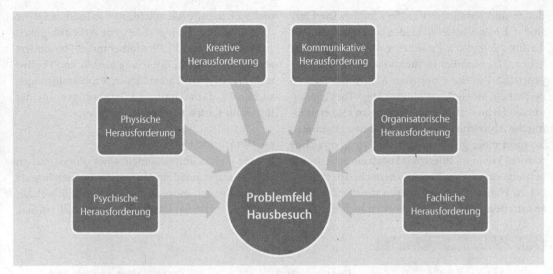

◨ **Abb. 4.9** Problemfeld Hausbesuch

sozialen Umfeld therapiert. Dies schließt auch die Behandlung innerhalb sozialer Einrichtungen wie Altenpflegeheimen, betreutem Wohnen, Einrichtungen der Behindertenhilfe etc. ein.

Der physiotherapeutische Hausbesuch ist mit einem erhöhten zeitlichen und strukturellen Aufwand verbunden, der von den Kostenträgern durch die Hausbesuchspauschale abgegolten wird.

Geriatrische Patienten in der Domizilbehandlung stammen sowohl aus der Gruppe der »Slowgo's« als auch der »No-go's« (▶ Abschn. 1.7.4).

Die Zielsetzungen für die Physiotherapie orientieren sich gemäß der ICF an den Alltagsanforderungen des Patienten, um einer (weiteren) Pflegebedürftigkeit vorzubeugen, die Selbstständigkeit im Alltag zu erhalten und so lange wie möglich eine selbstbestimmte Lebensführung zu ermöglichen. In vielen Fällen gehört auch eine fürsorgliche Begleitung fortschreitender Erkrankungen, die mit einem schleichenden Verlust von Fähigkeiten einhergehen, zum Aufgabengebiet. Dies kann die Therapie bis zum Lebensende mit einschließen, in der zunehmend palliative Gesichtspunkte in den Vordergrund rücken.

▪ **Problemfeld Hausbesuch**

In allen vorher erläuterten Arbeitsfeldern arbeiten Physiotherapeutinnen von vornherein in einem multiprofessionellen Team zusammen, das die Ziel-

setzungen für die Patienten gemeinsam verfolgt. Die Physiotherapeutin, die im niedergelassenen Bereich Hausbesuche macht, ist meist auf sich allein gestellt und kann auf kein bestehendes Netzwerk zurückgreifen. Sie muss selbstständig, manchmal mühsam und unter hohem zeitlichem Aufwand, ohne dafür vergütet zu werden, Kontakte zu Pflegepersonal, Ärzten und anderen Therapeutinnen aufnehmen.

Insgesamt sind die Herausforderungen für Physiotherapeutinnen im Hausbesuch vielfältig und werden von vielen Kolleginnen als »problematisch« angesehen und empfunden. Der Bedarf an dieser Therapieform wird mit der demografischen Entwicklung in Deutschland jedoch ansteigen, und für die Zukunft wäre es sehr wünschenswert, wenn sich mehr Physiotherapeutinnen im Hausbesuch engagieren und »wohlfühlen« könnten.

◨ Abb. 4.9 zeigt schematisch das Problemfeld Hausbesuch.

Die Herausforderungen, denen sich die Physiotherapeutinnen im Hausbesuch stellen müssen, entspringen vor allem den folgenden Bereichen im Hausbesuch:

▪▪ **Mangelnde Arbeitsergonomie**

In Alten- und Pflegeheimen finden sich in der Regel noch Möglichkeiten, eine Therapie so zu gestalten, dass sich die Arbeitsergonomie berücksichtigen lässt. Meist gibt es elektrisch höhenverstellbare

Betten und ausreichend große Zimmer. Die Flure sind mit Handläufen an beiden Seiten ausgestattet, die für die meisten Patienten eine passende Höhe haben. Das Mobiliar ist funktionell und für therapeutische Zwecke einsetzbar. Manchmal (selten) besteht die Möglichkeit, eingerichtete Therapieräume des Heimes zu nutzen. Es müssen also ergonomische Abstriche gemacht und auf den gewohnten Komfort einer gut ausgestatteten Praxis verzichtet werden. Wenn im Pflegeheim noch ein gewisser arbeitsergonomischer Komfort herrscht, so ist dieser bei zu Hause lebenden Älteren meist nicht mehr anzutreffen. Hier sind Pflegebetten nicht die Regel und Möbel sowie Räumlichkeiten so individuell wie die Bewohner. Um hier die eigene Arbeitsfähigkeit zu erhalten, muss die Physiotherapeutin besonders auf ihre körperliche Belastung achten und flexibel und kreativ nach individuellen Problemlösungen suchen (s. dazu Tipps und Erfahrungen aus der Praxis im Kasten ▶ Arbeitsergonomie).

#### ■ ■ Geräte und Hilfsmittel

In den Behandlungsräumen einer Praxis stehen viele Therapiemittel zur Verfügung. Für den Einsatz im Hausbesuch muss abgewogen werden, welcher Aufwand vertretbar ist. Ein Gymnastikball, ein Seil,

---

### Arbeitsergonomie

**Schuhe aus und mit »hineinhüpfen«**
Wenn der Patient im Liegen behandelt werden muss, steht häufig nur das Bett oder Sofa zur Verfügung. Die Therapeutin sollte sich nicht scheuen, »nah heranzurücken«. Dazu kann es notwendig sein, z. B. mit in das Ehebett auf 40 cm Höhe zu steigen – dem eigenen Rücken und den eigenen Kräften zuliebe. Dies mutet in der privaten Atmosphäre des Patienten womöglich unpassend an, ist aber notwendig, wenn es nicht möglich sein sollte, den Patienten z. B. »andersherum« im Bett zu lagern, um an der Seite zu behandeln, an der es erforderlich ist.

**Sitzmassage**
Lockernde Massagen und andere Techniken am Rücken lassen sich sehr gut auch am sitzenden Patienten durchführen. Falls kein Hocker vorhanden ist, wird der Stuhl des Patienten so gedreht, dass sich die Rückenlehne seitlich befindet. Der Patient sollte vor sich einen Tisch haben, auf dem er die Arme und mit Hilfe eines Kissens auch den Kopf ablegen kann. Nun kann der HWS/BWS-Bereich aus stehender Position behandelt werden, und wenn die Therapeutin sich auf einen zweiten Stuhl hinter den Patienten setzt, kann sie bequem den LWS- und Beckenbereich behandeln.

**»Therapeutenblick«**
Schon beim ersten Besuch in der Wohnung des Patienten sollte der Blick offen für »Therapieecke/-orte« sein. Es gilt, Möbelstücke zu finden, an denen der Patient sich auf der passenden Höhe festhalten kann, um sein Hausaufgabenprogramm sicher zu absolvieren. Küchenarbeitsplatte, Sideboard, Wohnzimmersekretär, Esstisch, Treppengeländer, Waschbecken oder massive Fensterbretter sind geeignete Stellen, um z. B. Übungen im Stand auszuführen.
Ist der Patient sehr ängstlich und/oder im Gleichgewicht stark beeinträchtigt, bietet die Rückenlehne eines Stuhles keine ausreichende Sicherheit, und der Patient wird seine Übungen nicht machen oder gefährdet sich womöglich selbst! Patienten brauchen eine sichere Umgebung, damit sie sich trauen, selbstständig zu üben. Dazu bietet sich an, vor dem Patienten eine stabile Fläche und hinter ihm einen Stuhl/Rollstuhl zu haben, um dem Sicherheitsbedürfnis entgegenzukommen. Der Essplatz ist dafür oft passend.

**Mobile faltbare Therapieliege**
Über den Einsatz einer mobilen Therapieliege lässt sich sicher nachdenken. Der Erfahrung nach wird sie nicht benötigt, wenn z. B. die oben genannten Tipps berücksichtigt werden. Es sollte bedacht werden, welchen Aufwand es bedeutet, die Liege auf- und wieder abzubauen im ohnehin schon engen Zeitrahmen einer Behandlungseinheit. Je nach Verordnung: 15-20 Minuten Regelbehandlungszeit für KG, 25-35 Minuten Regelbehandlungszeit für KG Neuro. Wenige Patienten haben das Glück, Doppelbehandlungen verordnet zu bekommen, dann ist das Zeitfenster größer. Zusätzlich muss die Liege (10-20 kg schwer) gegebenenfalls mehrere Stockwerke ohne Aufzug oder von der weiter entfernten Parkmöglichkeit zum Patienten getragen werden. Es gibt elektrisch höhenverstellbare mobile Liegen (auch mit Akkubetrieb), diese wiegen jedoch fast 30 kg. Bei einer durchschnittlichen Liegenbreite von 65 cm und einer Höhe von 60 und 90 cm werden viele ältere Patienten ängstlich sein herunterzufallen. Dieses Phänomen konnte die Autorin in ihrer beruflichen Praxis regelmäßig beobachten. Die Therapieliege ist in erster Linie ein arbeitsergonomisches Hilfsmittel für Therapeutinnen – sie hat mit dem Alltag älterer Patienten nichts zu tun. Bevor eine solche Liege angeschafft wird, sollte also genau überlegt werden, ob der Einsatz für diese Patientengruppe sinnvoll ist.

Werden Gewichte für das Training benötigt, finden sich im Haushalt geeignete Dinge: taillierte Mineralwasserflaschen aus Kunststoff oder Glas, mit oder ohne Füllung. Als Füllung eignen sich Wasser, Sand oder Reis, Erbsen, Bohnen und Linsen sehr gut. Diese Zutaten sind meistens sowieso vorhanden, und im Handumdrehen sind individuelle Kurzhanteln hergestellt. Auch Konservendosen sind gut geeignet, wenn der Durchmesser nicht zu groß ist. In vielen Fällen ist ein Training mit der Eigenschwere (v. a. der unteren Extremität) aber durchaus ausreichend, besonders bei Patienten mit Frailty-Syndrom.

ein elastisches Band, ein Stab, eine Keule o. ä. nehmen nicht viel Platz weg, wiegen nicht viel und sind schnell mitgenommen. Es ist aber ohne weiteres möglich, gänzlich darauf zu verzichten und dafür Gegenstände zu verwenden, die im Umfeld des Patienten schon vorhanden sind und dann beim Heimübungsprogramm auch weiter zur Verfügung stehen (s. dazu die Tipps aus der Praxis, ► Geräte und Hilfsmittel).

Der Transfer von abstrakten Übungen, herausgelöst aus ihrem funktionellen Zusammenhang, in die Alltagsfunktion fällt Patienten schwer. Deshalb sollte verstärkt darauf geachtet werden, in der Funktion zu üben und einzelne Elemente daraus als Hausaufgabenprogramm zu gestalten. Die Motivation des Patienten ist zusätzlich viel höher, wenn die Alltagsrelevanz für ihn deutlich ist (s. dazu die Tipps aus der Praxis, ► Übungen in Alltagsfunktionen integrieren).

Die Therapeutin sollte jede Übung auf ihre Alltagsrelevanz überprüfen und im Verlauf der Behandlung an den Leistungsstand des Patienten anpassen. Auf diese Weise ist sie unabhängiger von Geräteeinsatz und ganz nah an den Grundsätzen der ICF und deren zugrundeliegendem bio-psychosozialen Krankheitsmodell.

Bezüglich der Hilfsmittel, die den Alltag und die Fortbewegung erleichtern oder überhaupt erst möglich machen, ist die Physiotherapeutin häufig Ansprechpartnerin für Patient und Angehörige. Hierfür ist es wichtig zu wissen, welche Alltagshilfen es für die verschiedenen Lebensbereiche gibt

Aus den Problemen des Patienten ergeben sich häufig schon Übungssituationen, die an den ADLs ausgerichtet werden können. Dazu ist es sinnvoll, sich vom Patienten zeigen zu lassen, wie er an die gewünschte Alltagsaktivität herangeht. Der fachliche Blick entlarvt z. B. Fehler in der Handlungsstrategie oder Probleme mit Kraft, Koordination und Ausdauer, die sich durch gezieltes Üben verbessern lassen. So lassen sich eine Vielzahl von Aufgaben für das jeweilige Therapieziel finden. Wenn es z. B. Probleme beim Toilettengang gibt, dann ist es unbedingt notwendig, das Szenario auch praktisch zu simulieren und gegebenenfalls Einzelsequenzen des gesamten Ablaufs herauszugreifen und intensiv zu üben. Daraus ergeben sich häufig automatisch auch die notwendigen »Hausaufgaben« für den Patienten. Wenn der Patient »weiß«, weshalb er bestimmte Übungen machen soll, ist er auch motivierter, dafür zu trainieren. Zudem stärkt es die Autonomie und das Selbstwertgefühl des Patienten. Insbesondere bei kognitiv eingeschränkten Personen ist das Üben in einer Alltagssituation eine gute Möglichkeit, da das Bewegungsgedächtnis angesprochen wird und automatisierte Abläufe in Gang gesetzt werden.

**Beispiel** für eine Übung in Alltagssituation: gemeinsam die Spülmaschine in der Küche im Stand ausräumen und das Geschirr in den Hängeschrank stellen. Möglicher therapeutischer Blickwinkel dabei:
- dynamische Gleichgewichtsübung im Stand,
- Training von Kraft und Koordination der oberen Extremität,
- über die Länge der Übung auch muskuläre Ausdauer.

**Beispiel:** Bei der Befundung stellt sich heraus, dass der Patient Kraftdefizite der Oberschenkelmuskulatur hat, was sich z. B. beim Aufstehen vom und Hinsetzen auf einen Stuhl bemerkbar macht. Nun könnte das Muskeltraining im Liegen oder Sitzen durchgeführt werden oder ein Training in der Funktion selbst. Dieses kann der Patient in einfacher Weise in seinen Alltag integrieren, indem er z. B. auf den Einsatz der Arme beim Transfer Sitz/Stand (und umgekehrt) verzichtet und/oder als zusätzliches Training bei jedem anfallenden Transfer im Alltag drei Wiederholungen ausführt. Ebenso ist denkbar, diese Alltagsaktivität gezielt als Übungsteil eines Hausaufgabenprogramms durchzuführen.

und ob diese im individuellen Fall sinnvoll sind (vgl. auch ► Kap. 7).

#### ■ ■ Soziale Strukturen und Angehörigenarbeit

Die Physiotherapeutin im Hausbesuch ist »nah dran« am Patienten und seinem Umfeld. In vielen Fällen wird sie eine lange Wegbegleiterin, eine Art »Familienmitglied«, dem der Patient vertraut. Im Verlauf der Behandlung erhält sie tiefen Einblick in die soziale Situation des Patienten. Nicht selten sind Patienten durch den Verlust von Angehörigen, Freunden und eigener Mobilität vereinsamt oder davon bedroht. Dies lässt es ihnen manchmal schwierig erscheinen, eine Perspektive für sich selbst zu sehen und zu suchen. Sie tun sich schwerer, sich selbst zu motivieren, vor allem, wenn sie sich in einer stationären Altenpflegeeinrichtung befinden. Die Physiotherapeutin muss die Fähigkeit haben zu motivieren, ohne die Autonomie des Individuums einzuschränken. Sie benötigt dazu Erfahrung und Wissen über den Umgang (und die Therapie) von Menschen mit Antriebslosigkeit und Depressionen.

Sind Angehörige vorhanden, die sich mit um den Patienten kümmern können, ergibt sich für die Physiotherapeutin die Möglichkeit, diese in die Therapie einzubeziehen. Aus Rückmeldungen von Fortbildungsteilnehmern weiß die Autorin, dass der Umgang mit Angehörigen z. T. als sehr schwierig und belastend empfunden wird (s. hierzu auch ► Abschn. 1.11.4 und ► Abschn. 6.6). Die folgenden Zitate stammen von Physiotherapeutinnen aus den Seminaren der Autorin:

— »Mein Patient ist gar nicht schwierig, aber sein Angehöriger.«
— »Mein Patient wird durch die Anwesenheit des Angehörigen abgelenkt.«
— »Der Angehörige unterstützt zu viel, nimmt ihm zu viel ab. Vieles könnte er selber machen.«
— »Der Angehörige traut dem Patienten zu wenig zu und verunsichert ihn damit. Ich sage ihm, dass er das kann – wem soll er nun glauben?«
— »Da geht es um alte Familiengeschichten.«
— »Der Angehörige zieht die Aufmerksamkeit auf sich.«
— »Der Angehörige bevormundet den Patienten und antwortet z. T. für ihn, missachtet dessen Autonomie.«
— »Der Angehörige hat unrealistische Ziele und Vorstellungen, was in der Therapie erreicht werden soll.«

Angesichts wöchentlicher Therapiefrequenzen von 1-2 Einheiten ist es unumgänglich, dass alle zur Verfügung stehenden externen Ressourcen, also auch die Angehörigen, soweit wie möglich in die Therapie mit einbezogen werden, um die internen Ressourcen der Patienten ausschöpfen zu können.

Es ist hilfreich, sich interessiert für die persönliche Geschichte des Patienten und seiner Angehörigen zu zeigen. »Schwierige Angehörige« kämpfen in ihrem Inneren häufig mit Gefühlen wie Wut, Trauer, Schuld, Scham, Angst und Sorge. Dazu kommen häufig über viele Jahre eingeübte Verhaltensmuster im Umgang miteinander, die Außenstehenden befremdlich anmuten können. Die Therapeutin sollte versuchen, solche Zusammenhänge zu erkennen und zu verstehen, v. a. auch, um sich selbst den Umgang mit schwierigen Situationen zu erleichtern. Keinesfalls sollte man sich persönlich angegriffen fühlen und trotz aller Hinwendung zum Patienten und seiner möglicherweise komplexen Situation in der Lage sein, eine professionelle Umgangsweise beizubehalten.

Eine professionelle Strategie ist es, den Angehörigen über die verschiedenen Aspekte der Erkrankung/en aufzuklären, ihm zu veranschaulichen, wo die Leistungsgrenzen des Patienten, aber auch wo seine Potenziale sind. Zusätzlich sollte versucht werden, Angehörigen konkrete Aufgaben zuzuteilen und sie als »Co-Therapeuten« zu integrieren. Dieses Vorgehen kann Spannungen, die im Raum stehen, deutlich senken. Auch in »unproblematischen« Konstellationen ist diese Taktik segensreich und gewinnbringend für alle. Es wird eine bessere und verständnisvollere Mitbetreuung des Patienten erreicht, der dadurch ein Gefühl von Sicherheit und Geborgenheit bekommt und weniger Zukunftsangst verspürt. Dies stärkt die Autonomie des Patienten und stellt eine größere Behandlungskontinuität her. Die Förderung des Patienten in seinem sozialen Netz erhöht auch den eigenen Therapieerfolg. Dabei darf jedoch die Belastung von Angehörigen nicht außer Acht gelassen, eine Überlastung muss vermieden werden.

Zusätzlich kann es für Therapeutinnen nützlich sein, sich professionelle Hilfe im Sinne von Supervision zu holen, um so die eigenen Gefühle und Professionalität immer wieder zu reflektieren und eigene Kompetenzen zu erweitern (▶ Abschn. 6.6).

#### ▪▪ Kooperation mit anderen Berufsgruppen

Wie eingangs erwähnt, existiert das multiprofessionelle Team im Bereich des Hausbesuches nicht. Dazu kommt, dass jeder Patient andere Ansprechpartner von Seiten des behandelnden Arztes, des betreuenden Pflegedienstes und anderer Therapeuten hat. Diese medizinisch-therapeutischen Bezugspersonen verfügen darüber hinaus über unterschiedliches Interesse, Engagement und Wissen in Bezug auf die besonderen Bedürfnisse geriatrischer Patienten. Die Idee einer berufsübergreifenden Zusammenarbeit bleibt aber auch für diesen Bereich bestehen. Es erfordert viel kommunikatives Geschick und Geduld über einen langen Zeitraum, sich ein Netzwerk mit den anderen Berufsgruppen aufzubauen. Dies ermöglicht Synergien, die das Erreichen der Therapieziele fördern. Offenheit, Wissen und Verständnis für die Problemstellungen der anderen Berufsgruppen ist dabei eine Grundvoraussetzung. Kann diese Kooperation erreicht werden, verringert sich als Nebeneffekt das Gefühl, als »Einzelkämpfer« tätig zu sein. Es entsteht ein Austausch, der für alle Seiten förderlich und befruchtend ist.

◫ Abb. 4.10 zeigt ein Fallbeispiel für die Domizilbehandlung anhand des von den Autorinnen entwickelten Befundbogens aus ▶ Kap. 2.

## 4.7 Ambulante geriatrische Physiotherapie – niedergelassene Praxis

---

Niedergelassene Physiotherapiepraxis

In der niedergelassenen Physiotherapiepraxis werden geriatrische Patienten ohne akutmedizinischen Behandlungs- und ohne stationären Rehabilitationsbedarf therapiert. Sie sind noch in der Lage, zur Therapie in der niedergelassenen Praxis zu kommen (selbstständig oder mit Hilfe der Angehörigen). Häufig sind sie von einem schleichenden Verlust der Alltagskompetenz bedroht.

---

Die Trennung der Bereiche Therapie im Hausbesuch und in der Physiotherapiepraxis erfolgt durch die Autorin. In der Realität bestehen die beiden Bereiche nebeneinander und vermischen sich: Patienten, die zunächst noch in der Praxis behandelt worden sind, werden später, wenn der Verlust von Fähigkeiten voranschreitet, im Hausbesuch weiter betreut. Seltener auch anders herum: Wenn Patienten nach einem stationären Aufenthalt nach Hause entlassen werden, kann es vorkommen, dass sie ihren vormaligen Leistungsstand rückgewinnen und dann wieder in die Physiotherapiepraxis kommen können.

Gemeinsam ist in jedem Fall die Ausstellung der Heilmittelverordnung durch den (Haus-)Arzt nach der gültigen Heilmittelrichtlinie. Die Zuordnung der Heilmittel zu den Indikationen erfolgt nach dem zweiten Teil der Richtlinie, dem Heilmittelkatalog. Diese gesetzliche Regelung führt dazu, dass auf der Verordnung einer bestimmten Indikation eine bestimmte Therapie zugeordnet wird.

Typisch für den geriatrischen Patienten ist allerdings ein Symptomenkomplex mit einer vielschichtigen Problemkonstellation, die ganz unterschiedliche Ursachen haben kann. Geriatrische Patienten werden im Heilmittelkatalog nicht realistisch dargestellt. Das bedeutet für Physiotherapeutinnen, dass sie ihre geriatrischen Patienten selbst identifizieren und die Behandlung entsprechend planen müssen (▶ Abschn. 1.7). Häufig erhalten geriatrische Patienten Verordnungen wegen anderer Erkrankungen, die nicht das Grundproblem des Patienten im Alltag darstellen.

Geriatrische Patienten, die noch in die Praxis kommen können, gehören zur Gruppe der »Gogo's« oder der »Slow-go's« (▶ Abschn. 1.7.4). Die »Slow-go's« in der niedergelassenen Praxis sind im Vergleich zu denen in der Domizilbehandlung durchschnittlich mobiler und belastbarer.

Hohe Priorität in der Therapie hat der Rückgewinn von Alltagskompetenzen, um die Teilhabe am gesellschaftlichen Leben zu erhalten. Es gilt, stationäre Behandlung und Pflegebedürftigkeit zu vermeiden.

◫ Abb. 4.11 zeigt ein Fallbeispiel für die ambulante geriatrische Physiotherapie – niedergelassene Praxis anhand des von den Autorinnen entwickelten Befundbogens aus ▶ Kap. 2.

**4**

<u>Allgemeine Anamnese</u>                    Therapeut:                    Datum:        20.08.2015

**Vorname, Name:**        Dietlinde L.

**Geburtsdatum, Alter:**  25.02.1922, 93 Jahre

**Hauptdiagnose(n):**     Schenkelhalsfraktur intrakapsulär links mit Implantation einer zementierten
                          Duokopfprothese links am 10.07.2015

**Nebendiagnose(n)/Operationen/Unfälle:**

Z.n. Sturz am 10.07.2015

postoperatives Durchgangssyndrom

Z.n. peranaler Blutung bei linksseitiger Colitis bei Colondivertikulose

mittlere kognitive Funktionseinschränkung bei MMSE zw. 17-23 Punkte

Dranginkontinenz

Hypakusis

**(Relevante) Medikamente:**

Frau L. erhält regelmäßig einen selektiven Protonenpumpenhemmer, ein Diuretikum, einen Thrombozytenaggregationshemmer, einen starken Gerinnungshemmer und ein Kalziumpräparat.

**Vorhandene Hilfsmittel:**

Rollator

**Seh- und Hörhilfen:**

Lesebrille

**Allgemeinzustand:**

1,65 m groß            58 kg

reduzierter Allgemeinzustand, normaler Ernährungszustand, gepflegt

bei klarem Bewusstsein

zeitlich, örtlich und zur Person orientiert

**Leistungszustand vor der (akuten) Erkrankung:**

Frau L. lebt seit 3 Jahren im Seniorenheim und war mit Rollator selbstständig mobil. An- und Auskleiden sowie die persönliche Hygiene waren ohne Hilfe möglich.

Nach der Operation war Frau L. 3 Wochen in geriatrischer Rehabilitation. Dort erlernte sie die Transfers wieder selbstständig durchzuführen und mit dem Rollator zu gehen. Allerdings geht sie nur nach Aufforderung und mit Begleitperson. Treppensteigen wurde nicht geübt. Dies ist im Altenheim nicht notwendig.

**Stürze in der Vorgeschichte:**

Vor dem akuten Ereignis keine Stürze bekannt.

**Problem des Patienten:**

Gibt allgemeine Kraftlosigkeit an.

**Ziel des Patienten:**

Sie möchte wieder alleine zum Speisesaal gehen können (150 m inkl. Benutzung des Aufzugs).

◼ **Abb. 4.10** Physiotherapeutischer Befund Domizilbehandlung: Fallbeispiel Frau L.

### Sozialanamnese - ICF: Umweltfaktoren, personenbezogene Faktoren

**(Ehemaliger) Beruf:** gelernte Verkäuferin, Hausfrau

**Hobbys:** Kreuzworträtsel, Lesen

**Lebenssituation:** verwitwet, 1 Tochter

**Wohnsituation:** wohnt im 2. Stock einer Altenpflegeeinrichtung in einem Einzelzimmer

**Andere:**

Von der Tochter wird sie als sehr eigen und manchmal dickköpfig beschrieben. Das Inkontinenzproblem würde öfters ignoriert, selbst wenn die Hose nass ist, teilt sie das nicht mit. Zudem kann sie nichts wegwerfen und hortet angebrochene Reste von Joghurt, Butter und Marmelade in ihrem Zimmer. Auch Zeitschriften müssen regelmäßig durch die Familie entsorgt werden, wogegen sie protestiert. Diese Verhaltensweisen haben letztlich auch zum Umzug ins Seniorenheim geführt, da sie zu verwahrlosen drohte.

### Schmerzanamnese

| Lokalisation | Hüfte links |
|---|---|
| Zeit | tagsüber |
| Qualität | dumpf |
| Intensität (0-10 ) | 1-2 |
| Quantität | nach längerer Belastung |
| Beeinflussbarkeit | Ruhe |

### Spezifischer Befund:

**Vitalparameter:**

| | | | |
|---|---|---|---|
| *Puls in Ruhe:* | 80 | *Puls bei Belastung:* | 95 |
| *Atemfrequenz in Ruhe:* | k.A. | *Atemfrequenz nach Belastung:* | k.A. |
| *RR in Ruhe:* | k.A. | *RR nach Belastung:* | k.A. |

*Art der Belastung:* Gehen mit Rollator

*Atemgeräusche:* keine

*Bewusstsein/ Vigilanz:* o. B.

### Inspektion und Untersuchung - ICF: Körperstruktur und Funktionen:

*Haut:* dünne, eher trockene Haut, keine Rötungen; reizlose Narbe an der linken Hüfte

*Knochen:* altersgemäß unauffällig

*Körperhaltung:* Oberkörper stark vornüber geneigt, stützt sich mit den Unterarmen auf den Handgriffen des Rollators ab, kann auf Aufforderung die Hände abstützen, der Oberkörper bleibt aber noch immer stark vornüber geneigt

*Ödeme:* o.B.

*Muskulatur:* allgemeine Muskelatrophie

◻ **Abb. 4.10** (Fortsetzung)

**Lokalisation**

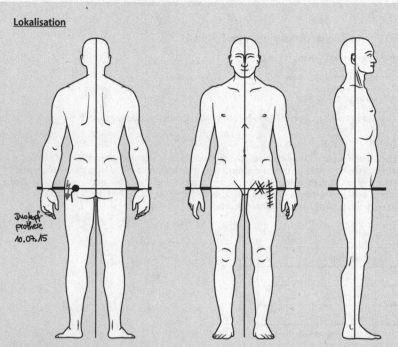

Duokopf-
prothese
10.07.15

↯ Schmerz, + Hypertonus, – Hypotonus, → Hypermobilität, ← Hypomobilität, ∿ Sensibilitätsstörungen,
# Fraktur, ‡ Narbe

**ICF: Aktivität und Teilhabe**

| Unterstützungsbedarf ADL, Transfer, Stand und Fortbewegung | | | | | |
|---|---|---|---|---|---|
| Aktivität | Selbstständig | Unter Aufsicht | Mit Hilfe | Hilfsmittel | Besonderheiten |
| Essen/Trinken | X | | | | |
| Persönliche Hygiene | | X | X | | Geringe Hilfe bei Pflege Unterkörper |
| Sich kleiden | | X | X | | Hilfe bei Unterkörper |
| Toilette | X | | | Erhöhung | Inkontinenz, nutzt aber keine Einlagen |
| Duschen/Baden | | | X | | |
| Transfer Bett -Stuhl/ Rollstuhl | X | | | | |
| Sitz | X | | | Sitzkeil | |
| Transfer Sitz -Stand | X | | | | Nur mit Armstütz möglich |
| Stand | X | | | | Mit Halt |
| Rollstuhl benutzen | k.A. | k.A. | k.A. | k.A. | |
| Gehen innen | | X | | Rollator | |

◘ **Abb. 4.10** (Fortsetzung)

| Aktivität | Selbstständig | Unter Aufsicht | Mit Hilfe | Hilfsmittel | Besonderheiten |
|---|---|---|---|---|---|
| Gehen im Freien | k.A. | k.A. | k.A. | k.A. | Noch nicht versucht |
| Treppauf steigen | k.A. | k.A. | k.A. | k.A. | Aufzug vorhanden |
| Treppab steigen | k.A. | k.A. | k.A. | k.A. | Aufzug vorhanden |
| Erweiterte Mobilität (Auto, Bus, Fahrrad etc.) | k.A. | k.A. | k.A. | k.A. | |

**Ergänzungen:**

**Stand:** nur mit Halt sicher, ohne Halt kurzfristig möglich, aber unsicher

**Gehen:** Geht sicher mit Rollator, stützt sich dabei mit beiden Unterarmen auf den Handgriffen ab. Das macht das Handling gefährlich. Kann nach Aufforderung mit den Händen stützen, das strengt sie aber deutlich mehr an. Laut Tochter hatte sie sich das schon vor dem Sturz angewöhnt. Sie macht kleine, unregelmäßige Schritte. Das Gehtempo ist nicht konstant. Beim Gehen kommt es zu einem Hinkmechanismus auf der linken Seite.

**Treppen steigen:** Ist im Seniorenheim nicht notwendig und wird von ihr auch abgelehnt, weil es sie zu sehr anstrengt.

**Andere:**

**Hintergrundinformation:**
Frau L. hat ein Nachbehandlungsschema für ihre zementierte Duokopfprothese erhalten:

| Nachbehandlungsschema Duokopfprothese |
|---|
| - Flexionslimitierung 90° für 3 Monate |
| - Toilettensitzerhöhung und Sitzkeil für 3 Monate |
| - Ab der 5. Woche abtrainieren der Unterarmstützen |
| - Bis 7. Woche schmerz- und befundabhängiger Belastungsaufbau bis zur Vollbelastung |
| - Ab der 7. Woche Krafttraining mit Vollbelastung und Widerstand erlaubt |

**Assessments und Tests:**

(ebenfalls möglich: Berg Balance Scale, Progressive Standpositionen, Tinetti, de Morton Mobility Index, Short Physical Performance Battery, 10-Meter-Gehtest)

| Timed Up and Go | | |
|---|---|---|
| Datum | Zeit in Sekunden | Hilfsmittel |
| 20.08.2015 | 35 Sekunden | Rollator |
| (im Verlauf) | | |
| (Abschluss der Therapie) | | |

| ROM | Aktiv | | | | | | Passiv | | | | | |
|---|---|---|---|---|---|---|---|---|---|---|---|---|
| Hüfte | Rechts | | | Links | | | Rechts | | | Links | | |
| Flex./Ext. | 110 | 0 | 0 | 90 | 5 | 0 | 130 | 0 | 5 | - | 0 | 0 |
| Abd./Add. | 40 | 0 | 20 | 30 | 0 | - | 45 | 0 | 20 | 40 | 0 | - |
| AR/IR in RL | 35 | 0 | 20 | - | - | - | 45 | 0 | 30 | - | - | - |

☐ **Abb. 4.10** (Fortsetzung)

**Interpretation/Hypothese (mit Kontrollparameter):**

Frau L. hat einen allgemeinen Kraft- und Ausdauermangel. Schwerpunkte sind dabei die pelvitrochantäre Muskulatur der linken Seite und die aufrichtende Rumpfmuskulatur. Das Ergebnis des TUG zeigt eine hochgradige Einschränkung der Mobilität. Chair Rising Test ist mangels Kraft nicht durchführbar. Ein deutlich erhöhtes Sturzrisiko ist wahrscheinlich.

Notwendig sind allgemeines Kraft- und Ausdauertraining, Gleichgewichtstraining und Aufklärung über das Risiko der falschen Nutzung des Rollators. Verbesserung der Stützkraft der Arme, ggf. Austausch des Rollators durch einen UA-Rollator.

Als Kontrollparameter dienen die ICF-Tabelle zu Partizipation und Aktivität, der TUG, der ROM und ggf. der Chair Rising Test.

**Zielvereinbarung:**

Sicheres, gleichmäßiges Gehen mit Rollator in aufrechter Körperhaltung.

| Behandlungsplanung: | | | | |
|---|---|---|---|---|
| Relevante **umweltbezogene Faktoren** | wohnt im Pflegeheim (+) Aufzug vorhanden (+) alles ebenerdig (+) | | | |
| Relevante **personenbezogene Faktoren** | reduzierte Kraft und Ausdauer (-) Dranginkontinenz (-) Motivation gemindert (-) Hypakusis (-) Alter (-) | | | |
| **Ziele** | **Körperfunktion und -struktur** | **Aktivität** | **Partizipation/Alltagsrelevanz** | **Maßnahme(n)** |
| **1. Teilziel** Transfer Sitz-Stand verbessern | Kraft Ausdauer Gleichgewicht | Aufstehen und Hinsetzen ohne Armstütz | Körperpflege Sturzprävention | Kraft-, Ausdauer- und Gleichgewichtstraining Trainingstagebuch Gruppenangebote im Heim nutzen |
| **2. Teilziel** Standsicherheit verbessern | s.o. | Stand ohne Halt | s.o. An- und Ausziehen | s.o. |
| **3. Teilziel** Gehen mit Rollator verbessern | s.o. | Gehen in aufrechter Körperhaltung | Teilnahme an den Mahlzeiten und Gruppenangeboten im Speisesaal | s.o. Training Stützkraft Arme |
| Überprüfung der Ziele | | | | |
| Ggf. neue Ziele | | | | |

◻ **Abb. 4.10** (Fortsetzung)

<u>Allgemeine Anamnese</u>          Therapeut:                    Datum:     30.10.2015

**Vorname, Name:**     Gerda F.

**Geburtsdatum, Alter:** 26.04.1945, 70 Jahre

**Hauptdiagnose(n):**    mehrfragmentäre, dislozierte Humerusfraktur links 19.10.2015
                         operativ versorgt mit Inverser Schulterprothese (Delta TEP) am 21.10.2015

**Nebendiagnose(n)/Operationen/Unfälle:**

Z.n. Apoplex rechtshirnig, Hemiparese links 1/2015
Divertikulose
arterielle Hypertonie
Allergien: Diclofenac, Ceftriaxon, Cotrim, Kaliumdichromat, Thymol, Schafwolle, Hausstaubmilben

**(Relevante) Medikamente:**

Frau F. erhält regelmäßig ein Antikoagulans, einen Blutdrucksenker und zwei verschiedene Schmerzmittel.
Bei Bedarf zusätzlich Schmerztropfen.

**Vorhandene Hilfsmittel:**

Schulterabduktionskissen für ca. 6 Wochen Tag und Nacht (kann zur Körperhygiene und Physiotherapie
abgelegt werden)

**Seh- und Hörhilfen:**

Gleitsichtbrille

**Allgemeinzustand:**

1,67 m groß            60 kg
normaler Ernährungszustand, gepflegt, aktiv

**Leistungszustand vor der (akuten) Erkrankung:**

Frau F. hatte im Januar dieses Jahres einen Schlaganfall mit leichten Paresen der linken Seite, armbetont. Diese
bildeten sich jedoch weitgehend zurück, manchmal hatte sie noch ein müdes Gefühl im linken Arm. Sie konnte im
Verlauf des Jahres wieder alle Aktivitäten aufnehmen, inkl. Radfahren, Schwimmen und Autofahren. Sie hat sich
bis zum Sturz komplett selbst versorgt und traf sich wöchentlich zum Stammtisch mit Schulkameraden, ging zur
Gymnastikgruppe und machte gerne Busausflüge mit.

**Stürze in der Vorgeschichte:**

Frau F. stürzte am 19.10.2015 in einem Blumenladen. Als Sturzursache vermutet sie Ausrutschen
auf nassen Fliesen.

**Problem des Patienten:**

Frau F. klagt vor allem über Schmerzen. Sie hat Angst, wieder zu stürzen, und fühlt sich v. a. außerhalb
der Wohnung sehr unsicher. Zurzeit verlässt sie diese nur in Begleitung ihrer Freundin.

**Ziel des Patienten:**

Selbstständigkeit und Schmerzfreiheit wie vor dem Sturz.

◻ **Abb. 4.11** Physiotherapeutischer Befund Niedergelassene Praxis: Fallbeispiel Frau F.

### Sozialanamnese - ICF: Umweltfaktoren, personenbezogene Faktoren

**(Ehemaliger) Beruf:**     Schneiderin

**Hobbys:**                          Reisen, Nähen, Radfahren, Schwimmen, Gymnastikgruppe, Stammtisch

**Lebenssituation:**          alleinstehend, keine Angehörige

**Wohnsituation:**            Frau F. lebt alleine in einer großen Wohnung im ersten Stock ohne Aufzug.

**Andere:**

Eine Freundin und Nachbarin hilft ihr momentan bei Einkäufen, beim Putzen, Duschen und Ankleiden. Zurzeit nimmt sie einen mobilen Mahlzeitendienst in Anspruch, der das Essen mundgerecht liefert, da sie noch nicht schneiden kann.

### Schmerzanamnese

| Lokalisation | Schulter links |
|---|---|
| Zeit | tagsüber schwankend, nachts besser |
| Qualität | ziehend, spitz |
| Intensität (0-10) | 4-7 |
| Quantität | bei körperlicher Aktivität |
| Beeinflussbarkeit | Ruhe<br>Schmerzmittel |

### Spezifischer Befund

**Vitalparameter:**

*Puls in Ruhe:*              k.A.          *Puls bei Belastung:*                k.A.

*Atemfrequenz in Ruhe:* k.A.          *Atemfrequenz nach Belastung:* k.A.

*RR in Ruhe:*                k.A.          *RR nach Belastung:*                k.A.

*Art der Belastung:*      k.A.

*Atemgeräusche:*         k.A.

*Bewusstsein/Vigilanz:* o. B.

### Inspektion und Untersuchung - ICF: Körperstruktur und Funktionen:

*Haut:*                reizlose Narbe li. Schulter, Fäden noch nicht gezogen, Hämatom li. Oberarm

*Knochen:*           k.A.

*Körperhaltung:*   Frau F. trägt eine Schulter-Abduktionskissen mit Klettverschlüssen, das sie
                          selbst anlegen kann und 24 Std. am Tag trägt.

*Ödeme:*             Schwellung im OP-Gebiet

*Muskulatur:*       k.A.

◻ **Abb. 4.11**  (Fortsetzung)

## Lokalisation

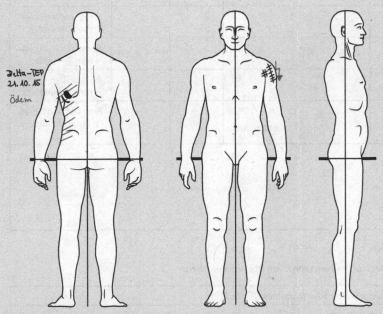

Delta–TEP
21. 10. 15
Ödem

↯ Schmerz, + Hypertonus, − Hypotonus, → Hypermobilität, ← Hypomobilität, ∿∿∿ Sensibilitätsstörungen,
# Fraktur, ‡ Narbe

## ICF: Aktivität und Teilhabe

| Unterstützungsbedarf ADL, Transfer, Stand und Fortbewegung | | | | | |
|---|---|---|---|---|---|
| Aktivität | Selbstständig | Unter Aufsicht | Mit Hilfe | Hilfsmittel | Besonderheiten |
| Essen/Trinken | X | | | | Mobiler Mahlzeiten-dienst mundgerechte Zubereitung |
| Persönliche Hygiene | X | | | | |
| Sich kleiden | | | X | | Freundin hilft ihr |
| Toilette | X | | | | Hosen mit Gummizug |
| Duschen/Baden | | X | X | | Freundin unterstützt geringfügig |
| Transfer Bett -Stuhl/Rollstuhl | X | | | | |
| Sitz | X | | | | |
| Transfer Sitz -Stand | X | | | | |
| Stand | X | | | | |
| Rollstuhl benutzen | k.A. | k.A. | k.A. | k.A. | |

◻ **Abb. 4.11** (Fortsetzung)

| Aktivität | Selbstständig | Unter Aufsicht | Mit Hilfe | Hilfsmittel | Besonderheiten |
|---|---|---|---|---|---|
| **Gehen innen** | X | | | | |
| **Gehen im Freien** | | X | | | Angst, nur in Begleitung (Freundin) |
| **Treppauf steigen** | | X | | | Angst, nur in Begleitung (Freundin) |
| **Treppab steigen** | | | X | | Angst, nur in Begleitung (Freundin) |
| **Erweiterte Mobilität** (Auto, Bus, Fahrrad etc.) | | X Mit dem Bus | | | Auto und Rad fahren z. Zt. nicht möglich |

**Ergänzungen:**

**Stand:** k.A.

**Gehen:** k.A.

**Treppen steigen:** k.A.

**Andere:** k.A.

**Hintergrundinformation:**

Frau F. hat ein Nachbehandlungsschema von ihrem Operateur erhalten.

---

**Nachbehandlungsschema Inverse Schulterprothese (Delta TEP)**

- Fädenentfernung nach 12 Tagen
- Abduktionskissen Tag und Nacht (kann zur Körperhygiene und Physiotherapie abgelegt werden)
- Ab 2. Woche kann nach physiotherapeutischer Schulung das Kissen zeitweise am Tag abgelegt werden, wenn der Arm sicher in leichter Abduktion gelagert wird und eine aktive Anspannung des Schulterbereichs ausbleibt
- Keine eigenständigen aktiven Bewegungen (Arm anheben, Tragen, Überkopfbewegungen) für 6 Wochen (02.12.15)
- Aktiv-assistive Bewegungen in alle Richtungen erlaubt. Hebearbeiten des Deltamuskels für ca. 4 Wochen nur assistiv (18. 11.15)
- Aktive Anteversion und Abduktion nach 4 Wochen schrittweise steigerungsfähig
- Reha-Beginn 4-6 Wochen nach OP geplant
- Soweit verfügbar Nutzung des Bewegungsstuhles zu Hause

  Fahrzeug lenken ist für mindestens 6 Wochen nicht möglich!
  Sportliche Aktivitäten sind nach 10-12 Wochen möglich, dabei sollten aber schwere Gewichte und Überkopfsportarten vermieden werden. Eine individuelle Festlegung erfolgt mit dem Arzt.

---

**Assessments und Tests:**

(ebenfalls möglich: Short Physical Performance Battery, Berg Balance Scale, Tinetti (alle zur Sturzrisikoabklärung), Falls Efficacy Scale – International (Sturzangst))

| *ROM* | Aktiv | | | | | | Passiv | | | | | |
|---|---|---|---|---|---|---|---|---|---|---|---|---|
| *Schulter* | Rechts | | | Links | | | Rechts | | | Links | | |
| Flex./Ext. | 160 | 0 | 40 | - | - | - | 170 | 0 | 40 | 70 | 0 | 10 |
| Abd./Add. | 90 | 0 | 30 | - | - | - | 90 | 0 | 30 | 50 | 0 | 0 |
| AR/IR | 90 | 0 | 80 | - | - | - | 90 | 0 | 80 | - | - | - |

◻ **Abb. 4.11** (Fortsetzung)

| Dynamic Gait Index | | 3 | 2 | 1 | 0 |
|---|---|---|---|---|---|
| Item | Aktivität | | | | |
| 1 | Gehen auf ebener Strecke 20 m | x | | | |
| 2 | Gehen mit Tempowechsel 5 m normal, 5 m schnell, 5 m langsam | x | | | |
| 3 | Gehen mit Kopfdrehung rechts/links | | x | | |
| 4 | Gehen und nach oben/unten schauen | | x | | |
| 5 | Gehen und Drehung um 180° | | | x | |
| 6 | Gehen über Hindernisse | | x | | |
| 7 | Gehen um Hindernisse rechts/links herum | | x | | |
| 8 | Treppensteigen | | x | | |
| Punkte insgesamt (max. 24 Punkte) | | 17 | | | |
| Genutztes Hilfsmittel: k.A. | | | | | |
| Punkteverteilung: 3 = normal, 2 = leichte Einschr. ,1 = mittlere Einschr., 0 = starke Einschränkung | | | | | |

**Interpretation/Hypothese** (mit Kontrollparameter):

Frau F. hat noch relativ starke Schmerzen. Die passive Beweglichkeit ist dadurch deutlich eingeschränkt. Im Verlauf der Knochenheilung sollten sich die Schmerzen bessern. Die Patientin muss wieder Vertrauen in die eigenen Fähigkeiten zurückgewinnen, damit sie nicht mehr auf die Hilfe der Freundin angewiesen ist und ihre Angst abbauen kann.

Im Vordergrund stehen zunächst die Schmerzlinderung und Verbesserung der einhändigen motorischen Fähigkeiten sowie Ausdauer- und Krafterhalt. Zusätzlich sind schmerzlindernde Maßnahmen erforderlich, die die Patientin selbst zu Hause anwenden kann.

Nach den Ergebnissen des Dynamic Gait Index hat Frau F. ein erhöhtes Sturzrisiko. Deshalb muss auch Sturzprävention erfolgen.

Als Kontrollparameter dient die ICF-Tabelle zu Aktivität und Teilhabe sowie der ROM und der DGI.

**Zielvereinbarung:**

Erreichen eines möglichst großen Bewegungsausmaßes während des Zeitraums der aktiv-assistiven Bewegung. Danach Aufbau eines aktiven Übungsprogrammes angepasst an die ADL mit erneuter Zielsetzung.

| Behandlungsplanung: | | | | |
|---|---|---|---|---|
| Relevante **umweltbezogene** Faktoren | Wohnung im 1. Stock ohne Aufzug (-) Treppengeländer auf einer Seite (-) | | | |
| Relevante **personenbezogene** Faktoren | Schmerzen (-) Bewegungseinschränkung li. Schulter (-) Sturzangst (-) Alter (+) | | | |
| Ziele | Körperfunktion und -struktur | Aktivität | Partizipation/Alltagsrelevanz | Maßnahme(n) |
| **1.Teilziel** ROM Schulter li. erweitern z.Zt. nur aktiv-assistive Bewegung erlaubt (bis 02.12.2015) | Schmerz Beweglichkeit | | Bewegungsausmaß für ADLs | Schmerzreduktion Passive Bewegung |

☐ **Abb. 4.11** (Fortsetzung)

| Ziele | Körperfunktion und -struktur | Aktivität | Partizipation/All-tagsrelevanz | Maßnahme(n) |
|---|---|---|---|---|
| 2. Teilziel Sturzprävention | Kraft Ausdauer v.a. UE | Gleichgewicht im Stand und Gehen | Sicherheit und Selbstständigkeit im Alltag | Gleichgewichts- und Krafttraining |
| 3. Teilziel Erhalten der Selbstständigkeit im Alltag | Kraft und Ausdauer v.a. OE rechts Atmung | Sich kleiden Duschen | s.o. | Verbesserung der einhändigen motorischen Fähigkeiten rechter Arm Pneumonieprophylaxe |
| Überprüfung der Ziele | | | | |
| Ggf. neue Ziele Beginn aktiver Bewegung (ab 02.12.2015) | s.o. Kraft Ausdauer v.a. OE | Verbesserung der aktiven motorischen Fähigkeiten linker Arm | s.o. Alltagsbezogene/ funktionelle Aktivität der Schulter | Schmerzreduktion Kräftigung Bewegung erweitern |

◘ **Abb. 4.11** (Fortsetzung)

## 4.8 Arbeitsfeld Prävention/ Gesundheitsförderung in der Geriatrie

> **Arbeitsfeld Prävention und Gesundheitsförderung**
>
> Im Arbeitsfeld Prävention und Gesundheitsförderung im Bereich Geriatrie werden zum einen Personen höheren Lebensalters mit oder ohne relevante Erkrankung(en) therapeutisch betreut, die dem Verlust motorischer, sensorischer und kognitiver Fähigkeiten aktiv entgegentreten wollen. Zum anderen werden Personen einer Risikogruppe erfasst und vorbeugend behandelt, um schwerwiegende Folgen zu vermeiden.

Unter Prävention verstehen wir alle Maßnahmen, die Risiken und Risikofaktoren erkennen und vorbeugend behandeln, bevor eine Krankheit oder deren weitreichende Folgen überhaupt entstehen. Genauso gehören aber auch die Begleitung bestehender Erkrankungen und deren Auswirkungen auf die Teilhabe und Aktivitäten des täglichen Lebens dazu. Das Präventionsziel wäre dann, das weitere Fortschreiten der Erkrankung zu vermeiden und die selbstständige Lebensführung über einen möglichst langen Zeitraum zu erhalten (z. B. Koronarsportgruppe, Parkinson- oder Osteoporosegruppe) (▶ Kap. 5). Dabei gibt es durchaus Überschneidungen mit rehabilitativen Interventionen. Durch die Zunahme chronischer und degenerativer Erkrankungen im Alter (Multimorbidität) können präventive Maßnahmen z. B. für Osteoporose gleichzeitig auch rehabilitative Wirkung auf eine vorhandene Gonarthrose haben.

Wie wichtig Prävention und Gesundheitsförderung insgesamt sind, zeigt sich auch durch die Verabschiedung des Gesetzes zur Stärkung der Gesundheitsförderung und Prävention. Dieses trat am 25. Juli 2015 in Kraft und schafft der Prävention eine eigenständige gesetzliche Grundlage. Es wird dazu eine nationale Präventionskonferenz geschaffen, die eine nationale Präventionsstrategie erarbeiten soll. Auch Personen in Pflegeeinrichtungen sollen durch Leistungen der Pflegekassen erstmalig Zugang zu präventiven Angeboten erhalten.

Um die Zertifizierung von Präventionsangeboten für die Anbieter zu erleichtern, wurde 2014 die Zentrale Prüfstelle Prävention (ZPP) geschaffen, die das Siegel »Deutscher Standard Prävention« vergibt. Dieses ist von den gesetzlichen Krankenkassen gefordert und anerkannt. Es gewährt eine (teilweise) Übernahme der Kosten für das Präventionsangebot. Dabei werden Maßnahmen, die dem Leitfaden Prävention entsprechen, aus den vier Handlungsfeldern

- Bewegungsgewohnheiten,
- Ernährung,
- Stressmanagement und
- Suchtmittelkonsum

zertifiziert. Hierin sind Angebote für ältere Menschen eingeschlossen.

Flächendeckende präventive oder gesundheitsfördernde Angebote für ältere Menschen sind in Deutschland noch selten. Das Sturzpräventionsprogramm »Ulmer Modell« in Kooperation mit der AOK und Altenpflegeheimen ist ein erfolgreiches Beispiel (s. ▶ Abschn. 5.4.6).

Auf Bundes- und Länderebene wird an Programmen für ältere Menschen gearbeitet und über verschiedene Aktionen und Institutionen (Sportbund, Sportvereine, Landfrauen, VHS etc.) versucht, diese Zielgruppe von einer gesundheitsbewussten und gesundheitsfördernden Lebensweise zu überzeugen. Es sollte zum Selbstverständnis unseres Berufsbildes gehören, sich dem Thema Prävention und Gesundheitsförderung auch für den älteren und sehr alten Patienten anzunehmen.

Beispiele für Präventionsangebote für ältere Menschen sind:

- Kraft- und Balancetraining nach dem Ulmer Modell,
- »Standfest und Stabil« des Deutschen Turner Bundes,
- »Trittsicher durchs Leben«,
- Gesundheitswandern,
- Walking und Nordic Walking,
- Tai Chi, Qi Gong,
- INFORM (Deutschlands Initiative für gesunde Ernährung und mehr Bewegung) der Bundesanstalt für Landwirtschaft und Ernährung,
- »Fit für 100« der Sporthochschule Köln etc.

Diese Aufzählung ist lediglich beispielhaft und daher unvollständig.

Präventionsmaßnahmen sind häufig Gruppenangebote. Präventive Maßnahmen können aber auch in Einzeltherapie vermittelt werden.

In ▶ Kap. 5 wird detailliert auf die Aspekte von Prävention und Gesundheitsförderung insbesondere bei älteren Menschen eingegangen.

## 4.9 Anforderungen an Physiotherapeutinnen in der Geriatrie

Das gesamte Gesundheitssystem ist aufgrund der immer älter werdenden Bevölkerung einem Wandel unterworfen (▶ Abschn. 1.1). Moderne Geriatrie legt Wert auf Multi- und Interdisziplinarität, Ganzheitlichkeit und patientenorientiertes Handeln. Als Physiotherapeutin sieht man sich in der Arbeit mit geriatrischen Patienten immer vielfältigeren Aufgaben gegenüber, die in immer kürzerer Zeit erfolgreich gelöst werden sollen.

Die Patienten vertrauen und erwarten, dass Physiotherapeutinnen sich als zuverlässige, kompetente Partnerinnen erweisen, die ihnen im Alter größtmögliche Lebensqualität und Selbstständigkeit ermöglichen. Dies erfordert ein hohes Maß an Verantwortung und die Notwendigkeit, spezifische Kompetenzen zu erwerben, die über die Fachqualifikation als Physiotherapeutin hinausgehen.

In diesem Abschnitt geht es darum, welche Fähigkeiten Physiotherapeutinnen benötigen, um den verschiedenen Anforderungen begegnen zu können und den Ansprüchen, die an sie gestellt werden, gerecht zu werden. ◘ Abb. 4.12 veranschaulicht, welche Eigenschaften für die Arbeit mit betagten Menschen vorteilhaft sind.

### 4.9.1 Motivation

Die Arbeit mit geriatrischen Patienten ist sowohl physisch als auch psychisch anspruchsvoll. Umso wichtiger ist es, dass Therapierende Interesse und Freude an der Arbeit mit alten Menschen haben und sie in ihrer Komplexität verstehen.

Der Umgang mit Patienten muss professionell und empathisch sein, unter Berücksichtigung der eigenen Leistungsgrenzen (▶ Abschn. 6.6). Setzen sich Therapierende aktiv mit dem Alterungsprozess, den inneren Bildern von Altern, Sterben und Tod auseinander, so gewinnen ihre Therapie und die Beziehung zum Patienten zusätzlich an Qualität. Die Grenzen des Machbaren sind dann nicht mehr frustrierend, sondern akzeptabel. Die Arbeit wird sinnhaft und erfüllend. Verstärkt wird dies durch die häufig sehr große Dankbarkeit der Patienten für die geleistete Hilfe.

4

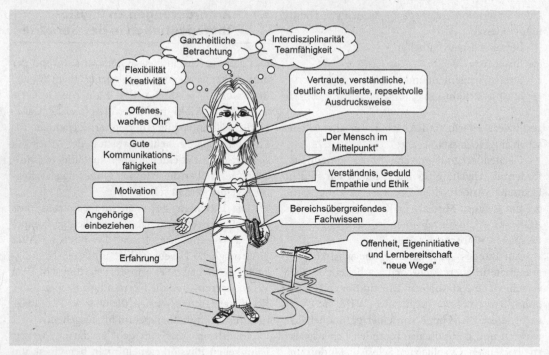

☐ **Abb. 4.12** Idealvorstellung von einer Physiotherapeutin in der Geriatrie

### 4.9.2 Interdisziplinarität und Teamfähigkeit

Die Zusammenarbeit mit allen Berufsgruppen in der Geriatrie ist der Grundgedanke, die Basis für eine optimale, an den individuellen Bedürfnissen des Patienten ausgerichtete Therapie. Dies ist in klinischen Einrichtungen am wahrscheinlichsten gewährleistet. Behandlungsziele werden dabei in Teamsitzungen gemeinsam definiert. Im ambulanten Bereich ist solch ein Netzwerk häufig nicht vorhanden. Hier liegt es am einzelnen Therapeuten, sich dieses Netzwerk mit anderen Berufsgruppen zu schaffen (vgl. ▶ Abschn. 4.6 und ▶ Abschn. 1.11.3).

### 4.9.3 Bereichsübergreifendes Fachwissen

Durch die Vielschichtigkeit der Erkrankungen, die geriatrische Patienten mitbringen, ist ein umfassendes theoretisches und praktisches Wissen vieler verschiedener physiotherapeutischer Fachdisziplinen

hilfreich. Darüber hinaus sollten (fundierte) Kenntnisse erworben werden über:

- altersphysiologische Veränderungen und deren Auswirkungen,
- typische Krankheitsbilder im Alter und deren Folgen,
- Risikofaktoren im Alter und die Möglichkeiten präventiver und gesundheitsfördernder Maßnahmen,
- gesetzliche Grundlagen, z. B. Pflegegesetz, freiheitsentziehende Maßnahmen, Betreuungsgesetz, Versorgungsvollmacht, Patientenverfügung etc. sowie
- »palliative care«, Sterben und Tod.

Außerdem ist es wichtig, Einblick in die Arbeit anderer Berufsgruppen zu haben, um sich einerseits vernetzen zu können und andererseits Patienten an andere Therapeuten des multiprofessionellen Teams verweisen zu können, wenn man an die Grenzen eigener Kompetenzen stößt.

### 4.9.4 Verständnis, Geduld, Empathie und Ethik

Das oben genannte spezifische Wissen ermöglicht es Physiotherapeutinnen, Patienten in ihrer Gesamtheit zu sehen und auch komplexe Zusammenhänge zu erkennen. Dies schafft den Rahmen für eine anhaltende vertrauensvolle therapeutische Beziehung. Es ist dabei auf die Wahrung des Rechtes auf Respektierung der Menschenwürde, den Schutz der Persönlichkeit, der Intimität und der Selbstbestimmung zu achten.

Besonderen Schutzes bedürfen Patienten mit gestörter Willensbildung und kognitiven Einschränkungen. Dessen müssen sich Physiotherapeutinnen bewusst sein und entsprechend verantwortungsvoll handeln.

### 4.9.5 Gute Kommunikationsfähigkeit

Die Zusammenarbeit mit ihren Patienten, dessen Angehörigen und vielen verschiedenen Berufsgruppen im Netzwerk erfordert ein hohes Maß an kommunikativen Fähigkeiten sowie die Offenheit, einen kommunikativen Austausch einzufordern und zu pflegen. Im direkten Umgang mit alten Menschen (und seinen Angehörigen) muss eine vertraute, verständliche, deutlich artikulierte und respektvolle Ausdrucksweise gewählt werden.

Physiotherapeutinnen sollten ein »offenes, waches Ohr« für die oft indirekt geäußerten Sorgen und Beschwerden ihrer Patienten haben und diese gegebenenfalls an Arzt, Pflege, therapeutisches Team oder Angehörige weiterleiten.

### 4.9.6 Ganzheitliche Betrachtung

»Der Mensch im Mittelpunkt« – gemäß der ICF wird der Patient in seinem Gesamtkontext betrachtet, d. h., neben seinen Einschränkungen auf körperlicher, geistiger und emotionaler Ebene werden auch die Begleitumstände seines Umfeldes und seiner Person berücksichtigt. So ist es möglich, alle zur Verfügung stehenden Ressourcen und Kompetenzen des alten Patienten zu erkennen, zu erfassen und zielführend zu fördern.

### 4.9.7 Flexibilität und Kreativität

Die persönlichen Ressourcen und das Umfeld des Patienten sind so individuell wie ein Fingerabdruck. Die Auswahl der alltagsorientierten Behandlungsmethode, der dazugehörigen Übungen und die Übungsintensität sind ständigen Schwankungen unterworfen.

Auch die Versorgung mit Hilfsmitteln oder Unterstützungssystemen kann immer nur individuell, ohne vorgefertigtes Schema erfolgen. Hier sind häufig kreative Ideen zur Lösung von praktischen Problemen im Alltag gefragt.

Uhrzeit und Tagesform beeinflussen die Leistungsfähigkeit der Patienten. Es ist sinnvoll, die Therapiezeit und -dauer danach auszurichten. Bei kognitiv eingeschränkten Patienten beispielsweise empfiehlt sich eine Therapieeinheit am Vormittag, da die kognitiven Ressourcen im Tagesverlauf abnehmen. Bei körperlich schwachen Patienten sind mehrere kurze Therapiesequenzen effektiver. Dies lässt sich im klinischen Setting leichter einteilen als im Hausbesuch oder in der niedergelassenen Praxis. Bei letzteren können Hausaufgabenprogramme oder die Hilfe durch Angehörige nützlich sein.

Das Praxisbeispiel im Kasten ► Kreativität vs. Lösung von der Stange zeigt, dass im Bedarfsfall ganz individuelle, einmalige Wege gefunden werden können, um das selbstständige, unabhängige Handeln einer Person zu ermöglichen. Die »Lösung von der Stange« führt manchmal eben nicht zum gewünschten Ziel.

### 4.9.8 Angehörige einbeziehen

Wie in ► Abschn. 1.11.4 erläutert, ist das Einbeziehen der Angehörigen als selbstverständliche und positive Ressource zu betrachten. Reglementierte Behandlungsdauern und -frequenzen im Gesundheitswesen sowie eingeschränkte Ressourcen von Patienten machen es oft nicht einfach, die angestrebten Ziele innerhalb der zur Verfügung stehenden Therapiezeit zu erreichen. Die Kooperation mit den Angehörigen und deren Anleitung zur Mitförderung des Patienten eröffnen (besonders im häuslichen Umfeld) mehr Möglichkeiten und Perspektiven. Hierdurch kann eine ausreichende Behandlungskontinuität hergestellt werden.

**Kreativität vs. Lösung von der Stange**

Eine Patientin wohnt im ersten Stock einer Jugendstilvilla, dessen Treppenhaus sie auf keinen Fall durch einen Treppenlift »verschandeln« möchte. Außerdem ist Treppensteigen mit Handlauf und einer Gehstütze möglich. Um zum Briefkasten zu gelangen, benötigt sie jedoch eine weitere Gehstütze. Da es nicht möglich ist, eine Stütze am Treppenende zu deponieren, wird ein Flaschenzug installiert: Eine Öse wird am Geländer im ersten Stock befestigt, an der ein Seil befestigt ist. An diesem Seil ist eine Schlaufe, in die die Gehstütze eingehängt und ins Erdgeschoß abgeseilt wird. Nachdem sie die Post geholt hat und die Treppe wieder nach oben gegangen ist, holt sie ihre Gehstütze in der gleichen Weise wieder nach oben, um dort sicher weiter gehen zu können.

## 4.9.9 Erfahrung

Mit jedem neuen geriatrischen Patienten, der behandelt wird, wächst der eigene Erfahrungsschatz. Die Sicherheit in der Wahl der Methode und Übung oder im Umgang mit den Einschränkungen und Bedürfnissen der Patienten wird kontinuierlich größer. Dabei ist es wichtig, neue Erkenntnisse zu integrieren, bekannte Techniken zu adaptieren und diese gemeinsam mit dem Patienten in für ihn relevante Alltagssituationen einzubinden. Motivation, Offenheit, Eigeninitiative und Lernbereitschaft eröffnen Möglichkeiten und »neue Wege« für Patienten und Therapeutinnen.

## 4.10 Fazit

Zukünftig wird der Bedarf an Therapie und Therapeutinnen in allen Arbeitsfeldern durch den demografischen Wandel weiter steigen. Die Einsatzmöglichkeiten für Physiotherapeutinnen in der Arbeit mit älteren Patienten sind dabei weit gestreut. Die geriatrischen Strukturen innerhalb Deutschlands sind allerdings sehr unterschiedlich und in stetigem Wandel. Der ganzheitliche, ICF-zentrierte Ansatz kann jedoch in allen Arbeitsfeldern angewendet werden. Diese patientenorientierte Herangehensweise verlangt Physiotherapeutinnen ein hohes professionelles und persönliches Engagement ab, ist aber gleichwohl gewinnbringend für beide Seiten. Durch eine gute Kommunikation und Überleitung von Kliniken in die weiterführende Betreuung können Drehtüreffekte für die Patienten vermieden werden.

Die individuelle Belastbarkeit kann eine große Herausforderung sein. Hier gilt es einen Weg zu finden, in der Therapie zugewandt, »nah am Menschen« zu sein, ohne die eigenen Grenzen zu überschreiten und gleichsam eine professionelle Distanz zu bewahren.

## 4.11 Fragen

- In welche drei Teilbereiche werden die physiotherapeutischen Arbeitsfelder grob eingeteilt?
- Was unterscheidet die Akutgeriatrie von der geriatrischen Rehabilitation?
- Wie unterscheiden sich geriatrische Tagesklinik und mobile geriatrische Rehabilitation voneinander?
- Welchen gesetzlichen Regelungen unterliegt die Behandlung von geriatrischen Patienten im häuslichen Umfeld und welche Problemstellung kann sich daraus ergeben?
- In welchen Bereichen liegen die besonderen Herausforderungen im Hausbesuch und warum?
- Welche Zielsetzung haben präventive und gesundheitsfördernde Interventionen?
- Mit welchen Fähigkeiten kann den vielfältigen Anforderungen begegnet werden?

## 4.12 Interessante Links

**http://www.aktivinjedemalter.de** Interdisziplinäre Initiative zur Gesundheitsförderung Älterer

**http://www.bag-more.de** Bundesarbeitsgemeinschaft Mobile Rehabilitation e.V.

**http://gesundheitsziele.de** Kooperationsverbund zur Weiterentwicklung des nationalen Gesundheitszieleprozesses http://www.heilmittelkatalog.de Verzeichnis der Heilmittel

http://www.kcgeriatrie.de Kompetenz-Centrum Geriatrie des MDK

http://www.mds-ev.de Medizinischer Dienst des Spitzenverbandes Bund der Krankenkassen

http://www.dimdi.de Deutsches Institut für medizinische Dokumentation und Information

http://www.zentrale-pruefstelle-praevention.de Zentrale Prüfstelle der Krankenkassen für Präventionsangebote

http://www.gesundheitswanderfuehrer.de Bewegungsprogramm des deutschen Wanderverbandes

http://www.in-form.de Deutschlands Initiative für gesunde Ernährung und mehr Bewegung

http://www.trittsicher.org/willkommen Ein Programm der Sozialversicherung für Landwirtschaft, Forsten und Gartenbau (SVLFG) in Zusammenarbeit mit dem Deutschen LandFrauenverband (dlv) und dem Deutschen Turner-Bund (DTB)

http://www.bmg.bund.de Bundesministerium für Gesundheit

http://www.dtb-online.de Deutscher Turnerbund

http://www.physio-akademie.de/home/ Institut für Fort- und Weiterbildung in der Physiotherapie

## Literatur

Bundesverband Geriatrie e.V. (Hrsg) (2010) Weißbuch Geriatrie, 2.Aufl. Kohlhammer, Stuttgart

Siegert R (2012) Mobile Geriatrische Rehabilitation schließt Versorgungslücke. Bremer Ärztejournal 10/12:9

Steinhagen-Thiessen E et al. (2000) Der geriatrische Patient – Opfer der Sparmaßnahmen? Geriatriejournal 3:16-21

Stier-Jarmer M et al. (2002) Frührehabilitation in der Geriatrie. Phys Med Rehab Kuror 12:193

Tümena T, Gaßmann KG, Trögner J (2011) Nachhaltigkeit geriatrischer Rehabilitation in Bayern. GiB-DAT-Studiengruppe, Ärztliche Arbeitsgemeinschaft zur Förderung der Geriatrie in Bayern e.V., S 30-31

Scherfer E, Bohls C, Freiberger E, Heise KF, Hogan D (2006) Berg-Balance-Scale – deutsche Version. physioscience 2(2):56-66

Schuler M, Oster P (2008) Geriatrie von A bis Z. Der Praxis-Leitfaden. Schattauer, Stuttgart

Schädler S (2006) Assessment: Dynamic Gait Index. Balance beim Gehen beurteilen. physiopraxis 10(06):40-41

# Prävention

*Christine Greiff, Katja Richter*

K. Richter et al. (Hrsg.), *Der ältere Mensch in der Physiotherapie*,
DOI 10.1007/978-3-662-50466-6_5, © Springer-Verlag Berlin Heidelberg 2017

## 5.1 Prävention und Gesundheitsförderung

*Christine Greiff*

Gesundheitsförderung und Prävention werden häufig synonym verwendet. Es existieren weder eindeutige Definitionen noch eine klare Abgrenzung – beides sind Strategien, um die Gesundheit zu verbessern oder zu erhalten. Eine mögliche Differenzierung ist: Das Ziel der Gesundheitsförderung ist die Stärkung der Gesundheitsressourcen, das der Prävention die Vermeidung von Gesundheitsrisiken. Es gibt unterschiedliche Methoden, um diese beiden Strategien umzusetzen: gesundheitliche Aufklärung, Gesundheitsbildung, Präventivmedizin, um nur einige zu nennen (Kaba-Schönstein 2011). Im Folgenden wird dargestellt, wo Gesundheitsförderung bzw. Prävention bei älteren Menschen ansetzt und welche Möglichkeiten der Einflussnahme von physiotherapeutischer Seite aus bestehen, damit diese mit den Anforderungen des Alterns zurechtkommen.

**Prävention** kann in mehrere Bereiche unterteilt werden:
- Primärprävention zielt auf die Vermeidung von Krankheiten ab.
- Sekundärprävention, auch Früherkennung, behandelt vorhandene Krankheiten im Frühstadium.
- Tertiärprävention hilft bei der Krankheitsbewältigung, betreibt Rückfallprophylaxe und dämmt den Fortschritt der Krankheit ein.

Die **Gesundheitsförderung** setzt bei der Einstellung der Menschen an, denn die Gesundheit eines Menschen wird durch seine Einstellung sehr stark beeinflusst: Je positiver und lebensbejahender, umso gesünder fühlt sich ein Mensch.

Laut WHO soll alten Menschen eine größtmögliche Gesundheit, gutes Selbstwertgefühl, Unabhängigkeit und die aktive Teilnahme am gesellschaftlichen Leben ermöglicht werden. Daher werden in der Geriatrie und Gerontologie die Begriffe Gesundheitsförderung und Prävention erweitert: Es geht hier zusätzlich um die Vermeidung von Verschlechterungen bereits vorhandener Einschränkungen. Für die alten Menschen selbst steht Beschwerdefreiheit und Abwesenheit körperlicher Einschränkungen im Vordergrund (► Abschn. 1.2) (Lisbach u. Zacharopoulos 2007; Schütz u. Wurm 2009).

Da es sehr große Unterschiede gibt, wie Menschen altern, muss zunächst der Alterungsprozess per se und dann die Einflussmöglichkeiten auf ihn betrachtet werden.

- **Betrachtungsweisen zum Alterungsprozess**
  - **Biologische Sichtweise:** Sie geht von den Verlusten der verschiedenen biologischen Fähigkeiten aus (► Abschn. 1.6).
  - **Psychologische Sichtweise:** In ihr wird der Alterungsprozess einerseits durch Verluste (biologischer Abbau) und andererseits durch Gewinne (Erfahrung und Wissen) gekennzeichnet. Sie sieht den Alterungsprozess als formbaren Zustand der Veränderung an. Prävention und Gesundheitsförderung, aber auch Rahmenbedingungen (sozialer, gesellschaftlicher und historischer Kontext) nehmen Einfluss. So werden aus dieser Perspektive die großen Unterschiede im Alterungsprozess zwischen den Menschen erklärt.
  - **Soziologische Sichtweise:** Sie betrachten die individuellen Veränderungen eingebettet in Lebensläufe und Sozialisation. Das heißt aus diesem Blickwinkel, dass soziale Ungleichheiten (z. B. geringe Bildung und belastende Arbeitsbedingungen) Risikofaktoren für die Gesundheit im Alter darstellen. (Menning u. Hoffmann 2009)

- **Einflussmöglichkeiten auf den Alterungsprozess**
  - Lebensstil und Gesundheitsverhalten (Genussmittel, Ernährung, Aktivität etc.),
  - psychosoziale Faktoren (Bildung, Einkommen, früherer Beruf, Entscheidungsfähigkeit etc.),
  - soziale Ungleichheit (Schichtzugehörigkeit, gute soziale Integration),
  - medizinische und pflegerische Faktoren,
  - Altern und Gesundheit im gesellschaftlichen Kontext,
  - stabiles subjektives Wohlbefinden. (Lotzgeselle 2008a; Menning u. Hoffmann 2009)

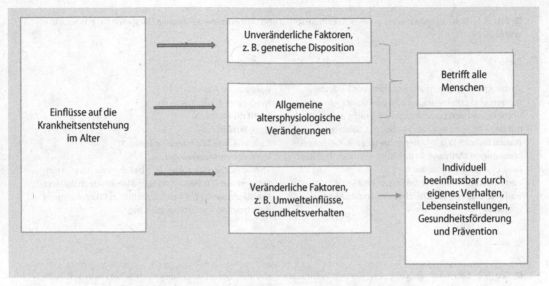

**Abb. 5.1** Krankheitsentstehung im Alter. (Eigene Darstellung nach Schütz u. Wurm 2009)

Entsprechend kann durch gesundheitsfördernde und präventive Maßnahmen in Bereichen wie Bewegung, Ernährung, Kognition, Psyche und Risikoaufklärung das Altern positiv beeinflusst werden (Saß et al. 2009; Kuhlmann u. Koch 2009).

Abb. 5.1 zeigt, welche Komponenten Einfluss auf die Entstehung von Krankheiten nehmen und welche Faktoren dabei beeinflussbar sind.

Veränderliche Risikofaktoren zur Krankheitsentstehung sind beeinflussbar. Therapeutisch kann am besten auf die individuellen, verhaltensbedingten Risiken Einfluss genommen werden. Dies sind:

- Drogen, Medikamentenmissbrauch, unkorrekte Tabletteneinnahme,
- sog. Genussmittelkonsum: Rauchen, Alkohol, Koffein,
- mangelnde körperliche Aktivität,
- schlechte Ernährung.

Hierbei ist der wichtigste beeinflussbare Faktor für gesundes Altern die richtige Einnahme von Medikamenten bei behandlungsbedürftigen Erkrankungen. Ein weiterer wichtiger Einflussfaktor ist der übermäßige Gebrauch von Genussmitteln. Deren Konsum beschleunigt den Alterungsprozess; wird er reduziert, kann das Altern positiv beeinflusst werden.

Körperliche Aktivität ist ebenfalls eine wichtige Einflussgröße. Sie wird bis ins hohe Alter und auch für gebrechliche Menschen empfohlen (▶ Abschn. 1.10, ▶ Abschn. 5.2). Zu guter Letzt beeinflusst auch eine gesunde Ernährung den Alterungsprozess und die Entstehung von Erkrankungen (Lotzgeselle 2008a).

Lampert stellt einen Zusammenhang zwischen sozialem Status, Gesundheitsverhalten und selbst beeinflussbaren Risikofaktoren und Gesundheit im Alter fest. Demnach haben auch im Alter negative Verhaltensweisen wie Rauchen, Bewegungsmangel und Übergewicht Auswirkungen auf die Gesundheit. Dabei ist das Risikoverhalten umso höher, je niedriger der soziale Status eines Menschen ist (Lampert 2009).

Verschiedene Träger wie Krankenkassen, Gemeinden, Vereine etc. bieten Maßnahmen an zur Gesundheitsförderung und Prävention (auch) alter Menschen: Raucherentwöhnung, gesunde Ernährung, Diabetikerschulung, Seniorensport zur Steigerung der Aktivität, Sturzprophylaxe, Rückenschule etc. Aber auch bei bereits vorhandenen Krankheiten gibt es eine große Palette von Angeboten wie Osteoporose-, Parkinson- oder Rheuma-Gruppen, um nur einige zu nennen. Tab. 5.1 nennt Ziele und Maßnahmen in der Gesundheitsförderung und Prävention.

**◘ Tab. 5.1** Ziele und Maßnahmen der Gesundheitsförderung und Prävention. (Eigene Darstellung nach Schütz u. Wurm 2009)

| Ziele | Maßnahmen |
|---|---|
| Vorbeugen/Verzögern altersspezifischer Veränderungen und Erkrankungen, z. B. vaskuläre Demenz Vorbeugung von Erkrankungen, die nicht automatisch mit dem Alter zu tun haben, aber mit höherer Wahrscheinlichkeit im Alter auftreten, z. B. Gelenkerkrankungen (Arthrose, Arthritis…), Diabetes Mellitus, kardiovaskuläre Erkrankungen… Verringerung krankheitsbedingter Probleme Vorbeugung von Verschlechterungen des Allgemeinzustands | Körperliche Aktivität Moderater Alkoholgenuss Nicht rauchen Gute Ernährung Regelmäßige Tabletteneinnahme Vorsorgeuntersuchungen Therapie: z. B. Physiotherapie bei chronischen Erkrankungen wie Mb. Parkinson zum Mobilitätserhalt; Herz-/ Kreislauftraining bei kardiovaskulären Erkrankungen; Krafttraining bei Osteoporose etc. |

**◘ Tab. 5.2** Gesetzlich im SGB V verankerte Präventionsangebote. (Eigene Darstellung nach Schütz u. Wurm 2009)

| Prävention | Maßnahme | Zielgruppe und Interventionen |
|---|---|---|
| Primär | Grippeimpfung | Für alle über 60-Jährigen empfohlen |
| Sekundär | Gesundheits-Check-Up | Früherkennung Therapie Abbau von Risikofaktoren durch Verhaltensänderung |
| | Krebsfrüherkennung | Die Beteiligung sinkt mit zunehmendem Alter |

Das Inanspruchnahmeverhalten medizinischer Versorgungsangebote alter Menschen zeigt nach Saß et al. (2009), wie groß das Interesse alter Menschen an einer guten Gesundheit ist: Primärpräventionsangebote wie Grippimpfung und Gesundheits-Check-Up werden mehr von Über-65-Jährigen als von Jüngeren genutzt. Trotzdem sind über 40 % der stationär im Krankenhaus aufgenommenen Patienten älter als 65 Jahre. Die Gründe für die stationäre Aufnehme sind v. a. Herz-Kreislauf-Erkrankungen. Je älter die Patienten werden, umso mehr kommen Aufnahmen ins Krankenhaus aufgrund von Verletzungen wie Frakturen nach Stürzen hinzu.

◘ Tab. 5.2 fasst die gesetzlich verankerten Präventionsangebote zusammen. Bei dem hohen Interesse alter Menschen an ihrer Gesundheit kann allerdings noch viel mehr als das getan werden (s. oben, Steigerung von Aktivität).

### 5.1.1 Grundlage: Alltagskompetenz

Um ein selbstbestimmtes Leben mit hoher Lebensqualität und Sinnhaftigkeit im Alter zu führen, benötigen die Menschen sog. Alltagskompetenzen. Diese stehen in unmittelbarer Abhängigkeit von folgenden Gesundheitsfaktoren:

- körperliche Mobilität,
- körperliche Gesundheit (physische Ressource, s. unten),
- Depressivitätsausmaß oder negative Einstellung (»ich bin zu alt«),
- mangelnde Motivation für Aktivität (psychische Ressource/Resilienz, s. unten). (Bengel et al. 2001)

Neben den Gesundheitsfaktoren benötigt man für die Alltagskompetenzen bestimmte Fähigkeiten (Ressourcen).

> **Ressourcen**
>
> Ressourcen sind Fähigkeiten und Kräfte zur Bewältigung der Lebensaufgaben, zum Erreichen von Zielen, zum Umgang mit Verlusten und Krankheiten.

Es gibt unterschiedliche Ressourcen, die folgendermaßen differenziert werden können (Lotzgeselle 2008b, Menning u. Hoffmann 2009; Saß et al. 2009; Bengel et al. 2001) (▶ Abschn. 1.11):

- **Basale Ressourcen:** die Fähigkeiten, die ein Mensch für seine selbständige Lebensführung benötigt, z. B. Waschen, Körperpflege, Essen, Einkaufen.
- **Erweiterte Ressourcen:** die Fähigkeiten, sich ein Leben mit hoher Lebensqualität zu ermöglichen und das Leben für sich sinnvoll zu gestalten.
- **Innere Ressourcen.** Dazu zählen:
  - Kognitive Ressourcen: Fähigkeiten, komplexe Aufgaben wie beispielsweise Autofahren, Essen zubereiten, Morgentoilette zu bewerkstelligen. Ein zu geringes Maß an kognitiven Ressourcen gefährdet die Autonomie eines Menschen.
  - Physische Ressourcen: die Fähigkeiten zur Kraftentwicklung, Ausdauerleistung, Mobilität etc.
  - Psychische Ressourcen, auch Resilienz genannt. Resilienz bezeichnet die seelische Widerstandsfähigkeit. Sie trägt zur seelischen Gesundheit bei und wird bei alten Menschen beeinflusst von:
    Zugehörigkeit in der Familie/Anwesenheit naher Verwandter,
    Beschäftigung oder Aufgaben,
    Gruppenzugehörigkeit bzw. Sinn in der individuellen Situation.
- **Äußere Ressourcen:** positive soziale Kontakte, eine gute finanzielle Situation etc.

Um eine erfolgreiche gesundheitsfördernde, präventive, aber auch rehabilitative Maßnahme durchzuführen, müssen die individuellen Ressourcen der Teilnehmenden der Maßnahme beachtet werden. Denn nur wenn die Teilnehmenden erleben, dass sie selbstwirksam Einfluss auf ihren Zustand, ihr Leben und damit auf ihr Altern ausüben können, werden die Maßnahmen auch nachhaltig wirksam sein. Das bedeutet für die Physiotherapeutinnen (und alle anderen an der Maßnahme beteiligten Mitglieder des multiprofessionellen Teams), dass sie die vorhandenen Fähigkeiten der Teilnehmenden erkennen und stärken müssen, wenn sie erfolgreich sein wollen (Schütz u. Wurm 2009).

## 5.1.2 Gestaltungsmöglichkeiten für ein positives Altern

Für Physiotherapeutinnen und andere Mitglieder des interdisziplinären Teams ist es außerdem hilfreich, die folgenden Alternstheorien zu kennen, da sie mit deren Hilfe Patienten besser verstehen und individuell auf sie eingehen können.

### Aktivität nach dem Motto »Wer rastet, der rostet«

Aktivität erhält gesundheitliche, mentale und soziale Kompetenzen im Alter aufrecht. Dabei gibt es unterschiedliche Aktivitäten:
- informelle Aktivitäten, wie z. B. Feiern oder Wandern mit Freunden,
- formelle Aktivitäten, wie z. B. die regelmäßige Teilnahme an Ehrenämtern und anderen Gruppenaktivitäten,
- einsame Hobbys, wie z. B. Gartenarbeit, Modelleisenbahn.

Besonders wertvoll für ein positives Altern sind dabei Aktivitäten mit sozialen Kontakten und körperlichen und geistigen Anforderungen, da hierbei gleichzeitig auch noch die Lernfähigkeit gefördert wird. Es konnte ein Zusammenhang von hoher Aktivität und größerer Intelligenz, besseren funktionellen Funktionen und hohen sozialen Kontakten nachgewiesen werden, der wiederum zu einem höheren Maß an Selbstbestimmung beiträgt (Lotzgeselle 2008a).

### Rückzug, um sich von Verantwortung zu entlasten

Diese Theorie steht im Gegensatz zur vorherigen Aktivitätstheorie. Der Vorteil hier ist, dass Menschen mit vormals hoher beruflicher Verantwortung sich aus verantwortlichen Beziehungen lösen können. Sie haben nun die Freiheit, freiwillig und selbstbestimmt sozialen Kontakten und Aktivitäten nachzugehen, die ihnen Spaß machen. Hierbei profitieren aktive alte Menschen mehr vom Rückzug aus der Verantwortung, wenn gleichzeitig die Aktivitäten auf einem hohen Niveau, aber eben auf freiwilliger Basis bestehen bleiben. Für passive Alte besteht durch diesen Rückzug eine erhöhte Gefahr, die altersgemäßen Abbauprozesse zu beschleunigen (Lotzgeselle 2008a).

### Kontinuität und ihre positive Wirkung

- Innere Kontinuität: Einstellungen, Ideen und Vorlieben beibehalten.
- Äußere Kontinuität: vertraute Umgebung, vertraute Menschen und vertraute Aktivitäten erhalten.

Dies bedeutet natürlich nicht, dass ein Älterer, der Lust darauf hat, Neues auszuprobieren, dies nicht mehr darf und kann. Ein Sportler, der sein Leben lang Ski gefahren ist, kann dies auch mit über 80 Jahren noch tun, wenn seine körperliche Fitness es zulässt. Und wenn er über Jahrzehnte Ski fuhr, ist die Wahrscheinlichkeit, dass es lange möglich bleibt, sehr hoch. Außerdem ist es ihm möglich, auf Bekanntem aufzubauen und Neues zu erlernen, z. B. Tiefschneefahren (Lotzgeselle 2008a).

### SOK: Selektion, Optimierung und Kompensation

- Selektion: nur das tun, was (gut) geht,
- Optimierung: gezieltes Trainieren,
- Kompensation: Tempo reduzieren, wenn es schwierig wird.

Um beim Beispiel Skifahren zu bleiben: Das kann dann so aussehen, dass nicht mehr alle Abfahrten genommen werden, nur bei besten Bedingungen gefahren wird, nur ein halber Tag Ski gefahren wird oder mehr Pausen eingelegt werden. Vor jedem Skiausflug werden die benötigten Muskelgruppen gezielt trainiert. Bei steilen und schweren Abfahrten wird das Tempo reduziert, und es werden mehr Pausen eingelegt (Lotzgeselle 2008a).

Therapeutisch können diese Theorien als Hintergrundwissen genutzt werden, um Menschen in-dividuell zu Aktivität zu motivieren, wobei sie selbst in der Hand haben, wie sie ihr Leben gestalten.

### 5.1.3  Wirksamkeit von Bewegung

Die Auswirkungen von Bewegung und regelmäßigem gezieltem Training sind durch verschiedene Studien positiv belegt worden. Training und Bewegung beeinflussen sowohl die Kognition als auch die physische Gesundheit und neurologische Vorgänge. Außerdem wirkt regelmäßige Bewegung krankheitsvorbeugend, da sie den Stoffwechsel und das Herz-Kreislauf-System anregt und damit das Immunsystem stärkt. Durch frühzeitig, spätestens im mittleren Alter begonnene, ausgewogene körperliche Aktivität kann das Risiko eines frühen Todes und schwerer Krankheit sogar halbiert werden. Um diesen präventiven Effekt zu erzielen, muss allerdings regelmäßig trainiert werden (Best et al. 2014; Haas 2008) (s. ▶ Abschn. 1.10.1).

**Körperliche Aktivität wirkt sich auf folgende Krankheiten positiv aus:**

- Metabolisches Syndrom,
- Diabetes mellitus Typ 2,
- Dyslipidämie,
- Bluthochdruck,
- Übergewicht,
- Herz-Kreislauf- und Gefäßerkrankungen,
- rheumatoide Arthritis,
- Osteoporose,
- neurologische und psychiatrische Krankheiten. (Schmitt u. Kressing 2008)

◘ Tab. 5.3 stellt Beispiele für den Einfluss präventiven Trainings auf bestimmte Syndrome dar.

### 5.2    Mobilitätserhalt

*Christine Greiff*

Wie in ▶ Abschn. 5.1 beschrieben, sind die Voraussetzungen und Einflussmöglichkeiten für ein erfülltes Leben im Alter sehr von der Aktivität des jeweiligen Menschen abhängig. Daher geht es im folgenden Abschnitt um den Mobilitätserhalt. Die Abwärtsspirale vom Verlust körperlicher, geistiger

◘ **Tab. 5.3** Beispiele für den Einfluss präventiver Trainingsmöglichkeiten auf bestimmte Syndrome. (Lihavainen et al. 2012; Greiff 2011; Bossmann 2013; Huber 2014)

| | |
|---|---|
| Schmerz | Durch körperliche Aktivität und Training werden Schmerzen reduziert und die Körperwahrnehmung verbessert |
| Osteoporose | Krafttraining hat positiven Einfluss auf die Knochendichte |
| Krebs | Verbesserung der Lebensqualität<br>Das Fatigue-Syndrom wird positiv beeinflusst |
| Herz-Kreislauf-Erkrankungen | Herz-Kreislauf-Training verbessert die kardiorespiratorische Fitness<br>Verbesserung kognitiver Funktionen |
| Frailty | Unterschiedliche Trainingsformen zeigen positive Wirkung, Voraussetzung dafür sind kontinuierliche Durchführung und hohe Intensität |
| Allgemeine Abbauprozesse vs. Erhalt der (körperlichen) Funktionsfähigkeiten bei Älteren | Krafttraining verbessert allgemein die Funktionsfähigkeit, z. B. können die Gehgeschwindigkeit gesteigert, der Übergang Sitz-Stand verbessert, Schmerzen reduziert und Durchführung komplexer Tätigkeiten wie Essen zuzubereiten verbessert werden |
| Einweisung von Alten ins Krankenhaus | Regelmäßige Übungsprogramme reduzieren die Rate der Krankenhauseinweisungen. Die Mortalität wird evtl. reduziert (jedoch keinesfalls erhöht) |
| Ältere im Krankenhaus liegende Menschen | Verkürzung der Liegedauer um einen Tag mit zusätzlichen speziellem Training<br>Die Entlassung kann häufig nach Hause anstelle in betreute Einrichtungen erfolgen |

und sozialer Kompetenzen, die häufig in Immobilität und Isolation mündet, soll vermieden werden – bei gleichzeitigem Erhalt einer guten Lebensqualität.

Mobilitätserhalt heißt, Dynamik fördern durch möglichst wechselnde Aktivitäten in verschiedenen Positionen. Verharrt ein Mensch länger in einer Stellung, führt das zu Überlastung der statischen Muskulatur, zu Ermüdung und letztlich zu Schmerzen. Hält dieser Zustand dauerhaft an, setzt eine Abwärtsspirale ein:

— schneller Abbau von Muskulatur, Ausdauer und Leistungsfähigkeit,
— Minderung kognitiver Fähigkeiten,
— gesteigertes Komplikationsrisiko (s. ◘ Tab. 5.4),
— Angst vor Bewegung, Schmerzen und/oder Stürzen.

Das kann einen weiteren Verlust an Mobilität und sozialer Isolation nach sich ziehen.

Aus therapeutischer Sicht muss die Erhaltung der Funktionen und der Mobilität also höchste Priorität besitzen, um Immobilität zu vermeiden. Die Wirksamkeit von gezieltem Training zum Erhalt der

Mobilität und physischen Fähigkeiten konnte u. a. von Lihavainen et al. (2012) nachgewiesen werden.

> **Immobilität**
>
> Bewegungseinschränkungen aufgrund bestimmter Faktoren, die allein oder zusammen wirken. In der Folge kommt es zu unterschiedlichen Komplikationen, im schlimmsten Fall einhergehend mit Bettlägerigkeit und Verlust der Vitalität (Kruse u. Nikolaus 1992).

In ◘ Tab. 5.4 werden Ursachen und mögliche Komplikationen von Immobilität dargestellt.

## 5.3    Vermeidung von Bettlägerigkeit

*Christine Greiff*

Bettlägerigkeit ist, im Gegensatz zu Bettruhe, ein Zustand, der vermieden werden sollte. Im Folgenden werden die Entstehung, Komplikationen und Vermeidung von Bettlägerigkeit dargestellt.

**5**

■ **Tab. 5.4** Ursachen und Komplikationen bei Immobilität. (Nach Nikolaus 1992)

| Ursachen von Immobilität | Komplikationen bei Immobilität |
|---|---|
| Komatöse Zustände<br>Neurologische/psychiatrische Erkrankungen, z. B.:<br>- zerebrale Ischämien mit Hemiparese<br>- Mb. Parkinson<br>- Multiple Sklerose<br>- Depression<br>- Demenz<br><br>Orthopädische/chirurgische Erkrankungen, z. B.:<br>- Arthrosen<br>- Kontrakturen<br>- Frakturen<br>- Muskelerkrankungen<br><br>Internistische Erkrankungen z. B.<br>- Fieber<br><br>Allgemeine Ursachen, z. B.:<br>- reduzierter Allgemeinzustand<br>- Visuseinschränkung<br><br>Iatrogen, z. B.:<br>- Verbände<br>- Medikamente | Dekubitus<br>Muskelatrophie<br>Kontrakturen<br>Demineralisation des Skeletts<br>Obstipation<br>Kreislaufdysregulation<br>Thrombosen<br>Lungenembolie<br>Atelektasen, Hypoxie, Pneumonie |

---

**Bettlägerigkeit**

Längerfristiger bis endgültiger Zustand, in dem sich die Betroffenen die längste Zeit des Tages und der Nacht im Bett aufhalten, d. h., ein Mensch ist bettlägerig (Zegelin-Abt 2008).

---

**Bettruhe**

Zeitlich befristeter Zustand, in dem sich ein Patient aufgrund einer akuten Erkrankung die längste Zeit des Tages und der Nacht im Bett befindet. Bettruhe ist verordnet, d. h., ein Mensch hat Bettruhe (Zegelin-Abt 2008).

---

Nach Zegelin-Abt (2008) werden drei Formen der Bettlägerigkeit unterschieden:
- **Leichte Ausprägung:** Betroffene können sich längere Zeit (ca. 4-5 Stunden) außerhalb des Bettes, im Rollstuhl oder Sessel aufhalten.
- **Mittlere Ausprägung:** Betroffene können das Bett für verschiedenen Aktionen (z. B. Körper-

pflege, Toilettengang, Essen) kurzzeitig verlassen.
- **Schwere Ausprägung:** Betroffenen verlassen das Bett nicht mehr.

Hier gibt es eine weitere Untergliederung in die Fähigkeit, sich im Bett selbst bewegen zu können:
- gute Eigenbeweglichkeit,
- mittlere Eigenbeweglichkeit,
- keine Eigenbeweglichkeit.

In der Vergangenheit war Bettruhe ein wichtiges Behandlungskonzept in der Medizin. Ruhigstellungen sind für die Genesung wichtig, aber damit steigt v. a. im Alter die Gefahr der Immobilität. Dies konnte in vielen Studien nachgewiesen werden (Zegelin-Abt 2008). Bereits nach zwei Tagen der Bettruhe kommt es zu Umstellungen im Körper, die Komplikationen wie Thrombose, Pneumonie etc. fördern (Steigele 2011). Da auch heute noch das Bett ein zentrales Möbel in Pflegeeinrichtungen ist, wird von Zegelin-Abt (2008) eine grundsätzliche Ände-

■ **Tab. 5.5** Phasenmodell der Entstehung von Bettlägerigkeit. (Nach Zegelin-Abt 2008)

| Phase | Auslöser/Symptome | Dauer/Einflussgrößen |
|---|---|---|
| 1. Instabilität | Unsicherheit<br>Wacklig<br>Schwindelig<br>Probleme mit dem Gehen<br>Nutzung von Gehhilfen | Viele Jahre möglich |
| 2. Ereignis | Klinikaufenthalt und/oder Sturz<br>Verschlechterung der Mobilität<br>und Rückzug ins Bett<br>Passivität wird erhöht<br>Gewöhnung an »Patientenrolle«<br>Stabilisierung des Zustandes<br>»Liegen« | Transfer:<br>- Angst vor Stürzen bei Mobilitätseinschränkungen führt zu<br>verminderter Eigenmobilisierung<br>Inanspruchnahme von Hilfe reduziert sich, wenn:<br>- Pflegende überlastet wirken,<br>- mehrere Hilfspersonen nötig sind,<br>- Hilfsbedürftige sich unsicher durch die Hilfe fühlen (unter-<br>schiedliche Arten der Mobilisation, je nach Hilfsperson etc.)<br>Rücksichtnahme:<br>- Hilfsbedürftige möchte den Helfenden nicht zur Last fallen |
| 3. Immobili-tät im Raum | Gesteigerte Bewegungsein-schränkungen<br>Aktivität beschränkt sich auf<br>Wechsel zwischen Sofa, Sessel,<br>Rollstuhl, Bett<br>Vermehrtes Hinlegen am Tage | Hilfsbedarf beim Transfer führt zu reduzierten Wechseln der<br>Positionen (zu langes Sitzen)<br>Zu langes Sitzen überfordert<br>Hilfsbedürftige lehnen das Sitzen und den Transfer ab, um zu<br>langes Sitzen zu vermeiden<br>Möblierung:<br>- Dominanz des Bettes bei Pflegebedürftigen<br>- Andere Möbel werden mit Pflegematerial »besetzt«<br>- Ungenügende oder inadäquate Hilfsmittel und Rollstühle<br>verschlechtern die Möglichkeiten und Akzeptanz der<br>Mobilisation<br>Erwartungshaltung:<br>- z. B. durch zu frühe bleibende Wohnraumanpassung wird die<br>Erwartung der Mobilitätsverbesserung ausgebremst |
| 4. Orts-fixierung | Selbständiger Wechsel zwischen<br>Bett-Stuhl-Toilette ist unmöglich<br>Entscheidend für den Eintritt in<br>die Bettlägerigkeit<br>Dauerliegen stabilisiert zusätzlich<br>Langeweile wird zur Normalität:<br>Konzentrationsverlust<br>Zeitverlust: Die Welt schrumpft<br>Gedächtnisverlust | Allmähliche Entwicklung:<br>- Je mehr der Betroffene auf Hilfe bei Transfers angewiesen ist,<br>umso stärker manifestiert sich die Ortsfixierung<br>Situationsakzeptanz:<br>- Durch die Organisation des Umfeldes ums Bett herum wird<br>die Situation erleichtert und verfestigt |
| 5. Bett-lägerigkeit | Es findet kein Aufstehen mehr<br>statt<br>Pflege, Körperhygiene und<br>Ausscheidung werden im Bett<br>vorgenommen (Versorgung mit<br>Inkontinenzprodukten) | Verlust der Privatsphäre<br>Keine Rückzugsmöglichkeit<br>Verlust des Gefühls, ernstgenommen zu werden<br>Bett wird zum Arbeitsort: Jeder macht sich ohne Absprache<br>mit Pflegebedürftigem daran zu schaffen<br>Macht- und Kontrollverlust des Pflegebedürftigen |

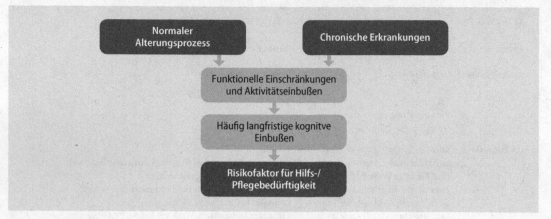

◨ **Abb. 5.2** Beziehung Alterungsprozess – Krankheit – Pflegebedürftigkeit

rung bezüglich der Aktivierung in Krankenhäusern und Pflegeeinrichtungen zu Vermeidung von Bettlägerigkeit gefordert.

◨ Tab. 5.5 stellt die Entstehung von Bettlägerigkeit dar.

Präventiv sinnvoll sind daher:

- zielgerichtete körperliche und geistige Aktivierung und
- tagesstrukturierende Angebote anstelle von Transfer und »Zeit im Stuhl absitzen«.

Zunächst ist es wichtig, Bettlägerigkeit nicht als schicksalhaft, sondern als Komplikation zu verstehen. Wenn von diesem Ansatz ausgegangen wird, muss als erstes herausgefunden werden, was zur Immobilisierung geführt hat. ◨ Abb. 5.2 zeigt die Beziehung zwischen Alterungsprozess, Krankheit und Pflegebedürftigkeit auf.

In der Folge müssen dann Bewegungskonzepte erarbeitet werden. Für die Mobilisation und hier am ersten für den Transfer gilt das oberste Ziel: Erhaltung der größtmöglichen Beweglichkeit und Selbständigkeit. Für alle Helfenden sollte dabei die Frage im Vordergrund stehen: »Was muss ich tun, damit es die/der Betroffene möglichst selbst durchführen kann?«, anstelle von Übernahme von Aufgaben oder Aktivitäten durch Helfende. Dies ist zwar manchmal verführerisch, da es leichter und schneller geht, hilft jedoch niemandem wirklich. Beispielsweise führt »Ich ziehe Ihnen schnell die Strümpfe und Schuhe an«, langfristig dazu, dass Betroffenen nicht mehr selbst zu ihren Füßen hin-

unterkommen. Genauso ist es mit allen anderen Handreichungen und Aktivitäten wie z. B. der Körperpflege.

Für Betroffene ist die Erfahrung nötig, durch Eigenaktivität für ihre Körperwahrnehmung, ihre Selbstwirksamkeit und Autonomie selbst etwas tun zu können. Wenn folgende Punkte bei der Mobilisation berücksichtigt werden, wird dies gewährleistet:

- **Schmerzen**: vermeiden, bzw. vorhandene berücksichtigen, damit der Betroffene sich traut, sich zu bewegen. Anpassung der Sitzdauer an Schmerzen.
- **Kreislaufschwäche** etc.: Rücksicht nehmen und Zeit lassen, um sich anzupassen. Keine »Hau-Ruck-Aktionen«, weil es schneller geht und für Helfende leichter ist.
- **Platz**: schaffen, um die Mobilisation gut durchzuführen.
- **Sicherheit**: Helfende müssen im individuellen Umgang mit Betroffenen geschult werden, um diesen ein gutes/sicheres Gefühl bei der Mobilisation zu vermitteln.

Durch präventive Angebote wie Sturzprophylaxe, Physiotherapie zur Erhaltung und Verbesserung der Mobilität, adäquate Hilfsmittelausstattung und funktionale Möbel, körperliche und geistige Aktivierungsangebote kann die Bettlägerigkeit verhindert oder doch so lange wie möglich verzögert werden (Rehfeld u. Runge 2001; Steigele 2011; Zegelin-Abt 2008) (▶ Abschn. 1.10, ▶ Abschn. 5.4).

## 5.4 Sturzprophylaxe

*Katja Richter*

Wie in ▶ Abschn. 1.1.4 herausgearbeitet, wird es durch die Zunahme der Lebenserwartung unserer Bevölkerung neben einer physiologischen Abnahme körperlicher Ressourcen auch vermehrt zu chronischen Erkrankungen kommen. Ein Sturz im Alter als Folge dieser Problematiken kann sowohl massive Auswirkungen auf das bio-psycho-soziale Wohlbefinden und die Unabhängigkeit der Person als auch auf die Versorgungssysteme haben. Das macht in jungen Jahren allgemeine, mit zunehmendem Alter spezifische Gesundheitsleistungen wie Sturzprophylaxe nötig.

Maßnahmen im Bereich der Sturzprävention zielen auf die Vermeidung von Stürzen und sturzbedingten Verletzungen und damit auf eine Verhinderung von Pflegebedürftigkeit. Sie müssen vielseitig sein und eine Ausrichtung auf Aufklärung und Wissen, Training, die Schaffung einer sicheren Umwelt, einen Fokus auf sturzorientierte Forschung sowie die Manifestierung effektiver Richtlinien zur Reduzierung von Sturzrisikofaktoren verfolgen. Eine weitere Anforderung an prophylaktische Interventionen für ältere Menschen betrifft deren Bezahlbarkeit und Erreichbarkeit.

### 5.4.1 Definition

Die Gruppe der älteren und hochaltrigen Bevölkerung wächst. Somit steigt auch die Größe der sturzgefährdeten Personengruppe. Mit dem Aufgabenbereich der Sturzprävention bei älteren Menschen stellen sich die Physiotherapeuten einer großen gesellschaftlichen Herausforderung. Doch was gilt als ein Sturz?

Sucht man nach einer Erklärung für Sturz, findet man in der Literatur je nach Setting und Ansatz eine Vielzahl von Definitionen. Entsprechend bekommt man bei der Erhebung des Sturzgeschehens unterschiedliche Aussagen. Gemeinsam ist allen Definitionen zu Sturz das Erreichen einer tieferen Ebene.

Mit der Empfehlung der WHO ist eine klare, kurze Beschreibung gegeben:

---

**Sturz (»fall«)**

A *fall* is defined as an event which results in a person coming to rest inadvertently on the ground or floor or other lower level.
[Ein *Sturz* ist ein Ereignis, in dessen Folge eine Person unbeabsichtigt auf der Erde, dem Fußboden oder einer anderen niederen Ebene zu liegen kommt.]

---

Unterschiede bestehen darin, ob Stürze mit oder ohne Bewusstseinsverlust einhergehen und ob auch Beinahe-Stürze (im Fallen von einer Person aufgefangen werden oder auf dem Stuhl landen) mit einbezogen werden. Je nachdem variiert also damit die Höhe der erhobenen Fallzahlen. Sichtet man Studien zur Sturzrate, ist das Kennen der zugrunde liegenden Definition sinnvoll. Unerlässlich ist dies, wenn man verschiedene Studienergebnisse miteinander vergleichen möchte.

### 5.4.2 Epidemiologie

Ein Sturzgeschehen an sich kann jedem und zu jeder Zeit wiederfahren: ein Kleinkind, das Laufen lernt, der Fußballspieler im Wettkampf, der Freizeitskisportler oder die Radfahrerin auf dem Weg zur Arbeit. Sturzrisiken umgeben uns ständig in Alltag, Beruf und auch Freizeit. Generell ist die Sturzrate von Kindern, Jugendlichen und Erwachsenen nicht geringer als bei älteren Menschen. Stürze gewinnen jedoch in den höheren Altersgruppen durch ihre Anzahl und die damit verbundenen Konsequenzen an Bedeutung und Beachtung.

Sturzbedingte Verletzungen haben große Auswirkungen für die Betroffenen und für die Versorgungssysteme – hier vor allem finanzieller Art. Spätestens jetzt verdienen sie Beachtung in der Sekundär- bzw. Tertiärprävention (s. ▶ Abschn. 5.1). Bereits vor einem Sturzgeschehen kann mit gezielter Primärprävention oder Gesundheitsförderung das Gefahrenpotenzial reduziert bzw. im Lebensverlauf weiter nach hinten verschoben werden (s. ▶ Abschn. 1.2.3).

Wichtige epidemiologische Aussagen erhalten wir, wenn wir uns Sturzhäufigkeit, Verletzungsgefahr, Mobilität und Mortalität näher betrachten.

## Sturzhäufigkeit

In Deutschland gibt es jährlich etwa 4 bis 5 Millionen Stürze (BIS 2009). Mit ca. 30 % sind Stürze die häufigste Unfallursache (RKI 2013). Die Dunkelziffer ist jedoch viel höher, da Stürze sehr oft bagatellisiert (»Es ist ja nichts passiert.«), negiert (»Ich muss sonst ins Heim.«) oder gar vergessen werden (kognitive Defizite). In deutlicher Beziehung zur Sturzhäufigkeit stehen das Alter, das Wohnumfeld und ob die Person schon einmal gestürzt ist.

**Alter** Das Sturzrisiko ist ab dem 65. Lebensjahr deutlich erhöht und ca. ein Drittel der Personen dieser Altersgruppe erlebt einen Sturz im Jahr. Mit zunehmendem Alter steigt die Sturzhäufigkeit: Ab dem 80. Lebensjahr stürzt etwa jeder Zweite einmal im Jahr (Freiberger u. Schöne 2010). Auch bezüglich der Unfallhäufigkeit ist eine deutliche altersbedingte Zunahme zu verzeichnen: In der Personengruppe 60 plus werden 53,7 % der Unfälle durch Sturzgeschehen verursacht, wobei Frauen häufiger betroffen sind (RKI 2013).

**Lebensbereich** In Pflegeheimen lebende Personen stürzen häufiger als selbständig Lebende. Man geht davon aus, dass jeder zweite Heimbewohner mindestens einmal pro Jahr stürzt. Jeder fünfte Heimbewohner stürzt mehr als dreimal im Jahr (Becker et al. 2006).

**Mehrfachstürzer** Wer einmal gestürzt ist, ist deutlich gefährdeter, erneut zu stürzen. Die Wahrscheinlichkeit erneut zu stürzen steigt danach um das Dreifache. Man spricht auch vom »Post-Fall-Syndrom«. Bei allen Gestürzten in der Altersgruppe 65 plus kommt es bei der Hälfte zu wiederholten Stürzen pro Jahr (Freiberger u. Schöne 2010).

## Verletzungsgefahr

Auch wenn viele Gestürzte mit einem »blauen Auge« davonkommen, bedürfen doch ungefähr 10 % von ihnen einer behandlungsbedürftigen medizinischen Versorgung (BIS 2009; Scheidt-Nave et al. 2012). Ca. 6 % aller Stürze bei selbständig lebenden Älteren führen zu Knochenbrüchen, von denen ca. 1-2 % Hüftfrakturen sind. Stürze von Pflegeheimbewohnern führen sogar in 10-25 % der Fälle zu Frakturen (Granacher et al. 2014).

Im Jahr 2009 lag die Anzahl der Hüftfrakturen in der Gesamtbevölkerung Deutschlands bei 122.307 (Defèr et al. 2011). Durch die zunehmende Lebenserwartung ist in Zukunft von einer steigenden Inzidenzrate der Hüftfrakturen auszugehen.

- Die Frakturrate steigt mit zunehmendem Alter deutlich an, wobei vor allem die Schenkelhalsfraktur einen exponentiellen Anstieg im Alterungsprozess zeigt (Reginster u. Paul 2002). Ursachen liegen sowohl an den physiologischen Veränderungen im Alter (s. ► Abschn. 1.6) als auch an der zunehmenden Komorbidität (s. ► Abschn. 1.7.2).
- Die Frakturgefahr erhöht sich bei geringer Knochenqualität. Die Zunahme der Inzidenzrate der Hüftfrakturen in einem Neun-Jahres-Zeitraum (von 2000 bis 2009) um 16,6 % konnte ausschließlich der Osteoporose-Risikopopulation der über 50-Jährigen zugeschrieben werden (Defèr et al. 2011). Patienten mit Osteoporosediagnose sind sehr häufig untertherapiert: So erhalten nur ca. 11-16 % der diagnostizierten Frauen und etwa 3,4 % der Männer mit Osteoporose eine entsprechende Therapie (Neuerburg et al. 2015).

## Mobilität und Gangsicherheit

Mobilität ermöglicht dem Menschen neben der selbständigen Bewältigung von alltäglichen Dingen (ADLs) auch das Vermögen zu gehen und zu laufen. Mobilität i.S. von sich fortbewegen können ist als Aktivität die Grundvoraussetzung zur selbständigen Lebensführung und Partizipation am gesellschaftlichen Leben. Wenn diese gestört oder nur noch mit Unterstützung möglich ist, führt das oft zu Einschränkungen der Alltagsaktivitäten, Pflegebedürftigkeit und abnehmender Lebensqualität. So sind ca. 40 % der Pflegeheimeinweisungen Folge eines Sturzes (Freiberger u. Schöne 2010). Nach sturzbedingter Hüftfraktur gehen postoperativ fast 40 % der Patienten von ambulanter in stationäre Pflegeversorgung über (Müller-Mai 2013).

Mit zunehmendem Alter erfolgt die Gangregulation weniger automatisiert, wodurch mehr Aufmerksamkeitsressourcen zur Aufrechterhaltung der Gangsicherheit notwendig werden (Granacher et al. 2014). Neben funktionellen Einschränkungen (z. B. Schwäche, Gleichgewichtsprobleme, Schmerzen)

┌─────────────────┬─────────────────┬─────────────────┐
| **Physische Aspekte** | **Psychische Aspekte** | **Externe Barrieren/Hilfen** |
| Gleichgewicht & Kraft, | Aufmerksamkeit, | Hilfsmittel und Gehhilfen, |
| Reaktionsvermögen, | Konzentration, | Beleuchtung, |
| Koordination, | Selbsteinschätzung, | Lärm/Geräusche, |
| Sensorik & Visus, | Risikoeinschätzung, | Schuhwerk, |
| Schmerzen | Ängste & Depression | Bodenbeschaffenheit |
└─────────────────┴─────────────────┴─────────────────┘

**Abb. 5.3** Gangsicherheitsaspekte

und speziellen Erkrankungen (z. B. Morbus Parkinson oder nach einem Schlaganfall) sind es auch psychische Komponenten (z. B. Ängste oder kognitive Defizite), die die Gangsicherheit beeinträchtigen. Weitere Faktoren, die auf den sicheren Gang Einfluss nehmen, sind:

- Visus,
- Bodenbeschaffenheit und Hindernisse,
- Ablenkung oder Lärm,
- die Nutzung von Gehhilfen,
- Beleuchtung,
- Bekleidung und Schuhwerk.
  (■ Abb. 5.3)

Von Gangstörungen spricht man dann, wenn Abweichungen im Gangmuster mit einhergehenden Sicherheitsverlusten vorliegen und/oder das Gehtempo unter 1 m/Sek. liegt (Becker et al. 2000). Eine Gehgeschwindigkeit unter 0,8 m/Sek. gilt bereits als pathologisch. Wer ein Tempo unter 0,6 m/Sek. geht, hat eine deutlich erhöhte Gefahr für zukünftige Hospitalisation (Wewerka et al. 2015). Eine Abnahme der Gehgeschwindigkeit unterliegt auch physiologischen Alterungsprozessen, wobei Frauen stärker betroffen sind. Der Verlust liegt ab dem 65. Lebensjahr bei ca. 1 % pro Jahr und nimmt ab dem 75. Lebensjahr weiter zu. So sind Gangstörungen bzw. die Nutzung von Gehhilfen bei jedem Zehnten über 65 Jahre zu finden, nach dem 80. Lebensjahr erhöht sich dieser Anteil auf ca. jeden Dritten. Etwa 60 % der in Heimen lebenden Personen weisen Gangstörungen auf (Becker et al. 2000).

**Mortalität**

Nicht selten führen Stürze mittel- als auch unmittelbar zum Tod: Sie sind weltweit die zweithäufigste Grund für Todesfälle nach einer unfallbedingten Verletzung (RKI 2013).

Die Einjahresmortalität nach einer hüftgelenksnahen Fraktur liegt bei 22-24 % (Granacher 2011), nach einer Auswertung von Krankenkassendaten durch Müller-Mai (2013) sogar bei 26,9 % und ist hauptsächlich auf Komplikationen wie Infektionen (z. B. Pneumonie), Herz-Kreislauf-Erkrankungen oder Bettlägerigkeit (z. B. tiefe Beinvenenthrombose) zurückzuführen. In einer deutschen Studie wurde eine klinische Mortalität von 8,3 % postoperativ nach Hüftgelenksfrakturen ermitteln, wobei diese mit hohem Alter, männlichem Geschlecht, Mobilitätseinschränkungen und reduziertem Gesundheitszustand bereits vor dem Trauma einherging (Muhm et al. 2015).

### 5.4.3 Ursachen und Sturzrisikofaktoren

Wie im ▶ Praxisbeispiel Frau F. (Nicht selten: Der Sturz in der Nacht) veranschaulicht, sind Sturzgeschehen bei alten Menschen in ungefähr 90 % der Fälle von mehreren Ursachen bedingt (= multifaktoriellen Genese) (Becker et al. 2000). Je mehr Risikofaktoren vorliegen, umso höher ist auch das Sturz- und Verletzungsrisiko. So konnten Nevitt et al. (1991) nachweisen, dass das Sturzrisiko um 69 % steigt, wenn ≥ 4 Risikofaktoren zusammentreffen.

Sturzrisikofaktoren sind sehr vielfältig und werden grob in interne und externe Faktoren unterteilt. Diese wiederum gliedern sich in eingrenzbare Bereiche auf, die in ■ Abb. 5.4 dargestellt sind.

Die folgenden Ausführungen erheben keinen Anspruch auf Vollständigkeit. Aufgelistet werden

**5**

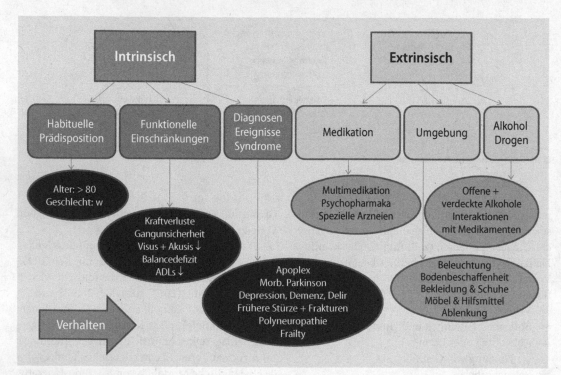

**Abb. 5.4** Sturzrisikofaktoren

---

**Praxisbeispiel Frau F.**

**Nicht selten: Der Sturz in der Nacht** Frau F., 82 Jahre, lebt seit über 45 Jahren mit ihrem Ehemann in ihrer großzügigen Drei-Zimmer-Wohnung. Da sie gangunsicher ist, benutzt sie auch in der Wohnung einen Rollator. Sportlich war Frau F. nie, auch jetzt geht sie keinem regelmäßigen Training nach. Da sie am Mittag eine Entwässerungstablette wegen ihrer Herzprobleme einnimmt, muss sie des Nachts zwei- bis dreimal zur Toilette. Auf Grund ihrer Dranginkontinenz muss sie dann zügig zum WC gelangen. Wegen ihrer Durchblutungsstörungen neigt sie zu kalten Füßen und trägt selbstgestrickte Bettsocken. Um ihren Mann nicht zu wecken, macht sie die Nachttischlampe nicht an. Ihr Rollator steht nachts aus Platzgründen in der Stube, so dass sie sich mittels »furniture moving« (an Möbeln entlang hangeln) zum Bad tastet. Im dunklen Flur stolpert sie über die Teppichbrücke und stürzt auf den gefliesten Boden.

---

aber die in der Literatur am häufigsten genannten Risikofaktoren.

## Intrinsische Faktoren

Die Ursachen liegen in der Person selbst (auch individuelle Faktoren genannt). Sie werden im Folgenden in habituelle Faktoren, funktionelle Defizite, Verhalten und Erkrankungen unterteilt.

**Habituelle Prädisposition** Sie sind der Person sozusagen mit in die Wiege gelegt und unabänderlich.

Dazu zählen das Alter (80 plus gilt als Risikofaktor) und das Geschlecht (Frauen sind gefährdeter).

**Funktionelle Einschränkungen** Bei vorhandenen Verlusten von Kraft und Gleichgewicht liegen oft auch Einschränkungen in den Basisaktivitäten des Alltags vor (z. B. Aufstehen/Umsetzen, Duschen/Baden, An- und Ausziehen). Sie ziehen Gangunsicherheiten nach sich, die durch reduziertes Seh- und Hörvermögen noch verstärkt werden können.

**Verhaltensbedingte Faktoren** Die Selbsteinschätzung eigener Fähigkeiten – hier eine Selbstüberschätzung – ist ein wesentlicher Punkt beim Sturzgeschehen älterer Menschen. Die Durchführung von bekannten Aufgaben, die aber dem funktionellen Status nicht mehr entsprechen (z. B. Gardinen aufhängen oder Obstbäume schneiden), kann gefährlich werden. Auch die Sturzangst mit ihrem Einfluss auf das Verhalten gilt als unabhängiger Risikofaktor (s. ▶ Abschn. 5.4.4).

**Diagnosen, Ereignisse, Syndrome** Epilepsie, Synkopen oder Orthostase-Syndrome können zu kurzem Bewusstseinsverlust führen, die einen Sturz zur Folge haben. Dies macht jedoch nur einen kleinen Teil der Stürze beim älteren Menschen aus. Anderen Erkrankungen konnte ein hohes Sturzrisiko nachgewiesen werden, darunter:

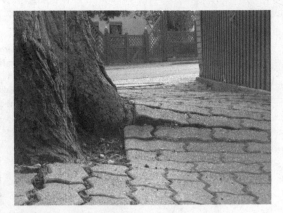

◻ **Abb. 5.5** Bodenunebenheiten

- Morbus Parkinson, Apoplex oder Multiple Sklerose mit einhergehenden neurologischen Defiziten,
- kognitive Einschränkungen mit inadäquater Wahrnehmung, Risiko- und Selbsteinschätzung,
- Inkontinenz oder Mangelernährung.

Erkrankungsbedingte Symptome und Syndrome wie Sensibilitätsstörungen, Schwindel, Muskelschwäche oder Frailty sowie Stürze in der Vorgeschichte erhöhen das Sturzrisiko deutlich.

## Extrinsische Faktoren

Äußere Einflussfaktoren sind Umweltfaktoren und beinhalten die Medikation, das Umfeld und die Einnahme von Genussmitteln/Drogen.

### Medikation

- Multimedikation: Durch die zunehmende Anzahl von Erkrankungen im Lebensverlauf weist der Großteil älterer Patienten eine mehrfache Medikation auf (s. ▶ Abschn. 1.8.8). Auszugehen ist davon, dass sich mit der steigenden Zahl von Präparaten auch die Anzahl von Neben- und Wechselwirkungen erhöht. In diesen wird ein Sturzrisiko gesehen.
- Psychopharmaka: Substanzen mit zentraler Wirksamkeit (und damit auf das Bewusstsein) erhöhen das Sturzrisiko. Dazu gehören Neuro-

leptika, Antidepressiva, Benzodiazepine (Schlafmittel) und Sedativa.
- Spezielle Medikamente: Beispielsweise können die Einnahme von Blutdruckregulatoren oder Schmerzmitteln das Sturzrisiko erhöhen.

### Umgebung

- Umgebungsfaktoren können sich je nach Jahreszeit (z. B. Glatteis oder feuchtes Laub) und Örtlichkeit (zu Hause oder in der Stadt unterwegs) unterscheiden. Bordsteinkanten, Waldwege, viele Fußgänger, Verkehrsgeräusche, Teppichkanten und lose Kabel, schlechte Beleuchtung oder Wasser auf Linoleum stellen bei entsprechender Prädisposition Sturzgefahren dar (◻ Abb. 5.5).
- Die Nutzung von Gehhilfen kann u. U. Stolperfallen bergen, z. B. das Stolpern über die Füße der Drei-Punkt-Stütze bei unsachgemäßem Einsatz oder das Stürzen über den geparkten Rollator.
- Weiteren Einfluss auf Gangsicherheit und damit Sturzgefahr hat die Bekleidung einer Person. Das Tragen von zu kurzen Strumpfhosen oder (langen) Röcken kann Menschen beim An- und Auskleiden sowie beim Gehen und Toilettengang behindern.
- Besonderes Augenmerk muss auch immer dem Schuhwerk gewidmet werden. Puschen, Flip Flops oder Pantoletten bergen ein Sturzrisiko für ältere, gangunsichere Menschen.

**5**

**Ursachen und Risikofaktoren**
- Sturzauslöser: fehlende Beleuchtung und Teppichkante
- Intrinsische Faktoren: Alter: > 80 Jahre und weiblich, Gangunsi-

cherheit, allgemeine Schwäche, Diuretikaeinnahme, Dranginkontinenz
- Extrinsische Faktoren: fehlende Gehhilfe, keine Schuhe –

rutschige Socken, harter Boden, fehlende Beleuchtung und Teppichkante

---

- Ein Umzug ins Heim kann nach Aufnahme einen Risikofaktor für Stürze und Frakturen darstellen.

**Alkohol/Drogen**
- Im Alter nehmen Alkoholmissbrauch und Alkoholfolgekrankheiten zu, unter Frauen mehr als unter Männern. Obwohl dies zu deutlichen funktionellen Auswirkungen führt (z. B. trübt er die Wahrnehmung, schränkt die Selbsteinschätzung ein und führt zu Gangunsicherheit), werden Alkoholprobleme im Alter häufig übersehen (Wolter 2015).
- Berücksichtigen sollte man immer auch verdeckte Alkohole, wie sie beispielsweise in Stärkungsmitteln, Hustensaft/-tropfen oder Pralinen zu finden sind. Der Konsum von Alkohol sollte deshalb kontrolliert und bewusst als Genussmittel erfolgen.
- Auch wenn moderne Drogen noch kein so großes Problem bei der jetzigen älteren Bevölkerung sind, sollten sich betreuende Personen auch diesem Thema öffnen.
- Ein weiteres großes Problem stellen Medikamentenmissbrauch, Interaktionen durch den gleichzeitigen Genuss von Alkohol und Medikamenten sowie unvorhersehbare Wechselwirkungen bei Multimedikation dar (s. ▶ Abschn. 1.8.8).
- Langjährige Schmerzpatienten nehmen sehr häufig Morphin ein (s. ▶ Abschn. 1.9.5), das einerseits zentral wirken und andererseits zu Abhängigkeit führen kann. Genau wie Alkoholkonsum kann es zu ungewollten Wechsel- und Nebenwirkungen mit Medikamenten kommen.

**Lebensbereich**
- Heimbewohner stürzen häufiger als selbständig Lebende (Becker et al. 2006).

Das ▶ Praxisbeispiel Frau F. (Ursachen und Risikofaktoren) bezieht sich auf das unter ▶ Abschn. 5.4.3 dargestellte Fallbeispiel und fasst die sturzauslösenden Faktoren bei Frau F. zusammen.

Mit Hilfe des statistischen Wertes Odds Ratio (OR) wird die Chance für das Auftreten einer bestimmten Ausprägung angegeben. Wird die Odds Ratio im medizinischen Bereich ermittelt, trifft dieser Wert Aussagen über die Wahrscheinlichkeit, bei Vorliegen gewisser Risiko- oder Schutzfaktoren, an einer Krankheit zu erkranken. Ein Wert über 1 begünstigt die Erkrankung, ein Wert unter 1 steht für eine Schutzwirkung.

- **Fazit: Die wichtigsten Risikofaktoren**

In ◘ Tab. 5.6 sind einige Sturzrisikofaktoren mit ihrer OR zusammengestellt. Exemplarisch bedeutet dies, dass eine Person mit Muskeldefizit ein 4,4-fach erhöhtes Sturzrisiko hat.

◘ **Tab. 5.6** Risikofaktoren und ihre Wahrscheinlichkeit, einen Sturz zu verursachen. (Adaptiert aus Freiberger u. Schöne 2010)

| Risikofaktor | Odds Ratio |
|---|---|
| Muskeldefizit | 4.4 |
| Sturzbiografie | 3.0 |
| Gangstörungen | 2.9 |
| Gleichgewichtsprobleme | 2.9 |
| Gebrauch von Gehhilfen | 2.6 |
| Visusminderung | 2.5 |
| Arthritis | 2.4 |
| Eingeschränkte ADLs | 2.3 |
| Depression | 2.2 |
| Kognitive Defizite | 1.8 |
| Alter > 80 Jahre | 1.7 |

## 5.4.4  Sturzfolgen und Konsequenzen

Die Auswirkungen eines Sturzes lassen sich in physische und psychische Folgen für den Betroffenen unterteilen. Beiden gemeinsam ist ihr immenser Einfluss auf die Lebensqualität. Hinzu kommen die Kosten, die sowohl dem Einzelnen als auch dem Gesundheitssystem nach einem Sturzereignis entstehen.

Das ▶ Praxisbeispiel Frau F. (Der Klassiker: Die Schenkelhalsfraktur) zeigt die Sturzfolgen auf, die der nächtliche Sturz von Frau F. (s. Praxisbeispiel in ▶ Abschn. 5.4.3) mit sich bringt.

### Physische Folgen

Die Redewendung »Ich bin noch einmal mit einem blauen Auge davongekommen« steht stellvertretend für häufige Bagatellverletzungen (Schürfwunden, Prellungen, Verstauchungen etc.) nach einem Sturz. Diese verursachen Schmerzen und führen zu Einschränkungen der Mobilität. In vielen Fällen (42 % aller Sturzgeschehen) werden ein Arztbesuch oder das Aufsuchen einer Klinik notwendig (Freiberger u. Schöne 2010).

Häufig kommt es durch einen Sturz, v. a. bei vorhandener Osteoporose, zu Frakturen. Am meisten betroffen sind dabei das Hüftgelenk und der gelenknahe Femur (sog. Fragilitätsfraktur) (Neuerburg et al. 2015). Sie verursachen bei ca. 50 % der Betroffenen eine höhere Pflegeeinstufung und in 40 % der Fälle eine Einweisung in eine Pflegeeinrichtung (Müller-Mai 2013).

### Psychische Folgen

Der Umgang mit Stürzen ist bei Betroffenen sehr unterschiedlich. Einerseits wird das Geschehen ver-

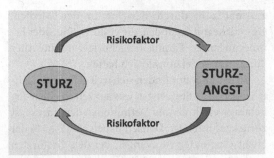

❏ **Abb. 5.6** Wechselseitige Beeinflussung von Sturz und Sturzangst

drängt, negiert, bagatellisiert oder vergessen. Andererseits entsteht vermehrte Angst vor erneuten Stürzen, was das Sturzrisiko weiter erhöht (❏ Abb. 5.6). Deshalb ist ein Sturz auch als psychisches Trauma anzusehen.

Der plötzliche Kontrollverlust irritiert. Das Gefühl der Hilflosigkeit (nicht selbständig aufstehen zu können) ist erschreckend und beängstigend. Im Anschluss entstehen häufig Mutlosigkeit, depressive Verstimmung bis hin zur Depression, anhaltende Ängste und Verlust des Selbstwertgefühls. Die Sorge entsteht, zur Belastung zu werden und ins Pflegeheim zu müssen.

### Sturzangst

Sturzangst ist ein unabhängiger Risikofaktor für Stürze, weshalb ihre Entstehung ein deutliches Problem darstellt. Die nach einem realen Sturz entstandene Angst wird auch als Post-Fall-Syndrom bezeichnet.

Daneben gibt es die vorweggenommene, antizipierte Sturzangst, also die Angst zu stürzen, ohne selbst ein solches Ereignis erlebt zu haben. Diese

---

**Praxisbeispiel Frau F.**

**Der Klassiker: Die Schenkelhalsfraktur**
Nach dem Sturz verspürt Frau F. stärkste Schmerzen in ihrer rechten Hüfte. Sie ist wie benommen vom Sturz und kann sich weder bewegen noch selbständig vom Boden aufstehen. In ihrer Not ruft sie nach ihrem Mann, der sofort den Rettungsdienst

alarmiert. Frau F. wird ins Städtische Klinikum gebracht. Die Röntgenuntersuchung bestätigt den Verdacht einer Schenkelhalsfraktur. Am nächsten Morgen wird sie operiert und mit einer Totalendoprothese (TEP) der Hüfte versorgt. Postoperativ hat sie weiterhin starke Schmerzen, dazu kommen noch

Wundheilungsstörungen. Sie verlässt das Bett nur zu den Mahlzeiten und zur Therapie, da sie Angst vor der Mobilisation und den eventuell dadurch vermehrten Schmerzen sowie Angst vor einem erneuten Sturz hat. Ihr Allgemeinzustand, v. a. die Kraft, wird immer schlechter, und sie ist verzweifelt.

entsteht z. B. durch Berichte in den Medien, Gespräche mit Freunden, die gestürzt sind, oder Erinnerungen an Familienangehörige, die im Alter Stürze mit Verletzungsfolgen hatten.

In der Literatur finden sich weit gefächerte Zahlenangaben zu Sturzangst, was auf verschiedene Erhebungsverfahren und Definitionen der Sturzangst zurückzuführen ist. Danach haben ca. 12-65 % der Nicht-Gestürzten Sturzangst, bei den Gestürzten sind es sogar bis zu 92 % (Freiberger u. Schöne 2010).

Auch wenn Sturzangst schützenden Charakter haben kann (z. B. Verhaltensanpassung an gefährliche Situationen), führt sie oft zu Beschränkung und Vermeidung. Sie stört die Gleichgewichtskontrolle und Gangsicherheit. Eine Abwärtsspirale beginnt, wodurch es zu Einbußen der Lebensqualität kommt (◨ Abb. 5.7).

Sturzangst macht den Einsatz multidimensionaler Interventionen nötig. Hierzu zählen neben dem funktionellen Training mit positiven Bewegungserfahrungen vor allem die im Folgenden beschriebenen psychologische Ansätze, die Einfluss auf die Sturzangst, die Selbstwirksamkeit sowie die Verhaltensstrategien nehmen (Freiberger u. Schöne 2010).

### Anpassung und Reduzierung der Sturzangst

Hierbei geht es um das Bewusstmachen dieser Angst. Wovor/in welchen Situationen genau besteht Angst (vor dem Fallen an sich, der Verletzung, nicht mehr hochzukommen, Heimeinweisung)? Sind diese Ängste in Bezug auf einen Sturz realistisch? Wie kann ich die Situation ungefährlicher machen? Welche Bereiche können durch Training oder Einstellungsänderung beeinflusst werden?

### Anpassung und Stärkung der Selbstwirksamkeit

Dabei soll die eigene Erwartung, Handlungen selbstständig und erfolgreich ausführen zu können, durch Selbsterfahrung geschult und über positive Ergebnisse und Erlebnisse gestärkt werden.

Zur Schulung der Selbsteinschätzung werden Situationen nachgebildet (z. B. schiefe Ebene, schmaler Weg, unterschiedlich hohe Treppenstufen etc.). Die Teilnehmer sollen vor der Übung ihre eigene Fähigkeit einschätzen, diese Übung leicht

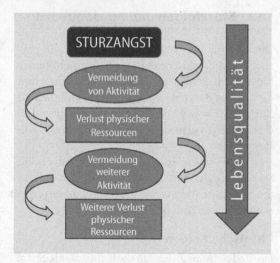

◨ **Abb. 5.7** Abwärtsspirale bei Sturzangst. (Nach Freiberger u. Schöne 2010 mit freundlicher Genehmigung)

bzw. mit Mühe meistern zu können. Nach Durchführung dieser Übung soll die vorherige Einschätzung reflektiert werden. Das trägt zur Stärkung der Selbstwirksamkeit bei.

Selbstwirksamkeitserwartung (auch Kompetenzerwartung) ist eine wichtige personale Ressource des Menschen in der Auseinandersetzung mit den Umweltanforderungen des alltäglichen Lebens. Sie beruht auf der individuellen Einschätzung eigener Fähigkeiten, mit den Barrieren und Herausforderungen des Alltags umzugehen, und entspricht der persönlichen Überzeugung, z. B. eine schwierige Aufgabe ausführen bzw. etwas Neues erlernen zu können. Damit nimmt die Selbstwirksamkeit Einfluss auf die individuelle Wahrnehmung (löst ein Umstand z. B. Angst oder Gelassenheit aus) und die entsprechende Kompetenz (Rückzug oder stelle ich mich den Gegebenheiten) in einer Situation.

### Anpassung von Verhaltensstrategien

Hierbei geht es hauptsächlich um eine Einstellungsveränderung zum Thema Sturz und Angst. Beides ist nicht »normal« im Alter und muss einen entsprechenden Stellenwert bei der Person erhalten. Sturzgeschehen und Sturzangst müssen artikuliert und als Problem erkannt werden. Sie dürfen nicht passiv hingenommen werden, sondern müssen Aktivitäten nach sich ziehen.

Zusammenfassend kann man sagen, dass Sturzgeschehen durch körperliche und psychische Traumata zu Funktionsverlusten führt, wodurch Betroffene in einen Teufelskreis geraten (◨ Abb. 5.8).

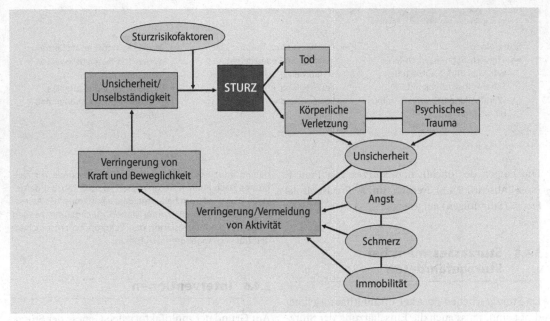

■ **Abb. 5.8** Teufelskreis nach einem Sturz

## Soziale Veränderungen

Durch körperliche Folgen und psychische Traumata bedingt ziehen Sturzgeschehen auch soziale Konsequenzen nach sich. Die selbst auferlegte oder durch Verletzung bedingte Vermeidung von Aktivität führt zu sozialer Isolation, dem Rückzug aus gewohnten Mustern und Lebensgewohnheiten. Soziale Kontakte werden weniger, Lebensfreude und -inhalt nehmen ab. Aktivität und Partizipation (nach ICF) sind nicht mehr möglich. Das Lebenskonzept erfährt dadurch quantitative und qualitative Einbußen.

## Finanzielle Aufwendungen

Finanzielle Aufwendungen, die nach einem Sturz entstehen können, kann man wie folgt unterteilen:
- **Individuelle Kosten:** Eigenanteile an Verbandsmaterial, Präventionsangeboten, Krankenhaus- und Rehabilitationsklinikaufenthalt, Rezeptgebühren für Heil- und Hilfsmittel, Haushaltshilfe oder bauliche Veränderungen müssen finanziert werden.
- **Krankenversicherung:** Neben der Eigenleistung trägt die Krankenversicherung z. B. Kosten für Arztbesuche und -behandlung,

Hilfsmittel oder Krankenhauskosten. Sie unterstützt prozentual bei zertifizierten Präventionsangeboten.
- **Pflegeversicherung:** Im Falle von Pflegebedürftigkeit finanziert sie häusliche oder stationäre Pflege entsprechend der Pflegeeinstufung.
- **Sozialversicherung:** Wenn im Alter Rente und ggf. Pflegegeld nicht ausreichen, um die realen Kosten der Versorgung zu decken (zu Hause oder in Institutionen lebend), unterstützt die Sozialhilfe. Dafür können über das zuständige kommunale Amt Leistungen zur Grundsicherung im Alter nach dem Zwölften Sozialgesetzbuch (SGB XII), Kapitel IV, bzw. Hilfe zum Lebensunterhalt, Kapitel III, beantragt werden.

Sturzbedingte Kosten sind eine finanzielle Belastung für das Gesundheitssystem und können beispielhaft durch das Auslösen des Notfallrufes, durch einen Arztbesuch oder eine Abklärung im Krankenhaus entstehen. Die medizinische Versorgung von sturzbedingten Hüftverletzungen mit anschließenden Rehabilitationsmaßnahmen und einer häufig eintretenden Pflegebedürftigkeit kostet pro Jahr in Deutschland in etwa 2,5 Milliarden Euro (Freiberger u. Schöne 2010). Durch den zu erwartenden Anstieg der Hochaltrigen in unserem Land werden diese Ausgaben bis 2050 voraussichtlich auf 7 Milliarden Euro ansteigen.

---

| Praxisbeispiel Frau F. | | |
|---|---|---|
| **Sturzfolgen** <br> ▬ Physisch: Schmerzen, Unfähig- <br> keit, vom Boden aufzustehen, <br> Schenkelhalsfraktur mit OP, <br> Wundheilungsstörungen, Immo- <br> bilität, Kraftverlust | ▬ Psychisch: Sturz-Trauma: wie <br> gelähmt am Boden liegen, <br> zermürbende Schmerzen, <br> Verzweiflung, Angst: vor <br> Schmerz und vor erneutem <br> Sturz | ▬ Direkte Kosten: Einsatz Rettungs- <br> wagen, Krankenhausliegetage, <br> Operation <br> ▬ Folgekosten: Eigenanteil für <br> Hilfsmittel, Pflege, Umbaumaß- <br> nahmen |

---

Die Folgen des nächtlichen Sturzes von Frau F. (s. ► Abschn. 5.4.3) werden im ► Praxisbeispiel Frau F. (Sturzfolgen) aufgezeigt.

### 5.4.5 Sturzassessment bei Sturzgefährdeten

Da Sturzgeschehen im Alter oft multifaktoriell bedingt sind, muss auch die Einschätzung der Sturzgefährdung in verschiedenen Bereichen erfolgen. Mit Hilfe des Assessments können Therapeuten ihre Patienten in verschiedene Risikogruppen einteilen. Das ermöglicht eine entsprechende Maßnahmenplanung: Interventionen müssen zielgruppengerecht, also je nach Sturzgefährdungspotenzial, ausgewählt werden.

Wichtige physische Komponenten der Begutachtung liegen im Bereich der Balance, bei Gangsicherheit und Gehtempo sowie im Kraftstatus. Beachtung finden sollten allerdings auch psychologische Bereiche, hier vor allem die Sturzangst und die Kognition. ◘ Tab. 5.7 stellt diese Dimensionen entsprechend ihrem Alltagsbezug und den zur Erhebung geeigneten Assessments dar (s. auch ► Kap. 3).

❯ Eine Empfehlung zur Durchführung des Sturzrisikoassessments besagt, dass dieses vor Trainingsbeginn und in etwa alle drei Monate im weiteren Trainingsverlauf erhoben werden sollte. Damit kann die Effektivität des Trainings kontrolliert werden. (Granacher et al. 2014)

Anhand der Ergebnisse der Short Physical Performance Battery (SPPB) hat die Bundesinitiative Sturzprävention (BIS) gefährdete, noch selbständig lebende Patienten in zwei Zielgruppen unterteilt: ältere Menschen mit moderatem und

hohem Sturzrisiko. Eine Zuordnung der Personen zur Zielgruppe nach ihren Testergebnissen ist in ◘ Tab. 5.8 dargestellt. Dies wiederum bedeutet, dass ein motorisches Assessment **vor** Beginn einer Intervention durchgeführt werden muss, um die Interessierten den Zielgruppen entsprechenden Trainingsangeboten zuzuführen!

### 5.4.6 Interventionen

Auf Grund der multifaktoriellen Genese der Stürze im Alter lassen sich Maßnahmen auf verschiedenen Ebenen einleiten. Dies setzt eine gute Identifikation der Risikofaktoren der gestürzten Person voraus. Hier profitiert der Patient von einem interdisziplinären Team im klinischen Setting bzw. ambulant von der Zusammenarbeit und Kommunikation verschiedener Betreuungs- und Therapeutengruppen: Die Diagnostik des Arztes, die Pflegeanamnese, die Sozialanamnese, die kognitive und emotionale Testung der Psychologen, das motorische Assessment der Physiotherapeuten (s. ► Abschn. 5.4.5) sowie die alltagsrelevanten Erhebungen der Ergotherapeuten lassen ein Gesamtbild des Sturzrisikos entstehen (s. ◘ Abb. 5.9).

Das ► Praxisbeispiel Frau F. (Viele Risikofaktoren bieten vielseitige Ansatzmöglichkeiten) fasst alle Interventionen nach dem Sturz von Frau F. (s. ► Abschn. 5.4.3) zusammen.

#### Risikominimierung

Leider lassen sich nicht alle Ursachen beheben oder optimieren, so dass Stürze nicht hundertprozentig verhindert werden können. Aber das Risiko kann verringert und die betroffene Person auf ihre Probleme aufmerksamer gemacht werden. Nachfolgend sind wichtige Eckpfeiler zur Risikominimierung benannt und erläutert.

◘ **Tab. 5.7** Auswahl möglicher Testverfahren für physische und psychische Komponenten zur Einschätzung der Sturzgefährdung

| Komponenten | Kurze Erläuterung/Alltagsbezug | Mögliche Assessments |
|---|---|---|
| **Physische Komponenten** | | |
| Balance | Begutachtet werden das statische und das dynamische Gleichgewicht (im Stand und in der Fort-/Bewegung) | Berg-Balance-Skala (▶ Abschn. 3.5.3), Balanceteil des Tinetti-Tests (▶ Abschn. 3.5.2) oder Progressive Standpositionen (▶ Abschn. 3.5.5) |
| Kraft | Besonderes Augenmerk erfordern hier die Kraftverhältnisse der unteren Extremität (z. B. vom Sitzen selbständig aufstehen können) | Chair Rise Test bzw. 30-Sekunden-Aufstehtest (▶ Abschn. 3.5.4), Item 1 der Berg Balance Scale (▶ Abschn. 3.5.3) |
| Gangsicherheit | Ein sicherer Gang ist ein Hauptindikator für geringe Sturzgefährdung | »Gehteil« der Tinetti-Skala (▶ Abschn. 3.5.2), Dynamic Gait Index (▶ Abschn. 3.5.9) Ganglabore (Schrittlänge und -höhe, Spurbereite und Gangabweichung) |
| Gehtempo | Ein flüssiges Gehtempo ist Voraussetzung für Gangsicherheit und damit Alltagstauglichkeit (z. B. um eine Ampel-Grünphase zu überqueren); physiologisches Gehtempo: 1,0 m/Sek.) | 4- bzw. 10-Meter-Gehtest (▶ Abschn. 3.5.6), Timed Up and Go Test (▶ Abschn. 3.5.1) |
| Funktionalität allgemein | Der Alltag ist angefüllt von komplexen Bewegungsmustern, für die unterschiedliche Komponenten nötig sind. Für das Aufstehen vom Stuhl oder zum Treppensteigen werden sowohl Kraft als auch Gleichgewichtsvermögen benötigt. Beim Gehen außerhalb der Wohnung bedarf es neben Gangsicherheit und Tempo(-wechseln) auch Kraft(-ausdauer) sowie Gleichgewichts- und Reaktionsvermögen | Timed Up and Go Test (▶ Abschn. 3.5.1) mit Hinweisen zu: - Balance – beim Aufstehen, beim Umdrehen, beim Hinsetzen - Gangsicherheit – 2 × 3 m Gehstrecke, HiMi nötig? - Gehtempo – Zeitmessung der Gehstrecke inklusive Transfers - Kraft – vom Stuhl aufstehen und wieder hinsetzen Short Physical Performance Battery (▶ Abschn. 3.5.8): - Sie ermöglicht eine Zielgruppeneinteilung (s. ◘ Tab. 5.8) |
| **Psychische Komponenten** | | |
| Kognition | Geistige Fähigkeiten ermöglichen eine Urteilsbildung, auch i.S. einer Situations- und Gefahreneinschätzung. Ist diese eingeschränkt, steigt die Gefahr für Unfälle und Stürze, weil die betroffenen Personen sich in der Folge vermehrt risikoreichen Situationen aussetzen | Die Bundesinitiative Sturzprävention (2009) empfiehlt den Einsatz der Mini-Mental State Examination (▶ Abschn. 3.6.2) |
| Sturzangst | Die Angst vor einem Sturz ist ein bedeutender Risikofaktor und kann die Person in ihrer Funktionalität und Lebensqualität massiv einschränken (s. ▶ Abschn. 5.4.4) | Ein bereits international validiertes Instrument ist die Falls Efficacy Scale – International (▶ Abschn. 3.6.4) |

■ **Tab. 5.8** Abgrenzung der Zielgruppen anhand motorischer Testergebnisse. (Zusammengestellt nach BIS (2009)

| Kriterium/Test | Moderates Risiko | Hohes Risiko |
|---|---|---|
| | Zeit | |
| Gehtempo (4-Meter-Gehtest) | 0,6-0,8 m/Sek.<br>[für 4 m: 5-6,7 Sek.] | < 0,6 m/Sek.<br>[für 4 m: > 6,7 Sek.] |
| Kraft (5 Chair Rise) | 11-15 Sek. | > 15 Sek. |
| Balance (geschlossener Stand) | 10 Sek. | < 10 Sek. |
| Balance (Semitandem-Stand) | < 10 Sek. | < 10 Sek. |
| Mobilität allgemein (TUG) | 10-15 Sek. | > 15 Sek. |

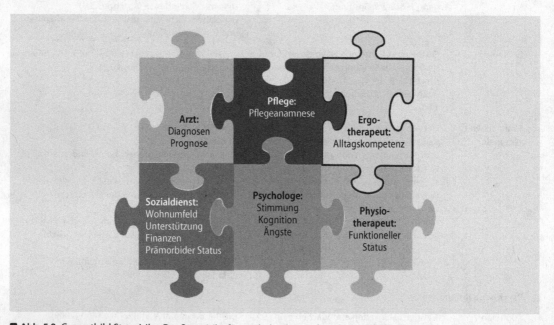

■ **Abb. 5.9** Gesamtbild Sturzrisiko: Das Sturzrisiko fügt sich durch interdisziplinäre Erhebungen wie ein Puzzle zusammen

## Funktionelle Einschränkungen

Durch den Einsatz von Hilfsmitteln und Durchführen eines regelmäßigen und gezielten Trainings können motorische Defizite meist gut und langfristig kompensiert werden.

## Training

Trainingsschwerpunkte in der Sturzprävention bilden anspruchsvolles Gleichgewichts- und Krafttraining. Weitere Ausführungen finden sich nachfolgend im ▶ Abschn. »Training« sowie in ▶ Abschn. 1.10.

Auch das Aufstehen vom Boden bzw. das Fortbewegen am Boden (hin zum Telefon oder zur Wohnungstür) ist wichtiger psychologischer Bestandteil des Trainings, um sich selbst helfen zu können.

## Hilfsmittel (s. auch ▶ Abschn. 7.1)

Vor dem Einsatz von Gehhilfen, die die Gangsicherheit unterstützen sollen, sind eine Beratung, Einweisung und Aufklärung durch die Therapeutin notwendig. Die richtige Einstellung und Anpassung

**Viele Risikofaktoren bieten vielseitige Ansatzmöglichkeiten**

Im Anschluss an die akute postoperative Phase im Klinikum wird Frau F. in eine Rehabilitationsklinik verlegt. Hier steht die weitere Schmerzlinderung im Vordergrund (medikamentös und physikalisch). Unter Schmerz-Bedarfsmedikation vor der Therapie erhält sie regelmäßig ein gezieltes Training, täglich wechselnd für Kraft und Gleichgewicht, mit anschließendem Gehtraining. Hierbei liegt der Fokus auf der Gangsicherheit mit dem Rollator, auf einer adäquaten Schrittlänge, dem Gangtempo sowie der Ausdauer. Frau F. hat von ihrer Therapeutin auch ein Eigenübungsprogramm erhalten, welches zwei Kraftübungen für die Beine, eine statische und zwei dynamische Gleichgewichtsübungen enthält. Dies soll sie zusätzlich täglich durchführen, gerne auch gemeinsam mit ihrem Mann, wenn dieser zu Besuch ist. Für die weitere häusliche Versorgung nach Entlassung werden Griffe verordnet, Handläufe, Nachtlichter mit Bewegungsmeldern sowie Stoppersocken empfohlen. Die Einnahme des Diuretikums wird auf den Morgen verlegt und eine Broschüre zur sicheren Umgebungsgestaltung mitgegeben. Das Eigenübungsprogramm aus der Klinik soll sie zu Hause weiterführen. Des Weiteren wird ihr empfohlen, sich vor Ort ein adäquates Gruppenangebot zur Sturzprävention zu suchen.

des Hilfsmittels an den Benutzer ist bei Erstanwendung vorzunehmen. Das Hilfsmittel muss regelmäßig gewartet und ggf. repariert oder ersetzt werden.

Griffe, Handläufe oder Rampen sowie das Ausstatten von Treppen mit Geländern und Stufenabsatzmarkierungen können gangunsicheren Menschen eine große Unterstützung bei der Mobilität in der eigenen Wohnung sein.

Zur Erleichterung von Alltagsaktivitäten können weitere Hilfsmittel wie Nachtstuhl oder Duschhocker zu mehr Sicherheit und Selbstständigkeit beitragen.

Die Empfehlung von Hüftprotektoren kann bei stark sturzgefährdeten Patienten – vor allem, wenn sie kachektisch sind oder/und an Osteoporose leiden oder/und in einem Pflegeheim leben – sehr effektiv sein. Zwar wird dadurch nicht der Sturz, aber die sturzbedingte Fraktur der Hüfte verhindert. Der Protektor verteilt die Kräfte vom Aufprall auf ein größeres Gebiet und absorbiert dabei einen Teil der einwirkenden Kraft. Über die Wirksamkeit der Protektoren gibt es unterschiedliche Aussagen: Laut einer norwegischen Studie konnten 60 % der Hüftfrakturen durch das Tragen reduziert werden (www.aktivinjedemalter.de). Die Effektivität ist am größten, wenn sehr sturzgefährdete Personen nach intensiver Beratung und weiterer Betreuung Protektoren tragen. Bei selbständig lebenden Personen ist die Effektivität auf Grund der geringeren Compliance reduziert (ProFouND 2015).

## Diagnostik

Im Falle eines Sturzes ist eine Sturzdiagnostik durchzuführen, um internistische Erkrankungen (z. B. Synkopen oder Orthostase) als Sturzursache abzuklären und entsprechend zu therapieren. Der Ausschluss eines Normaldruckhydrocephalus (NPH) sollte immer im Fokus sein, wenn ein Patient plötzlich über Gangstörungen, kognitive Defizite und Harninkontinenz klagt.

Im Alter nimmt die Erhebung der Knochendichte bei Männern und Frauen einen wichtigen Stellenwert bei der Verhütung sturzbedingter Verletzungen ein. Eine medikamentöse Osteoporosetherapie sollte dann dringend eingeleitet werden (s. auch »Medikation«).

## Visus

Verringerter oder geschädigter Visus gilt als unabhängiger Sturzrisikofaktor. Unbekannte Gläser (nach Korrekturen bzw. Neuanschaffung einer Gleitsichtbrille im Alter) oder der Einfluss von Medikamenten auf die Sehfähigkeit können das Sturzrisiko erhöhen (s. unten, ▸ Abschn. »Training«).

Der Visus ist unsere wichtigste Informationsquelle zur Orientierung im Raum. Da dieser im Alter vielen Veränderungen (physiologisch und pathologisch; s. ▸ Abschn. 1.6.10) unterliegen kann, sollte älteren Menschen ein regelmäßiger Augenarztbesuch empfohlen werden.

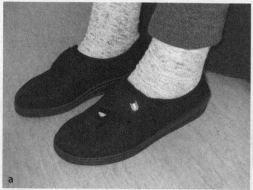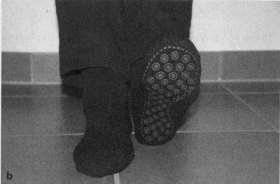

a                                                                    b

◘ **Abb. 5.10a,b** Festes Schuhwerk und Stoppersocken

## Umgebung

Stolperfallen (z. B. Türschwellen, lose Kabel, Teppichkanten) müssen reduziert werden. Rampen, Kabelleisten, antirutschbehaftete Teppiche bzw. die Entsorgung von Teppichbrücken sind hierfür mögliche Ansätze. In der Wohnung muss auf freie Wege zwischen Möbeln und Räumen, aber auch auf Treppen geachtet werden.

Die Bodenbeschaffenheit innerhalb der Wohnung, aber auch im Freien (z. B. Linoleum oder frisch gewischter Fliesenboden, Unebenheiten auf Rasen oder Waldwegen bzw. Glätte oder feuchtes Laub) können Rutschgefahr und Gangunsicherheit erhöhen. In solchen Situationen sind erhöhte Aufmerksamkeit und Vorsicht geboten, ggf. sollten solche Situationen gemieden werden.

Ausreichend Beleuchtung in Räumen und auf Wegen, auch durch Einbau von unterstützenden Systemen (z. B. Nachtlicht, Bewegungsmelder, Fernbedienungen für Licht) führt zu mehr Sicherheit bei der Mobilität.

## Medikation

Ein Arzt, z. B. der Hausarzt, sollte über alle verordneten Medikamente, auch von anderen Fachärzten, informiert sein. Die zusätzliche Einnahme von nicht-rezeptpflichtigen Medikamenten sollte mit ihm abgesprochen werden. Der Medikamentenplan muss regelmäßig vom Arzt überprüft werden.

Die Verordnung von Psychopharmaka im Alter sollte nach umfangreicher Abwägung von Nutzen und Risiko erfolgen. Ihre Anwendung sollte immer wieder neu in ihrer Notwendigkeit und Dosis überprüft werden.

Generell dürfen Medikamente nur nach Rücksprache mit dem Arzt abgesetzt werden. Bei Psychopharmaka ist ein kontrolliertes Ausschleichen über einen längeren Zeitraum notwendig.

Zur gezielten Frakturprävention im Alter ist eine indizierte Osteoporosetherapie auch bei Gefahr der Multimedikation i.S. einer Sekundärprophylaxe einzuleiten. Sie sollte neben einem Kalziumpräparat (zum Knochenaufbau) auch Vitamin D (zur Verstoffwechslung des Kalziums) und ein Bisphosphonat (zur Senkung der Knochenabbauprozesse) enthalten (Gosch et al. 2012).

## Schuhwerk

Stabilisierende, nicht drückende Obermaterialien, mit Fersenhalt und, wenn nötig, ein möglichst großflächiger Absatz von maximal 4 cm Höhe zeichnen einen guten Schuh aus (◘ Abb. 5.10a).

Alternativ können Stoppersocken einen guten Beitrag gegen kalte Füße und Stürze (vor allem nachts) leisten (◘ Abb. 5.10b).

## Bekleidung

Kleidung mit elastischen Fasern und Gummizug im Bund sind bequem und leicht an- und auszuziehen. Hosen sind Röcken im Handling (z. B. beim Toilettengang) wie auch in ihrer Praktikabilität vorzuziehen.

## Alltagshilfen

Eine Empfehlung zur Neusortierung von Schrankinhalten, z. B. in Küche und Schlafzimmer, ist unter folgenden Gesichtspunkten hilfreich: Tagtäglich notwendige Dinge sollten in gut erreichbaren Fächern liegen. Sie erleichtern das Hantieren und damit den Alltag.

Ein Servierwagen in der Küche, ein Flaschenzug im Treppenhaus oder der Trolli bzw. Rollator mit Korb zum Einkaufen können praktische Alternativen zum Tragen sein. Wenn man noch mit Stützen läuft, eignet sich oft ein Rucksack (Taschen an die Stützen zu hängen erhöht die Sturzgefahr).

## Alkohol

Bei regelmäßigem Verzehr von Alkohol kann es zu ungewollten Wechselwirkungen mit Medikamenten kommen. Durch übermäßigen Konsum kommt es außerdem zu Einschränkungen von Wahrnehmung, Selbsteinschätzung und Reaktionsfähigkeit. Hier bedarf es der intensiven Aufklärung der Patienten und ggf. einer kontrollierten Zufuhr von Art und Menge des Alkohols (s. ▶ Abschn. 6.4.2).

## Aufklärung

»Was ich nicht weiß, macht mich nicht heiß«, heißt es landläufig. Das darf aber eine allgemeine wie auch individuelle Aufklärung über Sturzgeschehen und -gefahren nicht verdrängen. Nur so erreicht man eine Offenheit für die Probleme und eine persönliche Bereitschaft für (Verhaltens-) Veränderungen. Als sinnvoll und effektiv erweist sich hierbei auch der Einbezug der Angehörigen. Empathische Gespräche, Informationsmaterial oder Unterstützungsangebote können dafür mögliche Ansatzpunkte sein.

## Verhalten

Im Alter fällt es oft schwer, Veränderungen und Einschränkungen anzunehmen. Neben einem adäquaten Unterstützungsangebot ist es für Betroffene deshalb unerlässlich, die Bereitschaft aufzubringen, Dinge abgeben und angebotene Hilfe anzunehmen. Eine gute Selbsteinschätzung ist dafür sehr hilfreich.

## Training

Umfangreiche Informationen zu Trainierbarkeit und Training im Alter finden sich in ▶ Abschn. 1.10.

> ❯ **Training ist das Kernelement der Sturzprävention in der Physiotherapie.**

Neben der Beeinflussung von Sturzrisikokomponenten hat Training auch positive Auswirkungen auf die Gesundheitsressourcen und den physiologischen Alterungsprozess einer Person.

Haupttrainingskomponenten in der Sturzprävention auf der Ebene von Körperfunktion und -struktur gemäß ICF sind:
- Verbesserung der Gleichgewichtsfähigkeit (v. a. des dynamischen Gleichgewichts),
- Zuwachs von Kraft (v. a. bei geschwächten Patienten),
- Stabilisierung des Ganges (Gangbild, -sicherheit und -tempo),
- Erhöhung der Bewegungskompetenz für einfache Alltagsfunktionen (z. B. Gehen auf leerem Flur),
- Erhöhung der Bewegungskompetenz für komplexe Alltagsfunktionen (z. B. Gehen in Menschenmenge),
- Aufbau von Bewegungskompetenzen in komplexen Bewegungsmustern (z. B. Tai Chi). (Freiberger u. Schöne 2010)

Wichtigste Anforderungen an ein effektives Sturzpräventionstraining sind dabei:
- Regelmäßigkeit,
- Progressivität und
- Dauerhaftigkeit. (BIS 2009)

## Regelmäßigkeit

Der kontinuierliche Besuch von Gruppenangeboten oder/und das geplante, festgelegte Heimtraining sind Garant für den Erfolg. Wie jeder Frisör- oder Arzttermin sollten auch Trainingstag/-e und die Trainingszeiten fest im Kalender geplant und niedergeschrieben sein. Das erinnert und motiviert zusätzlich.

## Progressivität

Für Gleichgewichts- und Kraftübungen gilt: Trainiert wird am Leistungslimit. Balanceübungen sollen also wackelig und anstrengend sein. Ein Ausfallschritt oder das Abstützen beim Üben ist erlaubt und gewollt. Kraftschulung i. S. von Hypertrophietraining wird über die Anzahl der Wiederholungen und das eingesetzte Gewicht (max. 8-12 Whd. bis zur Muskelermüdung möglich) reguliert. Die letzten beiden Wiederholungen sollen dabei unter massivem Kraftaufwand erfolgen. Ein Muskelzittern kann dabei auftreten. Auch Muskelkater am Tag danach ist möglich und normal.

### Dauerhaftigkeit

Gerade im Alter gehen Funktionsfähigkeiten durch Immobilität oder Erkrankung schnell verloren. Wer sich bis ins hohe Alter vor Stürzen schützen möchte, muss deshalb dauerhaft trainieren. Ein Minimum für die Durchführung von gezieltem Training liegt bei 3 Monaten, 6 Monate sind optimal. Das wöchentliche Training umfasst dabei mindestens 60 Minuten, besser sind 2 Stunden (Gillespie et al. 2009; Sherrington et al. 2008). Danach ist eine Weiterführung von allgemeinem Training zum Erhalt motorischer Leistungsfähigkeiten unerlässlich.

In einer Übersichtsarbeit kamen Sherrington et al. (2011) zu folgenden acht **Schlüsselempfehlungen für ein effektives Sturzpräventionstraining:**

1. Die Übungen müssen einen moderaten bis hohen Anspruch an die Balance stellen.

Umsetzbar über:

a. Verkleinerung der Unterstützungsfläche,
b. Reduktion des sensorischen Inputs,
c. Verlagerung des Körperschwerpunktes,
d. Verringerung der Unterstützung mittels Handkontakt,
e. Einbau von Störreizen oder
f. Integration von kognitiven und/oder motorischen Aufgaben.

Balancetraining muss Übungen für das statische und das dynamische Gleichgewicht (im Stehen und im Gehen) enthalten. (Granacher et al. 2014)

2. Die Übungen benötigen eine ausreichende Dosierung, um effektiv zu sein.

Empfohlen ist ein Minimum von 50 Stunden. Zur Verteilung dieser Stunden gibt es verschiedene Aussagen. Je nach Sturzrisikogefährdung, funktionellem Zustand und Trainingsmöglichkeiten sollte man sich an folgenden Empfehlungen orientieren:

- möglichst 3 Trainingsstunden pro Woche über 4 Monate (Granacher et al. 2014),
- 2- bis 3-mal wöchentliches Training über wenigstens drei Monate,
- wöchentlich mind. 2 Stunden Training über 6 Monate (Sherrington 2008).

3. Kontinuierliches Trainieren ist notwendig.
Trainingsergebnisse gehen nach Beendigung eines Angebotes sehr schnell verloren (Schreier et al. 2016).

4. Sturzpräventionstraining muss sowohl für die allgemeine Bevölkerung als auch für Personen mit hohem Risiko angeboten werden.
Hochrisikopatienten bedürfen z. B. kleinerer Gruppen und mehr Beobachtung.

5. Sturzpräventionstraining kann in der Gruppe oder als Eigentraining durchgeführt werden.
Beides ist effektiv. Gruppenangebote müssen durch ein Eigentraining zuhause ergänzt werden, um effektiv zu sein (s. Punkt 2, Dosierung).

6. Gehtraining kann zusätzlich zum Gleichgewichtstraining eingesetzt werden. Hochrisiko-Personen sollten kein intensives Gehtraining verordnet bekommen.
Sie profitieren hinsichtlich der Sturzgefahr nicht davon und setzen sich weiteren Risiken aus.

Wenn es den funktionellen Fähigkeiten angepasst wird, kann Gehtraining ein Sturzpräventionstraining ergänzen, sollte dann aber nicht zu Lasten des Balancetrainings eingesetzt werden.

7. Krafttraining kann zusätzlich zum Gleichgewichtstraining eingebaut werden.
Der Widerstand ist so zu wählen, dass ca. 8-12 Wiederholungen bis zur Muskelermüdung notwendig sind (= Muskelaufbautraining) (DTB 2010) (s. ► Abb. 1.14).

Der Hauptfokus liegt auf der Verbesserung der Kraft der unteren Extremität, von Sprunggelenk und Fuß.

8. Trainingsanbieter sollten auch für andere Risikofaktoren Abklärungs-/Empfehlungen aussprechen.

Bei Vorliegen relevanter Sturzrisikofaktoren (z. B. bei Visusproblemen oder Harninkontinenz) sollten auch Physiotherapeutinnen wichtige Hinweise und Empfehlungen für weitere Abklärung bei Spezialisten aussprechen.

Grundsätzlich gilt: Egal ob in der Gruppe oder alleine – Training ist nur profitabel, wenn es die genannten Kriterien erfüllt. Auch wenn Gruppenangeboten der Vorrang gegeben werden sollte, so gibt es doch Personen, die aus funktionellen (Mobilität), emotionalen (Angst) oder umgebungsbezogenen Faktoren (fehlende Gruppenangebote, keine Busanbindung) zunächst nur über eine Einzelintervention erreicht und ggf. darüber an ein Gruppenangebot herangeführt werden.

> CAVE: Auch die regelmäßige Teilnahme an einer Gruppentrainingsstunde ersetzt nicht das Eigentraining!

## Motivation

Motivation ist die Basis für gelingendes Training. Diese kann durch Empathie und emotionale Bindung, Unterstützung sozialer Integration, Ermöglichen positiver Bewegungserfahrungen, Festhalten von Trainingserfolgen, wiederholte Erinnerung, Ermunterung oder Lob, Bestätigung und Belohnung ermöglicht werden.

Für das Eigentraining ist die Integration von Trainingselementen in wiederkehrende Alltagsaktivitäten sinnvoll (z. B. beim Nachrichtenschauen Kniebeugen durchführen oder beim Zähneputzen im Einbeinstand stehen, ■ Abb. 5.11). Dafür sollen sich die Älteren selber Gedanken zur Umsetzung machen: Wann übe ich wo mit welchen Hilfsmitteln? Wie das Notieren von Arzt- oder Friseurterminen ist für eine hohe Verbindlichkeit das Eintragen von Trainingstagen in den Kalender nützlich. Das selbständige Eintragen von genutzten Gewichten, Wiederholungszahlen oder Steigerungen in einen Trainingsplan bindet, unterstützt die weitere Übungsplanung und wirkt bei Erfolgen sehr motivierend.

Weitere Faktoren, die die Aufnahme und Weiterführung von Aktivität oder Training im Alter unterstützen, sind beispielsweise eine Empfehlung zum Training vom Arzt, (geringe) Kosten, hohes Sicherheitsgefühl durch fachkundige Beratung und

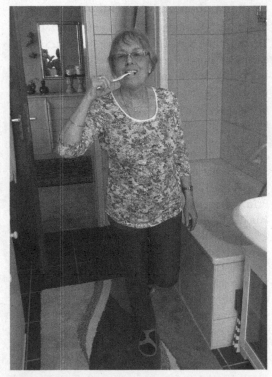

■ **Abb. 5.11** Integration von Training in Alltagsaktivitäten: Einbeinstand beim Zähneputzen

Begleitung durch die Physiotherapeutin oder der positive Einfluss von unterstützenden Angehörigen (Schreier et al. 2016).

> Wichtig beim Bewerben und Vermitteln des Trainings ist die Betonung positiver Trainingseffekte, nicht das Benennen von Stürzen und möglichen negativen Folgen. Also NICHT: Das Training soll Stürze und Pflegebedürftigkeit verhindern. BESSER: Mit Hilfe des Trainings verbessern Sie Ihre Gangsicherheit und fördern Ihre Unabhängigkeit.

## Wirksamkeit verschiedener Interventionsansätze

Gillespie et al. (2009) unterteilten Interventionsansätze in drei Typen:
- Ein-Komponenten-Intervention,
- Mehr-Komponenten-Intervention und
- multifaktorielle Interventionen.
  (Freiberger u. Schöne 2010)

## Ein-Komponenten-Intervention

Sie ist auf eine Dimension ausgerichtet, z. B. nur Training oder reine Umgebungsanpassung. So zeigt alleiniges Sturzpräventionstraining nur Wirksamkeit bei Personen nach dem ersten Sturz und mit niedrigem Sturzrisiko. Dadurch werden nur einzelne Risikofaktoren reduziert. Die Ein-Komponenten-Intervention zeigt hohe Wirksamkeit, wenn die Intervention auf den bedeutendsten Risikofaktor einer Person abzielt (z. B. Abbau von Barrieren für Sehbehinderte). Sie hat auch vorbeugenden Charakter i. S. von Gesundheitsförderung und Primärprävention. Mittels »Lifestyle-integrated Functional Exercise Programm« aus Australien soll z. B. Inaktivität im Alter vorgebeugt bzw. reduziert werden.»Square Stepping Exercises« aus Japan oder Tai Chi-Übungen sind weitere Beispiele für Ein-Komponenten-Maßnahmen. Auf Grund ihres 3D-Charakters (Bewegungen durch alle drei Raumebenen) haben sie hohen kognitiven Anspruch.

## Mehr-Komponenten-Intervention

Die Mehr-Komponenten-Intervention verfolgt parallel mehrere Dimensionen, z. B. Training und Barrierefreiheit im häuslichen Umfeld. Dadurch werden auch mehrere Risiken angegangen. Dazu zählen im Bereich der Sturzprävention z. B. das »Otago Exercise Programm« aus Neuseeland, das »Falls Management Exercise Programm« aus Großbritannien oder das »Trittsicher durchs Leben«-Programm aus Deutschland/Stuttgart.

## Multifaktorielle Intervention

Sie ist ein individuell angepasstes Maßnahmenpacket nach einem umfangreichen, interdisziplinären Assessment. Hierbei werden viele Risikofaktoren identifiziert und auf möglichst vielen Ebenen Maßnahmen eingeleitet. Ein Beispiel dafür ist das in Ulm durchgeführte »Ulmer Modell« in Pflegeheimen.

Beiden letztgenannten Interventionstypen gemeinsam ist ihre Ausrichtung auf die multiple Genese von Stürzen im Alter. Multifaktorielle Interventionen können die Sturzrate signifikant verringern, jedoch bei relativ konstantem Anteil der Stürzenden. Somit profitieren Mehrfachstürzer am meisten davon. (Freiberger u. Schöne 2010)

Im Folgenden werden oben benannte und in der Praxis bewährte Sturzpräventionsprogramme kurz skizziert.

**Falls Management Exercise (FaME)** Dieses Modell kombiniert eine einmal wöchentliche Gruppeneinheit von 60 Minuten (mit Balance-, Kraft-, Gang- und Bodentraining) mit einem zusätzlich zweimal pro Woche für 30 Minuten durchgeführten Heimprogramm (vor allem zur Kräftigung der unteren Extremität). Zielgruppe sind selbständig lebende, aber schon mehrfach gestürzte Frauen über 65 Jahre.

**Otago Exercise Programm (OEP)** Ursprünglich als Heimtraining konzipiert, aber auch in Gruppenangeboten mit hoher Effektivität bewährt. Trainiert werden genau vorgegebene Übungen zur Erwärmung, zur Kräftigung und zur Schulung von statischem und dynamischem Gleichgewicht. Auf Empfehlungen des American College of Sports Medicine (ACSM) wurden zu den ursprünglichen Übungen noch Warm-up- und Cool-down-Dehnungen hinzugefügt. Auch die Steigerung der Übungen folgt festgelegten Vorgaben. Zielgruppe sind vor allem selbstständig lebende, gebrechliche Frauen über 80 Jahre.

**Lifestyle-integrated Functional Exercise (LiFE)** Ein individuell angepasstes Heimtrainingsprogramm für selbständig lebend Ältere in drei Steigerungsvarianten. Ziel ist die Integration von Trainingselementen in tägliche Abläufe und Aktivitäten. Dabei werden Balance- und Kraftübungen in Alltagsroutine durchgeführt (z. B. im Tandem-Stand Haare kämmen zum Balancetraining, während des Lesens im Sitzen Kniestreckung trainieren). Regelmäßig verrichtete Dinge sollen durch integrierte Übungen zur alltäglichen Gewohnheit werden und damit zu einem neuen, aktiven Lebensstil beitragen.

**Square Stepping Exercises (SSE)** Beansprucht hohe kognitive Ressourcen zur Umsetzung von anspruchsvollen Schrittmustern, welche Koordination und Gleichgewicht, Merkfähigkeit und Konzentration bedürfen. Durch die intensive Entwicklung sozialer Interaktion während des Übens zeigte das Programm gute Langzeiteffekte beim weiteren Training (Adhärenz). Voraussetzungen zur Durchführung sind die Gehfähigkeit (auch mit Hilfsmitteln) und freier Stand. Zielgruppe sind selbständig lebende Personen über 65 Jahre.

---

**Praxisbeispiel Frau F.**

**Maßnahmenplan**
- Schmerzlinderung: medikamentös und physikalisch;
- Angstminderung: durch Erfolgserlebnisse bei der Therapie, Aufklärung und Motivation;

- zunehmende Mobilisierung: Training 1:1 und Eigenübungsprogramm für Kraft und Gleichgewicht;
- Verbesserung der Ausdauer: Gehtraining am Rollator;
- Hilfsmittel: Empfehlung und Verordnung;

- sichere Umgebung: Broschüre mit Tipps;
- Bindung an Bewegung: Motivation und Anregung zur Weiterführung von Training, Eigenübungsprogramm auch nach Entlassung daheim weiterführen.

---

**Tai Chi** Ein reines Bewegungsprogramm, welches verschiedene (Bewegungs-) Bausteine trainiert: Gleichgewicht, Koordination, Kraft, aber auch Merkfähigkeit und Aufmerksamkeit. Eingesetzt in traditioneller Form eignet sich Thai Chi sehr gut zur Primärprävention bei selbständig lebenden fitten Senioren. Einzelne Elemente können aber auch bei gebrechlichen Älteren gut und effizient eingesetzt werden.

**Trittsicher durchs Leben** Dies ist ein Programm, welches seit September 2015 in fünf deutschen Bundesländern gestartet ist und vorerst bis Ende 2017 läuft. Es kombiniert Auszüge aus dem »Standfest & Stabil«-Programm des Deutschen Turnerbundes (Winkler u. Regelin 2012) sowie aus einem Eigentraining auf Grundlage des Otago-Programmes. Neben dem Training ist das Besprechen einer sicheren Wohnumgebung eine weitere Komponente der Intervention. Zielgruppe sind hier ältere Menschen im ländlichen Raum, über 70 Jahre nach Knochenbruch und Frauen zwischen 75 und 80 Jahren.

**Ulmer Modell** Für Pflegeheimbewohner konzipiertes, multifaktorielles Präventionsangebot, welches neben Kraft- und Balancetraining z. B. auch Empfehlungen zum Tragen von Hüftprotektoren und den Besuch eines Augenarztes, Inkontinenztraining oder Umgebungsanpassungen enthält (www.aktivinjedemalter.de).

Eine **Zielgruppe** in der Sturzprävention ist eine vom Forscherteam festgelegte Patientengruppe im Rahmen der Erprobung (oft in Form einer Studie) einer neu entwickelten Intervention. Ziel dabei ist es, entsprechend den Bedürfnissen der Teilnehmer die höchsten Trainingseffekte zu erreichen. Dafür werden die Maßnahmen auf genau diese Population zugeschnitten.

Nach der Erprobung der Intervention (z. B. OTAGO) schließt sie die Teilnahme anderer Personengruppen (z. B. Männer oder anderes Alter) nicht aus, wenn sie funktionell vom Anspruch des Trainings profitieren (zur Vermeidung von Über- bzw. Unterforderung des Übenden sowie zum Erreichen von gewollten Trainingsergebnissen).

Für das in ▶ Abschn. 5.4.3 genannte Fallbeispiel sind im folgenden ▶ Praxisbeispiel Frau F. (Maßnahmenplan) allgemeine Interventionen für Frau F. aufgelistet.

## 5.5   Fazit

Um im Alter eine möglichst hohe Lebensqualität zu erhalten, gibt es unterschiedliche Ansätze der Prävention und Gesundheitsförderung. Allen gemeinsam ist die Tatsache, dass Erkrankungen vorgebeugt werden muss bzw. bei Vorhandensein der Fortschritt und das Auftreten von Begleiterscheinungen möglichst verlangsamt werden sollen. Um das zu erreichen, müssen einerseits Maßnahmen zur Prävention angeboten werden, andererseits muss jeder Einzelne sich gesundheitsbewusst verhalten. Wichtiger Einflussfaktor auf das Altern, neben gesunder Ernährung, richtiger Medikation und Vermeidung von Genussmittelmissbrauch (Drogen, Alkohol, Nikotin, Koffein), ist die körperliche Aktivität. Wenn diese abnimmt, kann es schnell zu Immobilität bis hin zur Bettlägerigkeit mit all ihren negativen Begleiterscheinungen kommen.

Kernelement der spezifischen Sturzprävention ist, wie so oft, Training. Hierbei müssen die Trainingsangebote zielorientiert sein (Personen ohne, mit niedrigem, moderatem und hohem Gefährdungsrisiko) und den Lebensbereich berücksichtigen (Heimbewohner versus selbständig Lebende).

Davon ausgehend, dass in Zukunft der Bedarf an Sturzpräventionsangeboten steigen wird, sollte sich die Physiotherapie dringend diesem Aufgabengebiet öffnen. Dazu gehört neben dem Angebot von evidenzbasierten Präventionskursen auch die Ausrichtung von Therapieangeboten bei sturzgefährdeten Patienten auf das Gleichgewichtsvermögen und die Gangsicherheit. Eine weitere Aufgabe besteht darin, ältere Menschen mehr an Bewegung und einen aktiven Lebensstil zu binden. Dies bedarf der Aufklärung und Motivation sowie der Förderung der Eigenverantwortung der Betroffenen.

## 5.6    Fragen

### 5.6.1    Fragen zu Abschn. 5.1 bis 5.3

— Welche Ziele verfolgen Prävention/Gesundheitsförderung?
— Was beeinflusst den Alterungsprozess (positive und negative Beispiele) und durch welche präventiven/ gesundheitsfördernden Maßnahmen kann darauf Einfluss genommen werden?

— Was sind Ressourcen und wie werden sie unterteilt?
— Welche Krankheiten oder Syndrome werden durch regelmäßige körperliche Aktivität positiv beeinflusst?
— Welche Ursachen für Immobilität gibt es und welche Komplikationen können daraus entstehen?
— Was ist der Unterschied zwischen Bettlägerigkeit und Bettruhe?
— Welche Phasen der Bettlägerigkeit gibt es, was sind Symptome der jeweiligen Phase und was für Einflussgrößen gibt es?
— Erkläre die Bedeutung der Selbstwirksamkeit und Autonomie für Patienten. Was muss bei der Mobilisation beachtet werden, um sie zu gewährleisten?

### 5.6.2    Fragen zu Abschn. 5.4

Die Fragen zum Themenkreis Sturzprophylaxe (► Abschn. 5.4) ergeben sich aus dem ► Praxisbeispiel

---

**Praxisbeispiel Herr St.**

**Der Mehrfachstürzer**
Herr St., 79 Jahre, lebt seit drei Jahren im Heim. Er ist verwitwet und hat keine Kinder. Nach einem Schlaganfall mit beinbetonter Hemiparese rechts und beginnenden kognitiven Einschränkungen zog er ins Heim. Zusätzlich hat er eine Herz- und Niereninsuffizienz, COPD, Grauen Star und hatte mehrfache Stürze, seit er im Heim lebt. Von seiner Konstitution her ist er eher kachektisch: Bei 1,62 m Körpergröße wiegt er 51 kg. Deshalb wurden ihm nach dem ersten Sturz Hüftprotektoren empfohlen, die er auch trägt. Herr St. ist Brillenträger und hat einen Rollator, den er häufig vergisst. Dann bewegt er sich unsicher mittels »furniture moving« (= sich an den Möbeln und Wänden entlanghangeln) vorwärts. In dieser Situation ruft ihn auf dem Weg zum Frühstücksraum ein Mitbewohner von hinten. Beim Drehen zur Person

hin verliert er sein Gleichgewicht und den Halt vom Pflegewagen, an dem er sich gerade festhält und stürzt. Seine Mitbewohner rufen nach Hilfe. Die diensthabende Schwester und eine Reinigungskraft eilen zur Hilfe. Herr St. liegt verzweifelt am Boden und muss weinen, als ihn die beiden Frauen am Boden sehen. Auf Nachfrage verneint er Schmerzen und kann mit Unterstützung der beiden Frauen wieder aufstehen. Sein Hemd ist beim Sturz am Putzwagen hängen geblieben und hat einen Triangel am rechten Arm. Auch eine kleine Wunde unter dem Riss und an der rechten Hand hat er vom Versuch, sich festzuhalten. Vom Aufschlagen auf dem Boden hat er eine deutliche Beule an der Stirn. Sein Brillengestell ist sichtlich verbogen. Zum Glück hatte er seine Hüftprotektoren getragen. Der Hausarzt wird verständigt (wegen Gefahr einer Gehirner-

schütterung) und ein Sturzprotokoll ausgefüllt. Herr St. wird bzgl. seiner Vigilanz tagsüber weiter beobachtet. Beim nächsten Behandlungstermin wird die Physiotherapeutin auf das Sturzgeschehen hingewiesen.
— Wo liegen Ursachen und Risikofaktoren bei Herrn St.?
  – Sturzauslöser:
  – Intrinsische Faktoren:
  – Extrinsische Faktoren:
— Welche Folgen und Konsequenzen hat der Sturz für Herrn St.?
  – Körperliche Folgen:
  – Psychische Probleme:
  – Finanzielle Folgen:
— Welche Assessments könnten zur erneuten Einschätzung der Sturzgefährdung von Herrn St. zum Einsatz kommen?
— Was sollte abgeklärt und welche Interventionen sollten sinnvollerweise eingeleitet werden?

---

**Praxisbeispiel Herr St.**

**Auflösung des Fragenkatalogs**
- Wo liegen Ursachen und Risikofaktoren bei Herrn St.?
  - Sturzauslöser: *Gleichgewichtsverlust*
  - Intrinsische Faktoren: *Alter, Erkrankungen (Schlaganfall, beinbetonte Hemi re., kognitive Einschränkungen, Grauer Star), Stürze in der Vergangenheit, Kachexie*
  - Extrinsische Faktoren: *Heimbewohner, fehlende Gehhilfe*
- Welche Folgen und Konsequenzen hat der Sturz für Herrn St.?
  - Körperliche Folgen: *Prellung (Beule), Wunden an Arm und Hand*
  - Psychische Probleme: *Verzweiflung*
  - Finanzielle Folgen: *Hemd muss ersetzt, die Brille ggf. repariert werden; Arztkonsultation*
- Welche motorischen Assessments könnten zur erneuten Einschätzung der Sturzgefährdung

von Herrn St. zum Einsatz kommen?
  - Short Physical Performance Battery → Einschätzung der Sturzrisikogefährdung
  - Berg Balance Scale und Progressive Standpositionen → Gleichgewichtseinschätzung
  - Chair Rise → Kraft ermitteln
  - Tinetti-Test und Dynamic Gait → Balance und Gangsicherheit
- Welche weiteren Assessments könnten bei Herrn St. von anderen Berufsgruppen durchgeführt werden?
  - MNA → Ernährungssituation
  - MMSE → Kognition abklären
  - GDS → Depressivität abklären
  - FES-I → Sturzangst erfassen
- Was sollte abgeklärt und welche Interventionen sollten sinnvollerweise interdisziplinär eingeleitet werden?
  - Physiotherapie: Intensives Gleichgewichts- und Krafttraining entspre-

chend der Sturzgefährdung Zusätzliche Bindung an ein »bewegtes Gruppenangebot« im Haus Gangschule: evtl. am sicheren freien Gang arbeiten
  - Kontrolle der Hüftprotektoren auf ihre Unversehrtheit und dafür sorgen, dass Herr St. diese auch weiterhin trägt
  - Überprüfen der Schuhe von *Herr St. auf Anti-rutsch-Effekt*
  - Visuskontrolle beim Augenarzt → ggf. neue Brille nötig
  - Beleuchtung im Flur zum Sturzzeitpunkt ausreichend?
  - Hinweisschild an Zimmertür von Hr. St. mit Foto von seinem Rollator
  - *Ernährung für Herrn St.* überprüfen: *hochkalorisch und proteinreich, ggf. Essmenge protokollieren*
  - Hausarzt: ggf. erneute (intrinsische) Sturzabklärung und Medikamente kontrollieren lassen

---

Herr St. (Der Mehrfachstürzer) und sind im Anschluss an die Fallbeschreibung formuliert. Die Antworten zu den Fragen finden sich in der Box ▶ Praxisbeispiel Herr St. (Auflösung des Fragenkatalogs).

## 5.7 Interessante Links

**http://profane.co/** Prevention of Falls Network Europe (ProFaNE)

**http://profound.eu.com/** Prevention of Falls Network for Dissemination (ProFouND)

**http://www.aktivinjedemalter.de/cms/website.php** Umfangreiche Informationen über Aktivität im Alter, u. a. zur Sturzprävention

**http://www.bfu.ch/de/fuer-fachpersonen/sturzpraevention** Beratungsstelle für Unfallverhütung/Schweiz

**http://www.who.int/en/** Internationale Weltgesundheitsorganisation

**https://www.gesetze-im-internet.de/** Gesetze im Internet vom Bundesministerium der Justiz und für Verbraucherschutz

**http://www.bmg.bund.de/** Bundesministerium für Gesundheit, Glossarbegriff Prävention

## Literatur

Becker C, Lindemann U, Scheible S (2000) Gangstörungen und Stürze. In: Nikolaus T (Hrsg) (2000) Klinische Geriatrie. Springer, Berlin Heidelberg, S 259-272

Becker C, Lindemann U, Rißmann U, Warnke A (2006) Sturzprophylaxe. Sturzgefährdung und Sturzverhütung in Heimen. 2. Aufl. Vincentz, Hannover

Bengel J, Strittmatter R, Willmann H (2001) Was erhält den Menschen gesund? Antonovskys Modell der Salutogenese – Diskussionsstand und Stellenwert, Forschung und Praxis der Gesundheitsförderung, Bd 6. Bundeszentrale für gesundheitliche Aufklärung, Köln

Best J R, Nagamatsu L S, Liu-Ambrose (2014) Improvements to executive function during exercise training predict maintenance of physical activity over the following year. Front Hum Neurosci 8:353

Bossmann T (2013) Cochrane Reviews – Erkenntnisse für die Praxis. Pt_Zeitschrift für Physiotherapeuten 65(3):31 ff

Bundesinitiative Sturzprävention (BIS) (2009) Empfehlungspapier für das körperliche Training zur Sturzprävention bei älteren, zu Hause lebenden Menschen. Resource document. http://www.richtigfitab50.de/fileadmin/fm-dosb/arbeitsfelder/Breitensport/demographischer_wandel/Empfehlungspapier_Sturzpraevention_.pdf Zugegriffen: 02. November 2015

Defèr A, Möhrke W, Abendroth K (2011) Zehnjahrestrend der Inzidenz der Hüftfrakturen in Deutschland von 2000 bis 2009. In der Gesamtpopulation und den Altersgruppen mit erhöhtem Osteoporoserisiko. Osteologie 20(4): 289-376

Deutscher Turner-Bund (Hrsg) (2010) Sturzprophylaxe Training. Meyer & Meyer, Aachen

Freiberger E, Schöne D (2010) Sturzprophylaxe im Alter. Grundlagen und Module zur Planung von Kursen. Deutscher Ärzte-Verlag, Köln

Gillespie LD, Robertson MC, Gillespie WJ, Lamb SE, Gates S, Cumming RG, Rowe BH (2009) Interventions for preventing falls in older people living in the community. Cochrane Database Syst Rev, Issue 2; CD007146. doi: 10.1002/14651858

Gosch M, Jeske M, Kammerlander C, Roth T(2012) Osteoporosis and polypharmacy. Z Gerontol Geriat 45(6):450-454

Granacher U (2011) Neuromuskuläre Leistungsfähigkeit im Alter. Kassel, 16.06.2011. Vortrag. Resource document. http://www.uni-kassel.de/fb05/fileadmin/datas/fb05/Institut_Sportwissenschaften/old/Training_und_Bewegung/doc/Vortraege/Neuromuskulaere_Leistungsfaehigkeit_im_Alter_Behaviour_-_Armin.pdf. Zugegriffen: 05. November 2015

Granacher U, Muehlbauer T, Gschwind YT, Pfenninger B, Kressig RW (2014) Diagnostik und Training von Kraft und Gleichgewicht zur Sturzprävention im Alter. Empfehlungen eines interdisziplinären Expertengremiums. Z Gerontol Geriat 47:513-526. doi: 10.1007/s00391-013-0509-5

Greiff C (2011) Trainingseinfluss auf osteoporotisch bedingte Schmerzen. Pt_Zeitschrift für Physiotherapeuten 63(3):6-14

Haas HJ (2008) Sport im Alter. van den Berg, F, Wulf Dorothe (Hrsg) Angewandte Physiologie, Bd 6: Alterungsprozesse und das Alter verstehen. Thieme, Stuttgart, S 387-450

Huber G (2014) Was sollte im Alter trainiert werden? Pt_Zeitschrift für Physiotherapeuten 66(7):10

Kaba-Schönstein L (2011) Gesundheitsförderung I: Definition, Ziele, Prinzipien, Handlungsebenen und -strategien. http://www.leitbegriffe.bzga.de/alphabetisches-verzeichnis/?idx=30. Zugegriffen: 07. Juli 2015

Kuhlmann A, Koch K (2009) Gesundheitsförderung und Prävention für ältere Menschen, Kurz-Expertise, Bundesministerium für Gesundheit. https://www.bundesgesundheitsministerium.de. Zugegriffen: 17. Mai 2015

Kruse A, Nikolaus T (1992) Geriatrie. Springer, Berlin Heidelberg

Lampert T (2009) Soziale Ungleichheit und Gesundheit im höheren Lebensalter. In: Böhm K, Tesch-Römer C, Ziese T (Hrsg) Beiträge zur Gesundheitsberichterstattung des Bundes, Gesundheit und Krankheit im Alter. Statistischen Bundesamt, Deutsches Zentrum für Altersfragen, Robert Koch-Institut, Berlin, S 121-133

Lihavainen K, Sipilä S, Rantanen T, Seppänen J, Lavikainen P, Sulkava R, Hartikainen S (2012) Effects of comprehensive geriatric intervention on physical performance among people aged 75 years and over. Aging Clin Exp Res 24(4):331-8

Lisbach B, Zacharopoulos M (2007) Gesundheitsbewusstes Verhalten fördern. Psychologisches Basiswissen für Physio-, Sport- und Ergotherapeuten. Elsevier/Urban & Fischer, München

Lotzgeselle M (2008a) Wie leben, denken und fühlen alte Menschen von heute?. In: van den Berg, F, Wulf Dorothe (Hrsg) Angewandte Physiologie, Bd 6: Alterungsprozesse und das Alter verstehen. Thieme, Stuttgart, S 1-14

Lotzgeselle M (2008b) Ressourcen im Alter. In: van den Berg, F, Wulf Dorothe (Hrsg) Angewandte Physiologie, Bd 6: Alterungsprozesse und das Alter verstehen. Thieme, Stuttgart, S 15-22

Menning S, Hoffmann E (2009) Funktionale Gesundheit und Pflegebedürftigkeit In: Böhm K, Tesch-Römer C, Ziese T (Hrsg) Gesundheit und Krankheit im Alter. Robert Koch-Institut, Berlin, S 62-78

Muhm M, Walendowski M, Danko T, Weiss C, Ruffing T, Winkler H (2015) Einflussfaktoren auf den stationären Verlauf von Patienten mit hüftgelenksnahen Femurfrakturen. Z Gerontol Geriat 48:339-345. doi 10.1007/s00391-014-0671-4

Müller-Mai C (2013) Einjahresverläufe nach Schenkelhalsfraktur des älteren Patienten – Auswertung von Krankenkassendaten. Vortrag auf dem 12. Deutschen Kongress für Versorgungsforschung. Berlin, 23.-25.10.2013. Düsseldorf: German Medical Science GMS Publishing House. DocT2-11-420. doi: 10.3205/13dkvf016, urn:nbn:de:0183-13dkvf0160. http://www.egms.de/static/de/meetings/dkvf2013/13dkvf016.shtml Zugegriffen: 05. November 2015

Neuerburg C, Gosch M, Böcker W, Blauth M, Kammerlander C (2015) Hüftgelenknahe Femurfrakturen des älteren Menschen. Z Gerontol Geriat 48:647-661. doi 10.1007/s00391-015-0939-3

Nevitt MC, Cummings SR, Hudes ES (1991) Risk factors for injurious falls: A prospective study. Journal of Gerontology: Medical Science 46(5):164-170

ProFouND (2015) Falls Prevention Intervention Factsheets. Resource document. http://profound.eu.com/wp-content/uploads/2015/10/Updated-Falls-Intevention-Factsheets.pdf. Zugegriffen: 08. Juni 2016

Reginster JY, Paul I (2002) Osteoporose: Definition, Klassifikation und Epidemiologie. In: Hedtmann A, Götte S (Hrsg) Osteoporose. Springer, Berlin Heidelberg, S 1-9

Rehfeld G, Runge M (2001) Geriatrische Rehabilitation im Therapeutischen Team. Thieme, Stuttgart

Robert Koch-Institut (2013) Beiträge zur Gesundheitsberichterstattung des Bundes: Das Unfallgeschehen bei Erwachsenen in Deutschland. Ergebnisse des Unfallmoduls der Befragung »Gesundheit in Deutschland aktuell 2010«. Robert Koch-Institut, Berlin

Saß AC, Wurm S, Ziese T (2009) Inanspruchnahmeverhalten, In: Böhm K, Tesch-Römer C, Ziese T (Hrsg) Gesundheit und Krankheit im Alter. Robert Koch-Institut, Berlin, S 134ff

Scheidt-Nave C, Fuchs J, Freiberger E, Rapp K (2012) Neues zur Epidemiologie von Stürzen und sturzbedingten Verletzungen in Deutschland. (Vortrag) Resource document: http://www.aktivinjedemalter.de/html/img/pool/Epidemiologie_HTA_Berlin_X.pdf. Zugegriffen: 08. Oktober 2015

Schmitt K, Kressing RW (2008) Mobility and Balance. Therapeutische Umschau 65(8):421-6

Schreier MM, Bauer U, Osterbrink J, Niebauer J, Iglseder B, Reiss J (2016) Fitness training for the old and frail. Effectiveness and impact on daily life coping and self-care abilities. Z Gerontol Geriat 49:107-114. doi 10.1007/s00391-015-0966-0

Sherrington C, Whitney JC, Lord SR, Herbert RD, Cumming RG, Close JC (2008) Effective exercise for the prevention of falls: a systematic review and meta-analysis. Review. J Am Geriatr Soc 56(12):2234-2243

Sherrington C, Tiedemann A, Fairhall N, Close JCT, Lord SR (2011) Exercise to prevent falls in older adults: an updated meta-analysis and best practice recommendations. Review. NSW Health Bulletin 22(3-4):78-83

Schütz B, Wurm S (2009) Wie wichtig ist Prävention. In: Böhm K, Tesch-Römer C, Ziese T (Hrsg) Gesundheit und Krankheit im Alter. Robert Koch-Institut, Berlin, S 160-166

Steigele W (2011) Bewegung, Mobilisation und Lagerung in der Pflege. Springer, Wien New York

Tesch-Römer C, Wurm S (2009) Wer sind die Alten? Theoretische Positionen zum Alter und Altern. In: Böhm K, Tesch-Römer C, Ziese T (Hrsg) Gesundheit und Krankheit im Alter. Robert Koch-Institut, Berlin, S 7-20

Tesch-Römer C, Wurm S (2009) Lebenssituationen älter werdender und alter Menschen in Deutschland. In: Böhm K, Tesch-Römer C, Ziese T (Hrsg) Gesundheit und Krankheit im Alter. Robert Koch-Institut, Berlin, S 113-120

Wewerka G, Wewerka G, Iglseder B (2015) Gehgeschwindigkeit bei älteren Patienten im Ganganalysesystem und 10-Meter-Gehtest. Ein Vergleich. Z Gerontol Geriat 48:29-34. doi 10.1007/s00391-013-0569-6

Winkler J, Regelin P (2012) Standfest und Stabil. Kursmanual des DTB. Meyer & Meyer, Aachen

Wolter DK (2015) Alkohol im Alter. Z Gerontol Geriat 48:557-570. doi 10.1007/s00391-015-0925-9

Zegelin-Abt A (2008) Bettlägerigkeit (so lange wie möglich) vermeiden: In: van den Berg, F, Wulf Dorothe (Hrsg) Angewandte Physiologie, Bd 6: Alterungsprozesse und das Alter verstehen. Thieme, Stuttgart, S 52-57

# Besondere Herausforderungen: Gerontopsychiatrische Syndrome, Palliativversorgung und Selbstfürsorge

*Christine Greiff*

K. Richter et al. (Hrsg.), *Der ältere Mensch in der Physiotherapie*,
DOI 10.1007/978-3-662-50466-6_6, © Springer-Verlag Berlin Heidelberg 2017

Die Multimorbidität geriatrischer Patienten wurde in den vorangegangenen Kapiteln beleuchtet. Wie in ▶ Abschn. 1.6 herausgearbeitet wird, verändern sich Körper und Geist mit zunehmendem Alter. Dies führt zwar nicht zwingend zu einer Krankheit, aber alte Menschen werden anfälliger für Erkrankungen. ▶ Abschn. 1.7 und ▶ Abschn. 1.8 erklären differenziert alterstypische Erkrankungen und Syndrome. In Abgrenzung dazu wird im Folgenden auf die gerontopsychiatrische Syndrome Demenz und Depression sowie Sucht und Suizidalität eingegangen.

Die wohl größte Schwierigkeit bei diesen Syndromen besteht darin, sie zu erkennen. Denn viele von ihnen zeigen organische Symptome und werden, unerkannt, als rein körperliche Erkrankung behandelt. Andererseits können auch körperliche – und damit häufig therapierbare Ursachen – leicht übersehen werden. Es muss also eine genaue Differentialdiagnostik erfolgen (Klett u. Lotzgeselle 2008).

Weiter wird der Übergang von akuter oder rehabilitativer zur palliativen Versorgung am Lebensende und den damit verbundenen Besonderheiten physiotherapeutischen Handelns näher betrachtet.

Abschließend werden Selbstfürsorge und damit Burn-Out-Prävention für Physiotherapeutinnen einschließlich der Ursachen und Präventionsmöglichkeiten thematisiert.

## 6.1 Demenz

Die Demenz stellt ein zentrales Thema in der Gerontopsychiatrie dar. Aufgrund einer Erkrankung im Gehirn kommt es zu Gedächtnisstörungen mit Beeinträchtigungen kognitiver, emotionaler und sozialer Fähigkeiten. Laut Statistik erkranken jede zweite Frau und jeder dritte Mann im Alter an Demenz. Je älter ein Mensch ist, umso größer ist das Risiko, an Demenz zu erkranken (Kolb 2012). Es gibt unterschiedliche Formen dementieller Erkrankungen:

- **Alzheimer-Demenz**: Sie ist mit ca. 60 % die häufigste Form. Aufgrund ungeklärter Ursache gehen im Gehirn Nervenzellen zugrunde, es kommt zur Hirnatrophie.
- **Alzheimer- und zerebrovaskuläre Demenz** (Multiinfarktsyndrom, häufig als Folge lang-

jährigen Bluthochdrucks): Von dieser Mischform sind, je nach Literatur, 10–15 % der Erkrankten betroffen.
- **Zerebrovaskuläre Demenz:** liegt isoliert bei unter 15 % der Betroffenen vor.
- **Demenzen aufgrund unterschiedlicher Grunderkrankungen** wie Lewy-Körper-Demenz (Ablagerungen von Eiweißen im Gehirn), Parkinson, HIV, Alkoholmissbrauch etc. liegen bei den übrigen 10 % der Betroffenen vor (Klett u. Lotzgeselle 2008; Hien et al. 2013).

Die Erkrankung verläuft progredient, je nach Form jedoch unterschiedlich schnell. Bei zerebrovaskulärer Ursache kann es auch schubweise Verläufe geben. Da der Krankheitsverlauf aller Formen irreversibel ist, kann medikamentös nur symptomatisch behandelt werden. Im Krankheitsverlauf werden dementiell Erkrankte pflegebedürftig, wobei die Lebenserwartung mit dem Fortschreiten der Krankheit sinkt. Bei den in ◨ Tab. 6.1 gezeigten Stadien der Alzheimer-Demenz-Symptomatik ist zu beachten, dass die Übergänge zwischen den einzelnen Stadien fließend sind, unterschiedliche Bereiche verschieden stark betroffen sein können und die Geschwindigkeit, in der sich die Veränderungen entwickeln, differiert.

### 6.1.1 Diagnostik und Therapie

Für die Diagnostik der Demenz muss neben Gedächtnisbeeinträchtigungen wie abstraktem Denken und Urteilsvermögen, räumlich-konstruktiven Störungen und Persönlichkeitsveränderungen mindestens eine der folgenden Störungen vorliegen:
- Sprachstörungen (Aphasie),
- gestörte Fähigkeit, motorische Handlungen durchzuführen (Apraxie),
- gestörte Fähigkeit, Gegenstände zu erkennen (Agnosie),
- gestörte Handlungsplanung und -durchführung (gestörte Exekutivfunktionen).

Das Vorliegen eines akuten Verwirrtheitssyndroms sowie einer psychiatrischen (Depression, Wahn, Schizophrenie) oder organischen Erkrankung müssen vor der Diagnosestellung Demenz ausge-

**◘ Tab. 6.1**  Stadieneinteilung der Alzheimer-Demenz und Zuordnung Mini-Mental State Examination (► Abschn. 3.6.6). (Eigene Darstellung nach Lotzgeselle 2008 und DGPPN u. DGN 2016)

| Stadium/ MMSE-Wert | Kognition und Tätigkeiten | Lebensführung | Störung von Antrieb, Affekt und herausforderndes Verhalten |
|---|---|---|---|
| **Frühes Stadium MMSE 20–26 Punkte** | **Störungen des Kurzzeitgedächtnisses** Aufnahme, Abspeichern und Reproduktion neuer Informationen sind gestört Gestörte Erinnerung an Gespräche, Gedanken und Handlungen Wiederholungen von Fragen, immer wieder gleiche Gespräche und Handlungen treten auf Vergessen von Vereinbarungen, Herd an- oder ausgestellt… **Gestörte visuelle räumliche Wahrnehmung** Verlust mentaler Landkarten, z. B. finden Betroffene altbekannte Wege nicht mehr **Gestörtes Denk-, Urteilsvermögen** Unangebrachte Reaktionen, Kleidung (Unterkleidung über Oberbekleidung, aber auch Sommerkleidung im Winter…), Äußerungen etc. **Störung der Konzentration** Es wird schwieriger, mehrere Dinge gleichzeitig zu verfolgen, herabgesetzte Dual-/Multi-Tasking-Fähigkeit: z. B. Gespräch mit mehreren Personen folgen, Themenwechsel werden schwieriger **Verlust der Präzision der Sprache** Wortfindungsstörungen, andere unpassende Worte werden verwendet, vermehrter Gebrauch von Füllwörtern | **Verlust komplexer Handlungen, Gedanken etc.** Komplexe Tätigkeiten wie bei Behördengängen oder unerwarteten Situationen (Anrufen, Besuchen, aber auch Komplikationen) sind erschwert Selbständiges Leben ist noch möglich | **Depression** v. a. im Anfangsstadium, da Betroffene merken, dass etwas nicht stimmt Interesselosigkeit, Lustlosigkeit und Antriebsarmut bei Hobbys und Arbeit Stimmungslabilität: Aggression, Reizbarkeit, Stimmungsschwankungen **Beginnende Wahnbildung** z. B. Beschuldigung anderer, Dinge weggenommen/gestohlen zu haben **Persönlichkeitsveränderungen** Ruhige Menschen können ungeduldig und cholerisch werden, Sparsamkeit wandelt sich in Geiz etc. |
| **Mittleres Stadium MMSE 10–19 Punkte** | **Verstärkung der Symptome** Betroffene finden sich immer weniger in ihrem Umfeld zurecht, letztlich auch nicht mehr in vertrauter Umgebung Nur einfache Tätigkeiten können noch selbständig durchgeführt werden. Zunehmend werden Tätigkeiten unvollständig oder inadäquat durchgeführt **Agnosie:** Gegenstände werden nicht mehr erkannt **Aphasie:** Sätze ergeben keinen Sinn mehr, Antworten auf Fragen sind unpassend | **Apraxie** Betroffene sind immer mehr auf Hilfe angewiesen, mit Voranschreiten der Krankheit auch beim Ankleiden, im Bad, beim Essen etc. Selbständig zu leben ist nur noch mit Unterstützung möglich | **Leichte delirante Zustände** Halluzinationen, Weglautendenz Das Langzeitgedächtnis beginnt zu zerfallen, Verlust der Lebensgeschichte und damit der Persönlichkeit Angst wird geäußert Gefühlskontrolle nimmt ab (Wutausbrüche, Weinen, Aggression…) **Beginnende Störung des Tag-Nacht-Rhythmus** Nächtliche Unruhe, Herumirren Tagesschlaf erhöht Besonders beeinträchtigend für pflegende Angehörige |

◨ **Tab. 6.1** (Fortsetzung)

| Stadium/ MMSE-Wert | Kognition und Tätigkeiten | Lebensführung | Störung von Antrieb, Affekt und herausforderndes Verhalten |
|---|---|---|---|
| Spätes Stadium MMSE 0–9 Punkte | Kontrollverlust über Körperfunktionen: Krampfanfälle, Schluckstörungen, Blasen-Mastdarmfunktion, Körperhaltung Gedächtnisverlust Anfälligkeit für Sekundärerkrankungen wie Pneumonie, Mangelernährung etc. steigt. Diese führen häufig zum Tod | Betroffene werden abhängig von Hilfe bei allen Verrichtungen des Lebens Sie sind häufig bettlägerig Sprechen ist bis auf wenige Worte nicht mehr möglich Selbständiges Leben ist unmöglich | **Delirante Zustände** Unruhe Nesteln Schreien Störung des Tag-Nacht-Rhythmus Gefühlsregungen/Empfindungen wie Lächeln, Weinen, Aufregung sind bis zum Schluss erhalten, ebenso wie individuelle Reaktionen auf Töne, Düfte, Geschmäcker, Berührungen |

schlossen worden sein (Hien et al. 2013, Rehfeld u. Runge 2001). Die Symptome, die zur Diagnosestellung führen, müssen länger als sechs Monate bestehen (Hien et al. 2013).

Im Folgenden wird das diagnostische Vorgehen bei Verdacht auf dementielle Entwicklung dargestellt (DGPPN u. DGN 2016).

1. **Verdacht auf Demenz bei Beeinträchtigungen in den Bereichen:**
  - gestörte Aufnahme- und Merkfähigkeit neuer Informationen,
  - gestörte Durchführung komplexer Handlungen,
  - beeinträchtigte Urteilskraft und Vernunft,
  - gestörte räumliche Orientierung,
  - Sprachstörungen,
  - Persönlichkeitsveränderungen.
2. **Differentialdiagnostik:**
  - Ausschluss somatischer Erkrankungen (z. B. Schlaganfall, Tumorerkrankungen),
  - Ausschluss psychische Erkrankungen (z. B. Depression, Delir).
3. **Diagnose Demenz:**
  - Diagnostik nach ICD-10:
    - Alzheimer Demenz (F00),
    - sonstige Demenzen (F03),
    - vaskuläre Demenzen (F01),
    - Demenz bei anderen klassifizierten Erkrankungen (F02).

Die Therapie kann bei vorliegender Demenzerkrankung bisher nur symptomatisch erfolgen. Ziel der Therapie ist es, so lange wie möglich erstens die Lebensqualität (sowohl die der Erkrankten als auch der Pflegenden) und zweitens die motorischen und kognitiven Fähigkeiten der Erkrankten auf möglichst hohem Niveau zu erhalten. Parallel erfolgt die Behandlung der Begleitsymptome und -erkrankungen (z. B. Delir, Aggressivität, Depression, Schlafstörungen) (Klett u. Lotzgeselle 2008).

Gerade im Umgang mit an Demenz Erkrankten nimmt die Angehörigenarbeit für alle Mitglieder des multiprofessionellen Teams einen besonders hohen Stellenwert ein: Viele Angehörige sind mit der Situation überfordert und haben ein erhöhtes Risiko für Depression und Überlastungssyndrome. Daher ist eine gute Aufklärung von Angehörigen und Patienten, die die Zukunftsplanung in persönlichen, juristischen, wirtschaftlichen und medizinischen Fragen sicherstellen, unumgänglich (Hien et al. 2013). Die Aufgabe der Physiotherapie fokussiert sich hierbei v. a. auf Fragen des Mobilitäts- und Funktionserhalts. Außerdem ist es hilfreich, wenn Physiotherapeutinnen zusätzlich Grundwissen in den anderen Bereichen (▶ Kap. 1, ▶ Kap. 7, ▶ Kap. 8) haben, um Patienten und Angehörige an die entsprechenden Stellen verweisen zu können.

Die medikamentöse Therapie richtet sich nach der Art der Demenz, ihren Symptomen und weiteren Erkrankungen und ist auf die Symptomregulierung und die Verzögerung des Krankheitsfortschrittes ausgerichtet (Klett u. Lotzgeselle 2008; Hien et al. 2013). In diesem Rahmen wird nicht weiter darauf eingegangen.

Einen hohen Stellenwert v. a. zur Verbesserung des Wohlbefindens und der Lebensqualität haben nicht-medikamentöse Therapieformen wie:

- Verhaltenstherapie und gruppentherapeutische Interventionen,
- Physiotherapie,
- Ergotherapie,
- Logopädie,
- Musiktherapie,
- Memory-Training (nur zu Beginn der Erkrankung empfehlenswert, solange die Merkfähigkeit noch nicht zu stark beeinträchtigt ist!),
- Realitätsorientierungstraining,
- Snoezelen,
- Aromatherapie,
- Therapie mit Tieren.
  (Klett u. Lotzgeselle 2008)

### 6.1.2 Umgang mit Demenzerkrankten

Der Umgang mit Menschen, die an Demenz erkrankt sind, stellt für alle Beteiligten eine besondere Herausforderung dar. Positiv wirkt sich ein ADL-Training aus: Einbindung der Betroffenen in Alltagsaufgaben und Training zum Erhalt ihrer motorischen und kognitiven Fähigkeiten. Eine ausgewogene Ernährung, strukturierte Tagesabläufe mit Ritualen, Orientierungshilfen und Wohnraumgestaltung sind dabei hilfreiche Elemente (Hien et al. 2013). Ein zu ehrgeiziges Training birgt allerdings die Gefahr, die Erkrankten zu überfordern. Daraus folgt, dass einerseits die Abnahme der vorhandenen Fähigkeiten zwingend beachtet werden muss und andererseits die noch vorhandenen Fähigkeiten in vollem Umfang genutzt werden sollten. Dies stellt eine Gradwanderung im Umgang mit Demenzpatienten dar und erfordert Achtsamkeit und viel Einfühlungsvermögen.

### Maßnahmen bei Patienten mit Demenz

Im Folgenden werden Maßnahmen bei Patienten mit Demenz genannt, die den Erhalt der Fähigkeiten fördern.

### Sinnvolle Beschäftigung

Was spricht den Betroffenen an, um die noch vorhandenen Ressourcen zu aktivieren?

- Beispielsweise im biographischen Kontext: Ein Mensch, der viel schreiben musste, »schreibt« vielleicht hingebungsvoll auf der Schreibmaschine (zukünftig wird es wohl die PC-Tastatur werden); ein Mensch, der gerne kochte, schnippelt hingebungsvoll Gemüse, Obst etc. (Klett u. Lotzgeselle 2008). Es kann aber auch entgegengesetzt eine Abneigung entstehen Dinge zu tun, die der Betroffene häufig tun MUSSTE.
- Die Aktivierung sollte vor dem Hintergrund der Lebensgeschichte der Erkrankten statt im Sinne von »warm – satt – sauber« stattfinden (Jedelsky 2013).

### Tagesrhythmus

Alltagsaktivitäten wie Morgentoilette, Essenszubereitung, Mahlzeiten, Aufräumen etc. sollten in einen festen Tagesablauf integriert werden. Das verbessert die Orientierung und bindet Erkrankte so lange wie möglich aktiv in den Alltag ein. Freizeitaktivitäten sollten ebenfalls fest eingeplant werden. Das können z. B. regelmäßige Spaziergänge, Singen, Malen, soziale Kontakte etc. sein. Spontane Überraschungen werden eher als Überforderung empfunden (Klett u. Lotzgeselle 2008).

### Umgebungsgestaltung

Die Umgebungsgestaltung sollte konstant sein, d. h., bekannte Gegenstände und Möbel stehen da, wo sie immer standen. Manchmal kann es sinnvoll sein, die Umgebung sensibel anzupassen, um harmonisierend z. B. auf Unruhezustände und oder Agitiertheit zu wirken. Dabei ist v. a. auf eine ausreichende, blendfreie Beleuchtung, die Minderung von Geräuschquellen und die Beseitigung von Gefahrenquellen zu achten (Klett u. Lotzgeselle 2008).

### Biographiearbeit

Die Biographiearbeit ist ein wichtiger Bestandteil im Umgang mit an Demenz Erkrankten. Sie bezieht sich auf den individuellen Lebenslauf. Es werden Erlebnisse und Erfahrungen aus dem Leben des Erkrankten erinnert. So wird verhindert, dass sich die Lebensgeschichte des Betroffenen langsam auflöst. Die eigene Lebensgeschichte prägt den Menschen und sein Verhalten. Sich in die Biographie der Betroffenen hineinzuversetzen, erleichtert den Umgang mit ihnen und schafft Verständnis. Wenn die Lebensgeschichte der Person bekannt ist, können Bedürfnisse, Reaktionen, Verhaltensweisen etc. besser verstanden werden. Hilfreich für die Biographiearbeit sind:

- Kommunikation: Über für den Betroffenen bedeutsame Ereignisse (vergangene und gegenwärtige) zu sprechen verleiht Sicherheit und Vertrauen. Die Wortwahl des Erkrankten aufgreifen (Eigensprache);
- Fotoalben und Gegenstände als Orientierungshilfen, um das nachlassende Gedächtnis zu unterstützen;
- basale Stimulation: Materialien anbieten, die zur Biographie passen;
- Konzentration auf die vorhandenen Fähigkeiten, statt verlorene reaktivieren zu wollen. (Berendonk et al. 2011; Klett u. Lotzgeselle 2008)

## Kommunikation
### Allgemeine Regeln für die Kommunikation mit Demenz-Erkrankten

Allgemein gilt, dass in der Kommunikationssituation (v. a. im Zweiergespräch) deutlich mehr Inhalte nonverbal vermittelt werden als verbal (Elzer 2007). Kongruente verbale und nonverbale Kommunikation, d. h., was gesagt wird (der Inhalt) und wie es gesagt wird (Körpersprache, Mimik, Tonfall etc.), müssen zusammen passen, andernfalls kann es zu Verwirrung und Unverständnis führen. Eine eindeutige, einfache Sprache ist kommunikationsfördernd (Klett u. Lotzgeselle 2008).

Diese Grundregeln der Kommunikation müssen bei dementen Menschen noch erweitert werden:

- Das Wortverständnis nimmt im Verlauf ab, während die Fähigkeit zu nonverbaler Kommunikation sehr lange erhalten bleibt. Daher muss die Kommunikation für Betroffene verständlich gestaltet werden: Stimme, Mimik und Gestik sind im fortgeschrittenen Stadium eine Möglichkeit, die Kommunikation aufrecht zu erhalten.
- Spezielle Kommunikationsmethoden, z. B. Validation (s. unten), haben sich im Umgang mit Demenzkranken bewährt, da sie weder

Ziele bestimmen noch Anforderungen stellen oder Fortschritte erwarten, sondern zu Minderung von Angst, Unsicherheit und Einsamkeit führen.

- In Anwesenheit von Dementen nicht über sie, sondern mit ihnen reden.
- Von Demenz Betroffene sollten zu nichts gezwungen, beschämt oder belehrt werden, z. B. durch die Konfrontation mit ihren Fehlleistungen, Gedächtnislücken oder Flecken auf der Kleidung.
- Es sollten nicht zu viele Wahlmöglichkeiten auf einmal angeboten werden. Aber so lange es geht, sollte die Möglichkeit einer Wahl bestehen. Ggf. bei der Auswahl Hilfe anbieten (Sachweh 2008).

Häufige **Kommunikationsfehler** im Umgang mit alten und dementen Menschen sind:
- fehlende Wertschätzung und Ernsthaftigkeit,
- gedankenloses, unpersönliches und ungeduldiges Verhalten,
- Kommunikation von oben herab,
- schnelles, leises oder zu lautes Sprechen und Agieren,
- inkongruente verbale und nonverbale Kommunikation. (Klett u. Lotzgeselle 2008)

**Validation** nach Naomi Feil ist eine Kommunikationsform, um mit verwirrten alten Menschen zu kommunizieren und Zugang zu deren Realität zu bekommen. Ihre Grundhaltung ist wertschätzend. Als erstes wird eine geschützte Umgebung für die Begegnung mit Klienten geschaffen. In diesem Rahmen wird Vertrauen ohne Beurteilung ermöglicht. Auf dieser Vertrauensbasis wird das Langzeitgedächtnis der Betroffenen angesprochen, um so vor dem Hintergrund ihrer Prägungen und Erfahrungen eine Brücke in die Realität zu schaffen. Die Betroffenen werden empathisch ermutigt, Gefühle verbal und/oder nonverbal auszudrücken. So soll ihr Selbstwertgefühl gestärkt werden.
Entwickelt wurde die Validation von 1963 bis 1982, 1989 wurde sie in Deutschland eingeführt. Validieren muss gelernt werden, wobei es zwei Ausbildungsstufen gibt:
- Basisschulung: ermöglicht die Anwendung der Validationstechniken mit Betroffenen;
- Gruppenleiter: ermöglicht die Leitung einer Gruppe mit Demenzkranken.
(Gattringer 2010, Jedelsky 2012)

Speziell im Umgang mit an Demenz Erkrankten ist es wichtig, die Therapieziele im Krankheitsverlauf nach unten anzupassen. Dies steht dem im Rehabilitationsprozess üblichen Verfahren entgegen, in welchem Ziele nach oben erweitert werden (Klett u. Lotzgeselle 2008).

Wie im Folgenden erläutert wird, sollten diese grundlegenden Regeln auch in Bezug auf die Physiotherapie beachtet werden.

## Kommunikation in der Therapie mit Demenz-Erkrankten

Um Patienten zur Teilnahme an der Therapie zu motivieren, ist es hilfreich, sie da abzuholen, wo sie sich emotional und kognitiv befinden. Dazu ist es günstig, die Biographie des Patienten zu kennen, ihm zuzuhören und bei dem, was er sagt, anzuknüpfen, z. B.:

- »Sehen wir nach, ob ... (Ihre Mutter, Frau, ...) nach Hause kommt«, »Wir müssen mit dem Hund Gassi gehen« etc. kann den Patienten dazu anregen aufzustehen und zu laufen, während er sonst nicht dazu zu bewegen ist, bei der Gangschule mitzumachen.
- »Wir putzen jetzt hier mal richtig! Die jungen Dinger können das ja alle nicht«, kann animieren, mit der oberen Extremität zu üben, während »abstrakte« Übungen auf Unverständnis stoßen und nicht mitgemacht werden.
- »Wollen wir mal nachschauen, welche Blumen schon blühen?! ...ob die Erdbeeren schon reif sind? Erdbeeren im Garten pflücken und essen? Pusteblumen pusten gehen?«
- Kindheitserinnerungen wecken häufig Interesse.
- »Von oben können wir aus dem Fenster alles besser sehen.« » Wir können nachschauen, ob ihre Nachbarin da ist « – zum Treppen steigen.
- Das Bewegungsgedächtnis ist oft ungetrübt, und sobald man den Betroffenen in eine bekannte Situation bringt, läuft das Bewegungsprogramm von selbst an. Ein Beispiel: Die Mobilisation am Rollator funktioniert nicht, weil er/sie diesen nie verwendet hat. Am Handlauf steht er/sie dann plötzlich bereitwillig auf und lässt sich an der Hand führen, weil der Handlauf etwas Bekanntes ist. Auch beim Treppensteigen lässt sich das häufig beobachten.

- Biographiearbeit in Bezug auf bekannte Hilfsmittel und räumliche Gegebenheiten im gewohnten Umfeld ist hier sehr hilfreich.
- Auswahl-Fragen sehr bewusst einsetzen: »Mögen Sie lieber den gelben oder den roten Ball?«, stattdessen ggf. »Gefällt Ihnen der rote Ball?«, »Mögen Sie den Platz am Fenster?« etc.
- »Abfragen« wie »Was gab es heute zum Mittagessen?« vermeiden, statt dessen »Was für Speisen, Tiere, Farben... fallen Ihnen ein?« »Kennt jemand noch andere Speisen, Tiere, Farben ...?«
- Übungen in Bildern anleiten und immer mitmachen, das wird noch lange verstanden und nachgeahmt, z. B.:
  - Hockergymnastik: »Wir steigen mühsam auf einen Berg und springen leichtfüßig herunter.«
  - Atemtherapie: »Wir riechen den leckeren Geruch von frisch gebackenem Kuchen« und »pusten alle Kerzen auf dem Kuchen aus«; Singen von Liedern aus der Jugend und Kindheit kann sehr freudvoll sein und positive Erinnerungen wecken.
  - Spielerische Übungen, wobei hier sehr auf die Reaktion der Gruppenteilnehmer zu achten ist, damit sie sich ernstgenommen fühlen.
  (Berendonk et al. 2011; Gattringer 2010; Klett u. Lotzgeselle 2008; Kojer u. Schmidt 2011)

## Tipps für den Umgang mit Demenzerkrankten

Hilfreich für den Umgang mit an Demenzerkrankten sind folgende Tipps:

- Empathische, fürsorgliche, geduldige Grundhaltung,
- klare Anweisungen in kurzen, einfachen Sätzen,
- loben statt kritisieren,
- wichtige Informationen ggf. wiederholen,
- auf sich wiederholende Fragen geduldig eingehen,
- konkrete Angaben wie Zeit, Datum, Ort und Name bieten Erinnerungshilfen,
- dem Betroffenen die Zeit lassen, die er braucht,
- Routine und einen festen Rahmen bieten,

- Tagesablauf strukturieren,
- Schlafprobleme: ausreichend Lichtquellen, Tagesstruktur und ggf. kein Mittagsschlaf,
- Diskussionen vermeiden, von Fehlern ablenken, statt sie zu korrigieren,
- Überforderung vermeiden,
- sich frontal gegenübersitzen wirkt konfrontativ, ein 90°-Winkel ist entspannend,
- Herumwandern: GPS und häusliche Umgebung sichern,
- Sonstiges: an die richtige Brille, Hörgeräte, Zahnprothesen denken.

### 6.1.3 Physiotherapie und Rehabilitation bei Patienten mit Demenz

Nachdem ca. ein Drittel der Patienten in der stationären geriatrischen Rehabilitation eine dementielle Entwicklung als Nebendiagnose hat, sollte darauf in der Behandlungsplanung und -gestaltung eingegangen werden, um den Therapieerfolg sicherzustellen.

Dies gilt insbesondere durch den Grundsatz »Rehabilitation vor Pflege« (SGB XI). Es ist also dringend erforderlich, auch Menschen mit Demenz rehabilitative Maßnahmen zu ermöglichen. Dazu müssen spezifische Rehabilitationskonzepte entwickelt werden, die die dementielle Entwicklung berücksichtigen. Dutzl et al. (2013) konnten nachweisen, dass auch Patienten mit Demenz deutliche Verbesserungen bezüglich ihrer Mobilität und auch ihrer psychischen Begleitsymptome hatten, wenn sie an einem spezifischen Rehabilitationskonzept teilnehmen konnten. Dafür müssen die Therapeuten jedoch bezüglich des Krankheitsbildes Demenz geschult sein.

Menschen mit Demenz haben Veränderungen in Kognition und Verhalten, die mit Verlusten motorischer, funktioneller und motorisch-kognitiver Fähigkeiten einhergehen. Dies führt für die Betroffenen zu einer Reduktion der Lebensqualität und deutlich erhöhter Sturz- und Verletzungsgefahr. Deshalb gelten spezielle Grundsätze für das Training.

### Trainingsgrundsätze bei Demenzerkrankten

Kraft und Funktion werden in Form eines ADL-Trainings beispielsweise mit dem Schwerpunkt Gleichgewicht durch die Funktionen Aufstehen, Stehen und Gehen trainiert. Trainingsgrundsätze sind dabei:
- Anforderungen und Steigerung des Übungsprogramms erfolgen individuell.
- Anleitungen an die Patienten erfolgen angepasst verbal und nonverbal:
  - kurze Anweisungen,
  - positive Formulierungen,
  - Spiegeln von Bewegungen,
  - taktile und rhythmische Unterstützung.
- Wiederholungen vertrauter Übungen werden mit der Einführung neuer Übungen durchmischt.
- Übungen sollten alltagsorientiert und funktionell sein.
- Das Training findet in Gruppen bis max. sechs Teilnehmern statt, wenn sie der Physiotherapeutin und untereinander bekannt sind. Sonst müssen die Gruppen kleiner sein.
- Feste Trainingszeiten und Rituale (z. B. Begrüßung, Übungen zur Erwärmung, Verabschiedung) planen.

Grundsätzlich sind bei allen älter werdenden Menschen die physiologischen und pathologischen Veränderungen zu berücksichtigen, die in den vorangegangenen Kapiteln beschrieben wurden. Bei an Demenz (und anderen neuropsychologischen Erkrankungen wie Depression) Erkrankten steht häufig die neuropsychiatrische Diagnose und damit die psychische Verfassung im Vordergrund und bestimmt die Behandlung. Ziel der Therapie ist es, körperliche Fähigkeiten zu erhalten, Freude an Bewegung zu vermitteln und durch die Selbstwahrnehmung dessen, was möglich ist, das Selbstwertgefühl und das psychische Befinden zu stärken. Die Gruppentherapie und die therapeutische Haltung speziell für diese Patienten sollten wie in ◻ Tab. 6.2 dargestellt aussehen. In der Einzeltherapie gelten die gleichen Grundregeln (Klett u. Lotzgeselle 2008).

**Tab. 6.2** Prinzipien für die Gruppentherapie mit Demenzerkrankten. (Eigene Darstellung, adaptiert nach Klett 2008)

| Therapeutische Haltung | Gruppenleitung | Stundengestaltung | Rahmenbedingungen |
|---|---|---|---|
| **Sicherheit bieten und Vertrauen entgegenbringen:** Einschränkungen und Bedürfnisse erkennen | **Vorwissen:** Zusammensetzung der Gruppe Begleiterkrankungen Selbstreflexion in Bezug auf die Gefühle gegenüber der Gruppe/TN | Vorbereitung der Stunde ohne starres Programm Überforderung und Unterforderung vermeiden | **Gruppengröße:** 3–6, je nach Raumgröße und Stadium der Demenz |
| **Respektvoller Umgang:** Individualität respektieren, unmissverständliches Verhalten | **Verantwortung gegenüber TN:** Neuen TN Platz zuweisen Ordnung TN namentlich kennen und ansprechen Gruppe nicht verlassen/TN nicht alleine weg schicken (Begleitpersonen zur Unterstützung für Toilettengänge etc.) | Kräftigung und Mobilisation für ADL, aber auch zur Körperwahrnehmung und Steigerung des Selbstwertgefühls Anstrengung und Erholung ausgewogen | **Gruppenzusammensetzung:** Je heterogener, umso schwieriger ist es, auf individuelle Bedürfnisse einzugehen |
| **Einfühlsam-freundlich:** Alle werden beachtet, ehrliches Lob, keiner wird hervorgehoben Nicht kritisieren, d. h., keine Einzelkorrekturen, sondern allgemeine Hinweise geben | **Vorbereitung:** Alle im Blick haben Geräte griffbereit und nie mehr als 2 Geräte Keine Gedächtnisspiele ab mittlerer Demenz Übungen aufeinander abstimmen, Thema erarbeiten (Füße, Ball …) | Stundenaufbau wie üblich: Aufwärmen Hauptteil Abwärmen Abschluss | **Zeit:** Feste Termine: immer zur gleichen Zeit Ungünstig: kurz vor oder nach den Mahlzeiten (Ruhe nötig, um zu verdauen) Dauer: 30 Minuten Übungszeit (weniger ist nicht sinnvoll, Wegezeiten müssen eingerechnet werden) Besser Vor- als Nachmittag, da die Tagesform sich im Verlauf verschlechtert |
| **Kontinuität:** Gleiche Therapeutin, gleiche Zeit, gleicher Ort Balance halten zwischen Vorgabe eines festen Rahmens und Flexibilität | **Rituale zur Strukturierung der Stunde:** Begrüßung, Pausengestaltung, Verabschiedung … Anregungen von TN nach Möglichkeit berücksichtigen | **Zu vermeiden:** Leistungsdruck Bevorzugung Einzelner Übungen mit Verletzungsgefahr Übungen/Spiele mit Wettkampfcharakter Gruppe nie alleine lassen | **Räumliche Voraussetzungen:** Vertraute Umgebung gibt Sicherheit Raum ausreichend groß, gut belüftet, temperiert und beleuchtet Alle müssen die Therapeutin im Blick haben Reizarm (visuell und akustisch) Rutschfester Boden, keine Stolperfallen |
| **Verbal:** Kurz, eindeutig, freundlich Keine Wahlmöglichkeit, z. B. »dieser Platz ist für Sie« statt »Wo wollen Sie sitzen?« | **Beobachtung:** Stimmung wahrnehmen und positive Schwingungen aufgreifen Wahrnehmen von Unlust, Unruhe etc.: können Zeichen von Über- oder Unterforderung sein Körperliche Angestrengtheit wahrnehmen und individuelle Belastbarkeit und Einschränkung berücksichtigen | … | **Geräte:** Aufforderungscharakter von Geräten bedenken und nutzen Max. 2 Geräte pro Stunde |

**⬛ Tab. 6.3** Ursachen und Risikofaktoren für Depression im Alter. (Eigene Darstellung nach Morschitzky 2007; Hien et al. 2013; DGPPN et al. 2015)

| Ursachen | Risikofaktoren und deren Zusammenspiel |
|---|---|
| Endogene Depression (beginnend in jüngeren Jahren, mit unterschiedlichen Verläufen) Reaktive Depression: - Im Sinne einer Anpassungsstörung (bei Verlust nahestehender Menschen, Kognition, Funktion, Isolation) - Organische Ursachen aufgrund anderer Erkrankungen, Multimorbidität und/oder Schmerzen, z. B. Erkrankungen des ZNS (Demenz, Parkinson, Apoplex, Epilepsie), Hypothyreose Depressinogene Nebenwirkungen von Medikamenten (Neuroleptika, Benzodiazepine etc.) und Genussmitteln (Alkohol und Drogen) | Genetische Disposition Frühkindliche Erfahrungen Somatische – und hier v. a. vaskuläre – Erkrankungen Psychosoziale und sozioökonomische Faktoren: - Armut - soziale Schicht: Menschen niedriger sozialer Schichten haben ein doppelt so hohes Depressionsrisiko wie Menschen hoher sozialer Schichten - Verlust des Partners bzw. fehlende enge Bezugspersonen - fehlendes soziales Netz bis hin zur Isolation - gesellschaftlicher Statusverlust  Fehlende Tagesstruktur Fehlende Aufgaben oder Ziellosigkeit Lichtmangel |

## 6.2 Depression

Depressionen sind Störungen der Psyche. Sie zeichnen sich durch länger anhaltende gedrückte Stimmung, Interessenlosigkeit und reduzierten Antrieb aus, die häufig von unterschiedlichsten körperlichen Beschwerden begleitet werden. Erkrankte werden in der Regel in der gesamten Lebensführung beeinträchtigt, ihr Leidensdruck ist enorm. Das Erkrankungsrisiko (Lebenszeitprävalenz) für alle Formen der Depression liegt bei ca. 16-20 %. Da sie in jedem Alter auftreten kann, ist die Krankheit auch im Alter weit verbreitet. So haben ca. 30 % der über 65-Jährigen einzelne depressive Symptome, 10 % haben eine leichte Depression und 2 % leiden an einer schweren Depression (Hien et al. 2013).

Im höheren Lebensalter stellt Depression die häufigste psychische Störung dar. Sie geht mit körperlichen Erkrankungen und Funktionseinschränkungen (Komorbidität) einher. Mit zunehmendem Alter steigt die Suizidrate der Erkrankten und ist bei Hochaltrigen am höchsten. Frauen sind häufiger von Depression betroffen, Männer begehen häufiger Suizid, die Ursachen dazu werden derzeit kontrovers diskutiert (DGPPN et al. 2015).

Geschätzt leiden über 50 % der Menschen, die in Pflegeheimen wohnen, an depressiven Symptomen. Diese hohe Zahl liegt wahrscheinlich an der Kombination aus vorbestehender depressiver Störung und der hinzukommenden Beeinträchtigung der sozialen Integration. In ⬛ Tab. 6.3 werden Risikofaktoren und deren Zusammenspiel sowie die Ursachen für Depression im Alter dargestellt.

### 6.2.1 Komorbidität bei Depression

Die bestehenden Komorbiditäten von Depression mit somatischen Störungen sind nachgewiesen. Das Risiko für eine körperliche Erkrankung ist nach Erkrankung an Depression um den Faktor 1,8 erhöht. Im Alter ist v. a. der Zusammenhang zwischen hirnorganischen Erkrankungen und Depression bedeutsam, da die Beeinträchtigung subcortikaler Hirnfunktionen zu Depressionen führen kann. Dies tritt besonders häufig bei Morbus Parkinson auf. Aufgrund seines eigenen Erscheinungsbildes mit Aufmerksamkeitsdefizit, Verlangsamung und Affektlabilität wurde der Begriff der vaskulären Depression für diese Form eingeführt. Des Weiteren besteht ein Zusammenhang zwischen Depression und Alzheimer-Demenz: Erkranken Menschen im höheren Lebensalter erstmalig an Depression, haben sie ein doppelt so hohes Risiko, eine Alzheimer-Demenz zu entwickeln (DGPPN et al. 2015).

**Tab. 6.4** Symptome verschiedener neuropsychiatrischer Syndrome im Vergleich (Eigene Darstellung nach Hien et al. 2013; Klett u. Lotzgeselle 2008)

| Demenz (Tab. 6.1) | Depression | Delir (s. ▶ Kap. 1.8) |
|---|---|---|
| **Kognitive Störungen** | | |
| Geminderte Merkfähigkeit, beginnend mit dem Kurzzeitgedächtnis<br>Störung der visuell-räumlichen Wahrnehmung<br>Störung des Denk- und Urteilsvermögens<br>Störung der Sprache<br>Beeinträchtigung der ADLs und komplexer Handlungen<br>Desorientierung | Geminderte Merkfähigkeit<br>Gestörtes Denken: negatives Denken | Geminderte Merkfähigkeit und Kurzzeitgedächtnis<br>Desorientierung<br>Gestörtes Denkvermögen |
| **Bewusstseinsstörung** | | |
| Konzentrationsverlust<br>Wahnbildung | Konzentrationsverlust<br>Wahnbildung und Halluzinationen | Reduzierte Umgebungswahrnehmung<br>Wahrnehmungsstörung bis Eintrübung<br>Konzentrationsverlust<br>Halluzinationen |
| **Stimmung, Antrieb und Affekt** | | |
| Apathie im frühen Stadium<br>Agitation ab mittlerem Stadium<br>Affektlabilität<br>Aggression<br>Angst etc.<br>Reduzierte Reaktionszeit<br>Depressive Stimmung | Traurigkeit, Interesselosigkeit, Freudlosigkeit<br>Apathie<br>Schmerz<br>Angst<br>Aggression<br>Reduzierte Reaktionszeit | Agitation<br>Apathie<br>Reduzierte Reaktionszeit<br>Reduzierter/gesteigerter Sprachfluss<br>Erhöhte Schreckhaftigkeit |
| **Störung Tag-Nacht-Rhythmus** | | |
| Schlaflosigkeit<br>Umkehr Tag-Nacht-Rhythmus | Ein- und Durchschlafstörungen<br>Frühes Erwachen | Schlaflosigkeit<br>Umkehr Tag-Nacht-Rhythmus |
| **Typische Unterschiede** | | |
| Desorientiert<br>Gedächtnisschwund<br>Schleichende Persönlichkeitsveränderung<br>Mindestens 6 Monate bestehende Symptomatik | Orientiert<br>Interessenlosigkeit<br>Traurigkeit, Freudlosigkeit<br>Häufig akuter Beginn | Desorientiert<br>Fluktuierendes Bewusstsein<br>Reduzierte Aufmerksamkeit<br>Akutes Ereignis |

## 6.2.2 Bedeutung der Differentialdiagnostik

Es gibt mehr alte Menschen mit Depressionen als mit Demenz (Klett u. Lotzgeselle 2008).

> Da die Symptome von Depression und Demenz häufig ähnlich sind, ist eine genaue Diagnostik wichtig. Denn Depression, Delir

und Verwirrtheitssyndrome aufgrund organischer Erkrankungen lassen sich, im Gegensatz zu Demenz, medikamentös ursächlich behandeln (Hien et al. 2013).

**Tab. 6.4** gibt einen Überblick über Parallelen und Unterschiede bei den Symptomen von Demenz, Depression und Delir.

## 6.2.3 Therapie bei Depression

Depressionen im Alter müssen ernst genommen werden, da sie sehr schnell lebensbedrohlich i. S. von Suizidalität werden können. Zunächst ist es wichtig, die Patienten über ihre Krankheit und die Interventionsmöglichkeiten aufzuklären. Therapeutische Ziele sind:

- Symptomminderung,
- Verringerung der Mortalität und hier besonders Suizidalität,
- Wiedererlangung der Leistungsfähigkeit und damit die Möglichkeiten zur Teilhabe,
- Wiederherstellung des psychischen Gleichgewichts und
- Verminderung der Rückfallgefahr.

Laut S3-Leitlinie Unipolare Depression (DGPPN et al. 2015) gibt es folgende vier Behandlungsstrategien:

- aktiv-abwartende Begleitung, v. a. bei leichten Depressionen: durch niederschwellige psychosoziale Interventionen wie beispielsweise angeleitete, individuelle Selbsthilfe,
- medikamentöse Therapie mit Antidepressiva,
- psychotherapeutische Therapie,
- Kombinationstherapie.

Diese Strategien gelten auch für geriatrische Patienten. Daneben gibt es noch Lichttherapie, Soziotherapie (Aktivierung) und Milieutherapie (Schaffung von Tagesstruktur, Entgegenwirken gegen Vereinsamung, Psychotherapie).

Auf Grund der Polypharmazie muss das erhöhte Risiko von Nebenwirkungen der Antidepressiva beachtet werden.

## 6.3 Suizidalität

> **Suizidalität**
>
> Suizidalität bezeichnet Erlebens- oder Verhaltensweisen Betroffener, die den Tod anstreben. Dies kann nur in Gedanken sein oder durch aktives Handeln oder passives Unterlassen (z. B. Gefahrensituationen durch Verhalten

provozieren) hervorgerufen werden. Dabei können verschiedene Stadien unterschieden werden:

- Erwägungsphase: Wunsch nach Ruhe,
- Ambivalenzphase: wechselnd auftretende Ideen von Suizid,
- Entschlussphase: konkrete Planung und Vorbereitung des Suizids,
- suizidale Handlung.

Selbsttötung oder Suizid ist ein Phänomen des höheren Lebensalters (> 60 Jahre), das zunimmt, je älter ein Mensch wird (Lindner et al. 2014; Löbing et al. 2015) Ältere Männer haben das höchste Suizidrisiko. Bei mindestens 50 % der Suizide Älterer spielen Depressionen eine Rolle. Insgesamt gibt es jährlich mehr Suizide als Verkehrstote in Deutschland

Motive für Suizide sind vielfältig: psychische Erkrankungen (60 % davon Depression), somatische Erkrankungen (40 % davon Krebsleiden), persönliche Probleme, Einsamkeit etc. Weitere Risikofaktoren für Suizid bei Älteren sind: niedriger sozioökonomischer Status und Einsamkeit (Löbing et al. 2015).

Neben dem offiziellen Suizid durch sog. harte (Erhängen, Erschießen etc.) oder weiche Methoden (Tabletten, Gas etc.) gibt es die »stillen« Suizide z. B. durch Nichteinnahme lebenswichtiger Medikamente, Verweigerung von Essen und Trinken, bewusste Unvorsichtigkeit und damit Herbeiführen von Unfällen. Ebenfalls sehr häufig sind Doppelsuizide von Paaren.

Wichtig zu wissen ist, dass viele Menschen, die Suizid begehen, vorher einen Hilferuf abgeben, indem sie den Suizid ankündigen. Dieser sollte immer ernst genommen werden, denn ihnen könnte geholfen werden, sodass sie vom Suizidgedanken Abstand nehmen (Klett u. Lotzgeselle 2008). Hinweise auf eine Suizidgefährdung sind Gefühle der Einengung, Grübeln und Suizidgedanken, Aufgeben gewohnter Aktivitäten und Interessensverlust, Rückzug, direkt oder indirekt angekündigter Suizid bzw. Entspannung und Ruhe nach vorher geäußerten Selbstmordgedanken.

### 6.3.1 Ursachen für Suizidalität im Alter

Motive für Suizidalität im Alter können folgende Faktoren sein:

- **Kränkungen/Krisen:** Die körperlichen und psychischen Alterungsprozesse gehen i. d. R. mit Verlusten und Einschränkungen einher. Diese können auch als Kränkungen oder Krisen empfunden werden, da aus der Selbstständigkeit und Selbstbestimmtheit plötzlich Abhängigkeit und Selbstentfremdung bis hin zu Ohnmachtsgefühlen entsteht. Ein Suizid wird dann evtl. als letzte Möglichkeit einer eigenen Entscheidung angesehen.
- **Psychische Erkrankungen:** Ca. ein Viertel aller über 65-Jährigen leidet an psychischen Erkrankungen. Sie gehen alle mit erhöhter Suizidalität einher. Die häufigsten sind Depressionen, gefolgt von Hirnleistungsstörungen (Demenzen), Angststörungen, Wahnerkrankungen und Süchten.
- **Körperliche Erkrankungen:** Viele Menschen erleben bereits den physiologischen Alterungsprozess als Krise. Dies trifft bei Menschen, die an Erkrankungen leiden, unter Umständen in verstärktem Maß zu. Hier werden durch Erkrankungen, v. a. durch chronische, die Lebensqualität und Selbständigkeit in besonderer Weise beeinträchtigt, was zu einer erhöhten Suizidalität führen kann, wenn der Leidensdruck zu groß wird.
- **Verlust des Partners:** Er zieht oft die Gefahr der Vereinsamung, Isolation und Verlust der Selbständigkeit nach sich. Vor allem Männer stehen häufiger vor Problemen der praktischen Lebensführung.
- **Autonomieverlust:** Mit Autonomie sind häufig die Selbständigkeit in der Gestaltung menschlicher Beziehungen, die Kontrolle von Körperfunktionen und die Unabhängigkeit von fremder Hilfe gemeint. Die Angst vor dem Autonomieverlust ist ein starkes Motiv für Suizidwünsche.
(Erlemeier u. Sperling 2014; Schneider et al. 2014)

### 6.3.2 Suizidprävention

Das höchste Suizidrisiko besteht bei depressiven Störungen. Diese zugrunde liegende Störung wird häufig nicht erkannt und entsprechend nicht behandelt (Schaller u. Erlemeier 2014).

Die Suizidprävention umfasst allgemein vier Aspekte:
- Gesprächs- und Beziehungsangebot,
- Diagnostik (Suizidrisiko) einschließlich Erfassung der Risikofaktoren,
- Klärung der aktuellen Situation,
- Therapieplanung unter Berücksichtigung der Suizidgefahr.
(Wächtler et al. 2014; Lindner et al 2014)

Bei Älteren müssen diese Aspekte ergänzt werden durch:
- Vorbereitung auf das Alter und das Altern (Veränderungen, Krankheiten, Behinderungen etc. annehmen lernen und Hilfen zulassen),
- Hilfen am Lebensende (Palliativmedizin, Hospizarbeit, Sterbebegleitung, Sterbehilfe).

Wenn Menschen auf das Älterwerden und die damit einhergehenden Veränderungen vorbereitet sind, sie ein soziales Netz und die Möglichkeiten haben, sich in Krisen Hilfe zu holen, sinkt die Suizidalität (Lindner et al. 2014).

### 6.3.3 Gesetzliche Regelung

Im Deutschen Bundestag wurde im November 2014 sehr kontrovers über das Thema Sterbebegleitung und Sterbehilfe diskutiert, nachdem 2012 ein neuer Gesetzesentwurf gescheitert war. Im Herbst 2015 fand eine erneute Abstimmung im Bundestag über eine Gesetzesänderung statt. Bis dahin war Tötung auf Verlangen in Deutschland strafbar (StGB §216), während passive und indirekte Sterbehilfe nicht strafbar waren. Im Herbst 2015 wurde per Abstimmung folgende Änderung des Strafgesetzbuches beschlossen: Die geschäftsmäßige Förderung der Selbsttötung ist strafbar, während Menschen, die nicht geschäftsmäßig bei der Selbsttötung helfen, straffrei bleiben.

Weitgehender Konsens im Parlament bestand bezüglich der Stärkung und Verbesserung der Palliativversorgung und bezüglich der Ablehnung kommerziell organisierter Sterbehilfe.

**Gesetzeslage in Deutschland**
- Aktive Sterbehilfe (Tötung auf Verlangen): strafbar.
- Passive Sterbehilfe (keine Einleitung, Fortsetzung oder Abbruch lebensverlängernder medizinischer Maßnahmen, entsprechend dem Patientenwillen): nicht strafbar.
- Indirekte Sterbehilfe (es werden schmerztherapeutisch indizierte Medikamente gegeben, die lebensverkürzenden Wirkungen werden dabei gebilligt): nicht strafbar.
- Beihilfe zur Selbsttötung (assistierter Suizid): nicht strafbar, wenn sie nicht geschäftsmäßig erfolgt.

## 6.4    Sucht und Medikamentenmissbrauch

Abhängigkeiten von Suchtmitteln führen bei älteren oder alten Menschen häufig, v. a. wenn sie unerkannt bleiben, zum vorgezogenen Verlust der Selbständigkeit. Das Problematische dabei ist, dass das Suchtverhalten häufig gar nicht oder erst spät wahrgenommen wird und der Umgang damit von Unsicherheit geprägt ist. Es ist weder hilfreich für die Betroffenen, den Konsum strikt zu verbieten, noch einfach weg zu sehen. Erschwerend kommt hinzu, dass es bisher kaum Angebote zur Behandlung alter Menschen mit Suchtproblemen gibt. Ein professioneller Umgang mit der Sucht alter Menschen, wie er in einem Modellprojekt des Bundesministeriums für Gesundheit entwickelt wurde, verbessert die Lebensqualität der Betroffenen.

### 6.4.1    Sucht

Der Begriff der Abhängigkeit wurde 1964 von der WHO als Ersatz für den Begriff der Sucht eingeführt.

> **Sucht/Abhängigkeit**
>
> Unüberwindbares, nicht steuerbares und beherrschendes körperliches oder seelisches Verlangen nach einer bestimmten Substanz (Alkohol, Medikamente etc.) oder Verhalten (Arbeit, Sexualität etc.), trotz negativer körperlicher, seelischer und sozialer Folgen (Beise et al. 2013).

Abhängigkeit oder Sucht ist eine Krankheit. Sie zählt zu den häufigsten psychischen Störungen. Ca. 14 % der ambulant oder in Pflegeeinrichtungen betreuten über 60-Jährigen haben Probleme mit Alkohol oder Medikamentenmissbrauch (Beise et al. 2013). Der Begriff »Alter« ist zumeist nicht mit Abhängigkeit von Substanzmitteln assoziiert. Aber auch im Alter ist das Thema Sucht ein nicht unerhebliches Problem. In der Regel werden in diesem Konsumentenkollektiv legale Drogen (Alkohol und Medikamente) konsumiert. Der Anteil der über 60-Jährigen in Suchtkliniken liegt bei über 10 %. Viele von ihnen sind bereits lange alkoholkrank, einige beginnen aber auch erst im Alter zu trinken (Klett u. Lotzgeselle 2008). Es muss also z. B. bei Verwirrtheitszuständen nach Unfällen oder Operationen immer auch an Alkoholentzugserscheinungen gedacht werden (Hien et al. 2013).

### 6.4.2    Alkoholabhängigkeit

Folgende Kriterien kennzeichnen eine Alkoholabhängigkeit:
- Verlangen: Zwang, oder starker Wunsch nach der Substanz,
- geminderte Fähigkeit, den Konsum zu kontrollieren,
- körperliche Entzugserscheinungen bei geringerem oder keinem Konsum,
- Steigerung der Konsummenge, um zum gleichen Ergebnis zu gelangen (= gesteigerte Toleranz),
- Interessenverlust zugunsten des Konsums,
- Beibehalten des Konsumverhaltens trotz nachweisbarer schädlicher Folgen.

Wenn drei dieser Kriterien erfüllt sind, wird von Alkoholabhängigkeit gesprochen.

In Deutschland sind ca. 2 Millionen Menschen alkoholkrank, das sind 70 % aller Suchterkrankten (Beise 2013; Klett u. Lotzgeselle 2008). Schätzungen zufolge sind ca. 400.000 der Alkoholkranken über 60 Jahre alt. Absolut nimmt der Alkoholkonsum bei alten Menschen zwar ab, aber der »riskante Konsum« (= gesundheitsschädliche Menge Alkohol) steigt bei 27 % der Männer und 8-18 % (je nach Studie) der Frauen über 65 Jahren. Durch die veränderte Physiologie und die Polypharmazie im Alter wird Alkohol schlechter vertragen. Bereits geringe Alkoholmengen führen zu Abhängigkeit. Alkoholkranke ältere Menschen haben v. a. ein erhöhtes Risiko für:

- Organschädigungen,
- Tumore,
- Wechselwirkungen mit Medikamenten,
- Stürze, Unfälle,
- psychische Erkrankungen

Als Folge des Alkoholmissbrauchs kommen die Betroffenen häufiger in Krankenhäuser oder nehmen die Dienste des Hausarztes oder des sozial-psychiatrischen Dienstes in Anspruch.

### 6.4.3 Medikamentenmissbrauch

**Medikamentenmissbrauch**

Besteht, wenn ein Medikament weiter eingenommen wird, obwohl der ursprüngliche Anlass behoben ist, oder wenn wegen der psychotropen Wirkung eine höherdosierte Einnahme vorgenommen wird.

**Psychotrope Wirkung**

Direkter angstlösender, beruhigender, euphorisierender Einfluss auf das ZNS.

**Kombinationsschmerzmittel**

Das Schmerzmittel ist mit einem Opiat (euphorisierend) gemischt, um die schmerzstillende Wirkung zu verstärken. Häufig gewöhnen sich die Patienten an die psychotrope Wirkung und nehmen das Medikament weiter. Der Schmerzmittelanteil des Medikaments wirkt sich in der Folge dann auch noch schädigend auf die Nieren aus.

**Beruhigungsmittel**

Beruhigungsmittel (Tranquilizer oder Benzodiazepine) vermindern Anspannung und Angst und helfen bei Einschlafstörungen. Es kommt

zu einer körperlichen Abhängigkeit und Höherdosierung des Medikaments. Beim plötzlichen Absetzen kann es zu lebensbedrohlichen Erscheinungen kommen: Entzugsdelir, vegetative Entgleisung (z. B. Pulsfrequenzsteigerung) und hypertensive Krise bis zu zerebralen Krampfanfällen. Langfristig machen diese Medikamente gleichgültig und desinteressiert. Vor allem Ältere sind unter der Gabe dieser Medikamente häufig verwirrt, so dass es zu Stürzen und deren Folgen kommen kann (▶ Abschn. 7.4) (Beise 2013; Klett u. Lotzgeselle 2008).

Abhängigkeit bei Älteren aufgrund des Missbrauchs von Schmerz- und Schlafmitteln (Benzodiazepine, Barbiturate, kodeinhaltige Schmerzmittel) ist verbreitet. Sie ist einerseits ein Tabuthema, andererseits ein großes Problem (Klett u. Lotzgeselle 2008). Es wird vermutet, dass bei ca. 13.000 Menschen Missbrauch von Barbituraten vorliegt; 60 % davon sind über 60 und 23 % über 80 Jahre alt. Frauen sind häufiger betroffen als Männer. Besonders gefährdet sind rauchende und alkoholkonsumierende Frauen. Als Ursache werden kurzfristige positive Wirkungen und geringer Preis sowie eine gewisse Hilflosigkeit von Ärzten gegenüber den vielfältigen Beschwerden alter Menschen vermutet (Grasegger 2012; Klett u. Lotzgeselle 2008). Es handelt sich zumeist um sog. Low-Dose-Abhängigkeiten. Dabei werden Medikamentenverordnungen ohne oder mit falscher Indikation fortgesetzt. Dies könnten die Gründe für die häufige Überversorgung mit suchtauslösenden Medikamenten sein. Es besteht jedoch auch das Problem, dass Menschen mit chronischen Schmerzen Medikamente mit dem Hinweis auf eine Suchtgefahr vorenthalten werden (Runge u. Rehfeld 2001). Das bedeutet, dass der Schmerztherapie in der Geriatrie, auch im Sinne von Suchtprävention, besondere Aufmerksamkeit geschenkt werden muss (s. ▶ Abschn. 1.9.4).

In einem Zeitungsartikel über »Omas kleine schlimme Helfer« schreibt der Autor einen berührenden Bericht über die Medikamentensucht seiner Großmutter. Er beschreibt, wie seine Familie zunächst nichts von der Tablettensucht der Großmutter bemerkt, da alle denken, es handle sich um normale Altersveränderungen oder um eine beginnende Demenzerkrankung. Weiter schildert er den Entzug und die Rückkehr seiner Großmutter aus der Sucht in ein »neues« Leben. Die Gründe für die Verordnung dieser Medikamente vermutet er in der kurzfristigen positiven Wirkung und im niedrigen Preis (Grasegger 2012).

## 6.4.4 Auslöser und Auswirkungen von Abhängigkeit im Alter

Häufige Auslöser für Sucht (Medikamenten- oder Alkoholmissbrauch) im Alter sind bedeutende persönliche Erlebnisse wie z. B. der Wechsel vom Berufsleben in den Ruhestand oder Verluste, z. B. des Partners. Oft ist ein Missbrauchsverhalten aber auch vorbestehend. Die Auswirkungen sind:
- physisch: Gangunsicherheit, Stürze, Zittern, Schwindel, Gewichtsverlust, Schlafstörungen,
- psychisch: Ängste, Depression, Konzentrationsstörungen, Verwirrtheit,
- Verhalten: Stimmungsschwankungen, Gereiztheit, Aggressivität, Vernachlässigung der Körperpflege.

Einerseits können diese Symptome leicht als typische Alterssymptome fehlgedeutet werden (s. auch ◘ Tab. 6.4). Andererseits führen Symptome der Entzugserscheinungen dazu, dass zur Bekämpfung dieser abhängig machende Medikamente verordnet werden.

Folgen bei Medikamentenabhängigkeit im Alter sind:
- **bei Benzodiazepinen:**
  - Stürze,
  - Ataxie,
  - sozialer Rückzug,
  - nachlassende Körperhygiene, Verwahrlosung,
  - verwaschene Sprache,
  - geminderte Leistungsfähigkeit,
  - Hirnleistungsstörungen,
  - Antrieb- und Interessenlosigkeit;
- **bei Schmerzmitteln:**
  - Dauerkopfschmerz,
  - Funktionsstörungen der Leber- und Nieren.

## 6.4.5 Fazit: Umgang mit Abhängigkeit im Alter

Trotz vorherrschender Unsicherheit im Verhalten gegenüber abhängigen alten Menschen und schlechter Studienlage bezüglich Therapien gibt es Möglichkeiten, mit dem Problem umzugehen, statt es zu ignorieren. So haben sich Kurzinterventionen als nützlich erwiesen. Besonders erfolgreich sind Therapien, die die Lebensthematik und -bedingungen (Verluste, Vereinsamung etc.) mit klarer Regulierung des Tages- und Wochenrhythmus und Möglichkeiten von Beschäftigung (körperlich, intellektuell und kreativ) kombinieren. Außerdem wird die Behandlung in Gruppen mit Gleichaltrigen als positiv beschrieben. In der Begegnung mit Abhängigen sollte eine nicht-konfrontative Haltung eingenommen werden.

## 6.5 Abgrenzung und Übergang zur Palliativversorgung

Geriatrisches Handeln bedeutet, dass die optimale Lebensqualität trotz chronischer Krankheit und Behinderung ermöglicht wird. Das gilt auch für die letzte Lebensphase vor dem Tod. Somit ist die palliative Versorgung in alle geriatrischen Konzepte integriert, indem ein ständiger Anpassungsprozess an die noch vorhandenen Ressourcen stattfindet (Hien et al. 2013).

> **Palliativmedizin**
>
> Lindernde Medizin (von lat. Pallium: Umhang; synonym für Linderung). Primäres Ziel sind die Verbesserung und der Erhalt der Lebensqualität in der letzten Lebensphase unter Berücksichtigung der körperlichen Krankheitsbeschwerden sowie der psychischen, sozialen und spirituellen Bedürfnisse.

> **Hospiz**
>
> Einrichtung für Sterbebegleitung, in der eine würdevolle Begleitung bis zum Tod mit dem Versorgungskonzept der Palliative Care ermöglicht wird (von lat. Hospitium : Gast-

> **freundschaft, Gast). In Deutschland: selbständige Einrichtung zur Versorgung von unheilbar Kranken in der letzten Lebensphase (Baumgartner 2012; Kränzle et al. 2014).**

> **Palliativpatient**
>
> Eine Heilung oder Verbesserung der vorhandenen Erkrankungen ist unmöglich. Die Wahrscheinlichkeit des Todes in absehbarer Zeit ist sehr hoch.

Da Palliativmedizin häufig nur bei Krebspatienten wahrgenommen wird, muss sie um die geriatrischen Patienten mit ihren Erkrankungen und in ihrer Multimorbidität erweitert werden (Hien et al. 2013).

## 6.5.1 Historie

Die historische Entwicklung der heutigen Hospize und Palliativversorgung kann auf zwei Strömungen zurückgeführt werden: aus England auf Dr. C. Saunders (Gründung des ersten modernen Hospizes in London 1967) und auf Dr. Kübler-Ross (Schweiz, USA, Kommunikation mit Sterbenden und Trauernden, Sterbephasen). Nach Deutschland kam die Hospizbewegung erstmals in den 1970er Jahren, die erste Palliativstation wurde 1983 an der Universitätsklinik in Köln, das erste stationäre Hospiz 1986 in Aachen eröffnet.

> **Ambulante Dienste**
>
> Hausarzt und Hausbetreuungsdienste betreuen Sterbende zu Hause.

Es gibt unterschiedliche Formen der Hausbetreuungsdienste, die hier nicht weiter erläutert werden sollen. Die Web-Seite der Deutschen Gesellschaft für Palliativmedizin (s. ► Abschn. 6.9) gibt Aufschluss über Versorgungsformen, Ziele etc. Stationäre Einrichtungen sind das Hospiz (s. oben) und an Krankenhäuser angegliederte Palliativstationen.

> **Palliativstation**
>
> An ein Krankenhaus angegliederte Station, in der palliative Versorgung stattfindet. Der Hospizgedanke wird damit wieder ins Akutkrankenhaus integriert (Husebø u. Klaschik 2009).

## 6.5.2 WHO-Konzept der Palliative Care zur Begleitung Sterbender (2002)

2002 wurde von der WHO das Konzept der Palliative Care als ganzheitliches Betreuungskonzept zur Begleitung Sterbender definiert (Kränzle et al. 2014). In diesem werden die folgenden Punkte aufgeführt:

- Schmerzen und belastende Beschwerden werden gelindert.
- Sterben ist ein normaler Prozess, Palliative Care ist lebensbejahend.
- Der Tod wird nicht verzögert oder beschleunigt.
- Spirituelle und psychische Aspekte werden integriert.
- Unterstützung für ein möglichst aktives Leben bis zum Tod wird gegeben.
- Angehörigen wird während des Sterbens und nach dem Tod Beistand geleistet.
- Multi- und Interdisziplinäre Zusammenarbeit, um den Bedürfnissen der Patienten und ihrer Angehörigen zu genügen.
- Durch die Verbesserung der Lebensqualität kann der Krankheitsverlauf positiv beeinflusst werden.
- In Kombination mit lebensverlängernden Maßnahmen (Chemo- und Radiotherapie) kann Palliative Care frühzeitig bei Erkrankungen angewendet werden.
- Forschung zum besseren Verständnis und zur besseren Behandlung von Beschwerden und Komplikationen werden berücksichtigt. (Kränzle et al. 2014)

Es kann mit fortschreitendem Alter und Multimorbidität dazu kommen, dass ein geriatrischer Patient zu einem palliativ-geriatrischen Patienten wird:

Entweder, weil eine grundsätzliche Verschlechterung des Gesundheitszustandes eintritt, oder weil der Gesundheitszustand bereits bei der Erstuntersuchung bei stationärer Aufnahme so schlecht ist, dass ein geriatrisch-rehabilitativer Ansatz aussichtslos erscheint.

Wenn dieser Fall eintritt, müssen eine intensive Begleitung und Trost sowohl im stationären als auch im ambulanten Setting stattfinden. Gerade bei Entlassungen aus dem stationären Aufenthalt müssen Angehörige und Patienten Informationen und Vermittlung von Hilfe für die Sterbebegleitung zu Hause oder im Hospiz erhalten (Hien et al. 2013).

### 6.5.3 Ziele der Palliativversorgung

Oberstes Ziel in der palliativen Versorgung der Patienten ist es, eine bestmögliche Lebensqualität zu erreichen. Dazu gehört in erster Linie die Kontrolle der folgenden (bei Sterbenden) häufig anzutreffenden Symptome:

- Schmerz,
- Dyspnoe,
- Anorexie, Inappetenz, Malnutrition, Kachexie,
- Schlaflosigkeit,
- Verwirrung,
- Depression,
- Obstipation,
- Übelkeit und Erbrechen,
- Angst.
  (Hien et al. 2013, Husebø u. Klaschik 2009)

Weiter nehmen in der Palliativversorgung die Kommunikation mit den Erkrankten und ihren Angehörigen sowie die Berücksichtigung ihrer psychischen, sozialen und spirituellen Bedürfnisse eine zentrale Rolle ein. Der aktiven Sterbehilfe wird eine klare Absage erteilt (Husebø u. Klaschik 2009).

### 6.5.4 Sterbephasen

Bekommen ein Mensch oder seine Angehörigen eine tödliche Diagnose, ist das in aller Regel ein Schock. Gedanken und Gefühle kommen in Aufruhr und versetzen sowohl Betroffene als auch deren Angehörige in Hilflosigkeit und häufig auch

in Panik. Auch von sehr alten Menschen kann man immer wieder hören, dass sie dieses oder jenes noch erleben wollen, noch nicht bereit sind für den Tod. Die Sterbeforscherin E. Kübler-Ross definierte die Sterbephasen, die im psychischen Erleben bei Schwerkranken und Sterbenden zu beobachten sind (s. Kränzle et al. 2014). Diese Phasen werden nicht abschließend erlebt, sondern können sich wiederholen und in unterschiedlicher Folge auftreten:

- **Schock und Verleugnung**: Die Diagnose wird nicht angenommen. Die Verleugnung dient der Milderung des Schocks, und es wird Zeit gewonnen, sich (bewusst und unbewusst) mit der Nachricht auseinanderzusetzen.
- **Protest und Wut**: Wenn die Krankheit als unabwendbar anerkannt wird, entstehen Wut und Neid auf andere, die nicht betroffen sind. Häufig findet das Ausdruck in Unzufriedenheit mit dem Essen, dem Zimmer, dem Team etc. Es kann zu Streit und aggressiven Beschuldigungen kommen.
- **Verhandlungsphase**: Sie ist häufig sehr kurz. Der Tod wird nun anerkannt, Sterbende versuchen aber, durch Verhandeln einen Aufschub zu erreichen. Sie feilschen z. B. mit Ärzten um andere Therapien, mit dem Team um die bereitwillige Teilnahme an Therapien etc. In dieses Feilschen werden auch der Partner, Gott o. a. einbezogen. Nicht selten werden Gelübde abgelegt. Zuvor »schwierige« Patienten werden in dieser Phase oft zu umgänglichen Patienten.
- **Depressionsphase**: In ihr werden Sterbende von Hoffnungslosigkeit übermannt. Sie ist eine Reaktion und keine Depression im Sinne einer Erkrankung. Versäumnisse werden bedauert, Verluste betrauert, und Schuldgefühle gegenüber Familie, Freunde etc. entstehen. Sterbende setzen sich in dieser Phase intensiv mit ihrem Sterben auseinander, verfassen Testamente, beenden Dinge, führen Versöhnungen herbei. Diese Phase kann übergehen in eine Phase der vorbereitenden Trauer, einhergehend mit Rückzug in sich selbst. Das bedeutet, dass es dem Sterbenden gelingt, sich von Bindungen zu lösen und das Leben hinter sich zu lassen. Dies ist für Angehörige häufig schmerzhaft.

- **Phase des Akzeptierens:** In dieser letzten Phase wird der Tod erwartet und ihm zugestimmt. Es werden kaum noch Gefühle sichtbar, Betroffenen schlafen viel, sind schwach und in sich zurückgezogen. Sie äußern sich häufig nur noch mit Gesten.

### 6.5.5 Rehabilitation/Therapie in der Palliativversorgung und im Hospiz

Die Teamarbeit hat in der Palliativversorgung, wie auch schon in der Geriatrie, einen hohen Stellenwert. Das Team ähnelt in seiner Zusammensetzung dem der Geriatrie: Arzt, Pflege, Physiotherapeutinnen, Ergotherapeutinnen, Psychologinnen, Seelsorge, Sozialdienst, ergänzt v. a. durch ehrenamtliche Mitarbeiterinnen, ggf. Musik-und Kunsttherapeutinnen. Im Hospiz ist die Ausrichtung dabei mehr auf die ehrenamtliche spirituelle Begleitung Schwerkranker und Sterbender fokussiert, während in der Palliativmedizin der Fokus auf die therapeutisch-professionelle Begleitung ausgerichtet ist (Husebø u. Klaschik 2009).

Da Physiotherapie in der Regel als aktivierende rehabilitative Therapie angesehen wird, könnte hier ein scheinbarer Widerspruch angenommen werden. Aber auch Patienten mit unheilbaren Erkrankungen haben noch funktionelle Ressourcen, die ihre Situation verbessern und es ihnen ermöglichen können, ihre persönliche Situation zu kontrollieren. Genau da ist die Aufgabe der Physiotherapie angesiedelt: Begleitend zur Linderung und Symptomkontrolle, aber auch rehabilitativ und aktivierend. Physiotherapeutinnen müssen also zwischen der Förderung des Wohlbefindens und der Gesundheit auf der einen und dem Fortschreiten von Beschwerden und Krankheit auf der anderen Seite eine Balance finden (Sykes et al.2013).

In der Therapie geht es hierbei nicht um die Wiederherstellung von Funktionen, um die Reintegration in das soziale oder berufliche Umfeld, sondern um die Symptomkontrolle. Ziel ist es, ein möglichst beschwerdefreies, selbständiges, lebenswertes Leben bis zum Schluss zu ermöglichen. Mit Hilfe physiotherapeutischer Behandlungstechniken sollen belastende Symptome zu-

mindest vorübergehend gelindert werden (Aulbert et al. 2007).

Besonders schwierig ist die adäquate Versorgung Sterbender mit Demenzerkrankungen, denn diese Patienten können sich selber bezüglich Schmerzen etc. häufig nicht äußern. Schmerz- und Symptomkontrolle, Kommunikation und spirituelle Begleitung werden dadurch deutlich erschwert. Anzeichen für Schmerzen bei Patienten mit Bewusstseinsstörungen (Delir, Koma) oder Demenz können sein:

- erhöhter Sympatikotonus: Blutdruckanstieg, Beschleunigung der Herzfrequenz, Erweiterung der Pupillen, verstärktes Schwitzen und eine Verminderung der Darmtätigkeit,
- Tachypnoe,
- beschleunigter Puls,
- Schwitzen oder
- angespannter Gesichtsausdruck.

Weiter können Verhaltensänderungen wie Stöhnen, Rufen, Unruhe, Anspannung und Abwehr bei der Mobilisation oder Pflege auf (chronische) Schmerzen hinweisen (Husebø u. Klaschik 2009).

### Physiotherapeutische Interventionsmöglichkeiten

Mehr als die Hälfte der Palliativpatienten bedürfen während ihres gesamten Krankheitsverlaufs der Rehabilitation und Physiotherapie. Die angewendeten Maßnahmen müssen dabei ihren Bedürfnissen angepasst werden (Sykes et al. 2013). Dies betrifft alle Palliativpatienten, d.h., dass auch geriatrische Patienten nicht von den Maßnahmen ausgeschlossen werden dürfen. Die Interventionen betreffen dabei Schmerzzustände, körperlich-muskuläre Probleme (Kontrakturen, Schwäche, Fatigue-Syndrom), Atemfunktionsstörungen (Lungenödeme) sowie Probleme der Kontinenz/Obstipation und Wundheilung (Dekubitus, Ulcus).

Folgende physiotherapeutische Therapiemaßnahmen werden in der Palliativmedizin eingesetzt:

- **Bewegungstherapie:** Aktive und passive Bewegung, Transfer und Lagerung werden angewendet. Es geht dabei in der Regel um Funktionserhalt und -anpassung, ADL-Training, Kreislauf- und Stoffwechselaktivierung, Ödemreduktion, Atemregulation und Schmerzreduktion.

◼ **Tab. 6.5** Spezielle Fähigkeiten der Physiotherapeutin für die Palliative Care. (Eigene Darstellung nach Sykes et al.2013)

| Therapeutenebene | Patientenebene |
|---|---|
| Optimierung funktioneller Fähig-keiten | Erhalt der Unabhängigkeit<br>Anpassung an Funktionsverluste |
| Symptomkontrolle bei: | Schmerz<br>Atemnot<br>Müdigkeit<br>Ödemen<br>Angst |
| Patienten- und Angehörigenberatung/-schulung | Aufklärung über den Einfluss von Krankheiten auf die Funktionen<br>Anleitung zur Selbständigkeit |
| Früherkennung von Verände-rungen durch | Funktionsuntersuchung<br>Veränderungen im Therapieverlauf |
| Persönliche Kompetenzen | Ganzheitliche Sichtweise des Patienten<br>Fähigkeit, ein Verhältnis von Vertrauen und Respekt zu schaffen<br>Kommunikative Kompetenzen<br>Fähigkeit, empathisch auf den Patienten einzugehen, dabei aber emotionale Distanz zu wahren, um Patienten unterstützen zu können und gleichzeitig belastbar zu bleiben |
| Teamfähigkeit (s. ▶ Abschn. 6.6) | Fähigkeit, eng mit anderen zusammenzuarbeiten |

- **Atemtherapie:** Die bei Palliativpatienten häu-fige Dyspnoe, die durch langes Liegen und Schmerzen verstärkt wird, löst oft Angst aus. Dadurch kommt es zu einer Symptomver-stärkung, die Leistungsfähigkeit wird weiter gemindert, die Schleimbildung verstärkt, das Abhusten erschwert. Hier setzt die Atemthera-pie an. Sie kann mit und ohne Hilfsmittel durchgeführt werden.
- **Bewegungsbad, Hydrotherapie:** Durch eine angenehme Wassertemperatur und die Auf-triebskraft können Schmerzen und Kontraktu-ren positiv beeinflusst werden, psychische An-spannungen können gelöst werden. Inwieweit dies bei geriatrischen Patienten möglich ist, muss im Einzelfall abgewogen werden.
- **Hilfsmittelversorgung:** zum Mobilitätserhalt (▶ Kap.7); elektromedizinische Geräte wie TENS zur Schmerztherapie werden verordnet.
- **Elektrotherapie:** Zur Schmerreduktion kann Elektrotherapie eingesetzt werden.
- **Massage und Lymphdrainage:** Zur Schmerz- und Ödemtherapie werden Massage und

manuelle Lymphdrainage, zur Verdauungs-regulation Kolonmassage und zur allgemeinen Linderung Massage und Aromatherapie einge-setzt.
- **Thermotherapie:** Wärme- oder Kälteanwen-dungen werden zur Symptomverbesserung eingesetzt.

Da die Patienten häufig nicht mehr sehr belastbar sind, muss die Therapie ggf. auf mehrere kurze Anwendungen täglich reduziert werden. Hierzu können auch Angehörige zur Unterstützung ange-leitet werden (Uher 2013).

## Die Rolle der Physiotherapeutin in der Palliative Care

Die Erhaltung der Würde des Menschen bis ans Le-bensende ist einer der Kernpunkte in der Palliative Care und wird auch von den betroffenen Patienten als wesentlich angesehen. Besonders wichtig ist ih-nen daher ihre funktionelle Unabhängigkeit. Hier liegt das Aufgabengebiet der Physiotherapeutinnen, denn sie können durch ihre Interventionen und Anleitungen die Lebensqualität der Patienten positiv beeinflussen. Sie helfen, die körperlichen Funktionen zu erhalten oder Funktionsverluste durch Hilfsmittel und andere Anpassungen auszugleichen. Dadurch kann die Abhängigkeit der Patienten von Hilfe gemindert und das Gefühl von Selbständigkeit und Würde gefördert werden.

Die Anforderungen an Physiotherapeutinnen in der Palliative Care sind sehr hoch. Neben Kenntnissen bezüglich Pathologien, Erkrankungen und Symptomen sind spezielle persönliche Fähigkeiten nötig. ◻ Tab. 6.5 zeigt eine Übersicht dieser Fähigkeiten (Sykes et al. 2013).

## 6.6    Selbstfürsorge und Beziehungsgestaltung

Im Folgenden werden Gefahren und Ursachen für Überlastung von Physiotherapeutinnen und für dysfunktionale Kommunikation – deren Folge häufig unwirksame Therapie ist – aufgezeigt. Es werden Möglichkeiten erörtert, wie man sich vor Resignation, Burn-Out und letztlich dem Ausstieg aus dem Beruf schützen kann. Grundlage dafür sind eine gesunde Beziehungsgestaltung und eine funktionierende Kommunikation mit Patienten, Angehörigen, Kollegen und im multiprofessionellen Team.

Nicht nur in der Palliative Care tätige Physiotherapeutinnen, sondern auch in der Geriatrie und allen anderen therapeutischen Bereichen Tätige sollten sich mit dem Thema Selbstfürsorge beschäftigen. Durch die Verdichtung und Beschleunigung von Arbeitsprozessen und der Ansprüche sowohl von Patienten und ihren Angehörigen als auch von Kollegen und dem multiprofessionellen Team einerseits und durch das Selbstverständnis jedes Tätigen andererseits besteht die Gefahr, die eigene Gesundheit zu gefährden. Sowohl die Selbsteinschätzung von Mitarbeitern im Krankenhaus zur psychischen Belastung (für 37 % der befragten Mitarbeiter eines ver.di-Personalchecks ist die psychische Belastung kritisch, für 14 % sogar untragbar; Welzel 2013) als auch die Krankschreibungen aufgrund psychischer Erkrankungen (2013 waren das laut Fehlzeiten-Report 11 %; Badura et al. 2013) zeigen hier einen deutlichen Handlungsbedarf.

Möglichkeiten, sich im Team oder in Gruppen auszutauschen, sind gut für die Selbstfürsorge. Eine sinnvolle und nützliche Methode für Selbstfürsorge und Reflexion des eigenen beruflichen Handelns ist beispielsweise die Supervision. In kollegialen Fallberatungen oder reinen Fallbesprechungen geht es hingegen mehr um das professionelle Handeln (Greiff 2013).

Es gibt verschiedene Möglichkeiten der Reflexion:

- **Interne (Fall) Besprechungen** erfolgen i. d. R. mit interner Moderation durch ein Teammitglied. Dies ist für fachliche Fragen ausreichend, bei Beziehungsfragen können jedoch sehr schnell die Grenzen des Machbaren und Sinnvollen erreicht werden, da jeder im Team seine Rolle inne hat, Hierarchien etc. von Belang sind und die Moderatorin/der Moderator selbst am Teamprozess beteiligt ist.
- **Teamsupervision** findet unter Leitung einer neutralen Person statt. Das hat den Vorteil, dass ein unverstellter Blick auf die konkrete Situation, die Beziehung oder Fragestellung gewährleistet ist. Dies betrifft sowohl die Beziehungsgestaltung mit dem Patienten als auch die Prozesse unter den verschiedenen Teammitgliedern oder innerhalb der Einrichtung.
- **Gruppensupervision** unterscheidet sich von der Teamsupervision dadurch, dass die Teilnehmerinnen und Teilnehmer nicht aus einem Team stammen, sondern aus unterschiedlichen Teams oder Einrichtungen. Die Gruppe kann extern, völlig losgelöst vom Arbeitsplatz, oder intern, in einer Organisation, aber übergreifend über alle Stationen stattfinden. Eine Gemeinsamkeit ist in der Regel ein ähnliches Berufs- oder Arbeitsprofil der Teilnehmenden (alle sind Therapeuten, alle arbeiten mit Patienten, …).
- **Einzelsupervision/Einzelcoaching** bietet die Möglichkeit, sich persönlichen Themen zu nähern, Beziehungen, Motivationen und/oder Hemmnisse bei sich selbst zu hinterfragen und sich ggf. auch bezüglich spezieller Themen coachen zu lassen, z. B. in Fragen der Kommunikation, Abgrenzung, Veränderungsmanagement etc. (Boeckh 2008).

- Die **Balint-Gruppe** wurde vom Arzt Michael Balint als Fallseminar für Ärzte und Sozialarbeiter entwickelt, um das Verständnis für ihre Patienten und die Beziehung zum Patienten zu verbessern. Heute sind Balint-Gruppen eine internationale Form der Supervision (Elzer 2007).

## 6.6.1 Beziehung gestalten

Typisch für die physiotherapeutische Patienten-Therapeuten-Beziehung ist der enge Kontakt. Er findet verbal, nonverbal und taktil statt. Durch die Berührung, aber auch durch die Kommunikation entsteht sehr schnell eine große Nähe. Physiotherapeutinnen erhalten in der Therapie Einblicke in intime Lebensbereiche und Lebensthemen: Einerseits müssen sie das Lebensumfeld unmittelbar mit einbeziehen (s. Zieldefinition ICF, ▶ Abschn. 1.11.2 und ▶ Abschn. 2.2.5), und andererseits dringen sie beispielsweise im Hausbesuch in private Lebensbereiche ein. Hier wird die Therapie ggf. im (Ehe-)Bett durchgeführt. Diese Nähe bringt häufig mit sich, dass auch emotionale Themen berührt werden. Nicht selten erzählen Patienten bei der Behandlung Lebensgeschichten, die nichts mit der Therapie zu tun haben. Es kann passieren, dass es zu einem Zuviel an Einblick in das Leben des Patienten kommt, da von Patientenseite die professionelle Beziehung mit Freundschaft o. ä. verwechselt wird (▶ Abschn. 4.5, ▶ Abschn. 4.6). So wird das Thema Nähe und Distanz sowohl für Physiotherapeutinnen als auch für Patienten wichtig (Lippka u. Simader 2013). Die Überlegung, welche Kommunikation stattfindet, rückt ins Zentrum einer guten Beziehungsgestaltung.

Grundsätze für **gelungene Kommunikation** mit Patienten sind:

- **Die vermeintlich Nähe herstellende Frage »Wie geht es uns denn heute?«** schafft Distanz und führt zu Abwehrverhalten seitens der Patienten (Schönleiter 2013). Das »wir« muss vermieden werden, um wertschätzende Kommunikation mit dem Patienten zu fördern. Das »wir«, das im medizinisch-therapeutisch-pflegerischen Setting häufig angewendet wird, bezeichnet i. d. R. den Patienten, der damit einbezogen werden soll. Allerdings ergeben sich daraus häufig Missverständnisse und Irritationen, da diese Kommunikationsform von Seiten der Patienten als entwertend aufgefasst wird (Elzer u. Skiborski 2007).
- **Anrede »Du« statt »Sie« und Babysprache:** Wenn Patienten sehr alt sind, kann man häufig beobachten, dass sie geduzt oder in Babysprache angesprochen werden (»Opa«). Vordergründig kann das vertraulich, familiär wirken, es fördert aber die Asymmetrie der Beziehung. Das »Sie« wird unter gleichberechtigten Erwachsenen ausgetauscht, es begünstigt Respekt und Distanz. Das »Du« hingegen entwertet. Ebenso funktioniert die Babysprache, in der häufig Verbote oder Gebote ausgedrückt werden. Sie ist respektlos und verstärkt die Asymmetrie (Elzer u. Skiborski 2007). Das »Du« kann dann nötig werden, wenn der Patient so dement ist, dass der Nachname und das »Sie« für ihn unverständlich geworden sind.
- **Kommunikation auf Augenhöhe statt über den Kopf der Patienten hinweg:** Die Beziehung von Physiotherapeutinnen zu Patienten ist häufig im Ungleichgewicht, da die Physiotherapeutinnen einen Vorsprung an Wissen haben und kennen, was eventuell kommt. Dies kann im schlimmsten Fall zu einem Machtgefälle führen, von dem sich die Physiotherapeutin distanzieren muss. Um diese Asymmetrie zu vermeiden, müssen Patienten und ggf. Angehörige in Entscheidungsprozesse einbezogen werden, sie müssen verstehen und mitgestalten können (Lotzgeselle 2008).

Es sollte von Seiten der Physiotherapeutin Folgendes bewusst reflektiert werden:

- das eigene Verhalten,
- die Persönlichkeit des Patienten,
- die Kommunikationsdynamik zwischen Therapeutin und Patient
- die unbewusste Kommunikation. (Elzer u. Skiborski 2007)

**Unbewusste Kommunikationsvorgänge** sind die Vorgänge, die nonverbal, paraverbal und unbewusst stattfinden. Sie führen häufig zu Störungen in der Kommunikation. Sie haben mit der Wahrnehmung, dem eigenen Erleben und den eigenen Erfahrungen zu tun (Elzer 2007).

Von Thun (1999) hat mit seinem **Vier-Seiten-Modell einer Nachricht** ein Konzept entwickelt, das die unterschiedlichen Aspekte und die Störanfälligkeit der Kommunikation verdeutlicht:

- **Sachaspekt:** die klar verständliche Mitteilung des Sachverhalts.
- **Beziehungsaspekt:** Durch die Art meiner Kommunikation bringe ich zum Ausdruck, was ich vom Gegenüber halte. Das spürt der Kommunikationspartner und reagiert darauf.
- **Selbstoffenbarungsaspekt:** Dies ist die Ebene der Authentizität. Wenn in der Kommunikation keine Echtheit besteht, kommt es zu Störungen.
- **Appellaspekt:** Durch das, was gesagt wird, möchte ich etwas bewirken. Die Gefahr der Einflussnahme bis hin zur Manipulation kann bestehen.

Nachdem eine Nachricht immer von einem Sender ausgesendet und einem Empfänger entschlüsselt wird, gibt es auf beiden Seiten Möglichkeiten des Missverständnisses. Was in diesem Modell nicht berücksichtigt wird, sind die Aspekte der Übertragung und Gegenübertragung.

Eine Möglichkeit, Missverständnisse zu minimieren, ist die **Metakommunikation.** Dazu gehört erstens die Selbstwahrnehmung kognitiver und affektiver Veränderungen und zweitens, diese im Sinne einer Selbstoffenbarung auszudrücken. So entsteht Metakommunikation (= Kommunikation über die Kommunikation) (Elzer 2007).

Phänomene der **Übertragung** und **Gegenübertragung** beeinflussen zusätzlich die Patienten-Physiotherapeutinnen-Beziehung (Lotzgeselle 2008). Übertragungsphänomene sind zunächst etwas Alltägliches. Störend bis hin zur Pathologie werden sie, wenn sie sehr intensiv, häufig wiederholt und damit unangemessen werden.

- Übertragung des Patienten: Beziehungsmuster, die in der Vergangenheit gelernt wurden, sowie die damit verbundenen Gefühle, Wünsche und Erwartungen werden auf Physiotherapeutinnen und die Behandlungssituation projiziert. Häufig sind es Konflikte, die durch eine ähnliche Situation wieder aufleben und in der jetzigen Situation mit neuem Zielobjekt in Szene gesetzt werden. Beispiel: Patient sieht in der Physiotherapeutin die Tochter, Mutter, Lehrerin oder Vorgesetzte.
- Übertragung der Physiotherapeutinnen: Diese Übertragung findet genauso statt wie die oben genannte. Problematisch wird sie, wenn sie unbewusst bleibt und Erlebnisse und Entwicklungen aus der Biographie der Therapeutin auf Patienten übertragen und in der Beziehung zum Patienten ausgelebt werden. Im Extremfall kann es zum Missbrauch der Therapie für die Befriedigung eigener Themen kommen. Hier ist äußerste Wachsamkeit seitens der Therapeutin für ihr eigenes Verhalten nötig und muss (im Zweifelsfall) dringend professionell, z. B. in der Supervision, thematisiert werden. Beispiel: Die Therapeutin fühlt sich durch einen Patienten an den Vater oder Großvater erinnert, der alles wusste, viel forderte und dem sie es nicht recht machen konnte. Im therapeutischen Setting kann das dazu führen, dass die Therapeu-

tin zunächst besonders bemüht ist, es diesem Patienten recht zu machen, auf Dauer wird sie jedoch unsicher und macht sich klein, fühlt sich unwohl in dem Patienten-Therapeutinnen-Setting und möchte den Patienten lieber an Kolleginnen abgeben.

- **Gegenübertragung**: ist die Reaktion (kognitiv, affektiv und somatisch) der Therapeutin auf die Übertragung von Seiten des Patienten. Die Therapeutin muss dabei die eigenen Übertragungen von denen der Gegenübertragung trennen und abziehen können.

Gegenübertragungen werden häufig durch professionelle Aktivität vertuscht, da sie nicht wahrgenommen werden. Sie können sich durch Ablehnung, Ärger, Wut und Ekel äußern. Da solche Gefühle Angst erzeugen, werden sie abgewehrt, was sich wiederum durch aufgesetztes Verhalten äußert. Die Therapeutin ist dann nicht mehr authentisch, die Botschaften, die sie sendet, sind nicht mehr stimmig. Menschen merken i. d. R., wenn ihnen ein anderer etwas vorspielt. So wird die zwischenmenschliche Beziehung empfindlich gestört (▶ Abschn. 6.1.2).

Es ist also nötig, sich des Phänomens der Übertragung und Gegenübertragung (als normale Reaktionen) bewusst zu werden, um eine gute und stabile Beziehung zum Patienten aufzubauen. Das kann durch professionelle Methoden der Reflexion, z. B. in Balint-Gruppen oder Supervision, gelernt werden (Boeckh 2008; Elzer 2007; Lotzgeselle 2008; Roche Lexikon 1989).

Folgende Übertragung findet häufig im physiotherapeutischen Setting statt: Patienten geraten in die Rolle des Kindes, während die Therapierenden in die Elternrolle schlüpfen. Verstärkt oder gefördert wird dies durch den Wissensvorsprung der Therapierenden bezüglich der Krankheit(en) und nötigen Therapiemaßnahmen für die Patienten. Diese Konstellation kann leicht zu Problemen führen:

- Patienten nehmen die jüngere Therapeutin nicht ernst, äußern vielleicht Zweifel an deren Kompetenz, ob sie das »überhaupt schon kann und darf«.
- Die Therapeutin wird verunsichert und rutscht ihrerseits in die Kind-Rolle (Gegenübertragung). Dies geschieht umso leichter, je jünger die Therapeutin ist.
- Ein Teufelskreis kann entstehen, in dem wiederum der Patient verbal oder nonverbal herabgesetzt werden kann (»Opa«, »in ihrem Alter sollten sie aber…«). Diese Gefahr wird durch Veränderungen im Alter wie Demenz und Hilfsbedürftigkeit noch verstärkt.

Die hier beschriebene Kind–Eltern-Beziehung ist eine sog. **asymmetrische** oder auch **komplementäre Beziehung**, die im therapeutischen Kontext leicht entstehen kann. Angestrebt werden sollte für die Therapeuten-Patienten-Beziehung aber eine **symmetrische Beziehung** auf Augenhöhe. In ihr wird dem Patienten das Gefühl vermittelt, mitzugestalten und aktiv an der Therapie beteiligt zu sein. Das entlastet Therapierende von zu viel Verantwortung und trägt so auch zu ihrer Psychohygiene bei. Es entsteht ein Arbeitsbündnis mit gleichberechtigten Partnern (Lotzgeselle 2008).

In einer Supervisionssitzung zweifelte die Supervisandin stark an ihren Kompetenzen und daran, ob sie den Erwartungen und Ansprüchen ihrer Patientin genüge. Sie stellte sich vor, weitere Fortbildungen machen zu müssen, um gut genug zu sein. Die Supervisorin stellte ihr die Frage, was ihrer Meinung nach für eine gute Behandlung fehle.

In den Reflexionen/Überlegungen, die sich an diese Frage anschlossen, erkannt die Supervisandin, dass die Patientin sie sehr an ihre Mutter erinnerte, die nie zufrieden mit den Leistungen ihrer Tochter war und sie zu immer mehr Leistungen antrieb. Es war die Angst, zu versagen und die Mutter unzufrieden zu machen. Nachdem die Supervisandin das er-

kannte, konnte sie gelassen ihre therapeutische Rolle annehmen und auf die Patientin mit ihren Ängsten etc. eingehen. Sie erkannte, dass die vielen Fragen der Patientin kein »Abfragen« ihrer Kompetenz waren, sondern der Angst der Patientin entsprangen.

Mögliche **Leitfragen für den Umgang mit Patienten:**
- Welche Person sieht der Patient in mir?
- Wie ist der Umgang mit mir?

Mögliche **Leitfragen für Therapierende:**
- Wen sehe ich in dem Patienten?
- Woran erinnert mich die Therapiesituation?
- Was für Gefühle, Reaktionen löst der Patient bei mir aus? (Elzer u. Skiborski 2007)

Weitere Reflexionsthemen können sein:
- Zeitmanagement,
- professionelle therapeutische Entwicklung/ Patientenbesprechungen,
- Umgang mit den Schicksalen, Krankheiten und Tod von Patienten,
- die Grenzen des Machbaren erkennen und ertragen lernen, statt zu resignieren,
- Burn-Out-Prävention etc. (Greiff 2013)

Dies sind nur einige Bereiche, die für die Beschäftigung mit dem Thema Selbstfürsorge und Gesunderhaltung im Beruf sprechen. Denn was nützt es, wenn eine teure Ausbildung und eine Vielzahl an Fortbildungen letztlich zum Ausstieg aus dem Beruf führen? (Die Verpflichtung der Fürsorge für gute Arbeitsbedingungen von Seiten der Arbeitgeber ist natürlich unstrittig, soll hier jedoch nicht thematisiert werden.)

In ▶ Praxisbeispiel 1 wird anhand einer Supervisionssituation ein Beispiel für eine Übertragungssituation und deren Auflösung gegeben.

## 6.6.2 Selbstfürsorge

Selbstfürsorge oder auch Psychohygiene beinhaltet zum einen, sich der unbewussten Vorgänge gewahr zu werden, sie aktiv zu gestalten und damit umzugehen. Zum anderen bedeutet es aber auch, die eigenen individuellen Grenzen zu (er)kennen und dafür zu sorgen, dass eine ausgewogene Work-Life-Balance besteht. Je besser die Beziehung und die Kommunikation mit dem Patienten gestaltet werden, umso besser kann die Therapie gelingen. Die Arbeitszufriedenheit steigt, was letztlich eine wichtige Prävention von Unzufriedenheit, Frustration und Burn-Out ist.

Die ◻ Tab. 6.6 zeigt Gefahrenquellen und ihre Möglichkeiten für die Psychohygiene der Physiotherapeutinnen auf.

▶ Praxisbeispiel 2 stellt die häufige Realität im Umgang mit belastenden Situationen in Institutionen dar und zeigt Möglichkeiten zur Verbesserung der Situation, für einen professionellen Umgang sowie zur Selbsthygiene auf.

### Burn-Out versus Belastungserleben

Belastungen werden individuell sehr unterschiedlich erlebt. Sie sind u. a. abhängig von Alter, Geschlecht, Lebenserfahrung, Berufserfahrung etc. Wenn sich Therapierende eingestehen, dass sie etwas als Belastung empfinden, ist das kein Burn-Out.

**6**

> ◻ **Tab. 6.6** Gefahrenquellen für mangelnde Abgrenzung, Überlastung bis hin zum Burn-Out und Möglichkeiten des Gegensteuerns. (Eigene Darstellung nach Lippka u. Simader 2013; Lotzgeselle 2008; Schönleiter 2013)

| Gefahrenquelle | Psychohygiene |
| --- | --- |
| Rollenvermischungen und Übertragung/Gegenübertragungsphänomene nicht wahrhaben wollen oder erkennen; z. B. die Rolle als Helfer, Berater, Freund, »Ersatzangehörige« Je tiefer Therapierende ins persönliche Umfeld der Patienten eintauchen und je mehr sie Patienten Einblick ins eigene persönliche Umfeld gewähren, umso größer ist die Gefahr der Rollenvermischung | Professionelle therapeutische Rolle wahren Reflexion erlernen Bewusstes Wahrnehmen eigener Körpersignale und Gefühle: Was fühle ich, wie geht es mir, wie reagiert mein Körper, … z. B. Supervision, Balint-Gruppe, Reflecting Team, kollegiale Fallberatung |
| Therapie mit nur geringen Verbesserungsmöglichkeiten kann bei überhöhter Erwartung zu Frustration führen Dies passiert besonders leicht im geriatrisch-gerontopsychiatrischen sowie im palliativen Bereich | Ziele der Therapie im Blick behalten und die erwarteten Therapieerfolge an die individuellen Möglichkeiten anpassen z. B. Supervisionsgruppe, kollegiale Fallberatung |
| Durch passive Behandlungsmethoden dem Patienten zu viel abnehmen, unnötige Übernahme von ADLs etc. Je passiver der Patient ist, umso weniger Kontrolle hat er und umso größer ist die Gefahr für Aggression, Abwehr oder Übertragungsphänomene etc. | Bewusstes Abwägen von aktiven versus passiven Therapiemaßnahmen (so viel wie nötig, aber so wenig wie möglich) Je aktiver der Patient ist, umso mehr Kontrolle hat er und umso leichter kann emotionale und körperliche Distanz gewahrt bleiben Ausgleich schaffen für sich selbst: Sport, Entspannungsverfahren, Yoga etc. |
| Mitleid führt zu unguter emotionaler Nähe. Es macht Therapierende handlungsunfähig. Professionelle Empathie oder Mitgefühl ist eine nötige Voraussetzung für die gelingende Patient-Therapeut-Beziehung | Kommunikation gestalten, denn bewusste Kommunikation führt zu größerer Nähe bei gleichzeitig besserer Distanz Patienten fragen »Wie geht es Ihnen?« statt »uns« Kommunikation professionalisieren, z. B. mit Kursen zur Verbesserung der kommunikativen Kompetenzen, Supervision etc. |
| Abspalten oder Verdrängen (Dissoziieren) eigener Körpersignale und Gefühle Therapierende werden dadurch verletzlich | Eigene Körpersignale wahr- und ernst nehmen Gerade wenn Therapierende sich um körperliche Bedürfnisse ihrer Patienten kümmern, ist es wichtig, die eigenen körperlichen Bedürfnisse zu erkennen und einen Ausgleich zum »Geben« zu schaffen Körperwahrnehmung, Achtsamkeitstraining, Focussing, Supervision etc. |
| Körperliche Bedürfnisse von Patienten dürfen nicht vor die eigenen körperlichen Bedürfnisse gestellt werden | Sich immer wieder fragen: »Wie geht es mir?« |
| Burn-Out bei helfenden Berufen: »Ich habe zu viel, zu lange, für zu viele mit zu geringer Beachtung meiner Bedürfnisse gearbeitet« ist das Fazit vieler von Burn-Out-Betroffenen in Heilberufen Wenn sich das überhöhte »Helfersyndrom« (für etwas brennen) zu Zynismus wandelt (ausgebrannt sein), ist eine Missachtung der eigenen Bedürfnisse oft die Ursache. Es kann zu Suchtverhalten (Alkohol etc.), familiären oder anderen Problemen bei Therapierenden kommen Der Beruf wird zur Last Häufig kommt es zu Scham: Es »darf« nicht über das eigenen Scheitern gesprochen werden. Es wird also auch keine professionelle Hilfe in Anspruch genommen | Burn-Out-Prävention: Mit professioneller Hilfe von Anfang an eigene Belastungsgrenzen erkennen lernen Reflexion eigener Gefühle und Reaktionen Körperlichen und emotionalen Ausgleich schaffen Supervision, Burn-Out-Präventionskurse, Entspannungsverfahren, Körperwahrnehmung, Achtsamkeitstraining, Yoga, Meditation etc. |

Eine Kollegin, die über Wochen einen schwerkranken und schließlich sterbenden Patienten auf der Intensivstation behandelt hatte, saß sehr geknickt im Sozialraum der Physiotherapie. Auf die Frage der Kollegen, was mit ihr los sei, sagte sie nur: »Da hab ich mich so um den bemüht und jetzt stirbt der einfach. Ich bin ja zu nichts nütze.«

Die Kollegen versuchten, sie zu trösten, waren aber selber auch hilflos. Das Fazit war: »So ist das halt, in unserem Beruf muss man das aushalten«. Hier fehlten die Möglichkeiten, mit belastenden Situationen umzugehen. Es gab weder Rituale, um Abschied zu nehmen, noch gab es Angebote für Gespräche oder Supervision. Wer Hilfe benötigt, ist schwach und ungenügend. Erschwerend kam hinzu, dass die Physiotherapeutinnen auf der Intensivstation nicht in die Kommunikation eingeschlossen waren. Wenn sie nicht zufällig etwas über die Therapieplanung erfuhren, wussten sie nicht, wann ein Patient gute Chancen hatte oder wann ein Übergang zur Palliativversorgung eingeleitet wurde. Inzwischen wurde das in diesem Krankenhaus geändert, da ein systematisches Vorgehen zur Einleitung der Palliativversorgung eingeleitet wurde.

Für die Therapierenden wäre ein Einzel- oder Gruppenangebot zur Reflexion und Bearbeitung solch belastender Erlebnisse sehr hilfreich.

Angst ist ein häufiger Grund für Belastungserleben. Es gibt viele Ängste, z. B. Angst vor:

- Überforderung: »Ich kann nicht helfen« »Ohnmachtsgefühl«;
- Unfähigkeit, das gelernte Wissen in Handlungen umzusetzen;
- Unzulänglichkeit: »Ich bin nicht gut genug«, oftmals trotz vieler Fortbildungen;
- falscher Therapie: »Ich erkenne die Symptome nicht oder nicht richtig«;
- Ablehnung durch Patienten oder Angehörige: »Sie erleben mich als inkompetent«;
- Versagen: den Erwartungen der Patienten, Angehörigen, Kollegen, Vorgesetzten nicht gerecht zu werden;
- Zusammenarbeit und Anforderungen der Kooperation mit anderen Berufsgruppen;
- inadäquatem Umgang mit Scham, Ekel, Leid, Schmerz;
- eigenen Reaktionen auf Patienten, z. B. bei Aggression;
- Unfähigkeit, sich abzugrenzen;
- Sterben und Tod;
- der Angst.

Es ist wichtig, nicht gegen die Ängste vorzugehen und sie zu verdrängen, sondern sie erkennen und mit ihnen umgehen zu lernen. Hilfreiche Fragen an sich selbst sind:

- Wozu ist diese Angst gut?
- Wie reagiert mein Körper auf die Angst?
- Worauf macht mich die Angst aufmerksam? (Schönleiter 2013)

In ▶ Praxisbeispiel 3 wird anhand des supervisorischen Fallbeispiels gezeigt, wie professionelle Abgrenzung gelingen kann, wenn die eigenen Anteile, Übertragungen etc. erkannt werden.

## 6.7    Fazit

Bereits die Überschrift »Besondere Herausforderungen: Gerontopsychiatrische Syndrome, Palliativversorgung und Selbstfürsorge« stellt eine Herausforderung dar: Was ist die Gemeinsamkeit der Themen Demenz, Depression, Suizidalität, Sucht, palliative Versorgung und Selbstfürsorge? Es sind alles besondere Herausforderungen, die eine besondere Aufmerksamkeit erfordern.

Zum einen sind es wichtige Themen im geriatrischen Setting, denen besondere Aufmerksamkeit gewidmet werden muss, um den Betroffenen gerecht werden zu können – inklusive der besonderen Anforderungen und ggf. Belastungen, die sich dabei für die Therapeutinnen ergeben. Zum anderen ist es aber auch die besondere Aufmerksamkeit für sich selbst, die durch diese Anforderungen umso wichtiger wird. Denn nur mit gesunder Selbstfürsorge können Therapeutinnen gute Therapie leisten, funktionierende Beziehungen zu Patienten gestalten, sich im Team optimal ergänzen und standfest den Herausforderungen des beruflichen Alltags in der Geriatrie begegnen.

**Praxisbeispiel 3**

Aus der Supervision mit einer Mitarbeiterin aus dem Sozialdienst im Krankenhaus: Die Supervisandin berichtete, dass ihr Patient aus dem Krankenhaus entlassen werden sollte. Da er schwerkrank war, ohne Chance auf Heilung, wäre eine Hospizversorgung optimal gewesen. Der Patient wollte aber keinesfalls ins Hospiz. Zu Hause war er ganz alleine, da er den Kontakt zu Verwandten und Freunden abgebrochen hatte. Die professionelle Beziehung zwischen der Supervisandin und dem Patienten war zunächst gut, mit näherrückender Entlassung wurde sie für die Supervisandin aber immer belastender.

In der supervisorischen Arbeit stellte sich heraus, dass die Supervisandin versuchte, dem Patienten die Familie und Freunde zu ersetzen. Die Frage der Supervisorin: »Was ist das Gute an der Einsamkeit des Patienten?« konnte die Supervisandin zunächst nicht beantworten. Daher stellte die Supervisorin ihr die Frage: »Was bedeuten für Sie Familie und Freunde?« Hierauf antwortete die Supervisandin freudig und wortreich. Sie erkannte, welche Bedeutung die Zugehörigkeit zu ihrem sozialen Netz für sie hatte, und war in der Lage, die eigenen Bedürfnisse von denen des Patienten zu differenzieren. Sie kam zu der Erkenntnis, dass sie ihre Vorstellungen, wie mit der schweren Krankheit umzugehen sei, auf den Patienten gespiegelt hatte. Der Patient hat aber das Recht, selbst zu bestimmen, wie er damit umgehen möchte, wo er sich Unter-

stützung holt und wie er seine sozialen Kontakte gestaltet.

Der Beziehungsabbruch zu seiner Familie und seinen Freunden konnte nicht geklärt werden (da der Patient ja nicht in der Supervision dabei war), die Supervisandin konnte aber Hypothesen dafür erstellen, und so gelang es ihr, den Beziehungsabbruch als für den Patienten nötigen Schritt zu akzeptieren. Sie konnte den Patienten mit seinem Wunsch, nach Hause zu gehen, so annehmen und erlebte ihn nicht mehr als undankbar.

Sie versorgte ihn mit den nötigen Informationen, gab ihm Informationsmaterial mit Hilfsangeboten, Adressen etc. für seinen weiteren Weg mit, die er bei Bedarf annehmen konnte.

## 6.8    Fragen

- Welche Formen der Demenz gibt es?
- Welche Maßnahmen können die Ressourcen Demenzerkrankter fördern?
- Was sollte in der Kommunikation mit Demenzkranken vermieden werden?
- Welche Differentialdiagnostik muss durchgeführt werden, bevor die Diagnose Demenz gestellt werden kann?
- Wogegen muss die Demenz abgegrenzt werden, und warum ist das für den Erkrankten wichtig?
- Welche Phasen der Suizidalität gibt es?
- Wie ist die Gesetzeslage in Deutschland zur aktiven, passiven und indirekten Sterbehilfe sowie zur Beihilfe zur Selbsttötung? Erklären Sie die Begriffe.
- Was ist Sucht?
- Was ist Medikamentenmissbrauch?
- Welche Ziele hat die Palliative Care?
- Nennen Sie die Sterbephasen nach Kübler-Ross.
- Was sind wichtige Bestandteile für die Beziehungsgestaltung mit Patienten?
- Warum ist Selbstfürsorge wichtig?

## 6.9    Interessante Links

**https://www.dgppn.de** S3-Leitlinie Demenzen (Langversion Januar 2016); S3-Leitlinie/Nationale Versorgungsleitlinie Unipolare Depression

**http://www.sozialgesetzbuch-sgb.de/** SGB

**http://www.gesetze-im-internet.de/** SGB

**http://www.alter-sucht-pflege.de/** Informationen zum Thema Sucht im Alter

**http://www.dgpalliativmedizin.de/** Informationen zur Palliativmedizin in Deutschland

**http://www.bundestag.de/http://www.bundestag.de/** Informationen zu Gesetzen, Demographie, Sucht etc.

**http://www.bmfsfj.de/** Bundesministerium für Familien, Senioren, Frauen und Jugend

**http://www.drogenbeauftragte.de/** Drogenbeauftragte der Bundesregierung, Informationen rund um das Thema Drogen und Sucht

# Literatur

Aulbert E, Nauck F, Radbruch L (2007) Lehrbuch der Palliativmedizin, 2. Aufl. Schattauer, Stuttgart

Baumgartner J (2012) Hospiz und Palliative Care – Definitionen, abgestufte Versorgung, Organisationsformen und Bedarf. In Bernatzky G. et al. (Hrsg) Schmerzbehandlung in der Palliativmedizin. Springer, Berlin Heidelberg, S 7ff

Bausewein C, Roller S, Voltz R (2007) Leitfaden Palliativmedizin, Elsevier/Urban & Fischer, München

Beise U (2013) Sucht. In: Beise U, Schwarz W (Hrsg) Gesundheits- und Krankheitslehre. Springer, Berlin Heidelberg, S 400ff

Berendonk C, Stanek S, Schönit M, Kaspar R, Bär M, Kruse A (2011) Biographiearbeit in der stationären Langzeitpflege von Menschen mit Demenz. ZGerontolGeriat 44:13-18

Boeckh A (2008) Methodenintegrative Supervision. Ein Leitfaden für die Ausbildung und Praxis. Leben Lernen 210. Klett-Cotta, Stuttgart

DGPPN, BÄK, KBV, AWMF et al. (Hrsg) (2015) S3-Leitlinie/ Nationale Versorgungsleitlinie Unipolare Depression, 2. Aufl., Version 3. Resource document. http://www.awmf. org/uploads/tx_szleitlinien/nvl-005l_Unipolare_Depression_2016-05.pdf. Zugegriffen: 24. Juni 2016

DGPPN, DGN (Hrsg) (2016) S3-Leitlinie Demenzen (Langversion Januar 2016). Resource document. https://www. dgppn.de/fileadmin/user_upload/_medien/download/ pdf/kurzversion-leitlinien/S3-LL-Demenzen-240116-1. pdf. Zugegriffen: 24. Juni 2016

Dutzl I, Schwenk M,Micol W, Hauer K (2013) Patienten mit Begleitdiagnose Demenz – Versorgung in der stationären geriatrischen Rehabilitation. Z Gerontol geraot 46: 208-213

Elzer M, Sciborski C (2007) Kommunikative Kompetenzen in der Pflege. Hans Huber, Bern

Erlemeier N, Sperling U (2014) Suizidalität im Alter: Die gerontologische Perspektive. In: Lindner R, Hery D, Schaller S, Schneider B, Sperling U (Hrsg) Suizidgefährdung und Suizidprävention bei älteren Menschen. Springer, Berlin Heidelberg, S 14ff

Gattringer M (2010) Wertschätzung für den alten Menschen. pro care 01-02/2010:19ff

Grassegger H (2012) Omas kleine schlimme Helfer. Süddeutsche Zeitung Magazin 42-2012

Greiff C (2013) Der Nutzen von Supervision und Coaching in der Physiotherapie und in medizinischen Berufen. pt_ Zeitschrift für Physiotherapeuten 65(9): 64ff

Hien P, Pilgrim RR, Neubart R (2013) Moderne Geriatrie und Akutmedizin. Springer, Berlin Heidelberg

Hofmann W (2012) Leitliniengerechte Diagnose der Demenzäthiologie, Zeitschrift für Geriatrie und Gerontologie 45(8):761-771

Husebø S, Klaschik E (2009) Palliativmedizin Grundlagen und Praxis, 5. Aufl. Springer, Berlin Heidelberg

Jedelsky E (2012) Heimhilfe – Praxisleitfaden für die mobile Betreuung zu Hause, 3. Aufl. Springer, Berlin Heidelberg

Klett H, Lotzgeselle M (2008) Gerontopsychatrie In: van den Berg, F, Wulf Dorothe (Hrsg) Angewandte Physiologie, Bd 6: Alterungsprozesse und das Alter verstehen. Thieme, Stuttgart, S 451ff

Kojer M, Schmidl M (Hrsg) (2011) Demenz und palliative Geriatrie in der Praxis. Springer, Berlin Heidelberg

Kolb GF (2012) Geriatrie-aktuelle Bedeutung und Zukunftsperspektiven. Hautarzt 63:932-937

Kränzle S, Schmid U, Seeger C (2014) Palliative Care, 5.Aufl. Springer, Berlin Heidelberg

Lindner R, Schneider B, Wächtler C (2014) Suizidprävention im Alter. In: Lindner R, Hery D, Schaller S, Schneider B, Sperling U (Hrsg) Suizidgefährdung und Suizidprävention bei älteren Menschen. Springer, Berlin Heidelberg, S 67ff

Lippka MM, Simader R (2013) Physiotherapie zwischen Nähe und Distanz, Berührung und Berührtheit. In: Nieland P, Simader R, Taylor J (Hrsg) Was wir noch tun können: Rehabilitation am Lebensende – Physiotherapie in der Palliative Care. Elsevier/Urban & Fischer, München, S 230ff

Löbig T, Pilling L, Müller K, Dreßler J, Thiele K (2015) Suizid im hohen Lebensalter. Rechtsmedizin 25:274-280

Lotzgeselle M (2008) Eine besondere Beziehung: der Physiotherapeut und sein alter Patient. In: van den Berg, F, Wulf Dorothe (Hrsg) Angewandte Physiologie, Bd 6: Alterungsprozesse und das Alter verstehen. Thieme, Stuttgart, S 48ff

Morschitzky H (2007) Somatoforme Störungen, 2. Aufl. Springer, Berlin Heidelberg

Roche Lexikon Medizin (1989) 4. Aufl. Urban & Fischer, München

Runge M, Rehfeld G (2001) Geriatrische Rehabilitation im Therapeutischen Team, 2. Aufl. Thieme, Stuttgart

Sachweh S (2008) Spurenlesen im Sprachdschungel. Kommunikation und Verständigung mit demenzkranken Menschen. Hans Huber, Bern

Schaller S, Erlemeier N (2014) Epidemiologie in Suizidgefährdung und Suizidprävention bei älteren Menschen. In: Lindner R, Hery D, Schaller S, Schneider B, Sperling U (Hrsg) Suizidgefährdung und Suizidprävention bei älteren Menschen. Springer, Berlin Heidelberg, S 21ff

Schneider B, Wächtleir C, Schaller S, Erlemeier N, Hirsch R (2014) Einflussfaktoren für Suizid und Suizidalität im Alter. In: Lindner R, Hery D, Schaller S, Schneider B, Sperling U (Hrsg) Suizidgefährdung und Suizidprävention bei älteren Menschen. Springer, Berlin Heidelberg, S 35ff

Schönleiter W (2013) Selfcare für Physiotherapeuten. In: Nieland P, Simader R, Taylor J (Hrsg) Was wir noch tun können: Rehabilitation am Lebensende – Physiotherapie in der Palliative Care. Elsevier/Urban & Fischer, München, S 229ff

Schulz v. Thun F (1999) Miteinander reden 1. rororo, Hamburg

Sykes N, Jennings R, Taylor J, Dahlin Y, Müllauer E (2013) Eine Annäherung an das Thema Physiotherapie in der Palliative Care. In: Nieland P, Simader R, Taylor J (Hrsg) Was wir

noch tun können: Rehabilitation am Lebensende –
Physiotherapie in der Palliative Care. Elsevier/Urban &
Fischer, München, S 1ffxx

Uher EM (2013) Rehabilitation in der Palliativmedizin. In:
Fialka-Moser V (Hrsg) Kompendium Physikalische
Medizin und Rehabilitation. Springer, Berlin Heidelberg,
S 95ff

Wächtler C, Hirsch R, Lindner R, Schaller S, Schnerder B,
Sperling U (2014) Diagnostik der Suizidalität im Alter. In:
Lindner R, Hery D, Schaller S, Schneider B, Sperling U
(Hrsg) Suizidgefährdung und Suizidprävention bei
älteren Menschen. Springer, Berlin Heidelberg, S 59ff

6

# Hilfsmittelversorgung, Unterstützungssysteme und Barrierefreiheit

*Norma Weidemann-Wendt*

K. Richter et al. (Hrsg.), *Der ältere Mensch in der Physiotherapie*,
DOI 10.1007/978-3-662-50466-6_7, © Springer-Verlag Berlin Heidelberg 2017

Um geriatrische Patienten umfassend und ganzheitlich zu betreuen, ist es unerlässlich, zusätzliche Hilfen zu kennen, die Teilhabe dieser Patienten in der Gesellschaft ermöglichen. Dieses Kapitel gibt Einblick in die gesetzlichen Grundlagen und Auskunft über die gängigsten Hilfsmittel, insbesondere solche, die die Mobilität der Patienten unterstützen. Weiter wird auf ambulante Unterstützungssysteme für zu Hause lebende ältere Menschen eingegangen und erläutert, was unter Barrierefreiheit zu verstehen ist.

## 7.1 Hilfsmittelversorgung

---

**Hilfsmittel**

Im Rahmen der Leistungen zur medizinischen Rehabilitation nach SGB IX § 31 (Rehabilitation und Teilhabe behinderter Menschen) sind Hilfsmittel Körperersatzstücke sowie orthopädische und andere Hilfsmittel, die von den Leistungsempfängern getragen, mitgeführt oder bei einem Wohnungswechsel mitgenommen werden können. Sie sind erforderlich, um einer drohenden Behinderung vorzubeugen, den Erfolg einer Heilbehandlung zu sichern oder eine Behinderung bei der Befriedigung von Grundbedürfnissen des täglichen Lebens auszugleichen, soweit sie nicht allgemeine Gebrauchsgegenstände des täglichen Lebens sind.

---

Hilfsmittel stellen für die älteren Patienten eine Möglichkeit dar, ihre physischen Funktionseinschränkungen auszugleichen. Sie ermöglichen ihnen, Aktivitäten des täglichen Lebens selbstständig und selbstbestimmt durchzuführen, weiterhin mobil zu bleiben und am sozialen Leben teilzunehmen. Sie dienen indirekt auch der Entlastung aller an ihrer Betreuung Beteiligten. Physiotherapeutinnen sind wichtige Ansprechpartnerinnen in Bezug auf Hilfsmittel, und gerade im häuslichen Umfeld ist das Wissen über individuell geeignete Hilfsmittel von immenser Bedeutung.

### 7.1.1 Gesetzliche Grundlagen

Im SGB V (Gesetzliche Krankenversicherung) § 33 (Hilfsmittel) ist die Versorgung mit Hilfsmitteln durch die gesetzlichen Krankenkassen festgelegt.

Hilfsmittel, die zu Lasten der gesetzlichen Krankenkassen verordnet und abgegeben werden können, werden in der Hilfsmittelrichtlinie des Bundesausschusses der Ärzte und Krankenkassen geregelt.

Produkte, die unter die Leistungspflicht der Gesetzlichen Krankenversicherung fallen, sind im GKV-Hilfsmittelverzeichnis eingetragen und veröffentlicht (vgl. SGB V § 139). Es umfasst derzeit 56 Produktgruppen. Hilfsmittel können seriell gefertigte Produkte oder individuelle Sonderanfertigungen sein. Auch Hilfsmittel, die zum Verbrauch bestimmt sind, fallen hierunter. Das Hilfsmittelverzeichnis und als Anlage dazu das Pflegehilfsmittelverzeichnis sind seit dem 1. Juli 2008 vom Spitzenverband der Krankenkassen erstellt worden und werden fortlaufend aktualisiert. Die Listung eines Hilfsmittels im GKV-Hilfsmittelverzeichnis bedeutet keine automatische Kostenübernahme des Produktes durch die Krankenkasse. Es ist möglich, dass auch Hilfsmittel, die nicht im GKV-Hilfsmittelkatalog aufgeführt sind, von den gesetzlichen Krankenkassen übernommen werden. Hierfür muss durch den behandelnden Arzt eine ausführliche Begründung der Verordnung erfolgen. Das übersichtliche und detailreiche Hilfsmittelverzeichnis der GKV mit Suchfunktion findet man online unter http://www.rehadat-hilfsmittel.de.

Die Vergütung der Hilfsmittel richtet sich nach den Verträgen der Krankenkassen. Der GKV-Spitzenverband bestimmt nach SGB V § 36 Hilfsmittel, für die Festbeträge festgesetzt werden. Festbeträge begrenzen die Leistungspflicht der gesetzlichen Krankenversicherung und damit den Versorgungsanspruch der Versicherten. Die Festbeträge werden einmal im Jahr geprüft und gegebenenfalls an die veränderte Marktlage angepasst. Sie werden im Bundesanzeiger veröffentlicht. Bestehen Versicherte auf Versorgungen, die den Festbetrag überschreiten, müssen sie den Mehrbetrag selbst tragen. Derzeit gelten Festbeträge für:
- Einlagen,
- Hörhilfen,

- Inkontinenzhilfen,
- Hilfsmittel zur Kompressionstherapie,
- Sehhilfen und
- Stomaartikel.

Für Pflegehilfsmittel existieren keine Festbeträge.

## 7.1.2 Ausgewählte Hilfsmittel

Im Folgenden werden verschiedene Hilfsmittel vorgestellt, die häufig von geriatrischen Patienten genutzt werden. Dabei handelt es sich überwiegend um
Hilfsmittel, die dem Erhalt der Mobilität dienen. Die
Liste erhebt keinen Anspruch auf Vollständigkeit.

Zu beachten ist, dass für die meisten Hilfsmittel
eine Belastbarkeit von 130-150 kg gegeben ist. Für
schwerere Patienten gibt es extra stabile Ausführungen, die eine erhöhte Belastbarkeit haben.

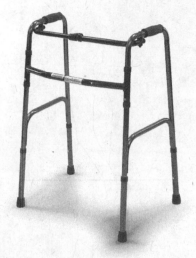

◩ **Abb. 7.1** Gehgestell. (Mit freundlicher Genehmigung
der Fa. Ossenberg)

### Gehrahmen/Gehgestell/Gehbock

Gehgestelle (auch Gehrahmen oder Gehbock genannt) werden überwiegend in Innenräumen genutzt. Sie haben eine hohe Standfestigkeit und sind
nach vorne und zu den Seiten sehr kippsicher. In der
Regel haben sie vier Füße mit rutschfesten Kappen
(seltener auch zwei Füße vorne und zwei Rollen hinten) und sind höhenverstellbar (◩ Abb. 7.1). Es gibt
sie in starrer und in beweglicher Ausführung (rezi-
prokes Gehgestell).

Der Einsatz eines solchen Gehgestelles sollte genau erwogen werden, da es kein physiologisches,
flüssiges Gehen ermöglicht. Außerdem ist relativ
viel Krafteinsatz zum Anheben des Hilfsmittels
nötig. Patienten, die eine Retropulsionsneigung
haben, sind beim Einsatz eines Gehgestells stark
sturzgefährdet. Die Höheneinstellung des Gehgestells erfolgt wie beim Handstock (s. unten).

### Handstock/Gehstock mit oder
### ohne orthopädischen Handgriff

Universalhandgriffe erlauben den Einsatz des
Handstockes (auch Gehstock genannt) auf jeder
Körperseite. Anatomisch geformte Griffe sorgen für
eine gute Druckverteilung und eignen sich für Menschen, deren Handgelenke entlastet werden müssen
(◩ Abb. 7.2). Sie sind für die rechte oder linke Hand
erhältlich.

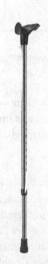

◩ **Abb. 7.2** Gehstock mit anatomischem Handgriff.
(Mit freundlicher Genehmigung der Fa. Ossenberg)

Der Gehstock muss passend auf die Körpergröße eingestellt sein, da ein zu kurzer Gehstock
Rückenschmerzen und ein zu langer Gehstock
Schulterschmerzen verursachen kann. Die korrekte
Höhe wird wie folgt eingestellt: Der Patient steht mit
seinen Schuhen aufrecht mit entspannten Schultern
und locker herunterhängenden Armen. Die Höhe
des Griffes sollte so eingestellt werden, dass er auf
einer Höhe mit dem Handgelenk ist (◩ Abb. 7.3).
Wird der Griff anschließend in die Hand genom-

7

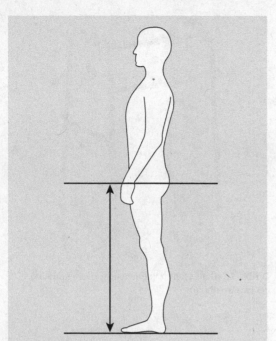

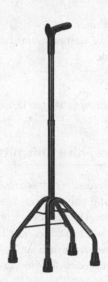

◘ **Abb. 7.4** Vierpunktstock. (Mit freundlicher Genehmigung der Fa. Ossenberg)

◘ **Abb. 7.3** Korrekte Höheneinstellung Handstock

men, hat der Patient im Ellenbogen einen Flexionswinkel von etwa 15-20°, was ihm eine ideale Stützfunktion beim Gehen ermöglicht.

## Vierpunktstock

Dank der vier Stützen bietet der Vierpunktstock (◘ Abb. 7.4) eine größere Standsicherheit als ein normaler Gehstock. Er ist im Vergleich deutlich schwerer und unhandlicher, die vier Füße stellen für manche Patienten im Handling auch eine Stolperquelle dar. Ein physiologisches Gangbild ist mit diesem Hilfsmittel nicht möglich. Für Patienten, die nur einen Arm zur Verfügung haben und keinen Rollator nutzen können, kann er eine Alternative darstellen, wenn das Gehen mit Handstock oder Unterarmstütze nicht möglich ist. Zum Treppensteigen ist dieses Hilfsmittels wenig geeignet. Erfahrungsgemäß ragen ein oder mehrere Stützfüße über den Rand der Stufe hinaus, die Sturzgefahr erhöht sich. Hier sollte ein Treppengeländer bevorzugt werden.

## Unterarmgehstütze

Unterarmgehstützen (◘ Abb. 7.5) sind Hilfsmittel, die das Gehen unterstützen und gleichzeitig die

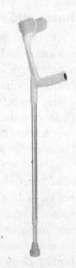

◘ **Abb. 7.5** Unterarmgehstütze. (Mit freundlicher Genehmigung der Fa. Dietz Reha Produkte)

Belastung für Hüfte, Knie, Fuß oder Wirbelsäule vermindern. Sie kommen z. B. zum Einsatz
- nach einer Operation, nach der zunächst nur eine Teilbelastung erlaubt ist,
- wenn die Muskelkraft der unteren Extremität unzureichend ist,
- wenn Schmerzen das Gehen ohne Entlastung der Beine oder der Wirbelsäule unmöglich machen.

Sie sind i. d. R. aus Leichtmetall gefertigt und besitzen einen Handgriff, eine Armschale zur Führung des Oberarms sowie Reflektoren für bessere Sichtbarkeit. Sie sind auch als Arthritis-Gehstützen mit Unterarmauflagen erhältlich. Für winterliche Wetterverhältnisse können sie zusätzlich mit wegklappbaren Eisspitzen am Gummistopfen ausgestattet werden. Die korrekte Höheneinstellung erfolgt wie beim Gehstock.

### Rollator

Rollatoren sind praktisch und vielseitig. Sie kommen zum Einsatz, wenn es darum geht, Koordinations- oder Gleichgewichtsstörungen beim Gehen auszugleichen, auf längeren Strecken Pausen einlegen zu können und Einkäufe oder Gepäck nicht tragen zu müssen. Sie sind klappbar für den Transport im Auto und verfügen über ein Ablagetablett, einen Einkaufskorb und eine Sitzfläche zum Ausruhen. In der Regel sind die Vorderräder schwenkbar und die Hinterreifen feststehend.

Sog. Indoor-Rollatoren haben kleine Räder aus Vollgummi (wartungsfrei) und damit einen geringen Rollwiderstand. Das ermöglicht ein leichteres Schieben und eine wendige Handhabung in der Wohnung. Sie sind nicht für den Einsatz im Freien konzipiert.

Luft- oder softbereifte Rollatoren (wartungsfreie Variante ohne Luft, aber dennoch weich gedämpft) verursachen weniger Vibrationen bei unebenem Boden. Das schont die Gelenke und schützt vor zu rascher Ermüdung. Damit eignen sie sich besonders für den Einsatz im Freien. Je größer der Raddurchmesser, desto leichter fällt das Überwinden von Hindernissen oder Bodenunebenheiten.

### Standardrollator

Standardrollatoren (◘ Abb. 7.6) wiegen ohne Zubehör etwa 9-10 kg. Sie sind sog. **Querfalter**, d. h., sie können quer zur Fahrtrichtung zusammengefaltet werden, um sie besser in den Kofferraum laden zu können. Leichtgewicht-Rollatoren wiegen nur ca. 7 kg. Letztere sind i. d. R. Längsfalter. Sie lassen sich flacher zusammenfalten und benötigen daher weniger Platz. Allerdings werden diese nur in vom Arzt begründeten Ausnahmefällen auch von den Krankenkassen finanziert.

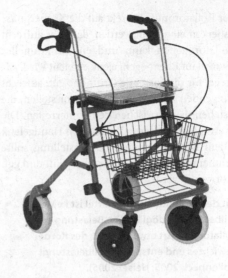

◘ **Abb. 7.6** Standardrollator. (Mit freundlicher Genehmigung der Fa. Dietz Reha Produkte)

Wenn der Patient einen anderen als den durch die Krankenkasse finanzierten Rollator erwerben möchte, ist es ihm möglich, die Differenz zwischen der Kassenleistung und dem Preis des Rollators selbst zu tragen. Hierzu empfiehlt es sich, vorab mit der jeweiligen Krankenversicherung Kontakt aufzunehmen, damit alle Möglichkeiten abgeklärt werden können.

Ein Standardrollator kann durch verschiedenes Zubehör individuell ergänzt werden, wie z. B.:

- Regen- oder Sonnenschirm,
- Rückengurt,
- Sitzkissen für die Sitzfläche,
- Stockhalter zum Mitführen von Handstock oder Unterarmstütze,
- Rollatorlampe,
- Ankipphilfe/Bordsteinhilfe,
- Flaschenhalter,
- Einkaufstasche,
- Handschuhe an den Griffen für den Winter,
- ggf. Abdeckung und Schloss, wenn der Rollator draußen abgestellt werden muss.

Es gibt auch stabile breitere Modelle mit erhöhter Belastbarkeit (bis 200 kg) für schwere Menschen, Modelle mit längeren Schiebegriffen für große Menschen und Modelle mit Einhandbremse wahlweise rechts oder links.

Der Rollator muss korrekt auf die Körpergröße des Patienten eingestellt werden, damit er aufrecht im Rollator gehen kann und ein funktioneller Stützwinkel im Ellenbogengelenk erreicht wird. Als Faustregel für die passende Griffhöhe gilt: aufrecht mit hängenden Armen an den Rollator stellen, die Füße stehen dabei zwischen den Hinterreifen. Die Griffe etwa zwei Fingerbreit über dem Handgelenk einstellen. Die vorgenommene Einstellung sollte aber immer individuell im Gang überprüft und ggf. nachkorrigiert werden.

> **Mit dem Rollator als Hilfsmittel ist keine Teilbelastung möglich. Die Belastung am Rollator beträgt etwa 80-90 % des Körpergewichtes und entspricht Vollbelastung! (Jöllenbeck 2005; Heisel 2005).**

Ist dem Patient z. B. nach einer Hüftoperation nur Teilbelastung erlaubt, kann diese am Rollator nicht umgesetzt werden. Wenn aufgrund mangelnder Armkraft, Koordinations- oder Gleichgewichtsstörungen das Gehen unter Entlastung mit zwei Unterarmstützen nicht möglich ist, kann in diesem Fall dann nur im Gehbarren oder Gehwagen die Entlastung sicher eingehalten werden.

Um Türschwellen zu überwinden, sollte leicht schräg an die Schwelle herangefahren werden, damit die Räder nacheinander darübergeschoben werden können. Das ist leichter, als frontal mit beiden Reifen zu gleicher Zeit darüberzufahren. Bordsteine und Kanten sollten, wo immer möglich, umgangen und abgeflachte Übergänge genutzt werden, denn mit dem Rollator einen Bordstein oder eine Stufe zu überwinden erfordert ein relativ hohes Maß an Bein- und Armkraft sowie eine gute Koordinationsfähigkeit. Andernfalls ist eine sichere Überwindung des Hindernisses nicht zu gewährleisten.
Sollte ein Bordstein nicht umgangen werden können, zunächst so nah wie möglich an den Bordstein fahren, die Bremse festziehen und dann den Rollator über die Hinterräder soweit kippen, dass die Vorderräder auf die Kante gehoben werden können. Jetzt die Bremsen lösen und den gekippten Rollator näher an den Bordstein heranfahren, dabei mit den Füßen folgen. Anschließend den Rollator hinten mit den Armen anheben und die Hinterräder auf den Gehweg setzen und soweit vorschieben, dass die Füße folgen können. Es gibt Rollatoren mit integrierten Ankipp- oder Bordsteinhilfen zum Nachrüsten. Die Nutzung dieser ist anspruchsvoll und eignet sich nicht für Patienten mit starken Gleichgewichts- oder Koordinationsstörungen.
Um einen Bordstein nach unten zu überwinden, zunächst wieder so nah wie möglich an die Kante heran fahren. Mit angezogener Handbremse dosiert die Vorderräder des Rollator

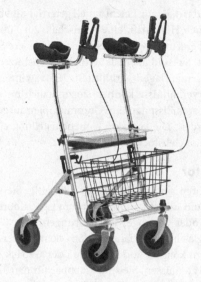

**☐ Abb. 7.7** Unterarm-/Arthritis-Rollator. (Mit freundlicher Genehmigung der Fa. Dietz Reha Produkte)

unten abstellen. Die Füße näher an die Kante setzen. Nun den Rollator so weit nach vorne schieben, dass auch die Hinterräder über die Kante auf den Boden kommen. Die Bremse betätigen und mit den Füßen nach unten folgen.

## Rollator mit Unterarmauflage/ Arthritisstütze

Rollatoren mit Unterarmauflage (☐ Abb. 7.7) ermöglichen ein selbstständiges Gehen auch dann, wenn die Handfunktion für einen herkömmlichen Rollator nicht ausreicht oder die Rumpfstabilität Unterstützung bedarf. Ist die Benutzung eines herkömmlichen Rollators ohne eine Hilfsperson nicht mehr möglich, stellt der Rollator mit Unterarmauflage eine Möglichkeit dar, die Unabhängigkeit beim Gehen noch länger aufrecht zu erhalten.

## Gehwagen

Gehwagen bieten ein hohes Maß an Stabilität beim Gehen und finden dementsprechend bei Krankheiten oder Verletzungsfolgen mit Störung des Bewegungsapparates und gleichzeitiger Koordinations- und/oder Gleichgewichtsstörung sowie bei sehr gebrechlichen Patienten Anwendung. Sie dienen als therapeutisches Übungsgerät und werden hier in erster Linie für entlastendes oder sicheres Gehtraining und die Mobilisation sehr schwacher und ängstlicher Patienten eingesetzt. In Seniorenheimen oder

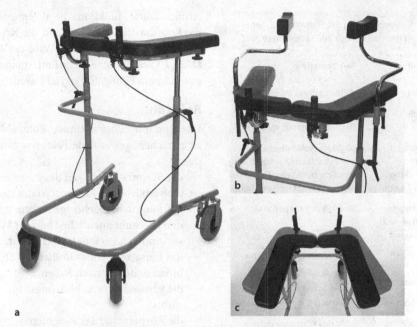

**Abb. 7.8a-c** Gehwagen mit Breitenverstellung und optionalen Achselstützen. a Gesamtansicht, b optionale Achsel-stützen, c Breitenverstellung der Armauflagen. (Mit freundlicher Genehmigung der Fa. Thomashilfen)

zu Hause kann durch den Einsatz ggf. eine Bettläge-rigkeit vermieden werden. Die Physiotherapeutin kann mit diesem Hilfsmittel in vielen Fällen eine für den Patienten angstfreie Mobilisation sicherstellen, ohne eine zweite Hilfsperson zu benötigen oder die eigenen körperlichen Ressourcen zu überlasten.

Die einzelnen Modelle können sich stark unter-scheiden und sind häufig mit individuellem Zube-hör für bestimmte Einsatzbereiche ausgestattet. Fast allen gemeinsam ist jedoch ein Rahmengestell mit vier Rädern, von denen mindestens zwei schwenk-bar sind (**Abb. 7.8a**). Es können auch alle Räder schwenkbar sein, für mehr Stabilität beim Gehen ist es bei manchen Modellen möglich, diese auf Gera-deauslauf festzustellen (**Abb. 7.9**). Wie bei den Rollatoren sind die Reifen je nach Einsatzbereich aus Vollgummi (PU = Polyurethane) oder luft-gefüllt. Sie werden überwiegend im Innenbereich genutzt, nur wenige Modelle eignen sich auch für die Nutzung außerhalb der Wohnung oder Klinik.

In der Regel verfügen Gehwagen entweder über höhenverstellbare Armauflagen oder Achselstüt-zen, die einen Großteil der Körperlast aufnehmen. Einige Modelle verfügen über beide Möglichkeiten. Bei den Armauflagen werden die Unterarme in etwa

rechtwinkliger Position abgestützt und der Geh-wagen mit Hilfe der Handgriffe am vorderen Ende der Auflage gesteuert. Gehwagen mit höhenverstell-baren Achselstützen (**Abb. 7.8b**) ermöglichen ein noch stärker entlastendes Gehtraining.

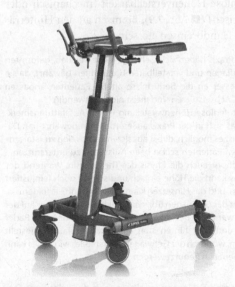

**Abb. 7.9** Gehwagen mit stufenloser Höhenverstellung. (Mit freundlicher Genehmigung der Fa. Topro)

◘ **Tab. 7.1** Beinbelastung mit Hilfsmittel. (Eigene Darstellung nach Jöllenbeck 2005 und Heisel 2005)

| Hilfsmittel | Beinbelastung |
|---|---|
| Gehwagen | Vollentlastung möglich |
| Gehgestell | Vollentlastung bei ausreichender Armkraft möglich |
| 2 Unterarmgeh-stützen im 3-Punkte-Gang | 20-30 kg (Vollentlastung theoretisch im Durchschwung möglich, bei älteren Patienten Armkraft meist unzureichend) |
| 2 Unterarmgeh-stützen im 4- und 2-Punkte-Gang | 50-60 % des Körpergewichtes |
| 1 Unterarmgeh-stütze (kontralateral) | 75 % des Körpergewichtes |
| 2 Handstöcke | 70-80 % des Körpergewichtes |
| 1 Handstock (kontralateral) | 80 % des Körpergewichtes |
| Rollator | 80-100 % des Körpergewichtes – Vollbelastung! |

Weitere Ausstattungen können ein Sitz, Sitzhose oder Sitzgurt, Halterung für Kathederbeutel, Breitenverstellung der Armauflagen (◘ Abb. 7.8c), stufenlose Höhenverstellbarkeit (mechanisch oder elektrisch) (◘ Abb. 7.9), Bremsen an den Hinterrädern, Handbremsen etc. sein.

In der Praxis haben sich Gehwagen mit weichen, geformten Armauflagen und verstellbaren Handgriffen bewährt, da sie sich besser an die Bedürfnisse älterer Patienten anpassen lassen. Achselstützen sind meist nicht notwendig.
Eine stufenlose Höhenverstellung ist ein Ausstattungsmerkmal, das sich in der Praxis außerordentlich bewährt hat. Dadurch ist es möglich, direkt aus sitzender Position zu »starten« und den Patienten schon beim Aufstehen zu unterstützen – dies schont auch die Physis der Therapeutin. Während des Gehens kann die Höhe einfach und schnell noch feinjustiert werden, und das Hinsetzen kann ebenso »sanft« erfolgen.
Verfügt der Gehwagen über vier lenkbare Räder, ist er auf der Stelle wendbar. Bei manchen Modellen können die Räder vorne und/oder hinten starr auf Geradeauslauf eingestellt werden, wodurch der Gehwagen spurstabiler wird. Dies kann therapeutisch genutzt werden.

Bei älteren Patienten spielen neben der erlaubten Belastung z. B. nach einer Operation insbesondere die Armkraft und -funktion, die allgemeine Ausdauer, die Koordinationsfähigkeit und die Kognition eine entscheidende Rolle bei der Wahl des Hilfsmittels. ◘ Tab. 7.1 zeigt, welche axiale Entlastung eines Beines mit welchem Hilfsmittel erreicht werden kann.

**Rollstuhl**

Um eine möglichst optimale Rollstuhlversorgung zu erreichen, gilt es viele Faktoren zu berücksichtigen:

- die Beeinträchtigungen des Patienten,
- die verbliebenen Ressourcen des Patienten und ggf. auch der Angehörigen: Kann der Patient den Rollstuhl noch selbst fahren? Wird er nur von anderen Personen geschoben?,
- das Einsatzgebiet des Rollstuhls (überwiegend innen und/oder auch außen),
- die voraussichtliche Nutzungsdauer des Rollstuhls,
- die Körpermaße des Patienten:
  - **Sitzbreite** = Hüftbreite im Sitzen plus Bewegungsspielraum. Zwischen Hüfte und Seitenteil des Rollstuhls sollte eine aufrecht gestellte Handfläche passen.
  - **Sitztiefe** = Oberschenkellänge. Wenn der untere Rücken Kontakt zur Rückenlehne hat, sollten zwischen Vorderkante des Sitzes und Kniekehlen mindestens zwei Fingerbreit Platz sein.
  - **Sitzhöhe** = Im aufrechten Sitz sollten zwischen höchstem Punkt des Rades und dem 90° angewinkelten Unterarm des Patienten etwa 2 cm Platz sein. Die Sitzhöhe beeinflusst, wie kippelig der Rollstuhl ist.
  - **Unterschenkellänge** = Sitzhöhe, wenn der Patient mit den Füßen mit »trippeln« können soll. Ansonsten gilt dieses Maß von der Vorderkante des Sitzes bis zum Fußbrett. Dabei ist unbedingt darauf zu achten, dass ein evtl. benötigtes Sitzkissen mit einberechnet wird!
  - **Rückenlänge** = Die Rückenlehnenhöhe sollte maximal bis zur Unterkante der Schulterblätter gehen und ein ermüdungsfreies Sitzen ermöglichen. Auch hier ist ein evtl. benötigtes Sitzkissen mit einzuberechnen!
  - **Gewicht** = Für schwere Patienten gibt es stabile Ausführungen in Sonderbreiten.

Der Sitz sollte vorne höher als hinten sein, also eine negative Neigung (von bis zu 8°) haben. Wenn die Schuhe auf dem Fußbrett (bei einem »Trippelstuhl« auf dem Boden) stehen, sollte der Oberschenkel aufliegen. Füße, Knie und Hüfte stehen idealerweise möglichst im rechten Winkel zueinander. Es ist darauf zu achten, dass die Bremsen so stramm wie möglich eingestellt sind, vom Patienten aber noch selbst bedient werden können. Die meisten Bremsen wirken auf die Hinterräder, weshalb auch der Reifendruck regelmäßig kontrolliert werden muss (Broexkes u. Herzog 2004).

Auf der Website des Deutschen Industrieverbands für optische, medizinische und mechatronische Technologien e.V. findet man eine ausführliche Checkliste zur Rollstuhlversorgung und viele weiterführende Informationen zur Rollstuhlversorgung (http://www.rollstuhlratgeber.de).
Auf der Website des Deutschen Rollstuhl-Sportverbandes findet man im Downloadbereich eine kurze Checkliste zur Rollstuhlversorgung (http://www.drs.org/cms/fileadmin/drsupload/Mobil_und_Aktiv/Downloads/Checkliste_Rollstuhlversorgung.jpg).

## Standard-, Leichtgewicht-, Aktivrollstuhl

Kann und soll sich der Patient noch selbstständig im Rollstuhl fortbewegen, muss der Rollstuhl exakt angepasst und ausgerichtet werden, möglichst wenig wiegen und einen niedrigen Rollwiderstand haben, damit der Rollstuhl mit geringem Kraftaufwand bedient werden kann.

Es kann hier weiter nach der Antriebsart differenziert werden zwischen:

- Greifreifenantrieb zum Selbstfahren mit beiden Händen über Greifringe (ggf. an einen Speichenschutz denken, der ein Einklemmen der Finger verhindert),
- Einhandantrieb zum Selbstfahren mit einer Hand über Doppelgreifreifen auf einer Seite,
- Einhandhebelantrieb zum Selbstfahren mittels Handhebel auf einer Seite,
- Trippelrollstühle zur selbstständigen Fortbewegung mit den Füßen mittels »Trippeln«,
- Schieberollstühle bei Antrieb durch eine Hilfsperson mit Schiebegriffen an der Rückenlehne.

Rollstühle können bedarfsgerecht mit verschiedenen Zusätzen ausgestattet werden:

- verkürzte Seitenteile (um besser an Tische heranfahren zu können),

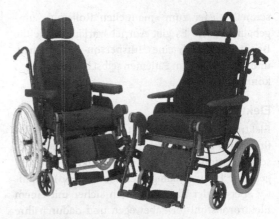

**Abb.7.10** Multifunktionsrollstuhl. (Mit freundlicher Genehmigung der Fa. Invacare)

- Rollstuhltische,
- Sitzkissen (insbesondere Antidekubitussitzkissen) (Cave: Beide Varianten müssen bei der Berechnung der Sitzhöhe mit berücksichtigt werden!) und/oder Rückenkissen,
- motorisierte Schub- und Bremskraftverstärkung für schwere Personen oder bergige Regionen,
- winkelverstellbare Fußstützen,
- Kopfstütze,
- spezielle Rückenschalen,
- Schirm und Tasche etc.

## Multifunktionsrollstuhl

Ein Multifunktionsrollstuhl (◻ Abb. 7.10), auch als Pflegerollstuhl oder Lagerungsrollstuhl bezeichnet, findet in der Regel Anwendung bei Patienten mit schwersten Funktionseinschränkungen. Er hat vielfältige Einstellungsmöglichkeiten und Ausstattungsvarianten. Diese ermöglichen die Mobilisierung vom Sitzen zum Liegen (und umgekehrt) und dienen der Stabilisierung der Sitzposition.

## Elektrozusatzantrieb für Rollstühle

Ist der Patient und/oder seine Hilfsperson nicht in der Lage, weitere Strecken mit dem Handantrieb des Rollstuhls zurückzulegen, kann der Rollstuhl mit einem elektrischen Zusatzantrieb ausgestattet werden. Dazu müssen nur geringe Veränderungen am Rollstuhl vorgenommen werden. Wird der Zusatzantrieb nicht benötigt, kann der Rollstuhl

schnell wieder zum »manuellen Rollstuhl« umgebaut werden. Es gibt Antriebsvarianten, die die
Benutzung durch eine Hilfsperson ermöglichen,
und solche, die vom Patienten selbst bedient werden
können.

### Elektrorollstuhl

Elektrorollstühle (◻ Abb. 7.11) ermöglichen Mobilität für Patienten, die funktionell stark eingeschränkt sind (z. B. Arm-Hand-Funktion oder allgemeine Leistungsfähigkeit unzureichend), kognitiv aber in der Lage sind, sich sicher mit einem
Elektrorollstuhl fortzubewegen und dadurch ihre
gesellschaftliche Teilhabe aufrechtzuerhalten. Der
Elektromotor für den Antrieb über Vorder- oder
Hinterrad ist integriert und wird mit Batterie betrie-
ben. Elektrorollstühle haben ein hohes Eigenge-
wicht und große Abmessungen, die einen Transport
im Kofferraum nicht erlauben. Die meisten E-Roll-
stühle haben eine indirekte Lenkung, z. B. über einen Joystick. Es gibt sie in Ausführungen für den
Innen- und Außenbereich. Bei überwiegender Nutzung im Innenbereich sollte der Rollstuhl möglichst
kompakte Maße und kleine wendige Räder haben.
Entsprechend gilt es, für den Außenbereich auf eine
ausreichende Größe der Antriebsräder zu achten.
Für diesen Anwendungsbereich ist in jedem Fall
eine Beleuchtungsanlage gemäß Straßenverkehrs-
Zulassungs-Ordnung (StVZO) vorgeschrieben. Für
das Fahren mit einem Elektrorollstuhl ist kein Führerschein erforderlich (Fahrerlaubnis Verordnung
FeV § 4 und § 10).

### Elektromobile (Senioren-Scooter)

Im Unterschied zu einem Elektrorollstuhl besitzt
ein Scooter eine direkte Lenkung. Der Benutzer
muss also in der Lage sein, beide Arme einzusetzen.
Außerdem ist es erforderlich, den Auf- und Abstieg
selbstständig zu bewältigen. Die Modelle sind
vielfältig in ihrer Ausführung, mit drei oder vier
Rädern bis hin zu Elektromobilen mit Wetter-
schutzkabinen. Bis zu einer Geschwindigkeit von
15 km/h ist für diese Fahrzeuge kein Führerschein
erforderlich.

    Außerdem gibt es kleine Elektroautos mit einer
Maximalgeschwindigkeit von 45 km/h, die mit
einem Moped- oder Auto-Führerschein gefahren
werden dürfen.

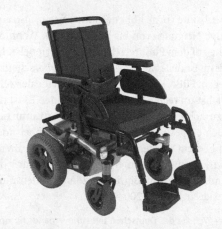

◻ **Abb. 7.11** Elektrorollstuhl. (Mit freundlicher Genehmigung der Fa. Invacare)

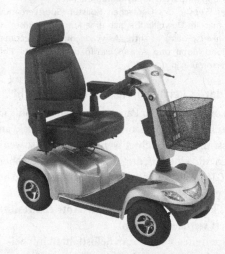

◻ **Abb. 7.12** Scooter. (Mit freundlicher Genehmigung der
Fa. Invacare)

### Transfer-, Wende- und Aufrichthilfen

Diese Hilfsmittel erleichtern den Positionswechsel
eines Patienten und stellen eine sichere Möglichkeit
dar, einen Transfer für den Patienten möglichst
angst- und schmerzfrei zu gestalten. In einigen
Fällen wird ein Transfer so überhaupt erst möglich.
Der zusätzliche Nutzen besteht in der Schonung der
körperlichen Ressourcen des Pflegenden.

    Wendehilfen werden zur passiven Umlagerung
von funktionell deutlich eingeschränkten und/oder
sehr schweren Personen im Bett verwendet, um ein
Wundliegen zu vermeiden.

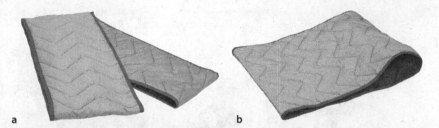

◘ **Abb. 7.13a,b** Gleitmatte **a** 25 × 60 cm; **b** 50 × 60 cm. (Mit freundlicher Genehmigung der Petermann GmbH)

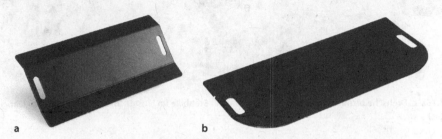

◘ **Abb. 7.14a,b** Rutschbrett. **a** Standard, **b** mit abgerundeten Ecken. (Mit freundlicher Genehmigung der Petermann GmbH)

## Wendetuch/Gleittuch/Gleitmatte

Dieses Hilfsmittel besteht aus einem Rundschlauch, der aus einem verschiebbaren Gewebe gefertigt ist und bei bettlägerigen Patienten eine leichte Umlagerung ermöglicht, um z. B. einem Dekubitus vorzubeugen. Dieses Hilfsmittel ist v. a. pflegenden Angehörigen zu empfehlen. Kleine Gleitmatten eignen sich zum Bewegen einzelner Körperteile oder kleiner Personen (◘ Abb. 7.13a), größere Gleitmatten eignen sich für Umlagerungen und größere Personen (◘ Abb. 7.13b). Es gibt viele verschiedene Mattenmaße – je größer, desto mehr Positionsveränderungen sind möglich.

## Rutsch- oder Gleitbrett

Rutschbretter werden in verschiedenen Längen und Formen, mit oder ohne Aussparungen für einen Rollstuhl gefertigt. Standartrutschbretter sind mit Knick (◘ Abb. 7.14a) oder ohne erhältlich. Ein Knick ermöglicht einen leichteren Ausgleich von Höhenunterschieden beim Transfer. Gleitbretter mit abgerundeten Ecken sind angenehmer für den Anwender, wenn er das Hilfsmittel unter den Oberschenkel und Po schiebt (◘ Abb. 7.14b).

Die Bretter besitzen eine glatte Fläche, die das Hinüberrutschen z. B. vom Bett auf den Rollstuhl erleichtert. Manche besitzen auch eine integrierte und verschiebbare Drehscheibe. Wenn der Patient genügend Kraft in Armen und Rumpf hat, kann er den Transfer selbst ausführen. Bei schwächeren Personen wird er mit Hilfe von einem oder zwei Helfern ausgeführt. Wenn der Patient unbekleidet ist, sollte beim Transfer ein Tuch untergelegt werden. Mit bloßer Haut über die glatte Fläche zu gleiten ist unmöglich und unangenehm. Andernfalls sollte auf ein Modell mit beweglicher Gleitplatte ausgewichen werden. Spezielle Ausführungen für den Rutschbretteinsatz vom Rollstuhl zur Toilette sind ebenso erhältlich.

## Transferhilfe Drehscheibe

Die Drehscheibe (◘ Abb. 7.15) wird zum leichteren Wenden und Umsetzen von Patienten eingesetzt,

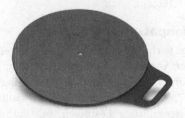

◘ **Abb. 7.15** Drehscheibe. (Mit freundlicher Genehmigung der Petermann GmbH)

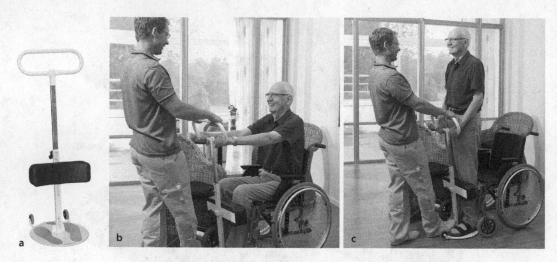

**◘ Abb. 7.16a-c** Drehscheibe mit Stehhilfe (**a**), Drehscheibe mit Stehhilfe im Einsatz (**b,c**). (Mit freundlicher Genehmigung der Fa. Etac)

wobei die Scheibe unter die Füße des Benutzers gelegt wird. Sie ist flach und besteht aus zwei Scheiben mit einer Gleitebene. Außen ist sie rutschfest.

## Drehscheibe mit integrierter Stehhilfe

An der drehscheibenartigen Unterkonstruktion ist eine Längsachse angebracht, an deren oberen Ende sich höhenverstellbare Haltegriffe für den Patienten befinden und weiter unten höhenverstellbare Polster, welche die Knie nach ventral stabilisieren (◘ Abb. 7.16a). Diese Aufsteh- und Transferhilfen sind mit kleinen Rollen ausgestattet, die einen leichten Transport des Hilfsmittels ermöglichen.

Der Patient ist beim Transfer aktiv, es wird eine Hilfsperson benötigt. Die Füße werden auf die Drehscheibe gestellt, die Hände an den Handgriffen positioniert und mit Unterstützung der Hilfsperson bringt sich der Patient in eine aufrechte Position und kann dann gedreht werden (◘ Abb. 7.16b,c).

## Höhenanpassung für Möbel

Um einen leichteren Ausstieg aus dem Bett oder das Aufstehen von einem Stuhl zu erleichtern, gibt es Betterhöhungen und Möbelfußverlängerungen (◘ Abb. 7.17a-c). Dies sind einfach zu installierende und kostengünstige Lösungen, um vorhandene Möbel bei Einschränkungen von Kraft oder Beweglichkeit weiter nutzen zu können.

## Pflegebett/elektrische Einlegerahmen

Pflegebetten (◘ Abb. 7.18) dienen in erster Linie dazu, den pflegenden Personen die Arbeit durch bessere Ergonomie zu erleichtern. Parallel dazu sollte das Pflegebett aber auch den speziellen Bedürfnissen des Patienten gerecht werden können. Dazu verfügen diese Betten über verschiedene flexible Einstellmöglichkeiten der Liegefläche und des gesamten Rahmens. Es gibt manuelle, teilelektri-

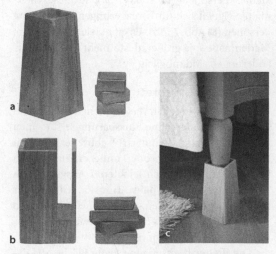

**◘ Abb. 7.17a-c** Möbelbeinverlängerung (**a,b**), Möbelbeinverlängerung im Einsatz (**c**). (Mit freundlicher Genehmigung der Fa. Etac)

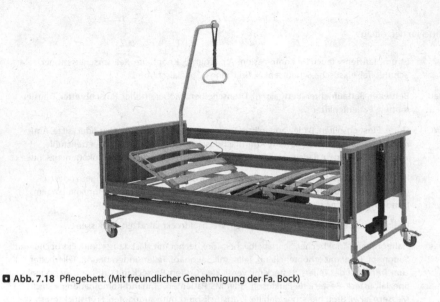

**Abb. 7.18** Pflegebett. (Mit freundlicher Genehmigung der Fa. Bock)

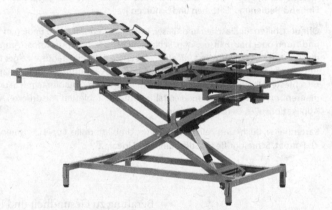

**Abb. 7.19** Bett-in-Bett-System. (Mit freundlicher Genehmigung der Fa. Bock)

sche und vollelektrische Ausführungen. Die Technik dafür ist unterhalb des Lattenrostes untergebracht und wird mittels Handgriff, Handschalter oder Fernbedienung gesteuert.

Elektrisch einstellbare Betten sind komfortabel und ohne Kraftaufwand zu bedienen und ermöglichen dem Patienten, über die Fernbedienung eigenständig seine Position zu verändern. Zusatzausstattungen können Aufrichthilfen, Schutzgitter, Bettverkürzer bzw. -verlängerungen oder spezielle Antidekubitusauflagen sein. Für adipöse Patienten gibt es spezielle Schwerlastbetten.

Das herkömmliche und gewohnte Bett kann mit elektrisch verstellbaren Einlegerahmen (Bett-im-Bett-System) ausgestattet werden (Abb. 7.19).

**Weitere Hilfsmittel**

In allen Settings, besonders aber im häuslichen Umfeld, ist die Physiotherapeutin auch Ansprechpartnerin für andere Hilfsmittel, die den Alltag des Patienten erleichtern können. Tab. 7.2 gibt eine Übersicht. Die Auflistung ist beispielhaft und erhebt keinen Anspruch auf Vollständigkeit.

**◻ Tab. 7.2** Hilfsmittel für den Alltag

| | |
|---|---|
| Anziehhilfen | Strumpfanzieher (auch für Kompressionsversorgung), Knöpfhilfe, Reißverschlusszipper, Schuhlöffel, elastische Schnürsenkel, Greifzange, Spezialschuhe … |
| Aufsteh- und Umsetz-hilfen, Transferhilfen | Bettleiter, Bettaufrichter (Bettgalgen), Drehscheiben, Möbelerhöher, Rutschbretter, Transfer-matten, Patientenlifter … |
| Bad, Dusche und WC | Griffe, Einstiegshilfen, Badewannenlifter, Badewannensitze, Duschhocker oder -sitze, Anti-rutschunterlagen (Duschmatten), Antirutschduschschuhe, Dusch- und Toilettenstühle, WC-Sitzerhöhungen, Badewannenverkürzer, Urinflaschen, Steckpfannen, Inkontinenzschutz … |
| Körperpflege | Haarwaschbecken für Bettlägerige, Rückenbürste oder -schwamm mit langem oder gebogenen Handgriff, Eincremehilfe für den Rücken, Haarbürste oder Kamm mit langem Handgriff, Nagelbürste mit Saugnapf, Nagelfeile mit Saugnapf … |
| Lagerungshilfen | Lagerungskissen, Antidekubitusmatratzen, Wechseldruckmatratzen, Sitzkissen … |
| Essen und Trinken | Haltegriffe für Trinkbecher, Schnabelbecher, Trinkbecher mit Nasenausschnitt, Eierbecher mit Saugnapf, Teller mit erhöhtem Rand, Teller mit Saugnapf, Tellerranderhöhung, Tellerhalter zum Transport des Tellers, Besteck mit verdickten Griffen, Besteck mit Griffband, gebogenes Spezialbesteck, Besteck für Parkinson- oder MS-Patienten, Einhand-Kombinationsbesteck Messer/Gabel, Brötchenschneidehilfe, Frühstücksbrett mit Saugnäpfen, Frühstücksbrett Einhand-Bedienung, Lätzchen und Schürzen … |
| Küche und Haushalt | Öffnungshilfen für Flaschen und Gläser, Universaldrehgriffe zum Bedienen von Wasserhähnen und Türen oder Haushaltsgeräten, Schlüsseldrehhilfe, berührungslose Armaturen, Küchen-messer und Küchenhelfer mit 90° angewinkeltem Griff, Füllstandsanzeiger für Sehbehinderte, Antirutschunterlagen, Gemüsebürste mit Saugnapf, Fixierbrett mit Saugnapf, Tablett mit rutschfester Oberfläche, Einhand-Tablett mit Tragegriff, Spülbürste mit Saugnapf, Medika-mentenbox, Medikamentenmörser, Tablettenteiler, Tabletten-Ausdrücker, Augentropfen-Applikationshilfe, Gehstützenhalter … |
| Freizeit und Spiele | Kartenhalter, Buch- und Zeitschriftenhalter, Umblätterhilfe, Lupen, Prismenbrille, Spiele in XL-Format, Schreibgriffe für Stifte, Einhand-Lineal … |

## 7.2 Ambulante Unterstützungssysteme

Damit Patienten möglichst lange und sicher in ihrem gewohnten Umfeld bleiben können, ist es häufig notwendig, zusätzliche Unterstützung für das Leben zu Hause zu organisieren. Im Folgenden wird eine kurze Übersicht über Möglichkeiten gegeben, die dabei unterstützend zum Einsatz kommen können.

### Seniorenberatungsstellen

Seniorenberatungsstellen der Städte und Gemeinden sowie der Wohlfahrts- und Sozialverbände bieten in der Regel kostenfrei:

- sozialrechtliche Beratung (z. B. Grundsicherung, Wohngeld, Schwerbehindertenausweis, GEZ-Befreiung),
- Beratung zu Gesundheit und Pflege (z. B. Pflegeversicherung, ambulante Versorgung, stationäre Pflege, Pflegehilfsmittel),
- Vermittlung weiterführender Hilfen (z. B. Mahlzeitendienst, Hausnotruf, hauswirtschaftliche Hilfen, Wohnraumanpassung),
- Beratung zu Wohnen im Alter (z. B. neue Wohnmodelle, Pflegewohngemeinschaften),
- Beratung zu Freizeitgestaltung, Bildungsangeboten und freiwilligem Engagement.

### Wohnberatungsstellen

Diese Beratungsstellen geben sowohl Hilfestellung zu technischen und baulichen Maßnahmen als auch zu Finanzierungsfragen, Anträgen an Kostenträger und Vermittlung von zertifizierten Handwerksbetrieben. Maßnahmen zur Verbesserung des individuellen Wohnumfelds kann die Pflegekasse auf

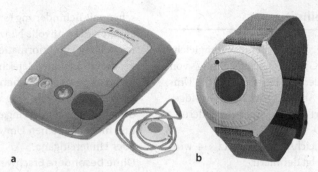

a                                                                        b

**◘ Abb. 7.20a,b** Hausnotrufanlage (a), Armband mit Fallsensor (b). (Mit freundlicher Genehmigung der Fa. TeleAlarm)

Antrag mit bis zu 4.000 Euro als Zuschuss unterstützen. Diese Maßnahmen müssen dazu dienen, die häusliche Pflege zu ermöglichen oder – gerade auch für die Pflegepersonen – erheblich zu erleichtern oder eine möglichst selbstständige Lebensführung des Pflege- oder Betreuungsbedürftigen wiederherzustellen.

In den einzelnen Bundesländern ist die Struktur bezüglich Wohnberatung sehr unterschiedlich, und neben eigenständigen Wohnberatungsstellen sind die Beratungsangebote zum Teil ebenfalls bei den Seniorenberatungsstellen und den Wohlfahrtsverbänden angesiedelt. Auch diese Beratungen sind in der Regel kostenfrei.

### Hausnotruf

Hausnotrufgeräte sind für den Einsatz in der privaten Wohnung oder bei Bedarf im betreuten Wohnen geeignet. Dazu wird eine Basisstation an die Telefondose angeschlossen. Durch Betätigung der roten Ruftaste am Gerät oder durch Tastendruck auf einen transportablen Sender, der z. B. als Halskette oder Armband getragen wird, kann ein Notruf ausgelöst werden ◘ Abb. 7.20). Sofort stellt die Basisstation eine Verbindung mit einem Alarmempfänger her. Nach Empfang des Alarms kommt eine Sprachverbindung zwischen dem Rufsender und dem Rufempfänger (Anbieter des Dienstes ist i. d. R. ein Wohlfahrtsverband) zustande. Diese erfolgt über einen eingebauten Lautsprecher und ein Mikrofon am Gerät.

Die Kosten für die Installation und den Betrieb eines Hausnotrufsystems müssen in der Regel selbst getragen werden. Eine teilweise Kostenübernahme bei bestehender Pflegestufe durch die Pflegekasse ist auf Antrag möglich.

### Ambulante Pflege

Gemäß § 37, § 37b SGB V haben gesetzlich Versicherte Anspruch auf ambulante Krankenpflege und ambulante Palliativversorgung. In der ambulanten Krankenpflege sind Leistungen der Grund- und Behandlungspflege sowie der hauswirtschaftlichen Versorgung inbegriffen. Ziel der ambulanten Pflege ist, dass pflegebedürftige Patienten in ihrem häuslichen Wohnumfeld bleiben können. Die häusliche Intensiv- und Palliativpflege ermöglicht entsprechend, betroffene Patienten zu Hause zu versorgen.

### Mahlzeitendienst/»Essen auf Rädern«

Im Bereich der hauswirtschaftlichen Unterstützung gibt es Mahlzeitendienste, die Menüs erwärmt oder tiefgekühlt nach Hause liefern. Sie werden zum Teil in Kooperation mit Krankenhaus-, Mensa- oder Pflegeheimküchen am gleichen Tag frisch zubereitet. Von besonderen Diabetiker-Menüs über salzarmes Essen bis hin zu Vollwert- oder Gourmetmenüs ist die Auswahl groß. Die Anbieter sind örtlich verschieden, die Wohlfahrts- und Sozialverbände bieten diese Dienstleistung in aller Regel ebenfalls an.

### Einkaufsdienst

Ähnlich dem Mahlzeitenservice existieren Einkaufsdienste der Wohlfahrts- und Sozialverbände oder privater Anbieter. Auch örtliche Supermärkte und Geschäfte bieten möglicherweise einen regelmäßigen Lieferdienst für Lebensmittel und Dinge des täglichen Bedarfs an. Diese können telefonisch oder online bestellt werden.

## 7.3    Barrierefreiheit

Seit 1. Mai 2002 regelt das Behindertengleich-stellungsgesetz (BGG) die Gleichstellung von Menschen mit Behinderung. Es ist ein Teil der Umsetzung des Artikel 3 Absatz 3 Satz 2 des Grundgesetzes: »Niemand darf wegen seiner Behinderung benachteiligt werden.«

Im Behindertengleichstellungsgesetz § 4 wird Barrierefreiheit wie folgt definiert:

---

**Barrierefreiheit**

Barrierefrei sind bauliche und sonstige Anlagen, Verkehrsmittel, technische Gebrauchsgegenstände, Systeme der Informationsverarbeitung, akustische und visuelle Informationsquellen und Kommunikationseinrichtungen sowie andere gestaltete Lebensbereiche, wenn sie für behinderte Menschen in der allgemein üblichen Weise, ohne besondere Erschwernis und grundsätzlich ohne fremde Hilfe zugänglich und nutzbar sind.

---

Das Gesetz soll eine gleichberechtigte Teilhabe von Menschen mit Behinderungen am gesellschaftlichen Leben gewährleisten und ihnen ein selbstbestimmtes Leben ermöglichen. In erster Linie gilt das Gesetz für Behörden, Körperschaften und Anstalten des Bundes sowie für Behörden, die Bundesrecht ausführen (z. B. Versorgungs- und Sozialämter). Auf Länderebene gelten jeweils eigene Gleichstellungsgesetze, die teilweise andere Anforderungen enthalten.

Die Anforderungen aus dem Gesetz betreffen folgende Aspekte:

- **Gestaltete Lebensbereiche:** d. h., alles, was von Menschen gestaltet wird, sollte auch für Menschen mit Behinderung zugänglich sein: Gebäude und Wege, Automaten, Mobiltelefone, aber auch Internetseiten. Natürliche Lebensbereiche wie Wald, Sandstrand oder Felsen gehören nicht dazu. Sobald aber Menschen hier gestaltend eingreifen, kann Barrierefreiheit wieder integriert werden, z. B. in Form eines Weges oder einer Seilbahn.
- **Zugänglich und nutzbar:** Damit ist zum einen die Erreichbarkeit von Gebäuden durch Men-

schen mit Behinderung (stufenlos) und zum anderen die sinnvolle Nutzung derselben (Bereitstellung von Informationen auch für sinnesbeeinträchtigte Menschen) gemeint.

- **In der allgemein üblichen Weise:** Hiermit ist gemeint, dass der Zugang wie für Nichtbehinderte z. B. am Vordereingang geschaffen wird und nicht über einen Umweg an einem Neben- oder Hintereingang.
- **Ohne besondere Erschwernis:** Menschen mit Behinderung sollen ohne besondere Vorkehrungen leicht und unkompliziert Zugang erhalten.
- **Grundsätzlich ohne fremde Hilfe:** Es ist eine Lösung zu suchen, die möglichst vielen Menschen mit Behinderung eine selbstständige Nutzung ermöglicht. Ist dies nicht möglich, ist Barrierefreiheit nur dann gegeben, wenn notwendige Hilfe bereitgestellt wird oder der Mensch mit Behinderung seine Hilfsmittel oder Begleitpersonen mitnehmen und nutzen darf.

Im allgemeinen Sprachgebrauch wird Barrierefreiheit nicht nur für Menschen mit Behinderung angenommen, sondern z. B. auch für alte, eingeschränkte Personen oder Eltern mit Kinderwagen. Barrierefreiheit bedeutet also auch, dass Menschen mit und ohne Einschränkungen gleichberechtigt am gesellschaftlichen Leben teilhaben können sollen.

Im physiotherapeutischen Ansatz bedeutet Barrierefreiheit aber auch, dass die Physiotherapeutin ganz individuell mit ihren jeweiligen Patienten nach Lösungen sucht, die ein möglichst selbstbestimmtes Leben ermöglichen. Dazu gehört der Einsatz von Hilfsmitteln genauso wie die Beratung zur Wohnumfeldgestaltung – in der Summe also alle Maßnahmen, die dem Individuum ein hohes Maß an selbstbestimmter und selbstständiger Lebensführung ermöglichen.

## 7.4    Fazit

Physiotherapeutinnen in der Geriatrie bedürfen eines spezifischen, aber bereichsübergreifenden Wissens über Hilfsmittel und Unterstützungssysteme für ihre Patienten. In erster Linie ist dabei die genaue Kenntnis der Hilfsmittel, die die Mobilität sichern, entscheidend. Die Ressourcen des Patienten zu unterstützen, ist ein wichtiges Kriterium bei der Wahl des Hilfsmittels.

Je nach Setting gehört auch die Beratung zu ambulanten Unterstützungssystemen, Hilfsmitteln für Körperpflege, Haushalt und Alltag sowie zu individueller Barrierefreiheit zu den therapeutischen Kompetenzen.

## 7.5    Fragen

— Was sind Hilfsmittel?
— Welche axiale Belastung des Beines wird mit welchem Hilfsmittel beim Gehen mindestens erreicht?
— Welche ambulanten Unterstützungssysteme gibt es?
— Was ist unter Barrierefreiheit zu verstehen?

## 7.6    Interessante Links

**http://www.gesetze-im-internet.de** Bundesministerium der Justiz und für Verbraucherschutz

**http://www.behindertenbeauftragte.de** Beauftragte der Bundesregierung für die Belange behinderter Menschen

**http://www.bmg.bund.de** Bundesministerium für Gesundheit

**http://www.rehadat-hilfsmittel.de** Datenbank zu Hilfsmitteln und Hilfsmittelversorgung mit Suchfunktion

**http://ww.g-ba.de** Gemeinsamer Bundesausschuss: Beschlussgremium der gemeinsamen Selbstverwaltung der Ärzte, Zahnärzte, Psychotherapeuten, Krankenhäuser und Krankenkassen in Deutschland

**http://www.rollstuhlratgeber.de/** Deutscher Industrieverband für optische, medizinische und mechatronische Technologien e.V.

**Literatur**

Broexkes S, Herzog U (Hrsg) (2004) Rollstuhlversorgung bei Kindern, Jugendlichen und Erwachsenen, Bd 1, 2. Aufl. Eigenverlag Deutscher Rollstuhl-Sportverband e.V., Duisburg
Heisel J (2005) Physikalische Medizin. Thieme, Stuttgart
Jöllenbeck T (2013) Gehen am Rollator entspricht einer Vollbelastung. Orthopädie & Rheuma Februar 2013: 21-25

# Rechtliche Grundlagen

*Norma Weidemann-Wendt*

K. Richter et al. (Hrsg.), *Der ältere Mensch in der Physiotherapie*,
DOI 10.1007/978-3-662-50466-6_8, © Springer-Verlag Berlin Heidelberg 2017

Gibt es ein gesetzlich verankertes Recht auf Rehabilitation? Auf welcher Grundlage basieren die Pflegestufen? Was sind freiheitsentziehende Maßnahmen, und kommen auch Physiotherapeutinnen damit in Berührung?

Was ist eine Betreuung? Wie unterscheidet sich die Betreuungsverfügung von der Vorsorgevollmacht? Gibt es Möglichkeiten, finanzielle Unterstützung für bauliche Maßnahmen zu erhalten, die das Wohnumfeld von Patienten weitgehend barrierefrei machen, damit diese so lange wie möglich im eigenen Zuhause leben oder versorgt werden können?

Für die Arbeit mit älteren Patienten ist es wichtig und notwendig, über einige grundlegende gesetzliche Regelungen informiert zu sein. In diesem Kapitel werden die wichtigsten kurz und übersichtlich dargestellt.

## 8.1 Recht auf Prävention und Rehabilitation

Im fünften und neunten Sozialgesetzbuch (SGB V Sozialgesetzbuch Gesetzliche Krankenversicherung und SGB IX Sozialgesetzbuch Rehabilitation und Teilhabe behinderter Menschen) ist der Anspruch auf Gesundheitsfürsorge, Prävention und Rehabilitation für gesetzlich Krankenversicherte geregelt:

- § 20 SGB V Prävention und Selbsthilfe,
- § 25 SGB V Gesundheitsuntersuchungen,
- § 40 SGB V Leistungen zur medizinischen Rehabilitation und
- § 26 SGB IX Leistungen zur medizinischen Rehabilitation.

Durch das am 18.06.2015 verabschiedete und ergänzende Gesetz zur Stärkung der Gesundheitsförderung und der Prävention (Präventionsgesetz – PrävG) wird die Wichtigkeit der Bereiche Prävention und Gesundheitsförderung im Gesundheitssystem hervorgehoben. Physiotherapeutinnen und andere Berufsgruppen werden verstärkt Maßnahmen für den Präventionsbereich entwickeln, diese über die zentrale Prüfstelle für Prävention zertifizieren lassen und sie damit kostengünstig zugänglich und attraktiv für alle Kassenmitglieder machen. Beispiele für zertifizierte Angebote sind Rückenschule und Sturzprävention.

## 8.2 Pflegegesetz und Pflegeeinstufung

Im elften Sozialgesetzbuch (SGB XI) Soziale Pflegeversicherung sind die Leistungen der gesetzlichen Pflegeversicherung geregelt. Dabei wird als wichtiger Grundsatz der Anspruch auf Prävention und Rehabilitation vor Pflege formuliert.

> **» SGB XI § 5 Vorrang von Prävention und medizinischer Rehabilitation**
> (1) Die Pflegekassen wirken bei den zuständigen Leistungsträgern darauf hin, dass frühzeitig alle geeigneten Leistungen der Prävention, der Krankenbehandlung und zur medizinischen Rehabilitation eingeleitet werden, um den Eintritt von Pflegebedürftigkeit zu vermeiden.
> (2) Die Leistungsträger haben im Rahmen ihres Leistungsrechts auch nach Eintritt der Pflegebedürftigkeit ihre Leistungen zur medizinischen Rehabilitation und ergänzenden Leistungen in vollem Umfang einzusetzen und darauf hinzuwirken, die Pflegebedürftigkeit zu überwinden, zu mindern sowie eine Verschlimmerung zu verhindern.

Dies stärkt das Arbeitsfeld von Physiotherapeutinnen und untermauert die Bedeutsamkeit der Physiotherapie bei pflegebedürftigen Patienten zu Hause oder in stationären Pflegeeinrichtungen.

Wenn trotz präventiver und rehabilitativer Maßnahmen ein Unterstützungsbedarf im alltäglichen Leben notwendig wird, muss das Ausmaß der Pflegebedürftigkeit ermittelt werden.

---

**Pflegebedürftigkeit**

Pflegebedürftig sind nach der Definition des Pflegeversicherungsgesetzes Personen, die wegen einer körperlichen, geistigen oder seelischen Krankheit oder Behinderung im Bereich der Körperpflege, der Ernährung, der Mobilität und der hauswirtschaftlichen Versorgung auf Dauer (voraussichtlich für mindestens sechs Monate) in erheblichem oder höherem Maße der Hilfe bedürfen.

Um Leistungen der Pflegekasse zu erhalten, muss der Patient pflegebedürftig im Sinne von § 14 des Sozialgesetzbuches (SGB XI) sein. Die benötigte Hilfe wird in vier Bereiche unterteilt:

1. Körperpflege:
   - Waschen,
   - Duschen und Baden,
   - Zahnpflege,
   - Kämmen,
   - Rasieren,
   - Darm- oder Blasenentleerung.
2. Ernährung:
   - mundgerechtes Vorbereiten der Nahrung,
   - die Aufnahme der Nahrung,
   - CAVE: Nicht dazu gehören Einkaufen oder Kochen.
3. Mobilität:
   - Aufstehen und Zu-Bett-Gehen,
   - An- und Auskleiden,
   - Gehen,
   - Stehen,
   - Treppensteigen,
   - das Verlassen und Wiederaufsuchen der Wohnung.
4. Hauswirtschaftlichen Versorgung:
   - Einkaufen,
   - Kochen,
   - Reinigen der Wohnung,
   - Spülen,
   - Wechseln und Waschen von Wäsche und Kleidung,
   - Beheizen der Wohnung.

Die Hilfestellung, die erforderlich ist, kann von einer Beaufsichtigung oder Anleitung bis hin zu einer teilweisen oder vollständigen Übernahme der Alltagsaktivität reichen. Dabei wird der Zeitaufwand gemessen, den ein Laie wöchentlich im Tagesdurchschnitt dafür benötigen würde (§ 15 SGB XI). Nach diesem Zeitaufwand berechnet sich die Pflegestufe. Die Punkte 1 bis 3 fallen in den Bereich der Grundpflege. Für die Feststellung der Pflegebedürftigkeit und die Zuordnung zu einer Pflegestufe ist allein der im Einzelfall bestehende individuelle Hilfebedarf des Antragstellers maßgeblich.

- **Pflegestufe I**: Zeitaufwand insgesamt mindestens 90 Minuten. Davon müssen auf die Grundpflege mehr als 45 Minuten entfallen.
- **Pflegestufe II**: Zeitaufwand mindestens 3 Stunden. Davon müssen auf die Grundpflege mindestens 2 Stunden entfallen.
- **Pflegestufe III**: Zeitaufwand mindestens 5 Stunden. Davon müssen auf die Grundpflege mindestens 4 Stunden entfallen.

Einen Sonderfall bildet die 2008 geschaffene Pflegestufe 0. Sie gilt für Versicherte mit dauerhaft erheblich eingeschränkter Alltagskompetenz aufgrund demenzbedingter Fähigkeitsstörungen, geistigen Behinderungen oder psychischen Erkrankungen. Diese Versicherten erfüllen nicht die Kriterien der Pflegestufe I. Betreuung und Beaufsichtigung ist hier jedoch notwendig, um Gefahrensituationen im Alltag zu verhindern.

Da die Regelungen zu den Pflegestufen und den damit verbundenen Leistungen sehr komplex sind, ist es wichtig, Patienten und Angehörige rechtzeitig auf eine Beratung hinzuweisen, auf die es seit 2009 für Betroffene einen Rechtsanspruch gibt. Seit 2016 haben pflegende Angehörige aufgrund des PSG II einen eigenen Anspruch auf Pflegeberatung. Wer Leistungen bei der Pflegeversicherung beantragt, erhält zudem automatisch das Angebot für eine Pflegeberatung. Diese kann an einem der Pflegestützpunkte des jeweiligen Bundeslandes und/oder bei den Pflegeberatern der Pflegekasse oder einem von der Pflegekasse ermächtigten unabhängigen Pflegeberater erfolgen.

Das 2015 in Kraft getretene erste Pflegestärkungsgesetz (PSG I) erweitert zusätzlich die Leistungen für Menschen, die erheblich und dauerhaft in ihrer Alltagskompetenz eingeschränkt sind (im Sinne von § 45a SGB XI). Das sind vor allem an Demenz erkrankte Menschen.

Das zweite Pflegestärkungsgesetz (PSG II) ist am 1. Januar 2016 in Kraft getreten. In ihm wird ein neuer Pflegebedürftigkeitsbegriff formuliert, der sich am individuellen Unterstützungsbedarf des Einzelnen orientiert und nicht mehr nach körperlichen und kognitiv-psychischen Einschränkungen unterscheidet. Mit dem neuen Pflegebedürftigkeitsbegriff soll das bisherige System der drei Pflegestufen durch fünf Pflegegrade abgelöst werden. Das neue Begutachtungsverfahren und die Umstellung von Pflegestufen auf Pflegegrade sollen zum 1. Januar 2017 wirksam werden.

◻ **Tab. 8.1**  Gewichtung der Punkte in den Modulen

| Punkte | Modul 1 (Mobilität) | Modul 2 (kognitive u. kommunikative Fähigkeiten) oder Modul 3 (Verhaltensweisen und psychische Problemlagen) (höherer Wert fließt ein) | Modul 4 (Selbstver-sorgung) | Modul 5 (Umgang mit krankheits-/ therapiebe-dingten Anforde-rungen und Belastungen) | Modul 6 (Gestaltung des Alltagslebens und sozialer Kontakte) |
|---|---|---|---|---|---|
| Gewichtung | 10 % | 15 % | 40 % | 20 % | 15 % |
| Gesamtpunkte | | | | | |

◻ **Tab. 8.2**  Einstufung in einen der fünf Pflegegrade

| Gesamtpunkte NBA | 12,5 – unter 27 | Ab 27 – unter 47,5 | ab 47,5 – unter 70 | ab 70 – unter 90 | ab 90 – 100 |
|---|---|---|---|---|---|
| Pflegegrad | 1 | 2 | 3 | 4 | 5 |

Das Neue Begutachtungsassessment (NBA) prüft die Pflegebedürftigkeit in Modulen:

1. Mobilität,
2. kognitive und kommunikative Fähigkeiten,
3. Verhaltensweisen und psychische Problem-lagen,
4. Selbstversorgung,
5. Umgang mit krankheits-/therapiebedingten Anforderungen und Belastungen,
6. Gestaltung des Alltagslebens und sozialer Kontakte,
7. außerhäusliche Aktivitäten,
8. Haushaltsführung.

Die Prüfergebnisse der Module 7 (außerhäusliche Aktivitäten) und 8 (Haushaltsführung) gehen nicht in die abschließende Bewertung der Pflegebedürf-tigkeit einer Person ein.

Die Einzelpunkte der Module 1 bis 6 sind nach-zulesen in der Anlage 1 des PSG II, einzusehen auf der Website des Bundesgesundheitsministeriums (s. ▶ Abschn. 8.9).

Im aktuellen Begutachtungsverfahren wird er-fasst, was der Patient nicht mehr kann (defizitori-entiert), im Neuen Begutachtungsassessment (NBA) wird die verbliebene Selbstständigkeit der betroffe-

nen Person ermittelt (ressourcenorientiert). Dabei werden Punkte vergeben von

- 0 (selbstständig),
- 1 (überwiegend selbstständig),
- 2 (überwiegend unselbstständig) bis
- 3 (unselbstständig).

Eine Zeiterfassung spielt im NBA für die Einstufung keine Rolle mehr.

Die Punkte in den einzelnen Modulen werden unterschiedlich gewichtet und anschließend zum Gesamtpunktestand zusammengerechnet. Be-sonderheit ist, dass bei Modul 2 und 3 nur dasjenige mit dem höheren Punktwert eingerechnet wird. ◻ Tab. 8.1 zeigt die Gewichtung der Punkte, die in die Berechnung der Gesamtpunkte einfließen.

Anhand der Ergebnisse der Prüfung werden die Pflegebedürftigen in einen der fünf Pflegegrade ein-geordnet. Momentan läuft dazu die Erprobungs-phase, die Einführung ist für 2017 geplant. Die Bewertungssystematik ist nachzulesen in der Anla-ge 2 des PSG II, einzusehen auf der Website des Bundesgesundheitsministeriums (s. ▶ Abschn. 8.9).

◻ Tab. 8.2 zeigt die Zuordnung des Gesamt-punktestandes des Neuen Begutachtungsassess-ments (NBA) zu den fünf Pflegegraden.

## 8.3 Altersgerecht umbauen

Nach § 40 Sozialgesetzbuch Elf Absatz 4 (SGB XI Pflegehilfsmittel und wohnumfeldverbessernde Maßnahmen) können Pflegebedürftige finanzielle Zuschüsse durch die Pflegekassen für Umbaumaßnahmen erhalten, wenn dadurch die häusliche Pflege ermöglicht oder erleichtert wird bzw. eine weitgehend selbstständige Lebensführung wiederhergestellt wird. Die Zuschüsse müssen bei der zuständigen Pflegekasse beantragt und durch diese genehmigt werden. Die Förderung kann bis zu 4.000 Euro betragen. Dabei liegt es im Ermessen der Pflegekasse, ob und ggf. in welcher Höhe ein Zuschuss gewährt wird. Leben mehrere Pflegebedürftige zusammen, beispielsweise in einer Wohngemeinschaft, können die Zuschüsse pro pflegebedürftiger Person geltend gemacht werden, wenn es sich um Maßnahmen zur Verbesserung des gemeinsamen Wohnumfeldes handelt. Der Gesamtbetrag ist auf 16.000 Euro begrenzt und wird bei mehr als vier Anspruchsberechtigten anteilig auf die jeweiligen Pflegekassen aufgeteilt. Es werden alle baulichen Veränderungen, die das Wohnumfeld des Pflegebedürftigen verbessern, zusammen als **eine** Maßnahme betrachtet. Ändert sich die Pflegesituation, können weitere Maßnahmen beantragt werden. Der Antrag auf Bezuschussung muss vor dem Beginn der baulichen Maßnahme erfolgen.

**Geförderte Maßnahmen außerhalb der Wohnung** sind beispielsweise:
- Einbau eines Personenaufzuges im eigenen Haus,
- Anpassungen eines Aufzugs an die Bedürfnisse eines Rollstuhlfahrers (ebenerdiger Zugang, Vergrößerung der Türen, Schalterleiste in Griffhöhe, Installation von Haltestangen, Schaffung von Sitzplätzen),
- Schaffung eines ebenerdigen Zugangs zum Haus (Vergrößerung der Türen, Anordnung von Schalterleisten, Briefkasten in Greifhöhe, Anbringen von Haltestangen, Schaffung von Sitzplätzen),
- Schaffung von Orientierungshilfen für Sehbehinderte, z. B. ertastbare Hinweise auf die jeweilige Etage,
- Treppenumbauten, Rampen und Treppenlifte,
- Handläufe auf beiden Seiten der Treppe,
- farbige Markierungen an den Vorderkanten der Stufen,
- Türvergrößerung,
- Abbau von Türschwellen,
- Installation von Türen mit pneumatischem Türantrieb,
- Einbau einer Gegensprechanlage.

**Geförderte Maßnahmen innerhalb der Wohnung** sind beispielsweise:
- Schaffung von Bewegungsflächen durch Installation der Waschmaschinenanschlüsse in der Küche statt im Bad (Verlegung von Wasser- und Stromanschlüssen),
- Einbau eines rutschfesten (besonders in der Dusche) und/oder rollstuhlgerechten Bodenbelags,
- Montage von Lichtschaltern, Steckdosen, Heizungsventilen in Greifhöhe,
- Einbau eines Treppenlifts,
- Türvergrößerung,
- Abbau von Türschwellen,
- Veränderung von Türanschlägen,
- Montage von Fenstergriffen auf Greifhöhe,
- Installation eines Hausnotrufsystems (wenn der Pflegebedürftige überwiegend alleine ist),
- Einbau eines nicht vorhandenen Bades/WCs,
- Montage von behindertengerechten Armaturen in Küche oder Bad,
- mit Rollstuhl unterfahrbare Küchen- oder Badeinrichtung,
- motorisch betriebene Absenkung von Küchenmöbeln,
- Badewanneneinstiegshilfen (Änderung der Bausubstanz),
- Einbau einer Dusche, wenn eine Badewanne nicht mehr genutzt werden kann,
- Anpassung der Höhe von Einrichtungsgegenständen,
- höhenverstellbarer Waschtisch, höhenverstellbareres WC,
- Umzugskosten in eine behindertengerechte Wohnung, wenn dadurch die Selbstständigkeit ermöglicht wird (z. B. auch Stockwerktausch).

Weitergehende Informationen sind in der Anlage 5 der Richtlinien des GKV-Spitzenverbandes zur Begutachtung von Pflegebedürftigkeit nach dem

XI. Buch des Sozialgesetzbuches zu finden (s. ▶ Abschn. 8.9).

Allgemeine Modernisierungsmaßnahmen von Wohnung oder Haus werden nicht bezuschusst.

Darüber hinaus gibt es ein spezielles Kreditprogramm (Programm 159) der Kreditanstalt für Wiederaufbau (KfW), das für altersgerechte Umbaumaßnahmen oder den Neuerwerb einer seniorengerechten Wohnung zinsgünstige Darlehen bis zu einer Höhe von 50.000 Euro bietet.

## 8.4    Freiheitsentziehende Maßnahmen (FEM)

Im Folgenden wird genauer beschrieben, was unter einer freiheitsentziehenden Maßnahme (FEM) zu verstehen ist. Physiotherapeutinnen sind schnell mit FEM konfrontiert, oftmals ohne sich dessen bewusst zu sein. Die gesetzlichen Bestimmungen diesbezüglich sind sehr streng und eng gefasst. Bevor also z. B. das Bettgitter oder die Feststellbremse am Rollstuhl geschlossen und arretiert wird, sollte kurz darüber nachgedacht werden, ob dies notwendig und vor allem rechtlich erlaubt ist. Auch ein Rollstuhltisch kann erst nach Absprache mit dem Patienten oder seinem gesetzlich Bevollmächtigten angewendet werden. Selbst eine geschlossene Zimmertür kann ggf. eine freiheitsentziehende Maßnahme darstellen. Deshalb ist das Wissen über die gesetzlichen Bestimmungen für Physiotherapeutinnen von Bedeutung.

Die Basis bildet das Grundgesetz:

» Jeder hat das Recht auf Leben und körperliche Unversehrtheit. Die Freiheit der Person ist unverletzlich. In diese Rechte darf nur auf Grund eines Gesetzes eingegriffen werden. (Artikel 2 Absatz 2 Grundgesetz)

---
**Freiheitsentziehende Maßnahme (FEM)**

Jede Handlung oder Prozedur, die eine Person daran hindert, sich an einen Ort oder in eine Position ihrer Wahl zu begeben und/oder den freien Zugang zu ihrem Körper begrenzt durch irgendeine Maßnahme, die direkt am oder in unmittelbarer Nähe des Körpers angebracht
---

ist und nicht durch die Person mühelos kontrolliert oder entfernt werden kann, stellt eine freiheitseinschränkende oder freiheitsentziehende Maßnahme (FEM) dar (Köpke et al. 2015).

---

Gemäß § 1906 BGB (Bürgerliches Gesetzbuch) ist eine freiheitsentziehende Maßnahme nur dann zulässig, wenn sie zum Wohl des Betroffenen erforderlich ist. Freiheitsentziehende Maßnahmen umfassen auch freiheitseinschränkende und freiheitsbeschränkende Maßnahmen. Die Begriffe werden jedoch nicht immer gemäß ihrer Bedeutung verwendet. Die Entscheidung über FEM kann nur der Betroffene selbst oder sein Betreuer mit dem Aufgabenkreis »Aufenthaltsbestimmung und Gesundheitsfürsorge« bzw. sein Vorsorgebevollmächtigter, dessen Vollmacht ausdrücklich die Entscheidung über FEM beinhaltet, treffen (s. auch ▶ Abschn. 8.5). Zusätzlich müssen Betreuer oder Vorsorgebevollmächtigter diese Entscheidungen vom Betreuungsgericht genehmigen lassen. Ärzte oder Pflegende (also auch Physiotherapeutinnen) dürfen diese Entscheidungen nicht treffen! Unter FEM werden aus juristischer Sicht alle technischen, arzneimittelbasierten, kommunikativen und interaktiven Eingriffe in die (Fortbewegungs-) Freiheit einer Person verstanden.

FEM können sein:
- Bettgitter,
- Fixiergurte,
- Stecktische an Rollstühlen,
- abgeschlossene Türen oder Trickschlösser,
- das Wegnehmen von Kleidungsstücken (z. B. Schuhen) oder Hilfsmitteln zur Fortbewegung (z. B. Rollator, Rollstuhl),
- Medikamente als sog. chemische FEM.

Pflegende, Betreuer(innen), Ärzte bzw. Ärztinnen aber auch Betreuungsrichter(-innen) machen sich persönlich strafbar, wenn sie bewusst freiheitseinschränkende und -entziehende Maßnahmen ergreifen oder genehmigen, die zum Wohle der Betroffenen nicht erforderlich wären (Köpke et al. 2015).

## 8.5 Betreuungsrecht

Jeder Mensch möchte so lange wie möglich wichtige Entscheidungen für sein Leben selber treffen. Durch Alter, Krankheit und Gebrechlichkeit, aber auch plötzlich eintretende Notsituationen kann jedoch der Fall eintreten, dass eine betroffene Person nicht mehr in der Lage ist, selbstbestimmt zu entscheiden. Für diese Fälle kann vorgesorgt werden.

### 8.5.1 Vorsorgevollmacht

Mit einer Vorsorgevollmacht bestimmt der Vollmachtgeber eine Person seines Vertrauens (den sog. Bevollmächtigten), die in der Situation, in der er selbst nicht mehr in der Lage ist, eigene Entscheidungen zu treffen, für ihn entscheidet und handelt.

Durch eine Vorsorgevollmacht kann eine gesetzliche Betreuung vermieden werden. Der Bevollmächtigte wird jedoch nicht vom Gericht kontrolliert und handelt eigenverantwortlich. Es ist auch möglich, mehrere Bevollmächtigte einzusetzen. Deren Verhältnis zueinander muss in der Vollmacht erklärt werden. Die Vorsorgevollmacht sollte schriftlich verfasst und von Vollmachtgeber und Bevollmächtigtem unterschrieben sein. Das Original der Vorsorgevollmacht sollte sich beim Bevollmächtigten befinden, damit er sich im Bedarfsfall damit ausweisen kann.

Im Idealfall ist sie von einem Notar beurkundet, der mehrere Ausfertigungen erteilen kann. Die Ausfertigung ist eine offizielle Kopie des Originals, die im Rechtsverkehr zum Nachweis der Vorsorgevollmacht dient. Damit wird eine zweifelsfreie Gültigkeit des Dokuments sichergestellt.

Die Vorsorgevollmacht kann dem Bevollmächtigten erlauben, in vermögensrechtlichen und/oder persönlichen Angelegenheiten für den Vollmachtgeber tätig zu werden. Dies beinhaltet z. B. die Vertretung gegenüber Gerichten, Behörden und Sozialleistungsträgern, die Verfügung über Grundstücke oder Bankkonten, die Einwilligung in ärztliche Therapien, die Entscheidung über eine Unterbringung im Pflegeheim oder über freiheitsentziehende Maßnahmen etc. Die Befugnisse des Bevollmächtigten speziell für gesundheitliche Belange und freiheitsentziehende Maßnahmen müssen in der Vorsorgevollmacht ausdrücklich enthalten sein.

> **Für freiheitsentziehende Maßnahmen und gefährliche, lebensbedrohliche ärztliche Behandlungen bedarf es auch mit einer erteilten Vollmacht für diese Bereiche einer zusätzlichen Genehmigung durch ein Betreuungsgericht (Bürgerliches Gesetzbuch (BGB) § 1904 Genehmigung des Betreuungsgerichts bei ärztlichen Maßnahmen; Bürgerliches Gesetzbuch (BGB) § 1906 Genehmigung des Betreuungsgerichts bei der Unterbringung).**

Die Vorsorgevollmacht tritt erst in Kraft, wenn der Vollmachtgeber nicht mehr in der Lage ist, Entscheidungen zu treffen oder deren Tragweite zu erkennen. Ggf. ist ein ärztliches Attest oder ein Gutachten erforderlich, um festzustellen, dass dies der Fall ist. Genauso gut kann der Vollmachtgeber festlegen, dass die Ermächtigung sofort in Kraft tritt.

Ein Vordruck für eine Vorsorgevollmacht und eine Infobroschüre zum Betreuungsrecht sind beispielsweise beim Bundesministerium der Justiz erhältlich (www.bmjv.de unter Service/Publikationen).

### 8.5.2 Betreuungsverfügung

Bei der Betreuungsverfügung geht es – anders als bei der Vorsorgevollmacht – nicht darum, eine Betreuung zu vermeiden, sondern im Vorhinein festzulegen, wen das Gericht als Betreuer bestellen soll, wenn es nach § 1869 BGB (Bürgerliches Gesetzbuch) notwendig wird. Genauso kann festgelegt werden, welche Person nicht als Betreuer in Frage kommt. Zusätzlich können Wünsche hinsichtlich der Lebensgestaltung bei der Betreuung festgehalten werden, z. B. welche Gewohnheiten respektiert werden sollen und ob im Pflegefall eine Betreuung zu Hause oder im Pflegeheim bevorzugt wird. Das Gericht ist grundsätzlich daran gebunden, die Wünsche der zu betreuenden Person zu berücksichtigen. Es darf nur dann eine andere Person zum Betreuer bestellen, wenn sich die in der Betreuungsverfügung benannte Person als ungeeignet herausstellt. Welche Aufgabenbereiche und Befugnisse der Betreuer hat, legt das Gericht fest. So wird sichergestellt, dass eine Betreuung nur für die Bereiche eingerichtet wird, für die der Betroffene auch wirklich Hilfe benötigt.

Ein wesentlicher Unterschied zur Vorsorgevollmacht besteht darin, dass der Betreuer der gerichtlichen Überwachung unterliegt. Nach BGB (Bürgerliches Gesetzbuch) § 1901 Umfang der Betreuung, Pflichten des Betreuers ist der Betreuer verpflichtet, die ihm übertragenen Aufgaben zum Wohl des Betreuten zu erledigen, und muss versuchen herauszufinden, was der Betreute möchte.

Ein Vordruck für eine Betreuungsverfügung und eine Infobroschüre zum Betreuungsrecht sind beispielsweise beim Bundesministerium der Justiz erhältlich (www.bmjv.de unter Service/Publikationen).

## 8.6    Patientenverfügung

Eine Patientenverfügung soll für den Fall vorsorgen, dass die verfassende Person nicht mehr in der Lage ist, ihren Willen zu erklären. Sie bezieht sich auf medizinische Maßnahmen und Eingriffe. Häufig steht sie im Zusammenhang mit der Verweigerung von lebensverlängernden Maßnahmen.

In § 1901a Absatz 1 BGB (Bürgerliches Gesetzbuch) wird die Patientenverfügung als schriftliche Festlegung einer volljährigen Person definiert, ob diese in bestimmte, zum Zeitpunkt der Festlegung noch nicht unmittelbar bevorstehende Untersuchungen ihres Gesundheitszustands, Heilbehandlungen oder ärztliche Eingriffe einwilligt oder sie untersagt. Damit bietet sie die Möglichkeit, das persönliche Selbstbestimmungsrecht auch dann zu wahren, wenn der Verfasser zum Zeitpunkt der medizinischen Behandlung nicht mehr ansprechbar und einwilligungsfähig ist (z. B. bei Koma nach einem Schlaganfall). Sie legt fest, bei welchen möglichst konkret beschriebenen Krankheitszuständen welche medizinischen und pflegerischen Maßnahmen erwünscht oder unerwünscht sind.

Die Patientenverfügung richtet sich in erster Linie an den Arzt oder die Ärztin und muss als verbindliche Willenserklärung beachtet werden.

Die Missachtung des Patientenwillens kann als Körperverletzung strafbar sein.

Der Vorsorgebevollmächtigte oder der Betreuer dürfen nicht den eigenen Willen an die Stelle des Patientenwillens setzen. Sie sind verpflichtet, die Patientenverfügung zu prüfen, den Patientenwillen festzustellen und ihn stellvertretend gegenüber den Ärzten durchzusetzen.

Eine Informationsbroschüre und Textbausteine zum Verfassen einer Patientenverfügung sind beispielsweise beim Bundesministerium der Justiz erhältlich (www.bmjv.de unter Service/Publikationen).

Seit 2004 gibt es das Zentrale Vorsorgeregister der Bundesnotarkammer (www.vorsorgeregister.de), in welchem alle Vorsorgevollmachten, Betreuungsverfügungen und Patientenverfügungen gegen eine geringe Gebühr registriert werden können. Betreuungsgerichte können jederzeit Abfragen in diesem Register vornehmen und so schnell feststellen, ob eine Vorsorgevollmacht, eine Betreuungs- und/oder Patientenverfügung vorliegt und wer gegebenenfalls der Bevollmächtigte ist.
Monatlich gibt es etwa 20.000 elektronische Abfragen des Zentralen Vorsorgeregisters durch die Betreuungsgerichte. Dies geschieht, bevor ein Betreuungsverfahren durchgeführt wird, um unnötige gesetzliche Betreuungen und/oder die Bestellung nicht gewünschter Personen als Betreuer zu vermeiden.

## 8.7    Fazit

Das Gerüst der gesetzlichen Regelungen zu kennen und verstanden zu haben, ist für den beruflichen Alltag sehr hilfreich, denn in der täglichen Arbeit werden Physiotherapeutinnen immer wieder mit Fragen und Situationen konfrontiert, die ein solides Grundwissen darüber erfordern. Für Patienten und ihre Angehörigen sind sie häufig erste Ansprechpartnerinnen z. B. zum Pflegestärkungsgesetz, zum Betreuungsrecht oder zur Patientenverfügung. Sie müssen nicht beraten können, sollten aber Grundsätzliches und Anlaufstellen benennen können. Vor allem im Bereich der freiheitsentziehenden Maßnahmen gibt es unterschiedlichste Ansichten, die häufig nicht den Tatsachen entsprechen. Damit es nicht zu unrechtmäßigen freiheitsentziehenden Maßnahmen kommt, gilt es, aufmerksam und informiert zu sein. Insgesamt vervollständigen diese Kenntnisse das Wissensspektrum der Physiotherapeutin und tragen maßgeblich zur Fachkompetenz bei.

## 8.8    Fragen

- Gibt es ein Recht auf Rehabilitation und Prävention?
- Was versteht man unter Pflegebedürftigkeit?
- Die Pflegestufen werden 2017 durch Pflegegrade abgelöst. Worin liegen die Unterschiede?
- Wann werden Umbaumaßnahmen durch die Pflegekassen gefördert?
- Was ist eine freiheitsentziehende Maßnahme?
- Was ist der Unterschied zwischen einer Vorsorgevollmacht und einer Betreuungs-verfügung?
- Wozu dient eine Patientenverfügung?

## 8.9    Interessante Links

**http://www.gesetze-im-internet.de** Bundesminis-terium der Justiz und für Verbraucherschutz

**http://www.pflege-gewalt.de** Gewaltprävention in der Pflege

**http://www.sozialgesetzbuch-sgb.de** Sozialgesetz-buch als Nachschlagewerk

**http://www.bmg.bund.de** Bundesgesundheitsmi-nisterium

**www.gkv-spitzenverband.de** Interessenvertretung aller Kranken- und Pflegekassen

**www.kfw.de** Kreditanstalt für Wiederaufbau

## Literatur

Funck M (2011) Interessenten und Angehörige sicher und einfach beraten. PRO PflegeManagement, Bonn
Köpke S, Möhler R, Abraham J, Henkel A, Kupfer R, Meyer G (2015) Leitlinie FEM – Evidenzbasierte Praxisleitlinie Vermeidung von freiheitsentziehenden Maßnahmen in der beruflichen Altenpflege, 1. Aktualisierung. Universität zu Lübeck & Martin-Luther-Universität Halle/Wittenberg. http://www.leitlinie-fem.de/download/LeitlinieFEM. Zugegriffen: 14. Juni 2016

# Serviceteil

K. Richter et al. (Hrsg.), *Der ältere Mensch in der Physiotherapie*,
DOI 10.1007/978-3-662-50466-6, © Springer-Verlag Berlin Heidelberg 2017

# Stichwortverzeichnis

Printed in the United States
By Bookmasters